U0694575

贵州特色民族药

沈祥春　主编

现代研究与应用

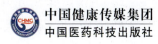

中国健康传媒集团
中国医药科技出版社

内 容 提 要

　　本书以贵州中药民族药现代化三十年创新之路的知识为基础，以52味贵州特色品种为对象编纂而成。本书从52味药材形态与分布、化学成分、鉴别、临床应用、药理毒理、成分控制、成方制剂等方面进行系统性地归纳、整理，力争通过整理，尤其强调民族药功效与中药功效、临床应用的异同，为贵州民族药质量提升和推广应用提供参考，探究功效异同的内在科学依据，有助于拓展民族药品牌影响力，亦可为广大医药学工作者以及对民族药物感兴趣的读者提供重要参考借鉴，为推动我国传统医学的传播贡献力量。

图书在版编目（CIP）数据

贵州特色民族药现代研究与应用/沈祥春主编.—北京：中国医药科技出版社，2024.4
ISBN 978-7-5214-4544-2

Ⅰ.①贵… Ⅱ.①沈… Ⅲ.①民族医学–中草药–研究–贵州 Ⅳ.①R281.4

中国国家版本馆CIP数据核字（2024）第071245号

美术编辑　陈君杞
版式设计　友全图文

出版　**中国健康传媒集团** | 中国医药科技出版社
地址　北京市海淀区文慧园北路甲22号
邮编　100082
电话　发行：010-62227427　邮购：010-62236938
网址　www.cmstp.com
规格　787×1092mm $^1/_{16}$
印张　23 $^1/_2$
字数　525千字
版次　2024年4月第1版
印次　2024年4月第1次印刷
印刷　天津市银博印刷集团有限公司
经销　全国各地新华书店
书号　ISBN 978-7-5214-4544-2
定价　**118.00元**

获取新书信息、投稿、为图书纠错，请扫码联系我们。

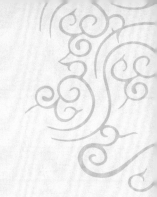

编委会

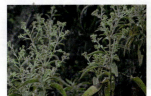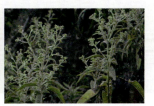

前 言
Forword

　　人民健康是民族昌盛和国家富强的重要标志。党的二十大报告指出："推进健康中国建设，把保障人民健康放在优先发展的战略位置""促进中医药传承创新发展"，充分体现了党对人民健康的高度关注，为中医药（民族医药）事业高质量发展指明了方向。实施健康中国战略，增进人民健康福祉，既是人民期盼，又是经济社会发展的新动能。

　　党的二十大报告中强调，必须坚持科学技术是第一生产力，人才是第一资源，创新是第一动力，深入实施科教兴国战略、人才强国战略、创新驱动发展战略，开辟发展新领域新赛道，不断塑造发展新动能新优势。中医药（民族医药）是先民在与疾病斗争过程的经验总结，是华夏文明史彰显，蕴含着中华文明的博大精深的智慧与力量。我们要坚持遵循中医药发展规律，传承精华，守正创新；充分利用现代科学技术的理论与方法，围绕创新驱动发展，加快推进中医药标准化、现代化和产业化；同时推进中医药科普宣传和推广活动，促进中医药事业和产业高质量发展。这是解决当前健康问题的现实途径，是落实健康中国战略的重要举措，是中国式现代化在中医药领域的具体实践。

　　贵州省位于中国西南内陆腹地的云贵高原东部，境内地势西高东低，自中部向北、东、南三面倾斜。全省地貌以高原、山地、丘陵和盆地为主，其中92.5%的面积为山地和丘陵，是全国唯一没有平原支撑的省份。贵州省气候属于亚热带湿润季风气候，四季分明、春暖风和、雨量充沛、雨热同期。"八山一水一分田、地无三里平"是贵州的真实写照，境内山脉众多，加上良好的自然生态及温和湿润的气候条件，使其拥有"山地公园省"的称号，这为药用植物的生长提供了良好的生态环境基础。第七次全国人口普查数据显示，贵州省少数民族人口为1405.03万人，占常住人口36.44%。民族医药在贵州省少数民族的繁衍生息中起着重要作用，苗族、侗族、布依族、土家族等少数民族医药在这片广袤的土地上发展壮大，尤其是改革开放以来，很多用药经验、验方、技术得以整理、挖掘、推广应用，在很多慢性疾病和疑难杂症治疗方面发挥了重要的作用，尤其是以苗医药为代表的民族医药，集高原之特有，采苗岭之宝物，苗药成为"疗效确切"的代名词。

　　本书作者根据多年的调查研究及实践经验，以贵州省少数民族最具有地方特色和最为常用的52个分布较广、疗效明显、资源量丰富的品种为主，对其进行资料搜集、整理和鉴别。对这些品种的形态与分布、化学成分、鉴别、临床应用、药理毒理、成分控制、成方制剂等方面进行系统科学的整理归纳，完整地记录了从原植物、药材、质量、合理应用的系统化过程，力争全面揭示药材的最新研究成果，为今后的科技创新作为民族医药发展的第一动力提供知识的积累。书中附有植物、药材性状彩色照片，使药材鉴别更加直观易懂。

本书内容尽量充分反映出贵州特色民族医药的发展水平和内容，是一部实用性专著，为促进贵州特色民族医药资源的可持续利用，提高贵州民族医药的可持续发展及综合开发利用体系奠定基础。

在编写过程中，得到贵州医科大学药学学科多位同事的支持与帮助，一并表示诚挚的感谢。由于作者水平资料收集能力有限，书中难免有疏漏和不足之处，敬请广大读者批评指正，以便再版时修订。

最后，感谢为贵州中药民族药事业持续努力的全体人员。

编　者
2023 年 12 月

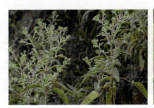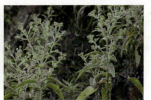

序 言

Preface

　　中药资源是国家战略资源，是中医药事业和中药产业发展的物质基础，它是我国56个民族在长期的生活实践中不断认知自然资源的过程中归纳凝练总结而形成的。因此，我国高度重视中医药的科学研究和标准化建设，积极推动少数民族药的发展。

　　贵州地处我国西南内陆腹地，全省属亚热带高原山区，气候温暖湿润，地貌类型多样，生态多样性孕育了特殊地理气候条件下丰富的生物资源多样性。贵州是一个多民族聚居的省份，苗族、布依族、侗族、土家族等多民族在长期的生活生产实践中不断认知和开发利用自然资源，逐步丰富和发展了具有地域特色和独特价值的道地药材资源种类及其使用方法，形成了内涵丰富且独具特色的民族医药体系，成为我国中医药体系中的重要组成部分，保障了区域少数民族的繁衍生息，并为其健康用药作出了独特的贡献。

　　随着中医药学价值的不断认知和深入，世界对中医药的认同度越来越高，全球形成了崇尚天然药物和健康产品的消费趋势。贵州特有的民族药物因其独特性和名副其实的疗效备受关注，加强发掘民族医药价值，赋能区域医药产业高质量发展等，是医药科技工作者的重要课题。

　　贵州医科大学沈祥春教授及其团队经过长期的探索与积累，对贵州民族药资源进行了比较系统的研究，编写了《贵州特色民族药现代研究与应用》一书。该著作图文并茂，资料详尽，从植物学、药理学、化学成分、质量控制等多维度对贵州特色民族药的最新研究状况进行了梳理与总结。

　　该书的出版，将传承和发展贵州省民族医药特色和优势，赋予多民族医药资源新的科学内涵及现代化的诠释，促进贵州及其周边区域民族医药事业和产业的高质量发展，创造地域特色突出、产品特性鲜明的"黔药"发挥应有的学术价值和实用价值，也将有助于推动民族特色药物资源的现代研究与开发利用。亦可为广大医药学工作者以及对民族药物感兴趣的读者提供重要参考借鉴，为推动我国传统医学的传播贡献力量。

　　欣然为序！

中国自然资源学会中药及天然药物资源研究专业委员会　主任委员

南京中医药大学教授

2023年12月于南京

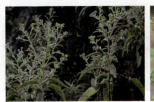

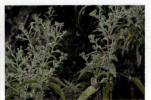

目 录

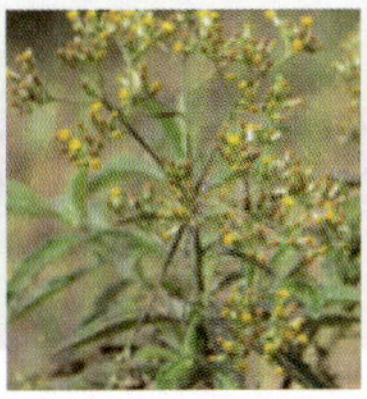

contents

A

艾纳香 / 1

B

八角莲 / 8

白及 / 15

白薇 / 22

半夏 / 30

C

刺梨 / 39

重楼 / 45

D

大血藤 / 52

丹参 / 60

地瓜藤 / 68

杜仲 / 72

F

茯苓 / 80

G

杠板归 / 87

钩藤 / 94

骨碎补 / 102

H

何首乌 / 108

黑骨藤 / 116

厚朴 / 121

虎杖 / 129

黄柏 / 135

黄精 / 142

J

桔梗 / 150

金钗石斛 / 158

金银花 / 164

K

苦参 / 171

L

灵芝 / 178

N

南沙参 / 187

女贞子 / 193

Q

千里光 / 200

青牛胆 / 206

S

石菖蒲 / 212

T

太子参 / 218

天冬 / 224

天葵 / 230

天麻 / 237

天南星 / 245

头花蓼 / 253

透骨香 / 259

W

乌头 / 267

吴茱萸　　　　　　　　/ 272
五倍子　　　　　　　　/ 279

X

夏枯草　　　　　　　　/ 285
仙鹤草　　　　　　　　/ 293
续断　　　　　　　　　/ 299

Y

艳山姜　　　　　　　　/ 308

薏苡仁　　　　　　　　/ 313
银杏　　　　　　　　　/ 319
淫羊藿（仙灵脾）　　　/ 326

Z

蜘蛛香　　　　　　　　/ 333
朱砂根　　　　　　　　/ 340
竹节参　　　　　　　　/ 347
紫花地丁　　　　　　　/ 358

艾纳香 | Ainaxiang
BLUMEAE HERBA

苗药名：ail nak xiangb 艾纳香（黄平）。

本品为菊科植物艾纳香*Blumea balsamifera*（L.）DC.的全草。夏、秋二季采收，采收后，洗净，鲜用或阴干。

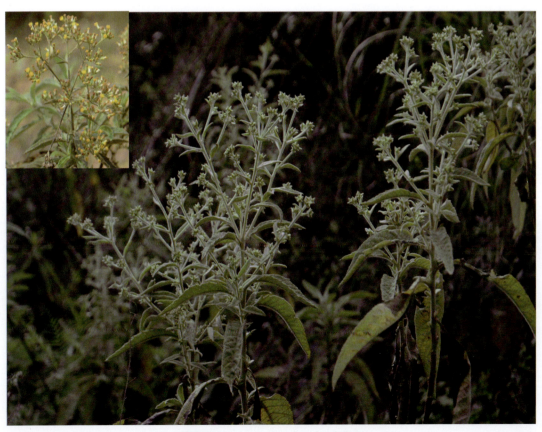

艾纳香 *Blumea balsamifera*（L.）DC.

形态与分布

1.原植物形态 多年生草本或亚灌木。茎粗壮，直立，高 1 ~ 3m，基部径约 1.8cm，或更粗，茎皮灰褐色，有纵条棱；木质部松软，白色，有髓部；节间长 2 ~ 6cm，上部节间渐短，被黄褐色密柔毛。下部叶宽椭圆形或长圆状披针形，长 22 ~ 25cm，宽 8 ~ 10cm，先端短尖或锐，基部渐狭，具柄，柄两侧有 3 ~ 5 对狭线形附属物，顶端短尖或钝，边缘有细锯齿，上面被柔毛，下面被褐色或黄白色密绢状绵毛，侧脉 10 ~ 15 对，弧状上升，不抵边缘；上部叶长圆状披针形或卵状披针形，长 7 ~ 12cm，宽 1.5 ~ 3.5cm。头状花序多数，直径 5 ~ 8mm，排列成开展具叶的大圆锥花序；花梗被黄褐色密柔毛，总苞钟形，稍长于花盘；花黄色，雌花多数，花冠细管状，短尖，被短柔毛。瘦果圆柱形，长约 1mm，具 5 棱，被密柔毛，冠毛红褐色，糙毛状，长 4 ~ 6mm。花期几乎全年。

2.分布 生于海拔 200 ~ 1200m 的山坡草地、路边、灌丛或疏林中。分布于贵州的册亨、兴义、安龙、望谟、罗甸等地。此外，我国广西、广东、海南、福建、台湾、云南也有分布。

化学成分

1.黄酮类 山柰酚、木犀草素、4′-甲氧基二氢槲皮素、柽柳黄素、3,3′-二甲氧基槲皮素、7,4′-二甲氧基二氢槲皮素、($2\alpha,3\beta$)-二氢鼠李素、艾纳香素。

2.萜类 (－)-石竹烯、(－)-芳樟醇、木栓酮、木栓醇。

3.有机酸类 3,5-*O*-二咖啡酰奎尼酸乙酯、3,5-*O*-二咖啡酰奎尼酸甲酯、3,4-*O*-二咖啡酰奎尼酸甲酯、3,4-*O*-二咖啡酰奎尼酸、3,5-*O*-二咖啡酰奎尼。

4.甾醇类 β-谷甾醇。

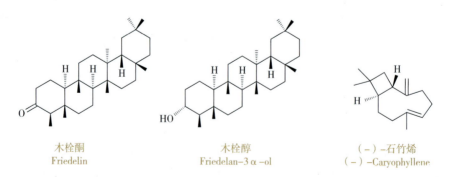

木栓酮
Friedelin

木栓醇
Friedelan-3 α -ol

(－)-石竹烯
(－)-Caryophyllene

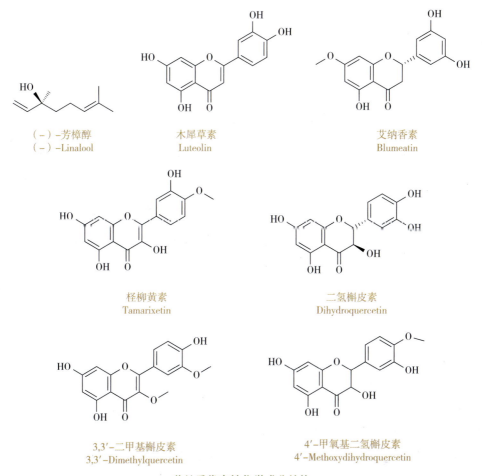

（-）-芳樟醇
（-）-Linalool

木犀草素
Luteolin

艾纳香素
Blumeatin

柽柳黄素
Tamarixetin

二氢槲皮素
Dihydroquercetin

3,3'-二甲基槲皮素
3,3'-Dimethylquercetin

4'-甲氧基二氢槲皮素
4'-Methoxydihydroquercetin

艾纳香代表性化学成分结构

🌱 鉴别要点

1.性状 茎呈圆柱形，大小不等。表面灰褐色或棕褐色，有纵条棱，节间明显分枝，密生黄褐色柔毛。木部松软，黄白色，中央有白色的髓。干燥叶边缘具细锯齿，上表面灰绿色或黄绿色，下表面被白色长茸毛。叶柄短，两侧有2～4对狭线形的小裂片，密被短毛。叶质脆，易碎。

2.鉴别

（1）艾片为碎小的片状结晶，边缘不整齐，大小不等，直径多在3cm以下，厚度多在2mm以下。商品不分等级。以片大而薄，洁白纯净，半透明如冰，质酥脆，以手可捏成粉末，气清凉，味辛凉而浓烈，烧后无残渣遗留者为最佳。

（2）取艾纳香粉末1g，加乙醚5ml，密塞，超声处理30分钟，取上清液作为供试品溶液。另取艾纳香对照药材1g，同法制成对照药材溶液。再取左旋龙脑对照品加乙醚制成每毫升含1mg的溶液作为对照品溶液。吸取上述供试品溶液及对照药材溶液各5μl、对照品溶液

1μl，分别点于同一以羧甲基纤维素钠为黏合剂的硅胶G薄层板上，以环己烷–三氯甲烷–乙酸乙酯（9∶1∶2）为展开剂，展开、取出、晾干，喷以1%香草醛硫酸溶液，在105℃加热至斑点显色清晰，在相应位置出现特征性的斑点。

❧ 炮制工艺

夏、秋二季采收后，洗净，鲜用或阴干。

❧ 性味归经

味辛、微苦，性凉。归肺经、脾经。

❧ 主治功效

风寒感冒，头风头痛，风湿痹痛，寒湿泻痢，寸白虫病（绦虫），毒蛇咬伤，跌打伤痛，癣疮。

❧ 临床应用

（1）治风寒感冒　艾纳香15g，紫苏15g，水煎服。（罗甸布依族）
（2）治风湿痹痛　艾纳香30g，大风藤10g，水煎服。（罗甸布依族）
（3）治皮肤瘙痒　艾纳香15g，蛇倒退15g，水煎服。（罗甸苗族）
（4）治跌打损伤　艾纳香适量，捣烂敷患处。（罗甸布依族）
（5）感冒、头痛、头胀、肢体活动不利、关节疼痛、腹泻、痢疾等疾病。

❧ 用法用量

内服：根或叶煎汤，15～30g。外用：鲜叶适量，捣烂敷；根、叶适量，煎水洗。

❧ 成分控制

艾纳香素含量测定

（1）色谱条件　色谱柱为EcLipse XDB-C$_{18}$（250mm×4.6mm，5μm）；流动相为乙腈–0.2%磷酸水（39∶61）；流速为1.0ml/min；检测波长为290nm；柱温为30℃；进样量为10μl。在上述色谱条件下，理论塔板数按艾纳香素峰计＞4000；分离度＞1.5，各成分基线分离良好。

（2）对照品溶液和供试品溶液的制备　精密称取艾纳香素对照品5.1mg，置于50ml量瓶中，加甲醇定容，摇匀，即得对照品溶液。精密称取药材样品粉末（过20目筛）约1g，精密加入90%乙醇10ml，在85℃加热回流提取1次，提取30分钟，冷却过滤，定容至25ml。精密吸取5ml，定容至10ml，即得供试品溶液。

（3）专属性试验　精密吸取对照品、供试品溶液各10μl，按照上述色谱条件进样测定。

（4）线性关系考察　精密吸收母液加甲醇稀释成6.375、12.75、19.125、25.5、31.875、

38.25μg/ml，制成不同浓度对照品溶液。精密量取上述系列对照品溶液 10μl，进行色谱进样测定，记录峰面积。以艾纳香素进样量（x，μg）为横坐标、峰面积（y）为纵坐标进行回归求线性方程。

（5）精密度试验　取适量对照品溶液进行色谱测定，连续进样测定6次，记录峰面积。

（6）稳定性试验　取适量供试品溶液，分别于室温下放置0、1、2、4、6、8小时，进样色谱测定，记录峰面积。

🌿 药理毒理

1.药理作用

（1）抗菌　艾纳香提取物和挥发油具有抗细菌和真菌的作用：艾纳香正己烷提取物对阴沟肠杆菌（*Enterobacter cloacae*）和金黄色葡萄球菌（*Staphylococcus aureus*）有抑制作用，最低抑菌浓度（MIC）分别为4.8、9.6mg/ml；艾纳香二氯甲烷提取物对阴沟肠杆菌也有抑制作用，MIC为9.6mg/ml；艾纳香挥发油对蜡样芽孢杆菌（*Bacillus cereus*）、金黄色葡萄球菌、白念珠菌（*Monilia albican*）有较强的抑制作用，MIC分别为0.15、1.2、1.2mg/ml。艾纳香挥发油破坏金黄色葡萄球菌细胞膜的完整性，改变其细胞膜的通透性，抑制细菌核酸和蛋白质合成，还可引起氨基酸代谢紊乱，影响各种酶的活性和物质的转运。闻庆等研究发现，艾纳香残渣提取物具有较好的体外抗菌活性，其三氯甲烷萃取物对大肠埃希菌（*Escherichia coli*）和乙型溶血性链球菌有较显著的抑制作用。袁媛等从艾纳香乙酸乙酯部位分离得到7个黄酮类化合物，其中化合物7-甲氧基紫杉叶素和木犀草素-7-甲醚对金黄色葡萄球菌有较强的抑制作用。

（2）抗炎和镇痛　艾纳香油可显著抑制二甲苯所致小鼠耳廓肿胀，减少醋酸所致小鼠扭体次数，降低二甲苯所致鼠耳炎症组织中前列腺素E_2的含量，增强小鼠血清中超氧化物歧化酶的活性。体外实验表明，艾纳香油可明显改善脂多糖致巨噬细胞RAW 264.7的形态变化，并减少细胞凋亡；同时，其可显著抑制细胞炎症因子（白细胞介素1β、肿瘤坏死因子α、白细胞介素6）和炎症介质（前列腺素E_2、白三烯B_4、一氧化氮）的释放及诱导型一氧化氮合酶的表达，下调细胞中IL-1β、TNF-α的mRNA以及5-脂氧合酶水平、磷酸化p65、胞质核因子E_2相关因子2（nuclear factor erythroid 2-related factor 2, Nrf2）蛋白的表达，上调细胞中血红素氧合酶1（HO-1）、Nrf2蛋白的表达，且上述作用呈剂量依赖性。此外，艾纳香油还可显著抑制NF-κB信号通路中白细胞分化抗原14、Toll样受体4、髓样分化初级应答基因88、NOD样受体热蛋白结构域相关蛋白3炎症小体的表达。蔡亚玲等发现，（−）-芳樟醇、反式石竹烯是艾纳香油中的抗炎成分，能抑制细胞炎症因子和炎症介质的释放和表达。由此可见，艾纳香油具有抗炎和镇痛作用，其抗炎作用与调控Nrf2/血红素氧合酶1信号通路、抑制核因子κB信号通路、抑制NOD样受体热蛋白结构域相关蛋白3炎症小体激活有关。

（3）抗癌　Norikura等研究发现，艾纳香甲醇提取物对大鼠肝癌细胞McA-RH7777和人肝癌细胞HepG₂的增殖具有抑制作用，可通过降低细胞周期蛋白E的表达和视网膜母细胞瘤抑制蛋白的磷酸化水平而诱导细胞G₁期阻滞，同时还能降低增殖诱导配体的表达水平，但对正常细胞没有毒性。黄火强等研究发现，艾纳香二氯甲烷提取物能使Lewis肺癌小鼠体内的肿瘤细胞明显减少，还可下调血管内皮生长因子和肿瘤坏死因子α的表达并抑制肿瘤组织新生血管的生成。胡永等研究发现，化合物艾纳香烯N对人宫颈癌细胞HeLa、人乳腺癌细胞MCF-7、人肺癌细胞A549、人胃癌细胞MGC-803、人结肠癌细胞COLO-205均有抑制作用，其中对HeLa细胞的IC₅₀为48.73μmol/L；该研究指出，化合物艾纳香烯F对人乳腺癌细胞MCF-7也有抑制作用，其IC₅₀为91.18μmol/L。上述研究表明，艾纳香提取物及倍半萜类成分对肿瘤细胞有一定毒性作用。

（4）降血糖　Xia等研究发现，艾纳香提取挥发油后的水溶液（BBW）和提取挥发油后药渣的醇提取物的乙酸乙酯萃取物（BBE）对α-葡萄糖苷酶具有抑制作用，IC₅₀分别为0.18、0.75mg/ml，作用与阿卡波糖（IC₅₀=0.74mg/ml）相似或更优。胡永等从艾纳香叶中分离得到9个黄酮类化合物，其中化合物4-甲氧基二氢槲皮素、柽柳黄素、3,3-二甲氧基槲皮素、（2α, 3β）-二氢鼠李素、二氢槲皮素均对α-葡萄糖苷酶具有抑制作用。此外，艾纳香水和甲醇提取物对蛋白酪氨酸磷酸酶1B也具有抑制作用，其IC₅₀分别为2.26、5.73μg/ml；从艾纳香甲醇提取物中分离到的倍半萜呈剂量依赖性地抑制蛋白酪氨酸磷酸酶1B，IC₅₀为25.8μmol/L。上述研究表明，艾纳香提取物具有一定的降血糖作用。

（5）抗氧化　艾纳香中黄酮类和多酚类是其抗氧化的主要成分。胡永等研究发现，艾纳香中的柽柳黄素具有较强的抗氧化能力，其IC₅₀为0.88μg/ml，与阳性药维生素C（IC₅₀=0.60μg/ml）相当。由此可见，艾纳香具有一定的抗氧化活性。

（6）抗肥胖　Kubota等研究发现，艾纳香醇提物能抑制小鼠脂肪细胞3T3-L1的分化和脂质的积累，降低3-磷酸甘油脱氢酶的活性，下调关键脂肪生成转录因子过氧化物酶体增殖物激活受体γ、CCAAT-增强子结合蛋白、瘦素的表达，诱导脂联素的上调，但不会影响3T3-L1细胞的活力，可见艾纳香醇提物具有明显的抗肥胖作用。

（7）治疗烧烫伤　艾纳香油可明显加快大鼠深Ⅱ度烫伤创面处的表皮脱落，降低烫伤创面组织的含水量，能在烫伤初期提高大鼠血浆中超氧化物歧化酶的活性并降低丙二醛的含量，抑制血浆中白细胞介素1和肿瘤坏死因子α的释放，升高创面组织中羟脯氨酸的水平，还可显著增加组织中碱性成纤维细胞生长因子、血管内皮生长因子和转化生长因子β的表达，进而促进皮肤胶原纤维的形成，最终达到加速烫伤创面愈合的效果。艾纳香油还可有效缓解紫外线辐射引起的小鼠皮肤红斑和表皮增厚，减轻辐射对细胞和组织的损伤，升高小鼠血清中超氧化物歧化酶的活性和皮肤中谷胱甘肽的含量，降低丙二醛、8-羟基脱氧鸟苷、白细胞介素6、白细胞介素10、肿瘤坏死因子α和NF-κB的水平，抑制p53和增殖细胞核抗原的表达，促进损伤皮肤的愈合，其机制与抗氧化、减轻炎症反应有关。艾纳香总黄酮也可促进大鼠皮肤创伤愈合，作用机制与增加不同愈合阶段血管内皮生长因子、转化生长因子β的表达水平和羟脯氨酸的含量有关。上述研究表明，艾纳香挥发油和总黄酮均具有促进烧伤或创伤皮肤愈合的作用。

（8）抗病毒　Xiong等首次从艾纳香中发现抗甲型流感病毒（H3N2）的化合物香脂碱P和香脂碱Q，其IC_{50}分别为46.23、38.49μg/ml，安全指数分别为3.0和3.6。

2.毒理作用　未见报道。

🌱 成方制剂

复方一枝黄花喷雾剂　由一枝黄花、金银花、贯众、连翘、薄荷、荆芥、艾纳香，辅料甜菊素、山梨酸钾组成。具有清热解毒、宣散风热、清利咽喉的功效。临床用于治疗上呼吸道感染，急、慢性咽炎，口舌生疮，牙龈肿痛，口臭。

参考文献

八角莲 Bajiaolian
DYSOSMAE RADIX ET RHIZOMA

　　水药名： mai⁴ va⁵ pon² 梅娃半（三都水族）。

　　苗药名： jab mud nangs dlub 加模酸梭（黔东南），reibbox gax 锐尿（松桃）。

　　布依药名： ŋa²⁴ pɛt³⁵ liam¹¹ 那柏莲（罗甸），pak³⁵ pet³⁵ kau²⁴ 把柏告（贵定）。

　　侗药名： bac goc lieenc 八各莲（黔东南）。

　　仡佬药名： wao⁵³ ka⁵⁵ gin³⁵ 熬格杏（黔中方言），zao³¹ pi³⁵ kao⁵³ 腰比高（黔中北方言），xe³¹ pa³¹ ŋi⁵⁵ 海泡艾（黔西南多洛方言）。

　　毛南药名： ba:n³³ sa:ŋ³³ na:n³⁵ 伴尚年（惠水毛南族）。

　　本品为小檗科植物八角莲 *Dysosma versipellis*（Hance）M.Cheng ex Ying 的根及根茎。采挖后，除去杂质，洗净，晒干或烘干。

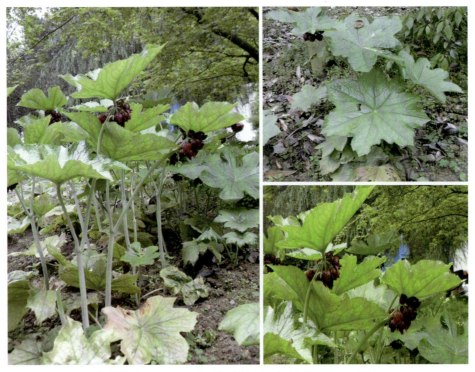

八角莲 *Dysosma versipellis*（Hance）M. Cheng ex Ying

🌿 形态与分布

1.**原植物形态** 多年生草本，茎直立，高20～30cm，不分枝，无毛，淡绿色；根茎粗壮，横生，具明显的碗状节。茎生叶1片，有时2片，盾状着生；叶柄长10～15cm；叶片圆形，直径约30cm，掌状深裂几达叶中部，边缘4～9浅裂或深裂，裂片先端锐尖，边缘具针刺状锯齿，上面无毛，下面密被或疏生柔毛。花5～8朵排列成伞形花序，着生于近叶柄基处的上方近叶片处；花梗细，长约5cm，花下垂，花冠深红色；萼片6，外被疏毛；花瓣6，勺状倒卵形，长约2.5cm；雄蕊6，药隔突出；子房上位，1室，柱头大，盾状。浆果椭圆形或卵形。种子多数。花期4～6月，果期8～10月。

2.**分布** 牛于海拔450～2100m的山坡林下阴湿处。分布于贵州的碧江、镇远、天柱、锦屏、黄平、雷山、三都、平塘、荔波、威宁、水城、关岭、镇宁、西秀、紫云、惠水、望谟、册亨、安龙等地。此外，我国浙江、江西、河南、湖北、湖南、广东、广西、四川、云南等地也有分布。

🌿 化学成分

鬼臼毒素、山柰酚、山柰素、槲皮素等。

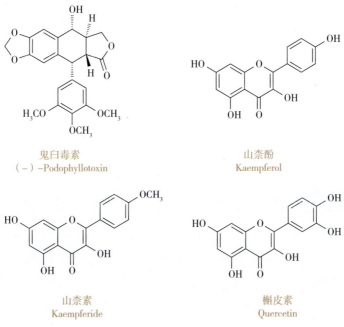

鬼臼毒素
（－）–Podophyllotoxin

山柰酚
Kaempferol

山柰素
Kaempferide

槲皮素
Quercetin

八角莲代表性化学成分结构

🌿 鉴别要点

1.**性状** 根茎呈结节状，长6～10cm，直径0.7～1.5cm，鲜时浅黄色，干后呈棕黑色；

表面平坦或微凹，上有几个小的凹点，下面具环纹。须根多数，长达20cm，直径约1mm，有毛，鲜时浅黄色，干后棕黄色。质硬而脆，易折断。根茎断面黄绿色，角质样；根的断面黄色，中央有圆点状中柱。气微，味苦。

2.鉴别

（1）表皮细胞1列。皮层宽广，下皮细胞1~3列，其下有3~5列石细胞，紧密排列成环，石细胞类圆形、类方形或切向椭圆形，直径47~80μm，壁厚，胞腔小，孔沟明显。维管束外韧型，韧皮部常呈压缩状；形成层明显；木质部导管多径向排列。髓大，由薄壁细胞组成，薄壁细胞含淀粉粒，有的含草酸钙簇晶。

（2）薄层鉴别

1）供试品溶液的制备　取八角莲药材粉末1.0g，加乙酸乙酯25ml，超声处理30分钟，滤过，滤液作为供试品溶液。

2）对照药材溶液的制备　取八角莲对照药材1.0g，按"供试品溶液的制备"方法制成对照药材溶液。

3）对照品溶液的制备　取鬼臼毒素、山奈酚、槲皮素对照品，加甲醇制成每1ml各含0.5mg的混合溶液作为对照品溶液。吸取供试品溶液、对照药材溶液和对照品溶液各5μl，分别点于同一硅胶G薄层板上，以三氯甲烷–甲醇–水（9∶1∶0.1）作为展开系统，展开13cm，取出，晾干，喷以10%硫酸乙醇溶液，置105℃加热至斑点显色清晰。供试品与对照药材在相应位置显示相同的斑点。

🌿 炮制工艺

采挖后，除去杂质，洗净，晒干或烘干。

🌿 性味归经

味苦、辛，性凉，有毒。归肺经、肝经。

🌿 主治功效

化痰散结，祛瘀止痛，清热解毒。主治咳嗽，咽喉肿痛，瘰疬，瘿瘤，痈肿，疔疮，毒蛇咬伤，跌打损伤，痹证。

🌿 临床应用

（1）治外感咳嗽　八角莲10g，水煎服。（各族均用）

（2）治劳伤骨痛　八角莲10g，猪肉100g，炖煮，吃肉喝汤。（施秉苗族）

（3）治胃痛　八角莲、黄山药、胖血藤各等量研末，每服3g，每日2次。（都匀布依族）

（4）治扁桃体炎　八角莲10g，八爪金龙5g，研末，取少许吹入咽喉。（榕江苗族）

（5）治疮疡肿毒　八角莲、蒲公英、银花各等量研末，蜂蜜调敷患处。（三都水族）

（6）治跌打损伤　八角莲6g，见血飞10g，水煎服。（印江土家族）

🌿 用法用量

内服：煎汤，3~12g；磨汁，或入丸、散。外用：适量，磨汁或浸醋、酒涂擦；捣烂敷或研末调敷。

🌿 成分控制

参照《中国药典》（现行版）高效液相色谱法（通则0512）测定。

（1）色谱条件　色谱柱为Wasters Sunfire C$_{18}$柱（5μm，4.6mm×150mm）；流动相为甲醇–0.4%磷酸溶液（45∶55）；流速为1.0ml/min；检测波长为290nm；进样量为10μl；柱温为30℃，理论塔板数按槲皮素计＞4000。

（2）对照品溶液的制备　精密称取对照品适量，加甲醇制成每1ml中含槲皮素0.1mg，鬼臼毒素0.1mg，山奈素0.1mg的对照品溶液。

（3）供试品溶液的制备　取样品0.5g（过4号筛），精密称定，置150ml圆底烧瓶中，精密量取甲醇25ml，称重，80℃水浴回流30分钟，放至室温后，用甲醇补重，摇匀，用0.45μm微孔滤膜滤过，取续滤液即得。

（4）线性关系考察　精密称取槲皮素10.00mg，鬼臼毒素10.01mg，山奈素9.98mg，置10ml容量瓶中，加甲醇溶解并定容至刻度，摇匀，得浓度分别为0.973、1.001、0.998mg/ml的混合标准品储备液。精密吸取此储备液逐级稀释，分别注入液相色谱仪中，以对照品含量为横坐标（X），峰面积为纵坐标（Y），绘制标准曲线。得回归方程为：$Y_{槲皮素}=1410.9X+18.353$，$R^2=0.9999$；$Y_{鬼臼毒素}=483.7X+9.504$，$R^2=0.9999$；$Y_{山奈素}=1591.6X+16.558$，$R^2=0.9999$。结果表明，在上述色谱条件下，槲皮素在0.00973~9.73μg，鬼臼毒素在0.01001~10.01μg，山奈素在0.00998~9.98μg范围内呈良好的线性关系。

（5）准确度试验（加样回收试验）　精密称取9份样品（已测槲皮素、鬼臼毒素、山奈素含量分别为0.0645%、0.125%、0.241%，每份约0.25g），分别添加适量对照品（含量的50%、100%、150%），然后按供试品溶液处理方法同法处理，将处理好的供试品溶液按含量测定方法同法测定，计算槲皮素平均回收率=98.35%，RSD=2.6%（$n=9$）、鬼臼毒素平均回收率=100.25%，RSD=2.3%（$n=9$）、山奈素平均回收率=100.80%，RSD=2.7%（$n=9$）。

（6）精密度试验（仪器精密度）　取混合对照品溶液（槲皮素0.0973mg/ml、鬼臼毒素0.1001mg/ml、山奈素0.0998mg/ml），按照色谱条件，连续进样6次，进样10μl，记录峰面积，RSD%分别为1.1%、1.2%、0.82%（$n=6$），结果表明仪器精密度较好。

（7）重复性试验　取同一样品平行制备供试品6份，按照色谱条件进样，测定结果，槲皮素、鬼臼毒素、山奈素含量的RSD分别为2.9%、2.4%、2.2%，表明本法具有良好的重复性。

（8）稳定性试验　取同一份样品溶液，按色谱条件，分别于0、3、6、16、20小时进样，测定峰面积，槲皮素、鬼臼毒素、山柰素峰面积的RSD%（$n=5$）分别为0.91%、0.79%、0.59%，结果表明供试品溶液在20小时内稳定。

（9）样品测定　取12批样品按上述供试品制备方法制备，分别精密吸取对照品溶液与供试品溶液各10μl，注入高效液相色谱仪，按色谱条件测定，记录峰面积，以外标法计算样品中槲皮素、鬼臼毒素、山柰素的含量。

12批八角莲样品含量测定

样品产地	槲皮素（%）	鬼臼毒素（%）	山柰素（%）
湖北恩施双河	0.049	3.142	0.092
湖北恩施双河	0.072	2.899	0.165
安徽天堂寨	0.068	2.744	0.121
湖北神农架	0.018	3.115	0.030
江西彭泽县	0.029	2.162	0.046
湖南天平山	0.070	2.149	0.363
云南文山麻栗坡	0.050	0.220	0.130
四川峨眉山	0.075	0.624	0.238
云南文山马关	0.074	0.091	0.228
湖北十堰武当山	0.035	1.830	0.121
湖北利川	0.037	2.970	0.086
重庆金佛山	0.032	0.465	0.098

🌿 药理毒理

1.药理作用

（1）抗肿瘤　鬼臼毒素是八角莲的主要活性成分，研究发现其对大多数癌症细胞都具有强烈的细胞毒性作用，作用机制是抑制细胞有丝分裂过程中的微管组装以及促进细胞凋亡。因其严重的不良反应，不能直接用于癌症治疗，可通过对鬼臼毒素的结构修饰得到毒性更小、疗效更显著的抗肿瘤化合物。鬼臼毒素对多种肿瘤细胞均有抑制作用，如人前列腺癌细胞、胃癌细胞、PC3、Bcap-37和BGC-823肿瘤细胞等。Li J等从八角莲的根中分离出鬼臼毒素，并确定了其立体构型；鬼臼毒素对人前列腺癌细胞DU145和PC3的IC_{50}值分别为（14.7±0.8）、（20.6±3.5）μmol/L；细胞周期分析结果显示用鬼臼毒素处理过的癌细胞在G_2/M期停滞，其抑制效果在处理48小时后达峰值；鬼臼毒素还可通过细胞膜扩散至特定的微管蛋白，抑制微管蛋白的聚合过程。Zhang L等设计并合成了一种鬼臼毒素缀合物，对人胃癌细胞MKN-45和BGC-823细胞表现出显著的抑制活性，IC_{50}值分别为（0.419±0.032）、（0.202±0.055）μmol/L，此外，该鬼臼毒素缀合物通过调节细胞周期阻滞，诱导MKN-45和BGC-823细胞的细胞周期阻滞并上调凋亡蛋白质。Xu X等采用MTT法检测了从八角莲中提取出的鬼臼毒素和4'-去甲去氧鬼臼毒素对肿瘤细胞PC3，Bcap-

37和BGC-823体外生长的抑制作用，两物质对3种肿瘤细胞的IC$_{50}$值分别为（17.8±1.0）、（21.1±1.8）、（19.0±1.6）μmol/L以及（10.6±1.5）、（13.2±0.5）、（11.5±0.6）μmol/L；并利用AO/EB染色、Hoechst33258染色、流式细胞术技术研究了两者对PC3和Bcap-37细胞的凋亡。诱导活性结果表明，鬼臼毒素和4′-去甲去氧鬼臼毒素具有辅助治疗人类前列腺癌和乳腺肿瘤的潜力。Lim S的研究发现Diphyllin对人乳腺癌细胞具有很好的抑制作用，其IC$_{50}$值为10^{-6}～10^{-4}mol/L，毒性明显低于鬼臼毒素，抑制肿瘤作用与依托泊苷相近。槲皮素存在很多中药中，也是八角莲中的活性成分之一，可以抑制胰腺癌细胞分裂、胰腺癌的增殖分化能力。此外，芦丁、山奈酚等化合物对三阴性乳腺癌细胞也具有一定的抑制作用。

（2）抗病毒　对比八角莲［*Dysosma versipellis*（Hance）M. Cheng ex Ying］、秕鳞八角莲（*D. furfuracea* S.Y.Bao）、川八角莲［*D. veitchii*（Hemsl. et Wils.）Fu ex Ying］、桃儿七（*Sinopodophyllum hexandrum*（Royle）Ying）和南方山荷叶（*Diphylleia sinensis* H. L. Li）根茎的甲醇与二氯甲烷提取物抗单纯疱疹病毒作用，结果显示除川八角莲外，其余各种甲醇提取物中对单纯疱疹病毒皆有较好的抑制作用，有效的浓度范围为0.1～10mg/L，而仅八角莲二氯甲烷提取物显示抑制疱疹病毒作用。姚莉韵等采用大孔树脂和硅胶分离提纯八角莲水溶液，得到了槲皮素-3-*O*-β-呋喃葡萄糖苷、山奈酚、苦鬼臼毒素3个成分。抗柯萨奇b病毒（CBV）、单纯疱疹病毒实验结果显示山奈酚、苦鬼臼毒素与八角莲注射剂对两种病毒均有抑制作用，槲皮素-3-*O*-β-呋喃葡萄糖苷仅对单纯疱疹病毒有抑制作用，同时八角莲注射剂能抗CB1-6V，而山奈酚只能抗CB1-3V，苦鬼臼毒素抗CB1-4V、CB1-5V，此外，八角莲中可能还存在其他抗病毒的活性成分。

（3）抗菌　郭仕平等从川八角莲中分离得到16株内生真菌。通过TLC分析发现牵连青霉（*Penicillium*）发酵产物与标准鬼臼毒素有相同的R_f值，故牵连青霉能产生鬼臼毒素或类似物。谭小明等从广西八角莲根、茎、叶中获得19株内生真菌，采用ITS-rDNA法鉴定它们分别属于8目13属，抗菌活性筛选发现八角莲根中的内生真菌DV04对金黄色葡萄球菌（*Staphylococcus aureus*）、大肠埃希菌（*Escherichiacoli*）和白念珠菌（*candida Albicans*）均有抑制作用，抑菌圈分别为12、11、7mm，具有潜在的研究价值。

（4）抗免疫　八角莲的主要成分鬼臼毒素其衍生物可降低小鼠脾细胞特异抗体的产生、血清拟集素滴度和溶血素HC$_{50}$值，抑制小鼠中垫迟发型超敏感性反应，减轻小鼠脾和胸腺重量。由于鬼臼素毒性太大，临床上不宜直接使用，目前以鬼臼脂素为骨架改造成多种毒性较低，疗效较好的抗癌化合物应用于临床。

（5）对心血管系统的作用　从八角莲根中提出的结晶性成分对离体蛙心有兴奋作用，可使心律不齐停止于心脏收缩状态。对兔耳血管有扩张作用。对蛙后肢血管、家兔小肠及肾血管有轻度收缩作用。

（6）对胃肠道作用　将全草中提取的鬼臼脂素给猫灌服，能刺激胃肠道蠕动增强，引起呕吐、腹泻，甚至血便，导致严重衰竭性虚脱死亡。

（7）对平滑肌的作用　八角莲结晶性物质对兔和豚鼠离体子宫有兴奋作用，对兔离体小肠平滑肌有明显的抑制作用。

2.毒理作用 八角莲过量服用后，会刺激胃肠道蠕动，损伤心血管系统，对中枢神经系统则是先兴奋后抑制。八角莲中毒患者神经系统损害的特征，包括中枢神经系统的大脑皮质、基底节、脊髓受损较大，感觉、运动神经传导速度减慢，远端潜伏期延长等。八角莲中毒使神经元胞质疏松，细胞膜及核膜结构破坏，胞质明显水肿，细胞器大多破坏、消失，大部分尼氏小体消失；心肌细胞肿胀，润盘及横纹结构消失；肝细胞水肿、气球样变；肾近曲小管上皮细胞肿胀，管腔内可见蛋白质样红色淡染物质。

🌱 成方制剂

红金消结胶囊 由三七、香附、八角莲、鼠妇虫、黑蚂蚁、五香血藤、鸡矢藤、金荞麦、大红袍、柴胡等组成。具有疏肝理气、软坚散结、活血化瘀、消肿止痛的功效。临床用于气滞血瘀所致的乳腺小叶增生、子宫肌瘤、卵巢囊肿。

参考文献

白 及

Baiji
BLETILLAE RHIZOMA

水药名：kaŋ¹ hut⁸ 杠福（三都水族）。

苗药名：bid ngoub 比狗（制仁），wus jut 乌旧（黔东南），shib gouk 思钩（毕节）。

本品为兰科植物白及 *Bletilla striata*（Thunb.）Reichb. f. 的干燥块茎。夏、秋二季采挖，除去须根，洗净，置沸水中煮或蒸至无白心，晒至半干，除去外皮，晒干。

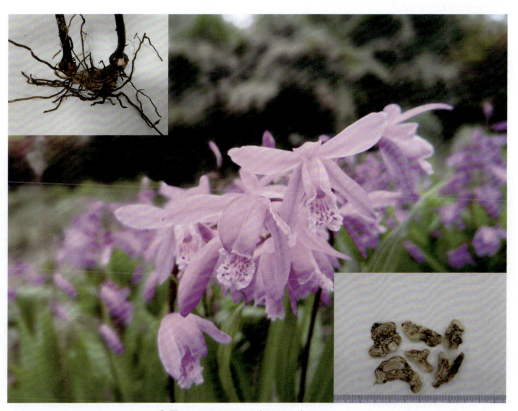

白及 *Bletilla striata*（Thunb.）Rchb. F.

种质基源

1.**原植物形态** 多年生草本，茎直立，高15～70cm。块茎三角状扁球形或不规则菱形，肉质，肥厚，富黏性，常数个相连。叶片3～5，披针形或宽披针形，长8～30cm，宽1.5～4cm，先端渐尖，基部下延成长鞘状，全缘。总状花序顶生，花3～8片，花序轴长4～12cm；苞片披针形，长1.5～2.5cm，早落；花紫色或淡红色，直径3～4cm；萼片和花瓣等长，狭长圆形，长2.8～3cm；唇瓣倒卵形，长2.3～2.8cm，白色或具紫纹，上部3裂，中裂片边缘有波状齿，先端内凹，中央具5条褶片，侧裂片直立，合抱蕊柱，稍伸向中裂片，但不及中裂片的1/2；雄蕊与雌蕊合为蕊柱，两侧有窄翅，柱头顶端着生雄蕊1，花药块4对，扁而长；子房下位，圆柱形，扭曲。蒴果圆柱形，两端稍尖，具纵肋6。花期4～5月，果期7～9月。

2.**分布** 生于山野、山谷较潮湿处，分布于贵州各地。此外，我国华东、中南及四川、云南、河北、山西、陕西、甘肃、台湾等也有分布。

化学成分

1.**块茎** 白及双菲醚、白及二氢菲并吡喃酚、白及菲螺醇、葡萄糖苷、山药素、大黄素甲醚、对-羟基苯甲酸、原儿茶酸、桂皮酸、对-羟基苯甲醛等。

2.**根** 白及甘露聚糖。

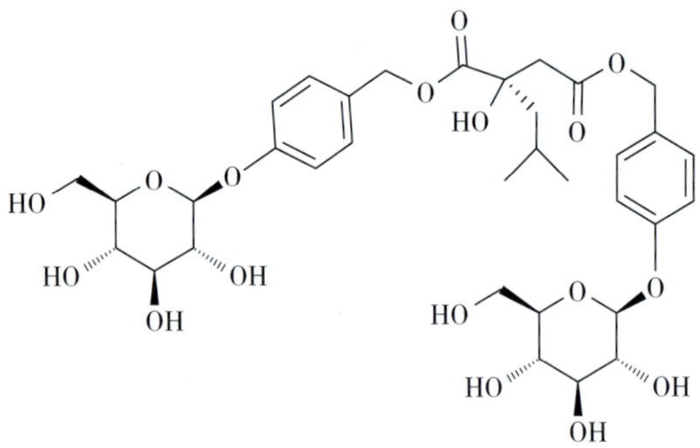

1,4-二[4-（葡萄糖氧）苄基]-2-异丁基苹果酸酯
1,4-Di [4 -（glucooxy）benzyl] - 2-isobutyl malate

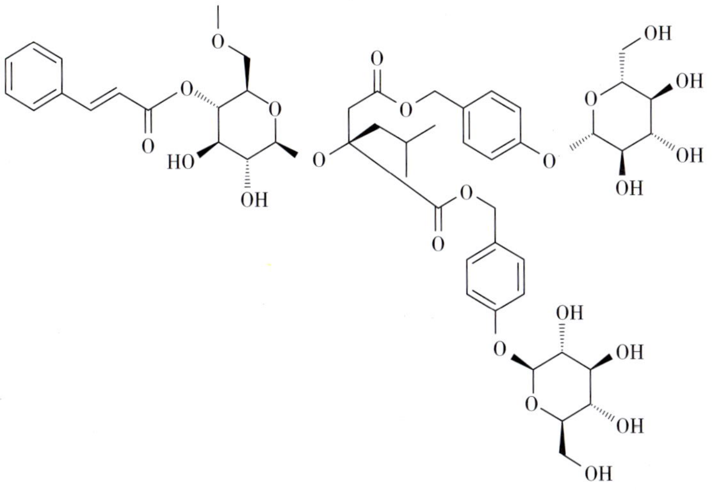

1,4-二 [4一（葡萄糖氧）苄基-2-异丁基苹果酸酯-2-[4-*O*-肉桂酰基]-葡萄糖苷
1,4-Di [4 –（glucooxy）benzyl] – 2-isobutylmalate-2 – [4-*O*-cinnamoyl] – glucoside

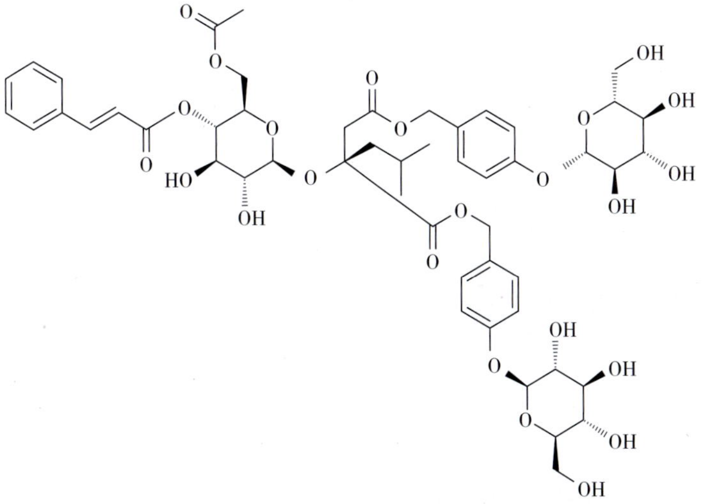

1,4-二 [4一（葡萄糖氧）苄基-2-异丁基苹果酸酯-2-[4-*O*-肉桂酰基-6-*O*-乙酰基]-葡萄糖苷
1,4-Di [4 – (glucooxy) benzyl] – 2-isobutyl malate-2 – [4-*O*-cinnamoyl-6-*O*-acetyl] – glucoside

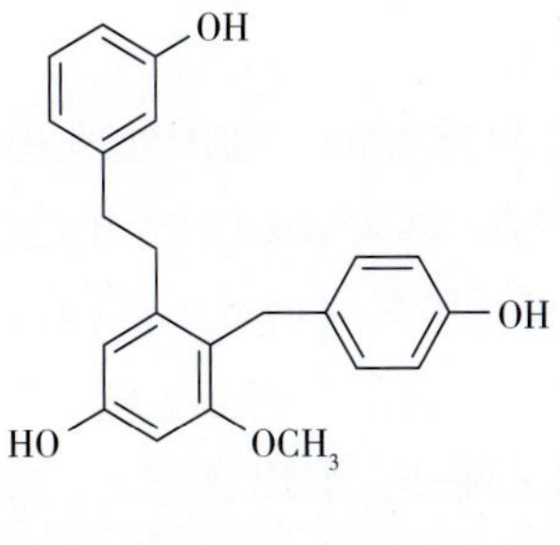

3′,5-二羟基-2（4-羟苄基）-3-甲氧基基联苄
3′,5-Dihydroxy-2-（4-hydroxybenzyl）-3-methoxybibenzyl

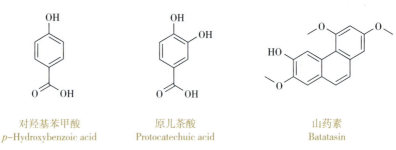

4-（葡糖糖氧基）-肉桂酸葡萄糖氧基苄酯
4-[（2E）-3-[4-（β-D-glucopyranosyloxy）phenyl]-
1-oxo-2-propen-1-yl]oxy]methyl]phenyl

对羟基苯甲酸
p-Hydroxybenzoic acid

原儿茶酸
Protocatechuic acid

山药素
Batatasin

白及代表性化学成分结构

🌿 鉴别要点

1.性状 呈不规则扁圆形，多有2～3个爪状分枝，少数具4～5个爪状分枝，长1.5～6cm，厚0.5～3cm。表面灰白色至灰棕色或黄白色，有数圈同心环节和棕色点状须根痕，上部有突起的茎痕，下部有连接另一块茎的痕迹。质坚硬，不易折断，断面类白色，角质样。气微，味苦，嚼之有黏性。

2.鉴别

（1）本品粉末淡黄白色。表皮细胞表面观垂周壁波状弯曲，略增厚，木化，孔沟明显。草酸钙针晶束存在于大的类圆形黏液细胞中，或随处散在，针晶长18～88μm。纤维成束，直径11～30μm，壁木化，具人字形或椭圆形纹孔。梯纹、具缘纹孔及螺纹导管直径10～32μm。糊化淀粉粒团块无色。

（2）取本品粉末2g，加70%甲醇20ml，超声处理30分钟，滤过，滤液蒸干，残渣加水10ml使溶解，用乙醚振摇提取2次，每次20ml，合并乙醚液，挥至1ml，作为供试品溶液。另取白及对照药材1g，同法制成对照药材溶液。照薄层色谱法（通则0502）试验，吸取供试品溶液5～100μl、对照药材溶液5μl，分别点于同一硅胶G薄层板上，以环己烷-乙酸乙酯-甲醇（6:2.5:1）为展开剂，展开，取出，晾干，喷以10%硫酸乙醇溶液，在105℃加热数分钟，放置30～60分钟。供试品色谱中，在与对照药材色谱相应的位置上，显相同颜色的斑点；置紫外光灯（365nm）下检视，显相同的棕红色荧光斑点。

3.糖类鉴定 取本品约2g，加水20ml，在沸水中热浸30分钟，滤过，滤液进行下列试验：①取热水提取液1ml，加入新配制的碱性酒石酸铜试剂5～6滴，在沸水浴中加热5分钟，产生棕红色氧化亚铜沉淀。②取热水提取液1ml，加入5% α–萘酚乙醇溶液3滴，摇匀，沿试管壁缓缓加入浓硫酸，在试液界面处形成紫红色环。

炮制工艺

1. **白及片**　取原药材除去杂质，大小分档，洗净，闷润至透，切薄片，晒干。
2. **白及粉**　取原药材除去杂质，洗净晒干，研或磨成细粉。
3. **蒸白及**　取净白及，用热水浸泡2～4小时，再蒸至无白心，趁热取出，切成薄片，烘干。

性味归经

味苦、甘、涩，性寒。归肺经、胃经。

主治功效

1. **中药**　收敛止血，消肿生肌。主治咯血，吐血衄血，便血外伤出血，痈疮肿毒，烫灼伤，手足裂，肛裂。
2. **民族药**　收敛止血，生肌之功。主治各种出血（三都水族），肺结核咯血（雷山苗族），胃出血（都匀布依族），便血（黔东南侗族）。

临床应用

（1）治疗肺结核。
（2）治疗百日咳。
（3）治疗支气管扩张。
（4）治疗矽肺病。
（5）治疗胃、十二指肠溃疡出血。
（6）治疗胃、十二指肠溃疡急性穿孔。
（7）治疗结节性瘘管。
（8）治疗烧伤及外科创伤。
（9）治疗肛裂。
（10）其他，如外用止血。
（11）作为贵州常用黔药，是各民族习用药物。

用法用量

内服：煎汤，3～5g；或入丸、散。外用：研末撒或调涂。

🌿 成分控制

1.特征图谱

（1）色谱条件　色谱柱为Diamonsil C$_{18}$（250mm × 4.6mm，5μm）；流动相为0.1%磷酸溶液（A）–乙腈（B），梯度洗脱（0～5分钟，5%B→20%B；5～25分钟，20% B → 35% B；25～45分钟，35%B→60%B）；流速为1.0 mL/min；检测波长为270nm；柱温为30℃；进样量为10μl。

（2）对照品溶液　精密称取1,4–二［4–（葡萄糖氧）苄基］–2–异丁基苹果酸酯对照品6.80mg，置于10ml棕色量瓶中，加0.1%磷酸溶液–乙腈（3：2，V/V）溶解并定容，摇匀，即得。

（3）供试品溶液　精密称取药材样品粉末（过三号筛）1.0g，置于100ml具塞瓶中，加甲醇20ml，称定质量，超声（功率200W；频率40kHz）提取30分钟，取出放冷，用甲醇补足减失的质量后摇匀，经0.45μm微孔滤膜滤过取续滤液，即得。

供试品色谱中应呈现25个特征峰，并应与对照药材参照物色谱中的25个特征峰相对应），其中峰4应与1,4–二［4–（葡萄糖氧）苄基］–2–异丁基苹果酸酯对照品参照物峰保留时间相一致。

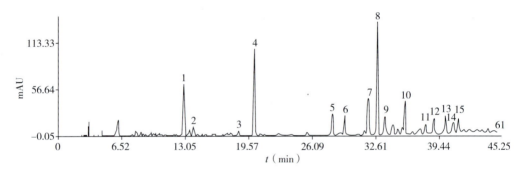

白及对照药材 HPLC 指纹图谱

2.1,4–二［4–（葡萄糖氧）苄基］–2–异丁基苹果酸酯含量测定

（1）色谱条件与系统适用性试验　以十八烷基硅烷键合硅胶为填充剂；以乙腈–0.1%磷酸溶液（22：78）为流动相，检测波长为223nm。理论板数按1,4–二［4–（葡萄糖氧）苄基］–2–异丁基苹果酸酯峰计≥2000。

（2）对照品溶液的制备　精密称取1,4–二［4–（葡萄糖氧）苄基］–2–异丁基苹果酸酯对照品适量，加乙醇制成每1ml含0.15mg的溶液，即得。

（3）供试品溶液的制备　精密称取本品粉末（过三号筛）约0.2g，置于具塞锥形瓶中，加入乙醇25ml，称定重量，超声处理（功率300W，频率37kHz）30分钟，放冷后再称定重量，用乙醇补足减失的重量，取上清液滤过，即得。

（4）测定法　分别精密吸取对照品溶液与供试品溶液各10μl，注入液相色谱仪，测定，即得。

本品按干燥品计算，含1,4-二［4-（葡萄糖氧）苄基］-2-异丁基苹果酸酯（$C_{34}H_{46}O_{17}$）不得少于2.0%。

🌿 药理毒理

1.药理作用

（1）止血　激活P2Y1和PKC受体来激活ADP受体信号通路，导致血小板的变形、聚集和分泌凝血因子，从而发挥止血作用。

（2）胃肠的作用　①抑制胃酸分泌保护胃黏膜作用：蛋白及多糖可通过下调JNK及P38 MAPK基因和蛋白表达水平，抑制炎症因子TNF-α、IL-1β及IL-6异常分泌而对胃黏膜发挥保护作用。②对实验性胃、十二指肠穿孔具有治疗作用。

（3）抗菌、抗真菌　联苄衍生物能明显抑制金黄色葡萄球菌（*Staphylococcus aureus*，ATCC 6538）、枯草芽孢杆菌（*Bacillus subtilis*，ATCC 6051）和耐甲氧西林金黄色葡萄球菌（*Methicillin-resistant Staphylococcus aureus*，ATCC 43300）的活性。

（4）抗癌及防癌　白及活性成分可抑制微管蛋白的聚合。

（5）其他作用　维持血容量，升血压。

2.毒理作用　白及水煎后，会使整个汤液成胶状，有的患者在服用时会因为其外观而不适。

🌿 成方制剂

1.貂胰防裂软膏　由白及、玉竹、藁苯、辣蓼、老颧草、丹参、紫草、当归、生姜组成。具有活血祛风、养血润肤的功效。临床用于血虚风燥所致的皮肤皲裂。

2.伤科灵喷雾剂　由抓地虎、白及、见血飞、马鞭草、仙鹤草、铁筷子、草乌、莪术、山豆根、三棱组成。具有清热凉血、活血化瘀、消肿止痛的功效。临床用于软组织损伤、轻度水火烫伤、湿疹。

3.双金胃疡胶囊　由白及、延胡索、苦金盆、金荞麦、大血藤、仙鹤草、紫珠、凤凰衣、青木香、胡桃仁、麻布袋组成。具有疏肝理气、健胃止痛、收敛止血的功效。临床用于肝胃气滞血瘀所致的胃脘刺痛、呕吐吞酸、脘腹胀痛、胃及十二指肠溃疡见上述证候者。

参考文献

白 薇
Baiwei
CYNANCHI ATRATI RADIX Et RHIZOMA

水药名： ʔma¹ pek⁷ ha: ŋ¹ 骂摆项（三都水族），mai⁴ pa:u¹ fa² 梅极发。

苗药名： guab geb nyox 挂桂俄（黔东南），reib giherongx 锐记戎（松桃）。

本品为萝摩科植物白薇 *Cynanchum atratum* Bge.或蔓生白薇 *Cynanchum versicolor* Bge.的干燥根及根茎。春秋二季采挖，洗净，晾干后贮藏于干燥处。

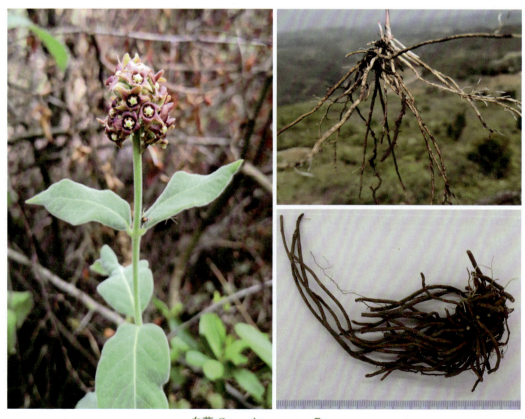

白薇 *Cynanchum atratum* Bge.

形态与分布

1.原植物形态

（1）白薇　多年生草本，高40～70cm，植物体具白色乳汁。根茎短，簇生多数细长的条状根；茎直立，通常不分枝，密被灰白色短柔毛；叶对生，具短柄，叶片卵状椭圆形至广卵形，长5～10cm，宽2.5～7cm，先端短渐尖，基部圆形，全缘，上面绿色，被短柔毛，老时渐脱落，下面淡绿色，密被灰白色绒毛，叶脉在下面稍隆起；伞形花序腋生，小花梗短，下垂，密被细柔毛；花黑紫色，直径1～1.5cm，花萼5深裂，裂片披针形，外侧密被细柔毛，花冠5深裂，裂片卵状长圆形，先端钝，外侧疏生黄褐色细柔毛，副花冠5裂，裂片椭圆形，上部围绕于蕊柱顶端，与蕊柱等长，下部与花丝基部相连，雄蕊5，上部与雌蕊合成蕊柱；雌蕊由2心皮组成，两心皮略连合，子房上位，柱头位于蕊柱下；蓇葖果角状，纺锤形；种子多数，卵圆形，有狭翼，先端有白色长绵毛。花期5～7月，果期8～10月。

（2）蔓生白薇　形态与直立白薇相似，唯茎上部为蔓生，被短柔毛，叶片卵形或椭圆形，花较小，直径约1cm，初开时黄绿色，后渐变为黑紫色。

2.分布　生于海拔800～1200m的山坡灌丛或林缘。分布于贵州的安龙、平塘、开阳、清镇等地。四川、云南、河北、山西、陕西、山东、江苏、安徽、江西、福建、湖北等地也有分布。

化学成分

1.C_{21}甾体皂苷　是白薇中的主要化学成分，其苷元的C、D环易产生形变，具复杂的14、15单裂环或13、14，14、15双裂环的孕甾烷母核结构。C_{21}甾体皂苷中与苷元连接的糖为2,6-二去氧糖和6-去氧糖，糖与苷元一般连接在苷元的3位羟基上，糖的连接顺序均为1→4，构型均为β-D型。

2.苯乙酮类及苯甲酮类衍生物　白薇中含有多种苯乙酮类衍生物。对白薇进行分离和纯化得到2,4-二羟基苯乙酮、2,6-二羟基苯乙酮、4-羟基苯甲醇和苯甲酸。对蔓生白薇得到2,4-二羟基苯乙酮、对羟基苯乙酮、4-羟基-3-甲氧基苯乙酮和丁香酸。

3.生物碱类　白薇中具有生物碱类成分，采用抑菌活性追踪的分离方法分离得到生物碱类单体化合物，经鉴定化合物的结构为菲骈吲哚里西啶类生物碱。研究表明生物碱类化合物包含：10β-N-氧化-7-脱甲氧基娃儿藤碱、9-脱氢安托芬、9,14-脱氢安托芬、14-羟基-N-氧化-7-脱甲氧基娃儿藤碱、10α-N-氧化-7-脱甲氧基娃儿藤碱。

4.挥发油类　白薇挥发油中脂肪酸类成分（75.74%）所占比例最大，酯（12.44%）、醛（3.90%）、酮（3.51%）和烷（0.55%）所占比例较小，采用气质联用技术进行分析研究鉴定出20种化学成分，其中含量较高的化合物是正十六烷酸和（E）-9-octadecenoic acid。

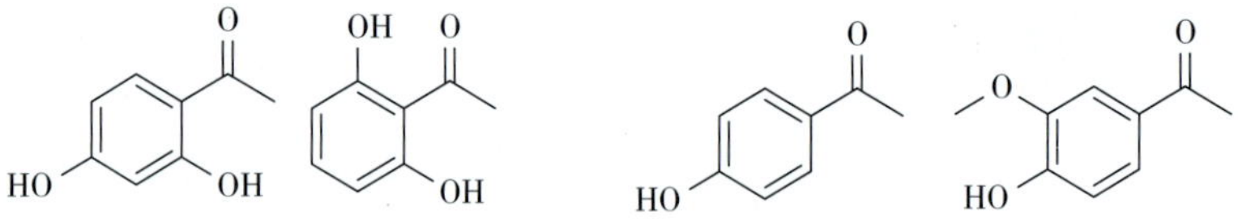

白薇中的苯乙酮类化合物的结构

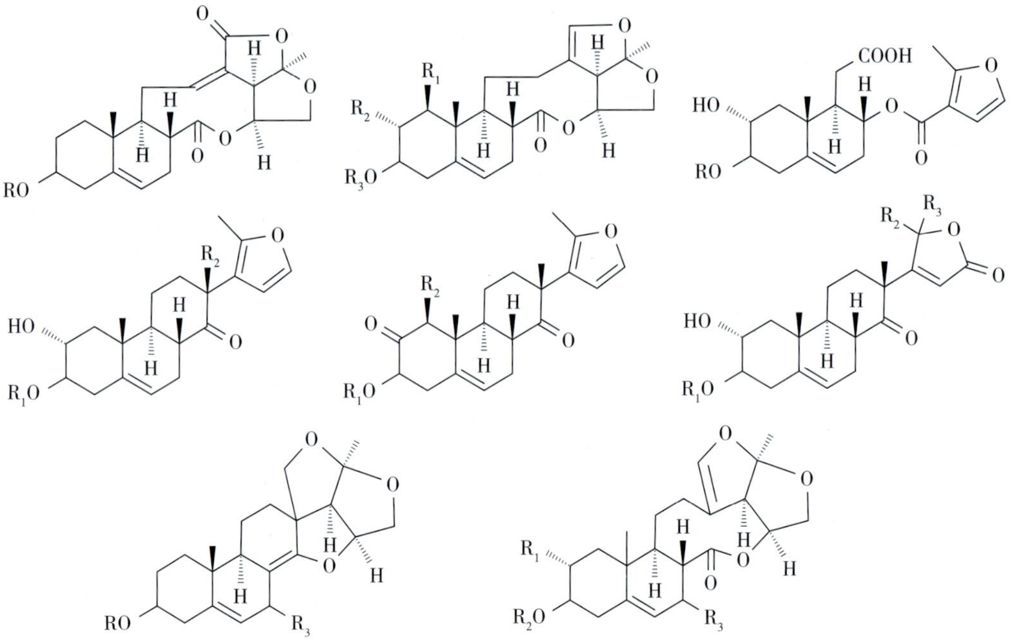

白薇中的C_{21}甾体皂苷苷元结构骨架

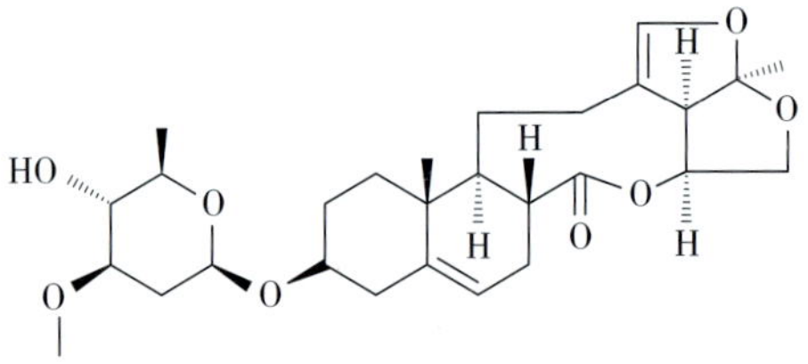

白薇苷A
Cynatratoside A

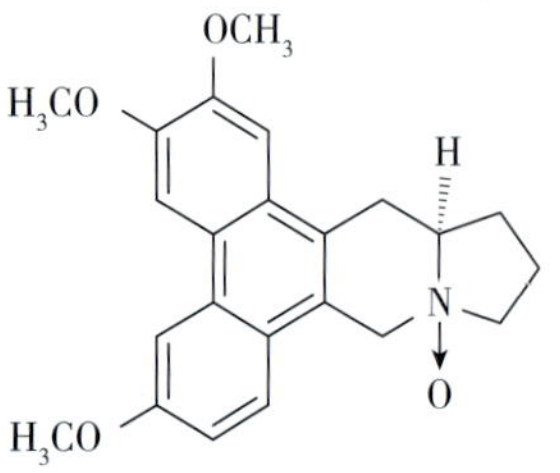

10β-N-氧化-7-脱甲氧基娃儿藤碱 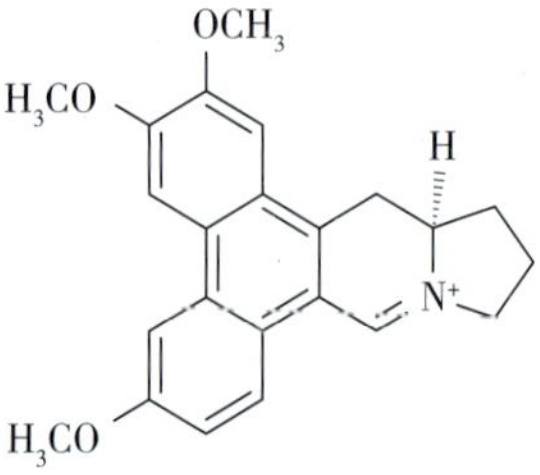   9-脱氢安托芬 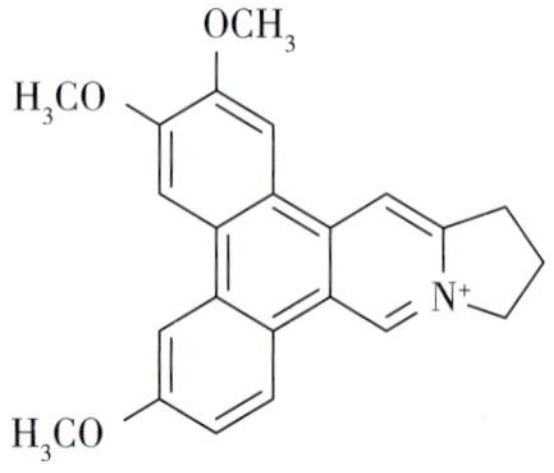   9,14-脱氢安托芬

14-oxhydryl-*N*-氧化-7-脱甲氧基娃儿藤碱　　　10α-*N*-氧化-7-脱甲氧基娃儿藤碱

白薇主要化学成分骨架及代表结构

🌱 鉴别要点

1. 性状　根茎类圆柱形，略横向弯曲，呈结节状，长 1.5～6cm，直径 0.5～2cm；表面灰棕色至棕色；质坚脆，易折断，断面略平坦，类白色。根呈细长圆柱状，有时弯曲或卷曲，丛生于根茎上，形如马尾，长 10～20cm，直径 1～2.5mm；表面黄棕色，有细纵皱；质脆，易折断，折断时有粉飞出，断面略平坦，类白色至浅黄棕色；皮部发达，木部很小，仅占直径的 1/3。气微弱，味苦。以根色黄棕、粗壮、条匀、断面白色实心者为佳。

2. 鉴别

（1）根横切面：表皮细胞 1 列，通常仅部分残留。下皮细胞 1 列，径向稍延长；分泌细胞长方形或略弯曲，内含黄色分泌物。皮层宽广，内皮层明显。木质部细胞均木化，导管大多位于两侧，木纤维位于中央。薄壁细胞含草酸钙簇晶及大量淀粉粒。

粉末灰棕色。草酸钙簇晶较多，直径 7～45μm。分泌细胞类长方形，常内含黄色分泌物。木纤维长 160～480μm，直径 14～24μm。石细胞长 40～50μm，直径 10～30μm。导管以网纹导管、具缘纹孔导管为主。淀粉粒单粒脐点点状、裂缝状或三叉状，直径 4～10μm，复粒由 2～6 分粒组成。

（2）取本品粉末 1g，加甲醇 30ml，超声处理 20 分钟，放冷，滤过，滤液蒸干，残渣加甲醇 1ml 使溶解，作为供试品溶液。另取白薇对照药材 1g，同法制成对照药材溶液。参照《中国药典》（现行版）薄层色谱法（通则 0502）试验，吸取上述两种溶液各 2μl，分别点于同一硅胶 G 薄层板上，以正丁醇-乙酸乙酯-水（4:1:5）的上层溶液为展开剂，展开，取出，晾干，喷以硫酸乙醇溶液（1→10），在 105℃加热至斑点显色清晰。供试品色谱中，在与对照药材色谱相应的位置上，显相同颜色的斑点。

🌱 炮制工艺

1. 白薇　拣净杂质，除去茎苗，洗净，稍浸，润透，切段，晒干。

2. 蜜白薇　取熟蜜，加适量开水稀释，淋入白薇段内拌匀，闷润至透，置炒制容器内，用文火加热，炒至不黏手时，取出晾凉（每 100kg 白薇段，用熟蜜 25kg）。

❧ 性味归经

味苦、咸，性寒。归肺经、胃经、肾经。

❧ 主治功效

1.中药 清热，凉血。治阴虚内热，风温灼热多眠，肺热咳血，温疟，瘅疟，产后虚烦血厥，热淋，血淋，风湿痛，瘰疬。

2.苗药 根治跌打损伤，疼痛。根及根茎用于阴虚发热、血虚昏厥、小便涩痛。

❧ 临床应用

（1）治阴虚潮热　白薇15g，地骨皮15g，水煎服。（各族均用）

（2）治阴虚咽痛　白薇15g，地骨皮15g，石斛15g，生地10g，玄参18g，水煎服。（都匀布依族）

（3）治肺热咳嗽　白薇30g，平地木30g，水煎服。（惠水苗族）

（4）治九子疡　鲜白薇、鲜天冬各等量，捣烂敷患处。（三都水族）

❧ 用法用量

内服：5 ～ 10g；或入丸、散。外用：适量，研末贴；或用鲜品捣烂敷。

❧ 成分控制

1.蔓生白薇苷A的含量测定

（1）色谱条件　色谱柱为Agilent ZORBAX Eclipse XDB–C_{18}（250mm×4.6mm，5μm）；流动相为乙腈（A）–水（B），梯度洗脱（0 ～ 10分钟，70%B→45%B，10 ～ 20分钟，45%B→30%B，20 ～ 50分钟，30%B，50 ～ 60分钟，30%B→70%B）；流速为1.0ml/min；检测波长为210nm；柱温为30℃；进样量为50μl。

（2）系统适应性试验　理论塔板数按蔓生白薇苷A计≥5000，与相邻峰的分离度>1.5。

（3）供试品溶液的制备　精密称取各样品药材粗粉10g置于250ml圆底烧瓶中，以10倍量70%乙醇回流提取2次，每次2小时，过滤合并滤液，减压回收溶剂至适量，将浓缩液冷冻真空干燥，粉碎成细粉，取200mg，精密称定，置于5ml量瓶中，加甲醇溶解并定容至刻度，摇匀，临用前过0.45μm的微孔滤膜，即得。

（4）对照品溶液的制备　精密称取蔓生白薇苷A对照品适量，加甲醇制成每1ml中含0.23mg的溶液，摇匀，临用前过0.45μm的微孔滤膜，即得。

2.白薇C_{21}甾体总皂苷的含量测定

（1）供试品溶液的制备　分别取已干燥的不同产地的蔓生白薇药材适量，粉碎，过二号筛。精密称取各样品药材粗粉1g置于100ml圆底烧瓶中，以10倍量70%乙醇回流提取2

次，每次2小时，过滤，合并滤液，滤液置蒸发皿中水浴蒸干，残渣加甲醇溶解并转移至5ml量瓶中，加甲醇定容至刻度，摇匀，临用前过0.45μm的微孔滤膜，即得。

（2）对照品溶液的制备　精密称取蔓生白薇苷A对照品适量，加甲醇制成每1ml中含0.23mg的溶液，摇匀，临用前过0.45μm的微孔滤膜，即得。

药理毒理

1.药理作用

（1）抑菌、抗病毒　通过杯碟法测定不同白薇提取物（分别用石油醚、三氯甲烷、乙酸乙酯、丙酮、乙醇和蒸馏水提取）对意大利青霉（*Penicillium italicum*）的抑制效果，发现乙酸乙酯、丙酮和乙醇提取物对意大利青霉均具有抑菌活性，乙醇提取物抑菌活性最强，丙酮提取物次之。此外，白薇对肺炎链球菌（*Streptococcus pneumoniae*）也有抑制作用，但作用机制不明确。白薇中的生物碱和甾体皂苷是多种动植物病毒如烟草花叶病毒的选择性抑制剂，可抑制病毒RNA的表达。其中，Glaucogenin C和以Glaucogenin C为苷元的单糖或三糖苷化合物被确定具有抗病毒活性但无毒。

（2）抗炎　用白薇水提液对2%巴豆油致炎剂诱发的炎症小鼠进行腹腔注射给药，结果显示白薇水提液有显著的抗炎作用。Cynatratoside C对脂多糖诱导的原代小鼠乳腺上皮细胞TLR4和促炎细胞因子（IL-6、IL-1β和TNF-α）的表达有抑制作用，Cynatratoside C还可通过调节TLR4和乳腺组织中的NF-κB和MAPK信号通路，从而在脂多糖诱导的乳腺炎中发挥抗炎作用。另有研究表明白薇提取物中含有治疗特应性皮炎的有效物质。利用2,4-二硝基氯苯诱导小鼠产生特应性皮炎，发现白薇提取物可通过调节促炎细胞因子和有关炎症介质来抑制特应性皮炎的发展。

（3）抗肿瘤　白薇具有抗肿瘤的作用。白薇中能够诱导肿瘤细胞凋亡的活性成分为Cynatratoside C，Cynatratoside C诱导细胞凋亡的机制是使半胱氨酸蛋白酶-3（Caspase-3）和半胱氨酸蛋白酶-9（Caspase-9）的活性以浓度依赖性的方式显著增高，同时使细胞线粒体的膜电位下降，抑制细胞增殖，将细胞周期阻滞于S期。提示白薇可能通过诱导细胞凋亡以发挥抗癌活性。

（4）改善记忆　从白薇中分离得到的Cynatroside B具有抗乙酰胆碱酯酶（AChE）和抗健忘症的双重作用。中枢乙酰胆碱系统在学习和记忆中发挥重要作用。阿尔茨海默病（AD）的特征是大脑皮质和海马体中乙酰胆碱产生功能障碍。东莨菪碱是一种胆碱能拮抗剂，可干扰乙酰胆碱在中枢神经系统中的传输，所以可采用东莨菪碱诱导小鼠记忆损伤。Cynatroside B以剂量依赖的方式抑制AChE的活性，该抑制作用具有可逆性。此外通过被动回避和Morris水迷宫试验验证了Cynatroside B具有显著增强认知的活性，这为缓解AD的某些记忆障碍具有重要的治疗价值。

（5）免疫抑制　C_{21}甾体皂苷类化合物多数具有免疫抑制活性。从白薇中分离得到的C_{21}甾体糖苷对Con A诱导的小鼠脾中T淋巴细胞的增殖具有免疫抑制作用，其中化合物 Atratcynoside A、B和C的免疫抑制活性较强。这种抑制作用与化合物的结构相关，以 Glaucogenin C为苷元的化合物表现出显著或中等的抑制活性；侧链糖基数目对免疫抑制作用也有明显影响；5,6位双键和C-14上的羰基是甾体皂苷具有免疫抑制活性的必要条件。

（6）退热 临床上白薇常配伍青蒿治疗多种发热，如类风湿关节炎引发的低热不退、肿瘤发热、小儿夏季热等。用直立白薇的不同提取液对15%酵母悬液诱发的发热大鼠进行腹腔注射给药，而白薇醇提取物和醚提取物的退热作用均不明显，但白薇水提液中具有退热活性的物质尚不明确。

（7）美白 白薇能够防止皮肤变黑。黑色素细胞内的酪氨酸在酪氨酸酶等多种酶的催化下氧化并最终转化为色素物质，所以可通过抑制有关酶的活性，阻断氧化等多方面途径来减少色素的产生。实验表明，采用不同浓度不同提取方法所得的白薇透皮吸收液对B16细胞的增殖、酪氨酸酶的活性及黑色素的含量均具有抑制作用。其中，采用促黑素细胞激素（α-MSH）可激活小鼠黑色素瘤细胞产生色素，而白薇的二氯甲烷可溶性提取物（孕甾烷糖苷）通过下调酪氨酸酶水平来抑制黑色素的生成。同时发现提取物中含有两个或三个糖基的孕甾烷糖苷比含有一个糖基的孕甾烷糖苷有更强的活性。其次，从白薇中分离的苯乙酮衍生物对小鼠黑色素的生成和酪氨酸酶的活性也有明显的抑制作用。

（8）肝脏保护

1）促肝血管再生 通过部分肝切除术（partial hepatectomy，PH）制作肝再生模型，研究白薇提取物对肝血管再生过程的影响。利用免疫细胞化学技术检测血管内皮生长因子C（VEGF-C）、血管内皮生长因子A（VEGF-A）、淋巴管内皮透明质酸受体1（LYVE-1）和细胞表面磷酸化糖蛋白（CD34）的表达。与对照组相比，白薇给药组中CD34的表达明显增加，VEGF-C、VEGF-A和LYVE-1的表达早期下降，后期显著上升。说明白薇提取物通过增加VEGF-A、VEGF-C和LYVE-1的表达，促进血管新生。

2）改善肝损伤 Cynatratoside A对伴刀豆凝集素A（Con-A）诱导的自身免疫性肝炎（AIH）具有明显的保护作用。研究表明，Cynatratoside A能明显改善脾脏和肝脏的组织病理学变化，通过抑制由IL-1β和ICAM-1介导的T淋巴细胞的活化和黏附，以及阻断由线粒体凋亡途径介导的肝细胞凋亡来保护Con-A诱导的免疫性肝损伤，是治疗AIH的潜力药物。

（9）其他作用 白薇还具有抗氧化、祛痰平喘、利尿以及强心等药理作用。应用体外抗氧化反应1,1-二苯基-2-三硝基苯肼（DPPH）清除自由基法和铁离子抗氧化能力（FRAP）法发现白薇抗氧化活性与总酚的含量呈正相关性，提示总酚可能是白薇提取物抗氧化能力的关键物质。

此外，白薇苷能够增强心肌收缩力，具有较强的强心功能。临床应用剂量一般为5~10g，切忌使用过量。

2.毒理作用 白薇素有较强的强心作用，内服过量，可能引起强心苷样中毒反应，中毒量为30~45g，可出现心悸、恶心、呕吐、头晕、头痛、腹泻、流涎等中毒症状，临床用药应予以注意。

🌱 成方制剂

妇科再造丸　由当归、香附、白芍、熟地黄、阿胶、茯苓、党参、黄芪、山药、白术、女贞子、龟板、山茱萸、续断、杜仲、肉苁蓉、覆盆子、鹿角霜、川芎、丹参、牛膝、益母草、延胡索、三七、艾叶、小茴香、藁本、海螵蛸、地榆、益智、泽泻、荷叶、秦艽、地骨皮、白薇、椿皮、琥珀、黄芩、酸枣仁、远志、陈皮和甘草组成。具有养血调经、补益肝肾、暖宫止痛的功效。临床用于月经先后不定期，带经日久，痛经，带下。

参考文献

半夏
Banxia
PINELLIAE RHIZOMA

水药名： ti¹ hui² ɕi⁵ 蒂荟西（三都水族）。

苗药名： kod las 科辣（黔东南），kaod las 考了；kuad beel 夸败（黔南），sanb baod qaob 三包跳（松桃），guab zid nzhenl hlent 噶枳正嫩（毕节）。

本品为天南星科植物半夏 *Pinellia ternata*（Thunb.）Breit. 的干燥块茎。夏、秋二季采挖，洗净，除去外皮和须根，晒干。

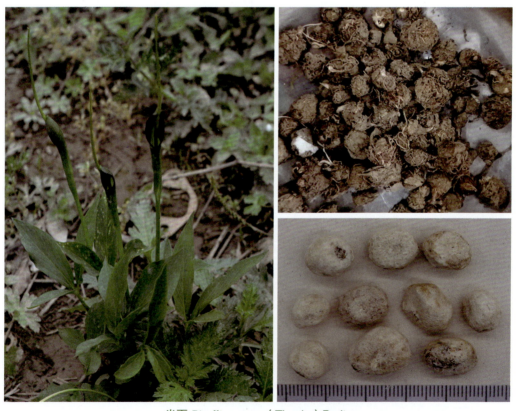

半夏 *Pinellia ternata*（Thunb.）Breit.

形态与分布

1.原植物形态　多年生草本植物，高15～30cm。块茎呈球形，直径达0.5～1.5cm。叶2～5片，幼时为单叶，2～3年后为三出复叶；叶柄长达20cm，复叶基部和近基部内侧生有珠芽；叶片为卵圆形至窄披针形，中间小叶较大，长5～8cm，两侧小叶较小，先端锐尖，两面光滑，全缘。花序柄与叶柄近等长或更长；佛焰苞卷合成弧曲形管状，绿色，上部内面颜色常为深紫红色；肉穗花序顶生；雌花序轴与佛焰苞贴上，绿色，长6～7cm；雄花序长2～6cm；附属器长鞭状。浆果为卵圆形，颜色呈绿白色。花期5～7月，果期8月。

2.分布　生于山地、农田、溪边或林下。分布于贵州各地，毕节、赫章、大方有栽培。此外，我国大部分地区有分布，主产四川、湖北、安徽、江苏、河南、浙江等地。

化学成分

1.生物碱　麻黄碱、鸟苷、葫芦巴碱等。

2.苯丙素类　松柏苷、Sachaliside 1、异落叶松脂素、异落叶松脂素9-*O*-β-D-吡喃葡萄糖苷、Tiliamuroside A等。

3.黄酮类　大豆素、甲基麦冬二氢高异黄酮B、芹菜苷、黄芩苷等。

4.萜类　环阿尔廷醇等。

5.甾体及其苷类　β-谷甾醇、胡萝卜苷等。

6.脑苷类　大豆脑苷Ⅰ、大豆脑苷Ⅱ。

7.脂肪酸及有机酸类　亚油酸、琥珀酸（丁二酸）等。

8.糖类　核糖、鼠李糖、半乳糖、葡萄糖、岩藻糖和阿拉伯糖等。

9.氨基酸类　苏氨酸、丝氨酸、丙氨酸、谷氨酸、缬氨酸、甘氨酸、酪氨酸、异亮氨酸、亮氨酸、组氨酸、苯丙氨酸、精氨酸及赖氨酸等17种氨基酸。

此外还存在半夏蛋白如植物蛋白酶抑制剂和半夏凝集素等。

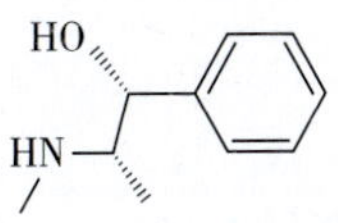

左旋麻黄碱
L-（-）-Ephedrine

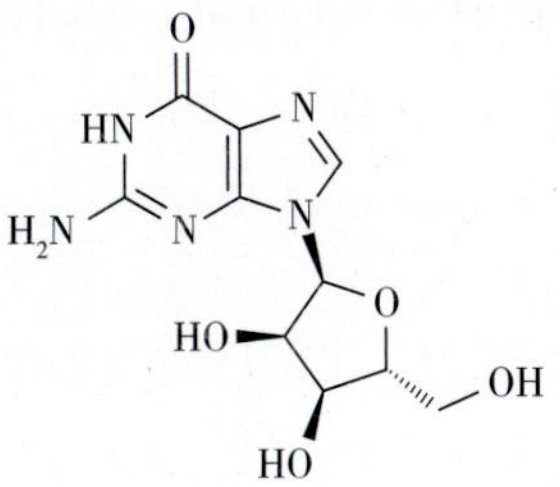

鸟苷
Guanosine

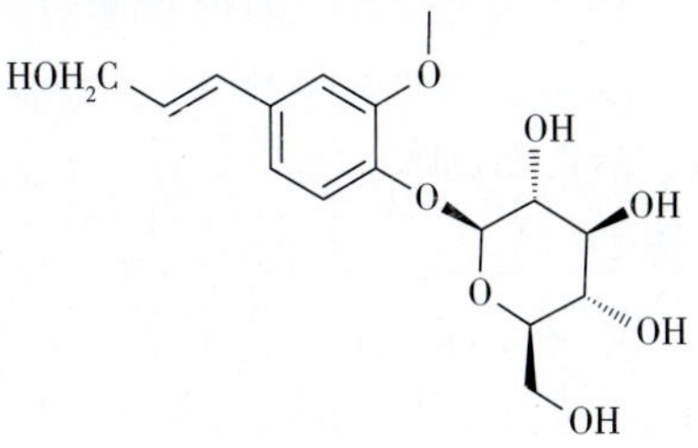

松柏苷
（*E*）-Coniferin

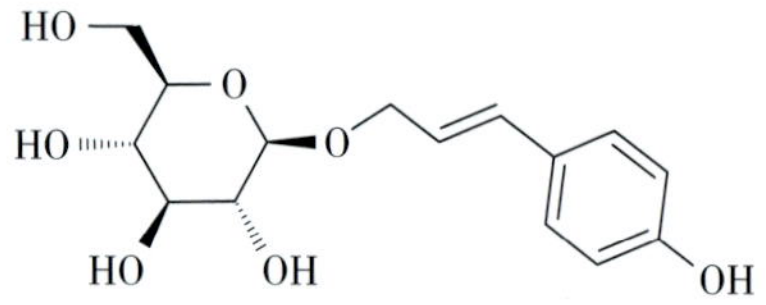

Sachaliside 1

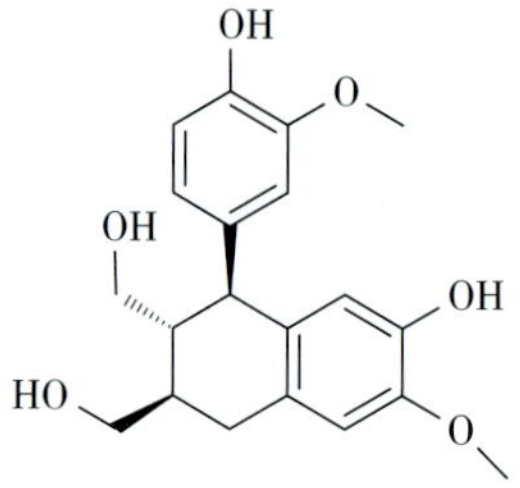

异落叶松脂素
Isolariciresinol

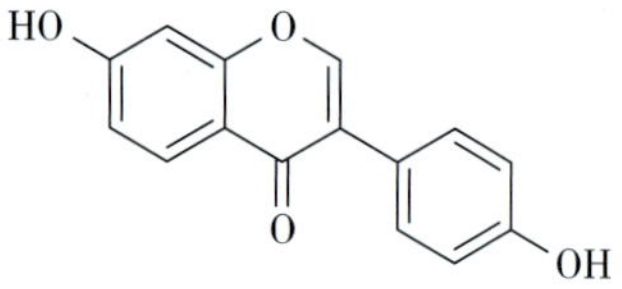

Daidzein

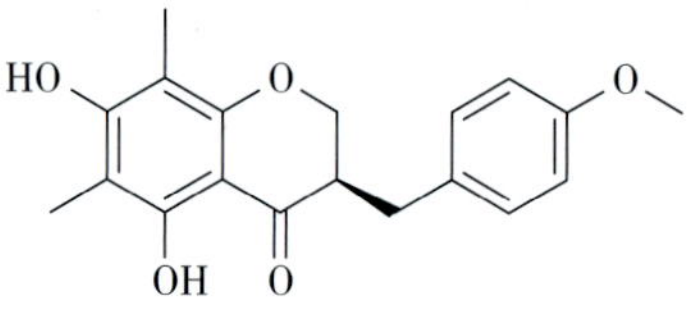

甲基麦冬二氢高异黄酮B
Methylophiopogonanone B

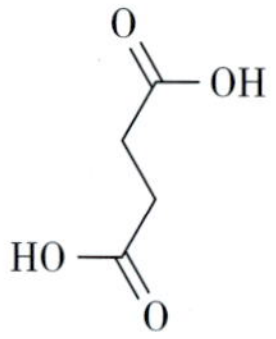

琥珀酸（丁二酸）
Succinic acid

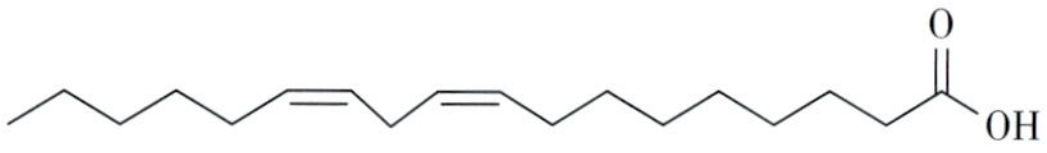

亚油酸
Linoleic acid

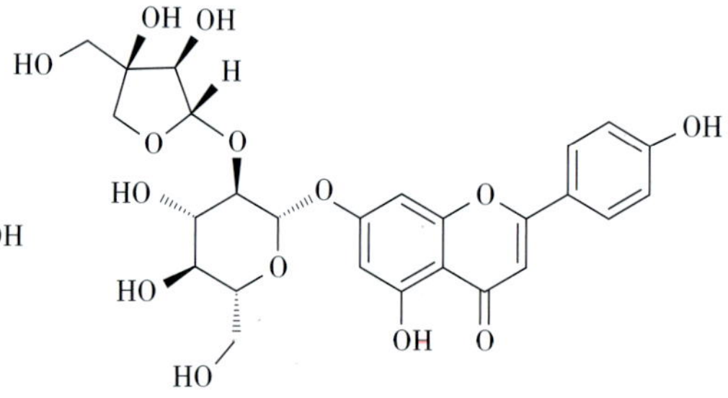

芹菜苷
Apiin

半夏代表性化学成分结构

🌿 鉴别要点

1.性状　呈类球形，有的稍偏斜，直径0.7～1.6cm。表面白色或浅黄色，顶端有凹陷的茎痕，周围密布麻点状根痕；下面钝圆，较光滑。质坚实，断面洁白，富粉性。气微，味辛辣、麻舌而刺喉。

2.鉴别

（1）粉末类白色。淀粉粒甚多，单粒类圆形、半圆形或圆多角形，直径2～20μm，脐点裂缝状、人字状或星状；复粒由2～6分粒组成。草酸钙针晶束存在于椭圆形黏液细胞中，或随处散在，针晶长20～144μm。螺纹导管直径10～24μm。

（2）取本品粉末1g，加甲醇10ml，加热回流30分钟，滤过，滤液挥至0.5ml，作为供试品溶液。另取精氨酸对照品、丙氨酸对照品、缬氨酸对照品、亮氨酸对照品，加70%甲醇制成每1ml各含1mg的混合溶液，作为对照品溶液。参照《中国药典》（现行版）薄层色谱法（通则0502）试验，吸取供试品溶液5μl、对照品溶液1μl，分别点于同一硅胶G薄层板上，以正丁醇–冰醋酸–水（8∶3∶1）为展开剂，展开，取出，晾干，喷以茚三酮试液，在105℃加热至斑点显色清晰。供试品色谱中，在与对照品色谱相应的位置上，显相同颜色的斑点。

（3）取本品粉末1g，加乙醇10ml，加热回流1小时，滤过，滤液浓缩至0.5ml，作为供试品溶液。另取半夏对照药材1g，同法制成对照药材溶液。参照《中国药典》（现行版）薄层色谱法（通则0502）试验，吸取上述两种溶液各5μl，分别点于同一硅胶G薄层板上，以石油醚（60～90℃）–乙酸乙酯–丙酮–甲酸（30∶6∶4∶0.5）为展开剂，展开，取出，晾干，喷以10%硫酸乙醇溶液，在105℃加热至斑点显色清晰。供试品色谱中，在与对照药材色谱相应的位置上，显相同颜色的斑点。

🌿 炮制工艺

1.生半夏　夏、秋二季采挖，洗净，除去外皮和须根，晒干。用时捣碎。

2.法半夏　取半夏，大小分开，用水浸泡至内无干心，取出；另取甘草适量，加水煎煮二次，合并煎液，倒入用适量水制成的石灰液中，搅匀，加入上述已浸透的半夏，浸泡，每日搅拌1～2次，并保持浸液pH 12以上，至剖面黄色均匀，口尝微有麻舌感时，取出，洗净，阴干或烘干，即得。（每100kg净半夏，用甘草15kg、生石灰10kg）

3.姜半夏　取净半夏，大小分开，用水浸泡至内无干心时，取出；另取生姜切片煎汤，加白矾与半夏共煮透，取出，晾至半干切片，晾干。或晒干后打成粗颗粒。（每100kg净半夏，用生姜25kg、白矾12.5kg）

4.清半夏　取净半夏，大小分开，用8%白矾溶液浸泡或煮至内无干心，口尝微有麻舌感，取出，洗净，晾至七成干，切厚片，阴干。（每100kg净半夏，用白矾20kg）

🌿 性味归经

味辛、性温，有毒。归脾经、胃经、肺经。

🌿 主治功效

1.中药　燥湿化痰，降逆止呕，消痞散结。用于湿痰寒痰，咳喘痰多，痰饮眩悸，风痰眩晕，痰厥头痛，呕吐反胃，胸脘痞闷，梅核气；外治痈肿痰核。

2.苗药　化痰开窍，解毒。主治哑经昏迷失语，虫蛇咬伤。

3.布依族用药　燥湿化痰，降逆止呕，消痞散结。主治咳喘痰多，呕吐反胃，胸脘痞满，头痛眩晕，夜卧不安，瘿瘤痰核，痈疽肿毒。

4.土家族用药　燥湿化痰，降逆止呕，消痞散结。主治痰多咳嗽，风痰眩晕，痰厥头痛，呕吐反胃，胸脘痞闷，梅核气症，外消痈肿。

5.水族用药　燥湿化痰，降逆止呕，消痞散结。

🍃 临床应用

（1）湿眩晕　半夏15g、天麻10g、金荞麦10g，水煎服。（都匀布依族）

（2）跌打损伤　半夏适量，捣烂兑酒包患处。（布依族）

（3）毒蛇咬伤、无名肿毒、跌打肿痛　生半夏捣烂，加酒或醋调敷。

（4）乳腺炎初期　生半夏、葱白各等分。捣烂，用棉花包裹，塞进一侧鼻孔。

（5）眉棱骨痛　制三步跳（半夏）15g、生姜15g，水煎服。

（6）喉中有痰难出　制三步跳（半夏）9g、红橘皮9g、矮地茶15g，水煎内服。

（7）呕吐反胃　半夏15g、旋覆花10g、莱菔子10g，水煎服。（毕节苗族）根茎消食、止咳、化痰（毕节、松桃）。

（8）哑经引起的颜面潮红，四肢抽搐，两眼直视，昏迷失语　制半夏、茯苓、天麻、虎耳草，水煎内服。

（9）痰多咳嗽　半夏5g、无匹风20g，水煎服。（毕节）

（10）跌打青肿　半夏、养鸡草各等量，捣烂外包。（松桃）

（11）头疮　生半夏叶适量，捣烂外搽。（黔东南）

（12）虫蛇咬伤　半夏，鲜品捣烂，外敷蛇咬伤周围。（苗族）

（12）牙痛　生半夏2~3粒，青霉素、冰片各适量，半夏用乙醇泡，备用，用时再加入青霉素及冰片，搽于患处。

（14）神经性皮炎　半夏5g、冰片3g，研末，拌匀外搽。

（15）骨折　半夏、木槿、接骨木、透骨香、猪鬃草、五加皮、散血飞、土大黄、何首乌根、葱白、附子、母猪藤根各适量，捣烂，敷于患处。

（16）疖痈　半夏适量，与酒或水研磨搽于患处。（水族）

（17）治咳嗽痰多　半夏6g，水煎服。（各族均用）

（18）治疗呕吐、疟疾、急性乳腺炎、鸡眼、牙痛、急慢性化脓性中耳炎、矽肺等，预防和减轻血吸虫病口服锑剂的中毒反应。不宜与乌头同用（土家族）。

🍃 用法用量

法半夏，姜半夏，清半夏：内服3~9g。半夏：外用适量，磨汁涂或研末以酒调敷患处。

🍃 成分控制

采用UPLC-MS联用技术，针对半夏中含量较高的4种有机酸和6种核苷类成分，建立一测多评的含量测定方法，对不同产地批次的半夏中有效成分进行含量测定，旨在探索科学控制半夏质量的新指标和新方法，以期全面地控制半夏药材质量。

不同产地半夏中6种核苷类成分的含量（mg/g, $n=3$）

产地	粒径	酒石酸	柠檬酸	苹果酸	琥珀酸	尿嘧啶	胞苷	尿苷	腺嘌呤	鸟苷
南阳唐河（TH）	S	0.44	0.91	0.67	0.88	0.48	1.89	0.11	0.05	0.1
	M	0.77	1.12	0.93	1.02	0.83	2.24	0.23	0.22	0.34
	L	0.46	0.83	0.53	0.76	0.55	1.77	0.18	0.1	0.09
西和河坝（HB）	S	0.53	0.96	0.46	0.57	0.42	1.11	0.14	0.18	0.11
	M	0.89	1.35	0.87	0.98	0.72	2.13	0.24	0.27	0.29
	L	0.41	0.84	0.64	0.58	0.45	1.59	0.16	0.15	0.1
河北郑章（ZZ）	S	0.37	0.42	0.51	0.48	0.01	2.99	0.11	0.05	0.06
	M	0.71	0.83	0.69	0.99	0.01	3.71	0.14	0.11	0.12
	L	0.41	0.51	0.43	0.64	0.02	1.85	0.08	0.03	0.08
重庆仕溪（GX）	S	0.85	0.33	0.85	0.35	0.04	2.11	0.08	0.05	0.11
	M	1.08	0.61	1.08	0.77	0.06	3.56	0.14	0.14	0.16
	L	0.76	0.41	0.74	0.46	0.05	2.37	0.06	0.02	0.08
赫章和镇（Hz）	S	0.68	0.51	0.62	0.58	0.2	2.5	0.11	0.11	0.06
	M	0.91	0.81	0.85	0.84	0.18	4.2	0.25	0.19	0.22
	L	0.63	0.37	0.64	0.47	0.08	2.87	0.16	0.02	0.17
西和十里（SL）	S	0.31	1.32	0.51	0.51	0.22	0.58	0.07	0.08	0.09
	M	1.03	1.89	1.06	1.17	0.52	0.95	0.26	0.16	0.16
	L	0.41	1.04	0.63	0.59	0.31	0.6	0.04	0.05	0.08
四川南部（NB）	S	0.47	0.85	0.76	0.88	0.15	1.1	0.08	0.03	0.06
	M	0.95	1.78	1.17	1.39	0.23	2.69	0.17	0.09	0.15
	L	0.42	0.74	0.63	0.93	0.14	1.13	0.1	0.05	0.07
四川遂宁市（SN）	S	0.22	0.53	0.31	0.28	0.07	3.01	0.05	0.07	0.11
	M	0.51	0.77	0.51	0.78	0.03	4.85	0.23	0.13	0.16
	L	0.31	0.54	0.42	0.34	0.05	3.12	0.1	0.09	0.05

🌿 药理毒理

1.药理作用

（1）对呼吸系统的作用　镇咳、祛痰、平喘。半夏通过调节PKC/EGFR/MAPK/PI3K-AKT信号通路减轻过敏性气道炎症。研究显示半夏对氨水引起的小鼠咳嗽具有祛痰作用，使咳嗽次数明显减少，说明该药具有镇咳作用。对化学成分和药理作用的研究表明，其镇咳祛痰作用的活性成分可能与生物碱和有机酸有关。

（2）对消化系统的作用　止呕、抗胃溃疡、调节胃肠运动功能、抗腹泻。以5-HT、2-甲基5-羟色胺、P物质（SP）、神经激肽1（NK-1）受体激动剂（GR73632）为造模药使离体豚鼠回肠自发收缩，结果显示半夏中的生物碱能拮抗4种药物对离体回肠的作用，抑制回肠自发收缩，说明半夏通过阻断5-HT3受体和NK1受体发挥止吐作用。研究表明，半夏显著抑制顺铂和阿扑吗啡诱导的呕吐模型，该机制可能与其对中枢神经系统的抑制作用有关。

（3）对心血管系统的作用　抗心律失常、调节血脂、抗动脉粥样硬化、促进血液循环、降压作用及糖皮质激素样作用等。半夏通过作用大鼠的PI3K/Akt信号通路减轻颈动脉内膜增生并增加内皮祖细胞活性。此外，研究显示半夏提取物还能延长C57/BL6小鼠同种心脏异体移植的存活时间。

（4）抗肿瘤　半夏的生物碱在各种癌症模型中具有优异的抗肿瘤活性。半夏中总生物碱对人乳腺癌细胞系MDA-MB-435S的增殖有抑制作用，能够显著降低人肺癌A549细胞的增殖；半夏乙醇提取物对人胃癌SGC7901细胞增殖和凋亡存在影响，不同剂量的乙醇提取物（1、2、3g/L）均能抑制SGC7901细胞的增殖；高剂量半夏多糖可延长癌症小鼠的存活期，其抗肿瘤活性机制可能涉及自由基清除或抑制自由基生成。

（5）抗炎　半夏二氯甲烷和乙酸乙酯提取物可降低小鼠IL-6和IL-8水平，抑制p38和IκB的磷酸化，产生抗炎作用。半夏中的生物碱对小鼠耳廓肿胀、小鼠毛细血管通透性增加、大鼠肉芽肿形成有抑制作用，同时使PGE2含量降低。

（6）对中枢神经系统的作用　镇静、镇痛、催眠、抗癫痫、抗惊厥、增强记忆力、预防造影剂副反应。

（7）对生殖系统的作用　抗生育和抗早孕。

（8）其他作用　凝血、解毒、抗真菌、抗微生物、抗病毒、抗氧化、抗衰老、降低眼内压、抑制腺体分泌、胰蛋白酶抑制作用、促细胞分裂作用及杀虫活性等。

2.毒理作用

（1）急性毒性　半夏的急性毒性采用LD_{50}评价，生半夏混悬液小鼠灌胃的LD_{50}为42.7 ± 1.27g/kg。半夏浸膏小鼠腹腔注射的LD_{50}为325g/kg（生药）。半夏不同成分的急性毒性表明，全成分和水提物的最大剂量（MLD）分别为34.8和300.0g/kg，醇提物的最大耐受剂量（MTD）为99.2g/kg。以40ml/kg的剂量灌胃给予小鼠75%半夏冬青提取物和75%乙醇提取物，连续14天，MTD值分别为94.4和99.2g/kg（每天），相当于临床日用量的734.2倍和771.6倍。半夏提取物急性毒性试验表明，酸水提取组和酸醇提取组的MTD值分别为29.6和27.2，相当于临床剂量的230.2和211.6倍，而酸水提取组和酸醇提取组LD_{50}值分别为14.15和14.27g/kg（每天），相当于临床日剂量的110.0和111.0倍。以0.5g/kg（每天）的剂量对兔子灌胃40天未发现任何毒性迹象。当剂量增加一倍时，大多数兔子出现腹泻，其中一半在20天内死亡。

（2）长期毒性　生半夏混悬液9、4.5、2.25g/kg以30ml/kg灌胃小鼠，每天给药1次，连续3周，可致小鼠体重增长明显减慢，肾脏指数明显升高，并有小鼠死亡。

（3）生殖毒性　半夏对妊娠母鼠和胚胎有显著的毒性。孕鼠灌胃半夏生粉（9g/kg）和半夏水煎剂（30g/kg，约相当于临床剂量的150倍）后与对照组相比，早期胚胎死亡率显著增加，死产率分别为85.7%和50.0%。这两种剂量还降低了胎儿体重（$P<0.05$），导致

怀孕大鼠阴道出血分别减少了62.5%和50%。微核实验表明，用高剂量（20和30g/kg）与对照组相比，显著增加母体胸骨骨髓［分别为（3.40±0.83‰）和（5.60±1.09‰）］和胎鼠肝血［分别为（8.00±1.51‰）和（13.00±1.78‰）］的微核率（$P<0.01$）。

（4）黏膜刺激　半夏对黏膜有显著的刺激作用。实验证实半夏对兔、鸽子、豚鼠、小鼠等的声带黏膜有刺激作用，引起炎症、水肿甚至失音。半夏可影响眼结膜导致水肿、水泡和眼睑轻度外翻。半夏还具有致吐作用，可引起腹泻和胃痛。半夏以0.5g/kg的剂量连续3天对大鼠灌胃，结果显示能显著抑制胃蛋白酶的活性（219.12±29.78U/mol），与对照组相比，胃液酸度（pH=1.44±0.10）和前列腺素E_2含量（PGE_2，167.82±22.26μg/ml）均降低（$P<0.01$）。此外，它还对胃黏膜造成严重损伤（损伤率达75%）。PGE_2的减少可能是胃肠道黏膜刺激的主要原因。

（5）肝毒性　以丙氨酸氨基转移酶（ALT）和天冬氨酸氨基转移酶（AST）为评价指标，检测单次灌胃半夏水提液和酸渗滤液对小鼠的肝毒性。血清ALT和AST活性随时间变化，给药后4小时出现毒性高峰（剂量为62.5g/kg），持续48小时。高剂量组（82.5、70.1和59.6g/kg）血清ALT和AST活性较正常组明显增加，肝细胞也出现积水水肿、脂肪变性和坏死。结果表明，单次灌胃水提取物可能导致小鼠急性肝毒性损伤，具有明显的"剂量–时间–毒性"关系。半夏酸渗滤液对小鼠的时效关系研究表明，血清中ALT和AST水平在给药2小时后达到峰值，持续约48小时。与正常组相比，ALT和AST水平随着剂量的增加而显著升高。高剂量组（2.68、2.14和1.72g/kg）肝细胞有不同程度的水肿和脂肪变性，并出现坏死，小叶结构紊乱。由此得出结论，单剂量灌胃酸浸出液的渗滤液会导致急性肝损伤甚至死亡，并呈现一定的"时间–剂量–毒性"关系。

（6）遗传毒性　生半夏水煎液小鼠灌胃25g/kg，每天1次，连续10天，可引起骨髓嗜多染红细胞微核率升高。生半夏和姜半夏10g/kg小鼠腹腔注射，每天1次，连续10天，可致骨髓细胞染色体畸变频率明显增高，具有致突变作用。

🌱 成方制剂

1.伤筋正骨酊　由细辛、独活、泽兰、莪术、草乌、乌药、威灵仙、续断、过江龙、天南星、当归、两面针、半夏、川乌、石菖蒲、良姜、买麻藤、丢了棒、穿破石、大皂角、小驳骨、十八症、小罗伞、大驳骨、木香、桂枝、徐长卿、白芷、薄荷脑、冰片、樟脑组成。具有消肿镇痛的功效。临床用于跌打扭伤及骨折、脱臼。

2.通络骨质宁膏　由红土茯苓、红花、草乌、血竭、青风藤、海马、生扯拢、半夏、铁筷子、天南星、见血飞、鲜桑枝、鲜桃枝、鲜榆枝、鲜柳枝、鲜槐枝组成。底络，底坳僵腱风，槁汗涠嘎边蒙，关冲蒙欧（苗医）；具有祛风除湿、活血化瘀的功效。临床用于骨质增生、关节痹痛（中医）。

3.康艾扶正胶囊　由灵芝、黄芪、刺梨、熟地黄、女贞子、淫羊藿、半夏组成。布西汗吴苯，漳砧浹安洗依，挡呕，仃网停，仰溪罗欧，阿杜洛，求抢歪，阿比赊（苗医）；具有益气解毒、散结消肿、和胃安神的功效。临床用于肿瘤放化疗引起的白细胞下降，血小板减少，免疫功能降低所致的体虚乏力、食欲不振、呕吐、失眠等症的辅助治疗（中医）。

4.杷叶润肺止咳膏　由枇杷叶、紫苑、百部、浙贝母、紫苏子、苦杏仁、麻黄、法半夏、茯苓、陈皮、天冬、芥子、北沙参、款冬花、枳壳、瓜蒌子、前胡、紫苏叶、甘草、桔梗组成。具有润肺化痰、止咳平喘的功效。临床用于燥热咳嗽、老人久咳。

5.半夏露糖浆　由半夏、枇杷叶、远志、款冬花、桔梗、麻黄、甘草、陈皮、薄荷油组成。具有止咳化痰的功效。临床用于咳嗽多痰、支气管炎。

参考文献

刺 梨 | Cili
ROSA ROXBURGHII

水药名： ʔbuŋ³ ka⁴ 乓卡（三都水族）。

苗药名： jongx xob dol 龚笑多（松桃），jangs zid bol hob 强枳薄喝（毕节），ghab jongx dct bel tok 嘎龚豆不脱（黔东南）。

布依药名： za⁵³ kaŋ¹¹ 雅扛（罗甸）。

毛南药名： taŋ³³ dɛnm⁴² gaŋ⁵⁵ 搪得港（惠水）。

仡佬药名： mi³¹ nio tse⁵⁵ 米怒在（黔中方言）。

本品为蔷薇科植物缫丝花 *Rosa roxburghii* Tratt 的果实、根。秋、冬季采集果实，晒干；根、叶四季均可采收。

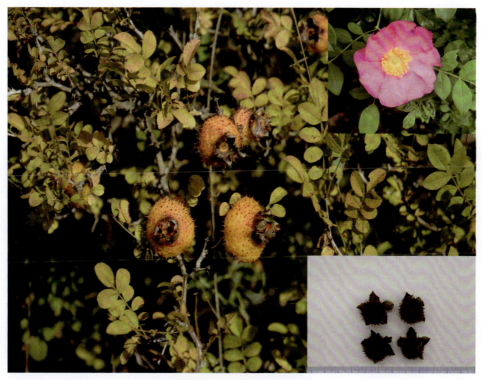

刺梨 *Rosa roxburghii* Tratt

🌿 形态与分布

1.原植物形态 灌木，高1~2.5m。树皮灰褐色，呈片状剥落；小枝常有成对皮刺；羽状复叶；小叶9~15，连叶柄5~11cm；叶柄和叶轴疏生小皮刺；小叶片呈椭圆形或长圆形，长1~2cm，宽0.5~1cm，先端急尖或钝，基部宽楔形，边缘有细锐锯齿，两面无毛；花两性，花1~3朵生于短枝顶端；萼裂片5，通常宽卵形，两面有茸毛，密生针刺；花直径5~6cm；重瓣至半重瓣，外轮花瓣大，内轮花瓣较小，淡红色或粉红色，微芳香；雄蕊多数，着生在杯状萼筒边缘；心皮多数，花柱离生；果扁球形，直径3~4cm，绿色，外面密生针刺，宿存的萼裂片直立。花期5~7月，果期8~10月。

2.分布 生于海拔1000m左右的山坡向阳处，灌丛或多石的山上。分布于贵州各地。此外，我国四川、云南、陕西、甘肃、江西、福建、湖北、广西等地亦有分布。

🌿 化学成分

1.三萜类 野鸦椿酸、委陵菜酸、刺梨酸、五环三萜酯苷、野蔷薇苷、刺梨苷F1等。

2.黄酮类 （＋）-儿茶素、杨梅素、槲皮素、山奈素等。

3.有机酸类 苹果酸、乳酸、酒石酸、柠檬酸、草酸、琥珀酸、亚油酸、亚麻酸、油酸、棕榈酸、硬脂酸等。

4.维生素类 维生素C、维生素B_2、维生素E、维生素K等。

5.其他 木麻黄素、多糖、微量元素、氨基酸、超氧化物歧化酶等。

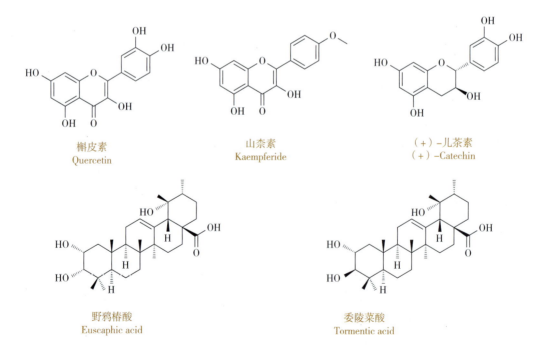

槲皮素
Quercetin

山奈素
Kaempferide

（＋）-儿茶素
（＋）-Catechin

野鸦椿酸
Euscaphic acid

委陵菜酸
Tormentic acid

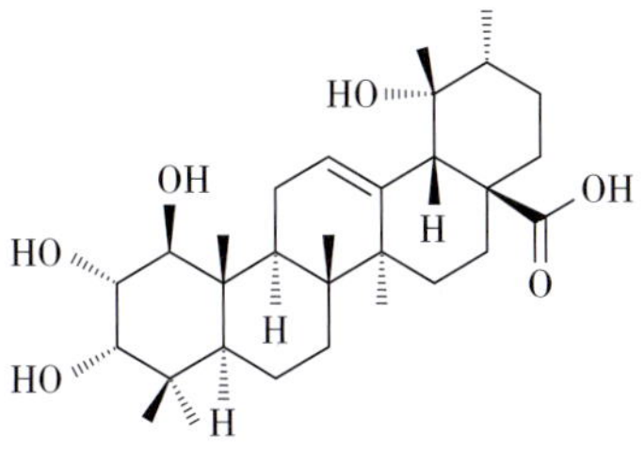

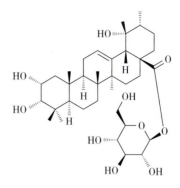

1β-羟基刺梨酸
1β-Hydroxyeuscaphic acid

刺梨苷 F1
Kajiichigoside F1

刺梨代表性化学成分结构

🌿 鉴别要点

1.性状 果实呈扁球形或圆锥形，稀纺锤形，直径 2～4cm。表面黄褐色，密被针刺，有的具褐色斑点；先端常有黄褐色宿存的花萼 5 瓣，亦被披针刺。纵剖面观：果肉黄白色；种子多数，着生于萼筒基部凸起的花托上，卵圆形，浅黄色，直径 1.5～3mm，骨质。气微香，味酸、涩、微甜。

2.鉴别

（1）取本品鲜果汁 2ml，加碱性酒石酸铜试液，置水浴上加热数分钟后，产生红色沉淀。

（2）取新鲜果汁点于滤纸上，滴加茚三酮试液，100℃烘烤 3～5 分钟，应产生蓝紫色。

（3）取本品粉末精密称取刺梨样品 2g，加 30ml 无水乙醇 100Hz 超声提取 30 分钟，共 2 次，过滤，滤液蒸干，加水 20ml 溶解，过滤，滤液用乙酸乙酯 20ml 萃取，共 2 次，合并萃取液，80℃水浴加热蒸干，2ml 甲醇溶解，作为供试品溶液。再取没食子酸对照品加甲醇，制成 1ml 含 2mg 的溶液，作为对照品溶液。参照《中国药典》（现行版）薄层色谱法（通则 0502）试验，吸取上述溶液 5μl，点于同一聚酰胺薄膜板上，以乙酸乙酯：丁酮：甲酸：水（10：1：1：1）为展开剂，展开，取出，晾干，喷 2% 的 $FeCl_3$-乙醇试剂显色，在与对照品色谱相应的位置上显相同的蓝紫色斑点。

🌿 炮制工艺

刺梨果实，去籽洗净，晒干。

🌿 性味归经

味甘、酸、涩，性平。归脾经、胃经。

🌿 主治功效

1. **中药** 果：消食健脾，收敛止泻。根：收敛止泻。叶：泡茶，能解热解暑。
2. **苗药** 消食健脾、收敛止泻。

🌿 临床应用

（1）可有效降低血清胆固醇及三酰甘油的含量，防治高脂血症。

（2）刺梨作为有效抗氧化剂，对防治动脉粥样硬化有一定的作用。

（3）刺梨联合抗生素治疗痢疾有良好疗效，且无明显毒副作用。

（4）刺梨干粉联合西药防治慢性肾脏病有明显的疗效。

（5）治疗皮肤疾病，刺梨合剂具有抗氧化作用，能使黑色素代谢的中间产物形成还原型的无色素物质，使黑色素形成减少，降低色素沉着。

（6）预防膀胱癌，减少膀胱癌术后复发。

（7）刺梨还可治疗铅中毒，改善组织器官功能紊乱治疗失眠、抗脂质过氧化延缓衰老。

（8）刺梨30g，水煎服，治食欲不振。（各族均用）

（9）刺梨根30g，大夜关门30g，水煎服，治腹泻。（布依族）

（10）刺梨30g，水煎服，治口腔溃疡。（侗族）

🌿 用法用量

内服：煎汤，9～15g；或生食。

🌿 成分控制

（+）-儿茶素的含量测定 参照《中国药典》（现行版）高效液相色谱法（通则0512）测定。

（1）色谱条件与系统适用性试验 以十八烷基硅烷键合硅胶为填充剂；0.04mol/L枸橼酸溶液：N,N-二甲基甲酰胺：四氢呋喃（45：8：2）为流动相；检测波长为280nm；柱温为35℃；理论板数按儿茶素峰计≥3000。

（2）对照品溶液的制备 取（+）-儿茶素对照品，精密称定，加甲醇：水（1:1）混合液制成每1ml含（+）-儿茶素0.15mg的溶液，即得。

（3）供试品溶液的制备 取提取物粉末20mg，精密称定，置50ml量瓶中，加甲醇：水（1:1）混合液40ml，超声处理20分钟，并加甲醇：水（1:1）混合液至刻度，摇匀，滤过，取续滤液，即得。

（4）测定法 精密吸取对照品溶液与供试品溶液各10μl，注入高效液相色谱仪，测定，即得。

刺梨果活性提取物黄酮类化合物中（+）-儿茶素含量不少于5.0%。

🌿 药理毒理

1.药理作用

（1）抗氧化、抗衰老　天然抗氧化剂的毒性比合成的抗氧化剂的毒性低很多、资源较丰富且具有保健功能而被人们广泛接纳，故而，天然抗氧剂的开发利用成为近二十年来的研究热点。研究采用DPPH自由基清除实验和ABTS自由基清除实验测定刺梨叶提取物的抗氧化作用，以维生素C（抗坏血酸）作为阳性对照，结果表明，刺梨叶乙醇提取物对ABTS自由基和DPPH自由基均有较好的清除作用，表明刺梨叶有很好的抗氧化活性。

刺梨汁含丰富的SOD，并可使机体内源性SOD活性增加，从而延缓机体的衰老过程。研究显示刺梨可抑制衰老小鼠脑MAO活性，进而减低MAO的脱氧作用，延缓大脑退化。生物体内Na^+、K^+-ATP酶活性降低可引起衰老，刺梨对Na^+、K^+-ATP酶活性具有保护作用。肾功能与机体衰老关系密切，研究结果显示中剂量刺梨黄酮对肾纤维化大鼠具有明显的肾功能改善作用。另有研究显示，通过多个体系（ABTS自由基和DPPH自由基）测定刺梨水提物的抗氧化损伤作用，结果证明刺梨果实水提物具有很好的抗氧化损伤能力。刺梨作为强的天然抗氧化活性剂在抗衰老方面有着极大的价值。

（2）降血脂及抗动脉粥样硬化　动脉粥样硬化（AS）的发生、发展和脂蛋白、低密脂蛋白（LDL）的氧化修饰有着密切的联系。低密度脂蛋白和脂蛋白经氧化修饰后，脂质过氧化的程度增加，负电荷也随之增加，导致细胞内胆固醇酯的蓄积和泡沫细胞的形成，从而加剧动脉粥样硬化的病变过程。因此，选择无毒、有效的抗氧化剂，对于防治动脉粥样硬化具有重要的意义。刺梨中含有浓度较高的抗氧化剂，比如超氧化歧化酶、维生素C等。研究显示，刺梨有效成分有抗动脉粥样硬化的作用，是由脂蛋白氧化的有效抗氧化剂。刺梨能使血脂水平显著降低，尤其是降低低密度脂蛋白-胆固醇（LDL-C）的作用更为明显。延缓或阻断动脉粥样硬化斑块的形成和发展。

（3）抗肿瘤　研究发现刺梨多糖提取物对抑制卵巢癌A2780细胞的扩散和转移具有明显的作用，可以抑制MMP-9的表达，有望研究成为抗卵巢癌的药物。相关研究表明，刺梨汁对人卵巢癌COC2细胞具有抑制作用，并呈现剂量依赖效应。还有大量的研究表明，刺梨能有效抑制体外培养的SMMC-7721细胞生长，而并不影响$CD34^+$细胞的分化，还能预防二甲基亚硝酸铵前体物所引起的肝脏肿瘤的发生。刺梨汁还能阻断受孕大鼠体内N-亚硝基乙基脲的合成、大鼠体内N-亚硝基脯氨酸的合成、人体内N-亚硝基脯氨酸的合成从而发挥防癌作用。从而可见，刺梨对多种肿瘤细胞均有抑制作用。

（4）抑菌　常见的食源性致病菌主要分为以大肠埃希菌等为代表的G^-（革兰阴性菌）和以金黄色葡萄球菌等为代表的G^+（革兰阳性菌）。MIC（最小抑菌浓度）和抑菌圈直径的评价指标是检测天然产物抑菌活性的常用方法。研究显示，以刺梨果实为原料，以70%乙醇为提取溶剂，采用超声波辅助法提取刺梨多酚，并用平板牛津杯法对刺梨多酚提取液体外抑菌活性进行测定，结果表明刺梨中的多酚提取物对金黄色葡萄球菌及大肠埃希菌都有抑菌作用。刺梨的储藏时间长短及干燥方式对抑菌活性也有影响，研究表明，同一干燥方式下，抑菌活性会随储藏时间的延长而降低，对于不同的干燥方式而言，冷冻干燥的抑菌效果最好。

（5）其他作用　刺梨汁可明显改善慢性氟中毒的一般状况，增加体重，促进体内氟的排泄，使尿氟含量增加，使血清和骨中氟含量降低；刺梨能降低ALT（丙氨酸氨基转移酶）和AST（天冬氨酸氨基转移酶）水平；对免疫功能，尤其对非特异性免疫和体液免疫有明显的增强作用。

2.毒理作用　刺梨果汁以最大浓度、最大容量灌胃小鼠，每日3次，未见小鼠死亡。小鼠静注刺梨总提取物，LD_{50}为$5.36 \pm 0.002g/kg$。

🌿 成方制剂

1.康艾扶正胶囊　由灵芝、黄芪、刺梨、熟地黄、女贞子、淫羊藿、半夏组成。布西汗吴苯、漳砧泱安；洗侬，挡呕，仃网停，仰溪罗欧，阿杜洛，求抢歪，阿比赊（苗医）；具有益气解毒、散结消肿、和胃安神的功效。临床用于肿瘤放化疗引起的白细胞下降，血小板减少，免疫功能降低所致的体虚乏力、食欲不振、呕吐、失眠等症的辅助治疗（中医）。

2.金刺参九正合剂　由刺梨果、苦参、金荞麦组成。旭嘎怡沓痲，麦靓麦韦芀曲靳，造内素远，郎秀阿比赊，求抢歪，烟该凶柯，阿卖欧（苗医）；具有解毒散结、和胃生津的功效。临床用于癌症放、化疗引起的白细胞减少、头昏、失眠、恶心呕吐等症的辅助治疗（中医）。

参考文献

重　楼

Chonglou
PARIDIS RHIZOMA

苗药名：reib giex niex 锐界义（松桃），jab gib liaob 加格略（黔东南），vuab giek neib 购乃（黔南），gab rot 嘎若（毕节）。

本品为百合科植物云南重楼*Paris polyphylla* Smith var. *yunnanensis*（Franch.）Hand.-Mazz. 或七叶一枝花*Paris polyphylla* Smith var.*chinensis*（Franch.）Hara 的干燥根茎。秋季采挖，除去须根，洗净，晒干。

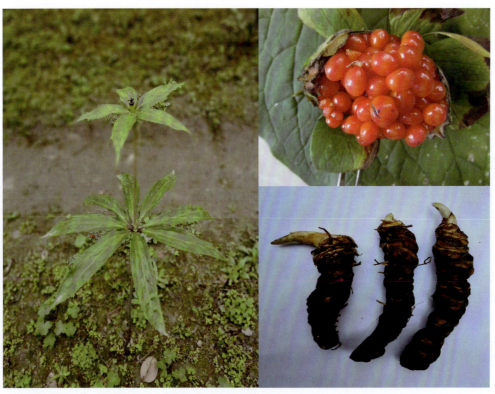

华重楼 *Paris polyphylla* Smith var. *chinensis*（Franch）Hara

45

🌿 形态与分布

1.原植物形态

（1）华重楼　多年生草本，叶5~8枚轮生，通常7枚，倒卵状披针形、矩圆状披针形或倒披针形，基部通常楔形。内轮花被片狭条形，通常中部以上变宽，宽1~1.5mm，长1.5~3.5cm，长为外轮的1/3至近等长或稍超过；雄蕊8~10枚，花药长1.2~1.5（~2）cm，长为花丝的3~4倍，药隔突出部分长1~1.5（~2）mm。花期5~7月，果期8~10月。

（2）云南重楼　叶（6~）8~10（~12）枚，厚纸质、披针形、卵状矩圆形或倒卵状披针形，叶柄长0.5~2cm。外轮花被片披针形或狭披针形，长3~4.5cm，内轮花被片6~8（12）枚，条形，中部以上宽达3~6mm，长为外轮的1/2或近等长；雄蕊（8~）10~12枚，花药长1~1.5cm，花丝极短，药隔突出部分长1~2（~3）mm；子房球形，花柱粗短，上端具5~6（10）分枝。花期6~7月，果期9~10月。

（3）七叶一枝花　高35~100cm，无毛；根状茎粗厚，直径达1~2.5cm，外面棕褐色，密生多数环节和许多须根。茎通常带紫红色，基部有灰白色干膜质的鞘1~3枚。叶（5~）7~10枚，矩圆形、椭圆形或倒卵状披针形，长7~15cm，宽2.5~5cm，先端短尖或渐尖，基部圆形或宽楔形；叶柄明显，长2~6cm，带紫红色。花梗长5~16（30）cm；外轮花被片绿色狭卵状披针形；内轮花被片狭条形，通常比外轮长；雄蕊8~12枚，花药短，与花丝近等长或稍长；子房近球形，具棱，顶端具一盘状花柱基，花柱粗短。蒴果紫色，3~6瓣裂开。种子多数。花期4~7月，果期8~11月。

2.分布　生于山坡、林下或灌丛阴湿处。

（1）华重楼　产于江苏、浙江、江西、福建、台湾、湖北、湖南、广东、广西、四川、贵州和云南。生于林下荫处或沟谷边草丛中，海拔600~2000m。

（2）云南重楼　主产于云南、贵州、四川。

（3）七叶一枝花　产于广东、广西、江西、福建、陕西、四川。

🌿 化学成分

1.甾体皂苷类　重楼中含有较大量的甾体皂苷，苷元主要为薯蓣皂苷元和偏诺皂苷元。重楼皂苷Ⅰ、重楼皂苷Ⅱ、重楼皂苷Ⅵ、薯蓣皂苷、C_{22}-羟基原薯蓣皂苷、C_{22}-甲氧基-原薯蓣皂苷、C_{22}-羟基-原重楼皂苷Ⅰ、C_{22}-甲氧基-原重楼皂苷Ⅰ、C_{22}-甲氧基-原重楼皂苷、纤细薯蓣皂苷、蚤苷A，D、蚤休皂苷A，B、七叶一枝花皂苷G，H、重楼甾酮4-O-β-D-吡喃半乳糖基（23S,24S）-螺甾-5,25（27）-烯-1β,3β-23,24-四醇-1-O-β-D-吡喃木糖基（1,6）-β-D-吡喃葡萄糖基（1→3）[α-L-吡喃鼠李糖基（1→2）]-β-D-吡喃葡萄糖苷、薯蓣皂苷元-3-O-α-L-呋喃阿拉伯糖基（1→4）-β-D-葡萄糖苷、偏诺皂苷元-3-O-α-L-呋喃阿拉伯糖基（1→4）-β-D-葡萄糖苷、异鼠李素-3-O-β-D-葡萄糖苷、乙基-α-D-呋喃果糖苷、偏诺皂苷元-3-O-α-L-吡喃鼠李糖基（1→4）-H-L-吡喃鼠李糖基（1→2）-D-葡萄糖苷。

2.黄酮类　山奈酚-3-O-β-D-葡萄吡喃糖基（1,6）-β-D-葡萄吡喃苷、7-O-α-L-鼠李吡喃糖基-山奈酚-3-O-β-D-葡萄吡喃糖基（1→6）-β-D-葡萄糖苷。

3.植物蜕皮激素类　β–蜕皮激素（β–ecdysone）、筋骨草甾酮（ajugasterone）、蜕皮甾酮（α–ecdysone）、蜕皮激素蚤休甾酮（paristerone）等。

4.植物甾醇类　豆甾醇、胡萝卜苷、β–谷甾醇、豆甾醇–3–乙酸酯、β–谷甾醇–3–乙酸酯、谷甾醇–3–O–葡萄糖苷、$\Delta^{5(22)}$–豆甾醇–3–O–β–D–葡萄吡喃糖苷等植物甾醇等。

5.其他成分　除上述成分外，重楼属植物还含有糖类、醌类、脂肪酸类、生物碱类及苯丙素类等化合物。

6.矿质元素　含有Fe、Cu、Zn、Mn、Mg、Ca等，其中Ca、Fe含量较高。

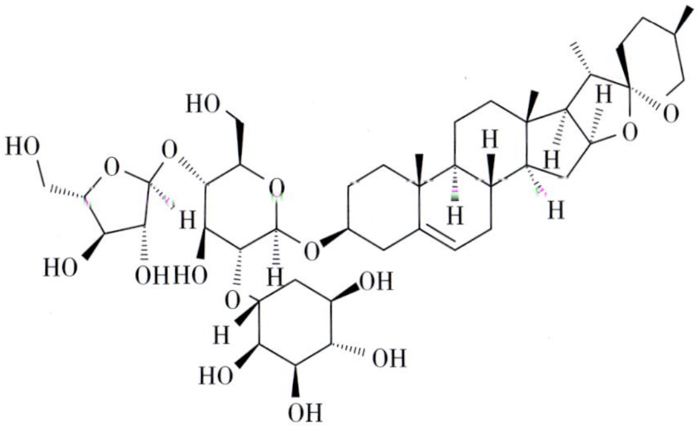

重楼皂苷 I
Polyphyllin I

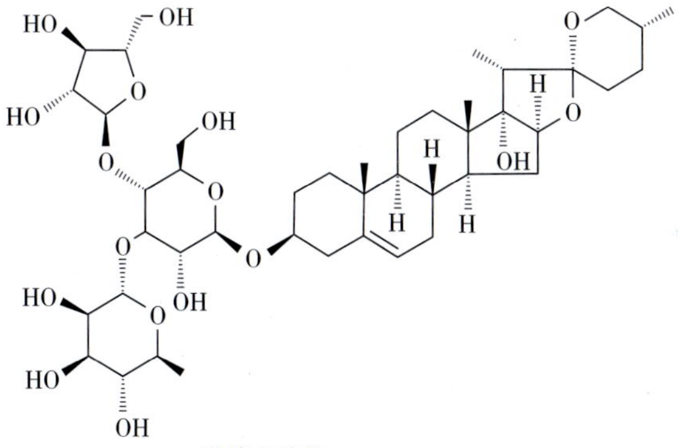

重楼皂苷 II
Polyphyllin II

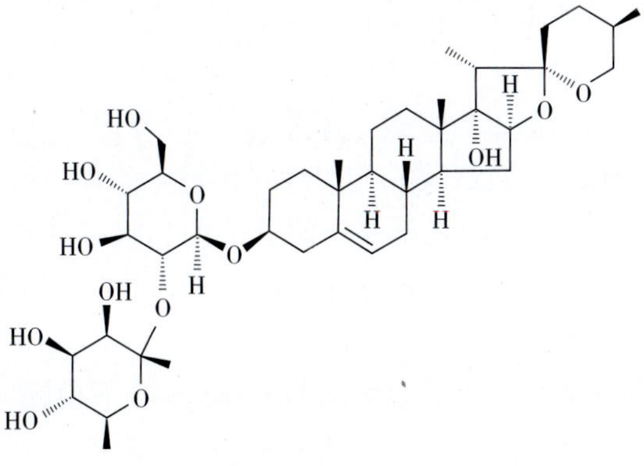

重楼皂苷 VI
Polyphyllin VI

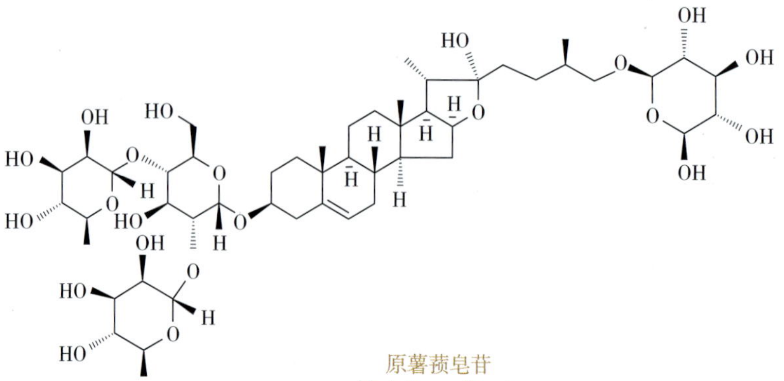

原薯蓣皂苷
Methyl protodioscin

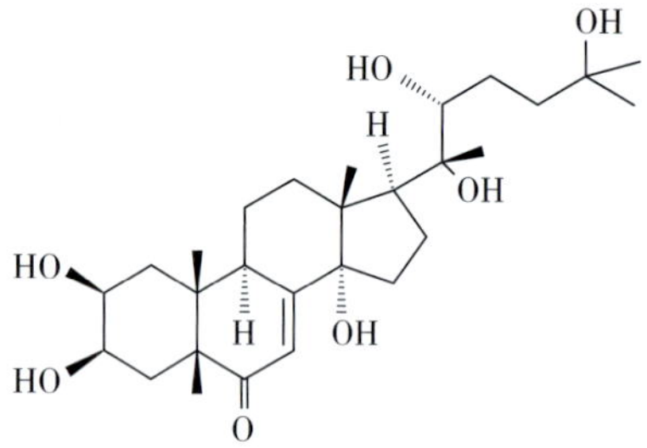

蜕皮激素
Crustecdysone

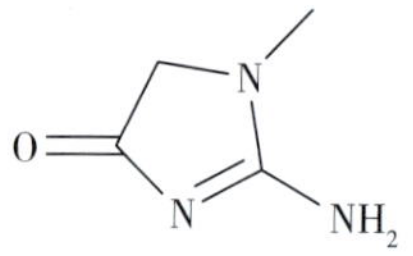

肌酸酐
Creatinine

重楼代表性化学成分结构

鉴别要点

1.性状 呈结节状扁圆柱形，略弯曲，长5～12cm，直径1.0～4.5cm。表面黄棕色或灰棕色，外皮脱落处呈白色；密具层状突起的粗环纹，一面结节明显，结节上具椭圆形凹陷茎痕，另一面有疏生的须根或疣状须根痕。顶端具鳞叶和茎的残基。质坚实，断面平坦，白色至浅棕色，粉性或角质。气微，味微苦、麻。

2.鉴别

（1）本品粉末白色。淀粉粒甚多，类圆形、长椭圆形或肾形，直径3～18μm。草酸钙针晶成束或散在，长80～250μm。梯纹导管及网纹导管直径10～25μm。

（2）取本品粉末0.5g，加乙醇10ml，加热回流30分钟，滤过，滤液作为供试品溶液。另取重楼对照药材0.5g，同法制成对照药材溶液。参照《中国药典》（现行版）薄层色谱法（通则0502）试验，吸取供试品溶液和对照药材溶液各5μl及含量测定项下对照品溶液10μl，分别点于同一硅胶G薄层板上，以三氯甲烷–甲醇–水（15：5：1）的下层溶液为展开剂，展开，展距18cm，取出，晾干，喷以10%硫酸乙醇溶液，在105℃加热至斑点显色清晰，分别置日光和紫外光灯（365nm）下检视。供试品色谱中，在与对照药材色谱和对照品色谱相应的位置上，显相同颜色的斑点或荧光斑点。

🌱 炮制工艺

除去杂质，洗净，润透，切薄片，晒干。

🌱 性味归经

味苦，性微寒；归肝经，有小毒。

🌱 主治功效

1.**中药**　清热解毒，消肿止痛，凉肝定惊。用于疔疮痈肿、咽喉肿痛、毒蛇咬伤、跌扑伤痛、惊风抽搐。

2.**苗药**　入热经。清热解毒，消肿。

🌱 临床应用

（1）治疗慢性气管炎　将本品去皮，捣碎，磨松压片，每次3g，每日2次，饭后服用。10天为一疗程，共服三个疗程，每个疗程间停药3天。

（2）治疗神经性皮炎　将本品研粉调香油或熟菜油外搽患处，或用本品细粉直接撒布于糜烂湿润病变部位，用药2～3天即可止痒，皮损逐渐消退。

（3）治疗外科炎症　本品根茎制成注射液（每毫升内含生药2g），肌肉注射，每次2～4ml，治疗蜂窝组织炎、痈疖、急性淋巴结炎、过敏性皮炎等，疗效满意。另外，应用本品尚可治疗风毒暴肿、妇人奶结、乳汁不通、喉痹、小儿胎风、手足抽搐、肺痨久咳及哮喘、新旧跌打内伤、虫蛇咬伤及脱肛等症。

（4）止泻　七叶一枝花，纳入肛门，止泻。（布依族）

（5）治寸耳痛（黔东南）　各地磨醋或酒外擦，治疗各种无名肿毒、毒虫、毒蛇咬伤。（苗族）

（6）肿伤中毒，蛇咬伤，淋巴结核。（水族）

（7）女性生殖道感染　治疗支原体引起的女性生殖道感染，临床疗效优于对照组曼舒林，可克服由于长期应用抗生素带来的副作用和耐药性。

🌱 用法用量

内服：煎剂3～9g，或入散剂；外用适量，鲜品捣烂敷或干品煎水洗患处。

🌱 成分控制

参照《中国药典》（现行版）高效液相色谱法（通则0512）测定。

（1）色谱条件与系统适用性试验　以十八烷基硅烷键合硅胶为填充剂；流动相为乙腈

（A）-水（B），梯度洗脱（0～40分钟，70%B→40%B；40～50分钟，40%B→70%B）；检测波长为203nm。理论板数按重楼皂苷Ⅰ峰计≥4000。

（2）对照品溶液的制备　取重楼皂苷Ⅰ对照品、重楼皂苷Ⅱ对照品和重楼皂苷Ⅵ对照品适量，精密称定，加甲醇制成每1ml各含0.4mg的混合溶液，即得。

（3）供试品溶液的制备　取本品粉末（过三号筛）约0.5g，精密称定，置具塞锥形瓶中，精密加入乙醇25ml，称定重量，加热回流30分钟，放冷，再称定重量，用乙醇补足减失的重量，摇匀，滤过，取续滤液，即得。

（4）测定法　分别精密吸取对照品溶液与供试品溶液各10μl，注入液相色谱仪，测定，即得。

本品按干燥品计算，含重楼皂苷Ⅰ（$C_{44}H_{70}O_{16}$）、重楼皂苷Ⅱ（$C_{51}H_{82}O_{20}$）和重楼皂苷Ⅵ（$C_{51}H_{82}O_{21}$）的总量不得少于0.60%。

🌿 药理毒理

1.药理作用

（1）抗菌　滇重楼对金黄色葡萄球菌、伤寒沙门菌、普通变形杆菌及铜绿假单胞菌具有明显的抑菌作用，且体外有杀灭钩端螺旋体作用。滇重楼所含重楼皂苷对白念珠菌、丙酸杆菌等有抗菌作用；水提取物或醇提取物（1:1万或1:10万）对甲型及亚洲甲型流感病毒皆有抑制作用（鸡胚接种法）。

（2）平喘、止咳　重楼煎剂对二氧化硫引咳的小鼠有止咳作用；对组胺喷雾法所致豚鼠气管痉挛有保护作用。

（3）止血　重楼提取物及其活性成分止血作用与血小板聚集和血管收缩有关。七叶一枝花根茎提取的重楼总皂苷使小鼠出血时间和出血量均明显降低，其止血作用为重楼皂苷凝固血液或收缩血管而降低血液流速，或使血管壁致密而降低毛细血管通透性。

（4）心血管作用　重楼中薯蓣皂苷在标准和低钙培养基中可促进心肌细胞搏动数增加或停搏，且能显著增加心肌细胞钙离子摄入量。偏诺皂苷在心率不变的情况下可增强兔心及体外蛙心的搏动力和心肌张力。重楼属植物的水提物可部分拮抗内皮素（ET）引起的小鼠猝死作用，并对ET引起的大鼠体外主动脉环收缩具有内皮依赖性舒张作用。

（5）其他作用　实验证明本品有镇静、镇痛作用和驱虫作用等；本品还对RNA癌瘤病毒逆转录酶、小鼠肉瘤-180、肉瘤-37及L-929肿瘤细胞皆有抑制作用。

2.毒理作用

（1）肝毒性　皂苷类成分是其主要毒性成分，用量过大可出现肝损伤。中毒时可见肝组织内有散在组织坏死，周围肝细胞体积增大。其毒性机制的研究并不深入，仅发现对肝线粒体细胞膜具有损伤，其他的机制有待进一步阐明。

（2）溶血作用　重楼总皂苷大于一定浓度时具有溶血作用，且溶血强度与皂苷浓度呈剂量依赖性。机制为与红细胞膜上的胆甾醇形成复合物，导致细胞膜去稳定，红细胞溶解，从而引起溶血。

（3）对生殖系统的毒性　重楼分离纯化获得的偏诺皂苷（PHAC-A）和薯蓣皂苷（PHAC-B）体外均具抗生育活性，二者均能明显降低雄性小鼠的精子活力。

（4）其他毒性　《本草纲目》中记载“蚤休，根气味苦，微寒，有毒”。重楼含蚤休苷、蚤休士宁苷及生物碱等，超量应用可致中毒，表现为对消化系统、神经系统和心脏的毒性。

成方制剂

1.重楼解毒酊　由重楼、草乌、艾叶、石菖蒲、大蒜、天然冰片组成。具有清热解毒、散瘀止痛的功效。临床用于肝经火毒所致的带状疱疹、皮肤瘙痒、虫咬皮炎、流行性腮腺炎。

2.银冰消痤酊　由重楼、银杏、艾片组成。具有清热解毒、凉血消肿的功效。临床用于热毒郁肤所致的痤疮。

3.姜黄消痤搽剂　由姜黄、重楼、杠板归、一枝黄花、土荆芥、绞股蓝及珊瑚姜，辅料为聚山梨酯-80、乙醇共同制成。具有清热祛湿、散风止痒、活血消痤的作用。临床用于湿热郁肤所致的粉刺（痤疮）、油面风（脂溢性皮炎）。

4.博落回肿痒酊　由博落回、蔊菜、重楼、地榆组成。具有清热祛湿、散风止痒、活血消痤的作用。临床用于湿热郁肤所致的粉刺（痤疮）、油面风（脂溢性皮炎）。

5.肤痔清软膏　由金果榄、土大黄、苦参、黄柏、野菊花、紫花地丁、朱砂根、雪胆、重楼、黄药子、姜黄、地榆、冰片、苦丁茶、薄荷脑组成。具有清热解毒、化瘀消肿、除湿止痒的功效。临床用于湿热蕴结所致手足癣、体癣、股癣、浸淫疮、内痔、外痔、肿痛出血、带下病。

6.兰花咳宁片　由石吊兰、罂粟壳、百部、板蓝根、杠板归、重楼组成。具有解表宣肺、清热解毒、敛肺止咳的功效。临床用于急慢性支气管炎、久咳、少痰。

参考文献

大血藤 Daxueteng
SARGENTODOXAE CAULIS

水药名： ja:u^1 ŋo^4 nuk^8 要俄农（三都水族）。

苗药名： mong bab 孟达（黔南），hsob hxangt 嗟尚（黔东南），zend ghod hlieb 珍格收（黔东南），hleat ghob nqind 那嘎青（松桃），guab laok maob nchangd 嘎郎冒昌（毕节）。

本品为木通科植物大血藤 *Sargentodoxa cuneata*（Oliv.）Rehd. et Wils. 的干燥藤茎。秋、冬季采收，除去侧枝，截段，晒干。

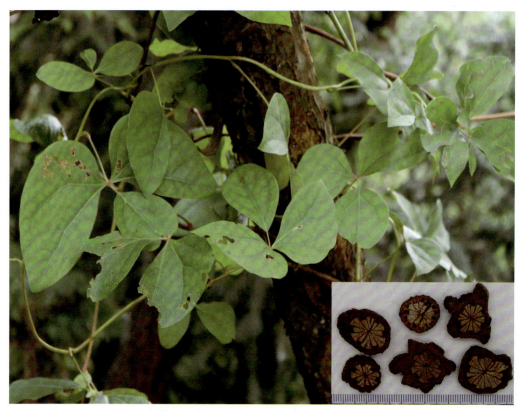

大血藤 *Sargentodoxa cuneata*（Oliv.）Rehd. et Wils.

形态与分布

1.**原植物形态** 落叶灌木，高达10m。茎圆柱形，褐色，扭曲，砍断时有红色液汁渗出；三出复叶互生；有长柄；中间小叶倒卵形，长7~12cm，宽3~7cm，侧生小叶较大，先端尖，斜卵形，基部两侧不对称；花单性，雌雄异株，总状花序出自上年生叶腋基部，长达12cm，下垂，具苞片，花多数，芳香；雄花黄色，花萼6，长圆形，花瓣小，6片，菱状圆形，雄蕊6枚，花丝极短；雌花与雄花同序或异序；有退化雄蕊6枚，心皮多数，离生，螺旋排列，胚珠1颗。浆果肉质，具果柄，多数着生于一球形花托上。种子卵形，黑色，有光泽。花期3~5月，果期8~10月。

2.**分布** 分布于贵州的贵阳梵净山、雷公山及松桃、天柱、黄平、施秉、黎平、威宁、大方、黔西、镇宁、普安、独山、荔波、惠水、遵义、开阳等地。此外，我国中南及陕西、江苏、安徽、浙江、江西、福建、四川、云南等也有分布。

化学成分

1.**蒽醌类** 大黄素、大黄素甲醚、大黄酚等。

2.**苯丙素类** 丹酚酸A、丹酚酸B、绿原酸、香豆酸、阿魏酸、咖啡酸等。

3.**甾醇类** 胡萝卜苷、β-谷甾醇、谷甾酮等。

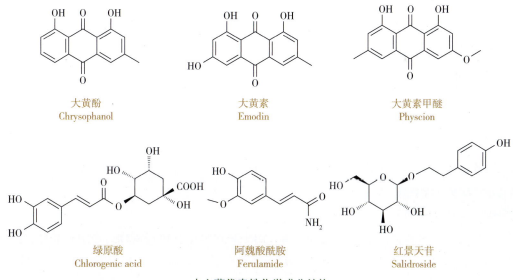

大黄酚 Chrysophanol	大黄素 Emodin	大黄素甲醚 Physcion
绿原酸 Chlorogenic acid	阿魏酸酰胺 Ferulamide	红景天苷 Salidroside

大血藤代表性化学成分结构

鉴别要点

1.**性状** 本品呈圆柱形，略弯曲，长30~60cm，直径1~3cm。表面灰棕色，粗糙，外皮常呈鳞片状剥落，剥落处显暗红棕色，有的可见膨大的节及略凹陷的枝痕或叶痕。质硬，断面皮部红棕色，有数处向内嵌入木部，木部黄白色，有多数细孔状导管，射线呈放射状排列。气微，味微涩。

2. 鉴别

（1）本品横切面：木栓层为多列细胞，含棕红色物。皮层石细胞常数个成群，有的含草酸钙方晶。维管束外韧型。韧皮部分泌细胞常切向排列，与筛管群相间隔；有少数石细胞群散在。束内形成层明显。木质部导管多单个散在，类圆形，直径约至400μm，周围有木纤维。射线宽广，外侧石细胞较多，有的含数个草酸钙方晶。髓部可见石细胞群。薄壁细胞含棕色或棕红色物。

（2）本品粗粉0.5g，加甲醇20ml，超声处理20分钟，离心，上清液回收溶剂至干，残渣加甲醇2ml使其溶解，作为供试品溶液。另取大血藤对照药材0.5g，同法制成对照药材溶液。参照《中国药典》（现行版）薄层色谱法（通则0502）试验，吸取上述两种溶液各2~4μl，分别点于同一硅胶G薄层板上，以三氯甲烷–甲醇–丙酮–水（6：3：1：1）的下层溶液为展开剂，展开，取出，晾干，置碘蒸气中熏至斑点显色清晰。供试品色谱中，在与对照药材色谱相应的位置上，显相同颜色的斑点。

（3）参照《中国药典》（现行版）薄层色谱法（通则0502）试验，上述供试品溶液和对照药材溶液各2~4μl，分别点于同一硅胶G薄层板上，以甲苯–乙酸乙酯–甲酸–冰醋酸–水（0.5：15：1：1：2）为展开剂，展开，取出，晾干，置紫外光灯（365nm）下检视。供试品色谱中，在与对照药材色谱相应的位置上，显相同颜色的荧光斑点。

炮制工艺

除去杂质，洗净，润透，切厚片，晒干。

性味归经

味苦，性平。归大肠经、肝经。

主治功效

1. 中药 清热解毒，活血，祛风止痛。用于肠痈腹痛，热毒疮疡，经闭，痛经，跌扑肿痛，风湿痹痛。

2. 苗药 入热经。消肿，止痛，补血。

临床应用

（1）治疗急性阑尾炎 以红藤为主，配合其他清热解毒及活血化瘀药物组成复方治疗。对急性阑尾炎、阑尾脓肿有较好疗效。

（2）治跌打损伤　大血藤30g，水煎服。（各族均用）

（3）治闭经、痛经　大血藤30g、八月瓜根30g，水煎服。（施秉苗族）

（4）治风湿痹痛　大血藤30g、透骨香15g、吊干麻15g，水煎服。（黔南布依族）

（5）治肠痈　大血藤30g、金银花30g、蒲公英20g，水煎服。（各族均用）

（6）治气血虚弱　大血藤30g，泡酒服。（黔东南侗族）

（7）治疗风湿关节炎　大血藤50g、岩柳草50g、鸡血藤50g、四块瓦50g、矮坨坨50g，用5斤酒泡，一日服二次。（布依族）

（8）消肿、止痛、补血　大血藤25g、血当归20g、小血藤25g、赤芍15g、威灵仙20g、九节茶15g、豨莶草15g、草乌10g，泡酒内服，治跌打损伤红肿（黔东南）；大血藤25g、大蓟20g，炖猪脚内服，治痨损虚弱。（苗族）

（9）急、慢性阑尾炎，风湿痹痛，赤痢，血淋，月经不调，疳积，虫痛，跌打损伤。（水族）

❧ 用法用量

内服：煎汤，5~15g；研末服；或浸酒服。外用：捣烂敷。

❧ 成分控制

1.指纹图谱

（1）对照品溶液的制备　分别精密称取一定量的绿原酸、大黄素、大黄酚对照品，置于25ml的容量瓶中，用甲醇溶解并定容至刻度，0.45μm微孔滤膜过滤，即得。

（2）供试品溶液的制备　取约1.0g的大血藤，精密称定，加入50ml甲醇回流1小时，趁热抽滤，用少许甲醇洗药渣及抽滤瓶，合并甲醇至圆底烧瓶中，将甲醇提取液旋蒸至近干，加入8% HCl 10ml，将酸液超声10分钟后再加入三氯甲烷25ml，回流30分钟，将三氯甲烷溶液转移置分液漏斗中，静置分层，取三氯甲烷层溶液并再用15ml三氯甲烷萃取三次，合并三氯甲烷层，旋蒸至近干，用甲醇定容至5ml，0.45μm微孔滤膜过滤，即得供试品溶液。

（3）色谱条件与系统适用性试验　色谱柱为Diamonsil spursil C_{18}色谱柱（150×4.6mm，5μm）；流动相为乙腈（A）-水（B），梯度洗脱。柱温为30℃；流速为0.8ml/min；检测波长为270nm；进样量为10μl。

梯度洗脱表

时间（min）	流动相A（%）	流动相B（%）
0	20	80
10	20	80

续表

时间（min）	流动相A（%）	流动相B（%）
20	30	70
40	40	60
55	50	50
75	85	15
85	85	15
100	100	0
110	100	0

测定10批大血藤三氯甲烷部位的HPLC图谱，采用国家药典委员会"中药色谱指纹图谱相似度评价系统（2004 A）"软件进行处理，得到10批药材三氯甲烷部位在270nm波长下的指纹图谱图，10批药材的相似度在0.80~1.00。经过谱峰多点校正后生成共有模式的对照指纹图谱，确定19个色谱峰为共有指纹峰。结果发现270nm下各峰分离良好，特征峰明显且峰型较好，而且在此波长下，绿原酸、大黄素、大黄酚，这些指标成分都显示了较好的色谱峰，故确定选择270nm作为指纹图谱的检测波长。

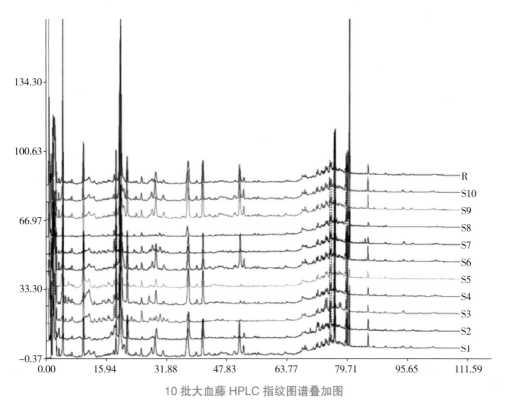

10批大血藤 HPLC 指纹图谱叠加图

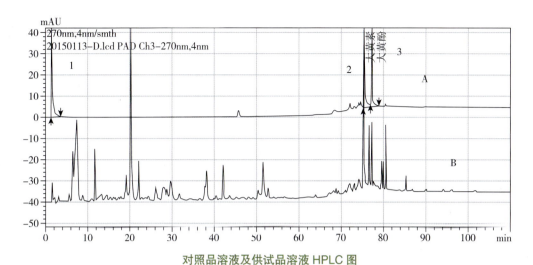

对照品溶液及供试品溶液 HPLC 图

（1.绿原酸；2.大黄素；3.大黄酚；A为绿原酸、大黄素和大黄酚混合对照品溶液；

B为供试品溶液）

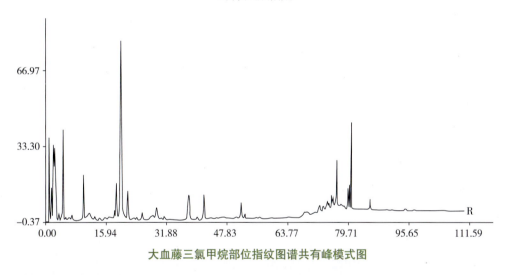

大血藤三氯甲烷部位指纹图谱共有峰模式图

2.总酚含量测定

（1）对照品溶液的制备　取没食子酸对照品适量，精密称定，加水制成每1ml含50μg的溶液，即得。

（2）标准曲线的制备　精密量取对照品溶液0.2、0.4、0.6、0.8、1.0、1.2、1.4ml，分别置10ml量瓶中，加水6ml，摇匀，再加入福林酚试液B 0.5ml，摇匀，0.5～8分钟内加入20%碳酸钠溶液1.5ml，加水至刻度，摇匀。在75℃水浴中放置10分钟，以相应的试剂作空白，在760nm波长处测定吸光度。以吸光度为纵坐标，浓度为横坐标，绘制标准曲线。

（3）测定法　取本品粉末（过二号筛）约1g，精密称定，置圆底烧瓶中，精密加入50%乙醇40ml，称定重量，加热回流1小时，放冷，再称定重量，用50%乙醇补足减失的重量，摇匀，离心，精密量取上清液300μl，置25ml量瓶中，加水稀释至刻度，摇匀。精密量取2ml置10ml量瓶中，加水6ml，依法测定吸光度，从标准曲线上读出供试品溶液中相当于没食子酸的浓度，计算，即得。

本品按干燥品计算，含总酚以没食子酸（$C_7H_8O_6$）计不得少于6.8%。

3.红景天苷、绿原酸含量测定 参照《中国药典》（现行版）高效液相色谱法（通则0512）测定。

（1）色谱条件与系统适用性试验 以十八烷基硅烷键合硅胶为填充剂；流动相为乙腈（A）–0.1%甲酸溶液（B），梯度洗脱（0～40分钟，94%B→91%B）；检测波长为275nm。理论板数按绿原酸峰计≥2000。

（2）对照品溶液的制备 分别取红景天苷对照品、绿原酸对照品适量，精密称定，加50%甲醇制成每1ml含绿原酸0.1mg、红景天苷50μg的混合溶液，即得。

（3）供试品溶液的制备 取本品粉末（过二号筛）约0.5g，精密称定，置具塞锥形瓶中，精密加入50%甲醇20ml，密塞，称定重量，超声处理（功率200W，频率53kHz）40分钟，放冷，再称定重量，用50%甲醇补足减失的重量，摇匀，滤过，取续滤液，即得。

（4）测定法 分别精密吸取对照品溶液与供试品溶液各10μl，注入液相色谱仪，测定，即得。

本品按干燥品计算，含红景天苷（$C_{14}H_{20}O_7$）不得少于0.040%，含绿原酸（$Cl_{16}H_{18}O_9$）不得少于0.20%。

🌱 药理毒理

1.药理作用

（1）抗菌 大血藤对大肠埃希菌（*Escherichia coli*）、肺炎克雷伯杆菌（*Klebsiella Trevisan*）、粪肠球菌（*Enterococcus faecalis*）、铜绿假单胞菌（*Pseudomonas aeruginosa*）、金黄色葡萄球菌（*Staphylococcus aureus, S. aureus*）均有抑菌效果，其中对粪肠球菌和金黄色葡萄球菌的抑菌作用最强。

（2）抗病毒 Ruecker等研究发现其在体内具有明显的抗病毒效应，此活性可能与含有的三萜皂苷类化合物有关。

（3）抗炎 大血藤可以延长醋酸致疼痛模型小鼠痛阈潜伏期，减少扭体次数，抑制二甲苯引起的小鼠耳廓肿胀，减轻肿胀度和肿胀率；抑制小鼠肉芽组织增生。大血藤能降低佐剂性关节炎大鼠异常升高的TNF-α、IL-6水平，抑制B细胞增殖和自身抗体的产生并阻止效应性T细胞的功能，有减轻局部炎症的作用。大血藤具有广泛的抗炎作用，其机制可能与大血藤影响细胞或血清中的炎性因子的水平有关。

（4）抗肿瘤 绿原酸对人慢性髓性白血病K562细胞的半数抑制浓度（IC_{50}）为97.2μg/ml，*N*-（对-羟基苯乙基）阿魏酸酰胺在100μg/ml的浓度下对K562细胞的增殖抑制率为46.6%，均显示出显著的坏死性细胞毒活性。此外大血藤和牡丹皮用水煮醇沉方法制成的20%"红丹液"，灌入家兔腹腔，不仅有预防损伤性腹腔内粘连的效果，而且在体内有明显抗肿瘤的作用。

（5）对心血管系统的作用　大血藤对离体心脏具有轻度心缩力减弱、心率减慢、心排血量减少等作用。纯化的大血藤多糖对皮下注射垂体后叶素所致的急性心肌缺血大鼠的心电图变化有明显的改善作用，并且大血藤多糖静脉注射给药能够降低异丙肾上腺素诱导的亚急性心肌缺血动物的血清乳酸脱氢酶和血清肌酸磷酸激酶含量，表明大血藤多糖对异丙肾上腺素所致的亚急性心肌缺血损伤有一定的保护作用。对血浆中环核苷酸的影响，通过单次给药和连续给药两种方法给雄性小鼠注射大血藤水提取物后发现，单次给药后，开始血浆中cGMP占优势，随后cGMP逐渐减少，cAMP占优势，cAMP/cGMP上升；在连续给药后cAMP显著增加，cGMP量减少不明显，表明其对脑血管功能不良症和冠心病的治疗有一定作用。

2.毒理作用

（1）用50%的乙醇液萃取，然后将萃取液干燥成粉末，用甲醛溶液来研究药材镇痛作用的安全性。实验结果证实大血藤具有镇痛的作用，毒性比较低，$LD_{50} > 10g/kg$。

（2）孕妇慎用，血藤有非常明显的活血的作用。过量的服用大血藤很有可能对胎儿造成影响。《闽东本草》中明确记载孕妇不宜多服大血藤。

🌱 成方制剂

1.复方血藤药酒　由水冬瓜、飞龙掌血、香加皮、香樟根、铁筷子、大血藤、骨碎补、牛膝、茜草、川木通组成。具有活血化瘀、通络止痛的功效。临床用于闭合性软组织损伤。

2.双金胃溃胶囊　由雪胆、金荞麦、大血藤、紫珠、麻布袋、延胡索、仙鹤草、白及、凤凰衣、青木香、核桃仁组成。旭嘎怡沓痾，替笨挡孟，苢敛挡象；江苟给赖拿，精嘎瑶粘拿（苗医）；具有疏肝理气、健胃止痛、收敛止血。临床用于肝胃气滞血瘀所致的胃脘刺痛、呕吐吞酸、脘腹胀痛、胃及十二指肠溃疡见上述证候者（中医）。

3.妇平胶囊　由金荞麦、紫花地丁、莪术、败酱草、杠板归、大血藤、一枝黄花组成。具有清热解毒的功效。临床用于下焦湿热所致之带下量多、色黄质黏、尿黄便干。

4.生精胶囊　由鹿茸、枸杞子、人参、冬虫夏草、菟丝子、沙苑子、淫羊藿、黄精、何首乌、桑葚、补骨脂、骨碎补、仙茅、金樱子、覆盆子、杜仲、大血藤、马鞭草、银杏叶组成。具有补肾益精丸、滋阴壮阳的功效。临床用于肾阳不足所致腰膝酸软、头晕耳鸣、神疲乏力、男子无精、少精、弱精、精液不液化等症。

参考文献

丹 参

Danshen
SALVIAE MILTIORRHIZAE RADIX ET RHIZOMA

水药名: ha:ŋ^1 tsa:u^4 ha:n^3 项旱醋(三都水族)。

苗药名: hxangt gheib 红根(黔东南)。

本品为唇形科植物丹参 *Salvia miltiorrhiza* Bge. 的干燥根和根茎。春、秋二季采挖,除去泥沙,干燥。

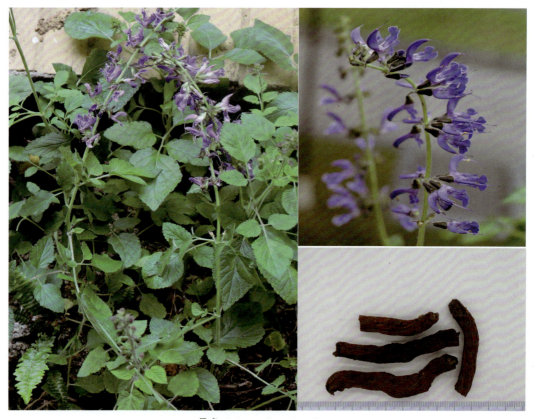

丹参 *Salvia miltiorrhiza* Bge.

形态与分布

1.原植物形态 多年生草本，高30～100cm，全株密被淡黄色柔毛及腺毛。茎四棱形，具槽，上部分枝；叶对生，奇数羽状复叶；叶柄长1～7cm；小叶通常5，稀3或7，顶端小叶最大，侧生小叶较小，小叶片卵圆形至宽卵圆形，先端急尖或渐尖，基部斜圆形或宽楔形，边缘具圆锯齿，两面密被白色柔毛。轮伞花序组成顶生或腋生的总状花序，每轮有花3～10，下部者疏离，上部者密集；苞片披针形，上面无毛，下面略被毛；花萼近钟状，紫色；花冠二唇形，蓝紫色上唇直立，呈镰刀状，先端微裂，下唇较上唇短，先端3裂，中央裂片较两侧裂片长且大；发育雄蕊2，着生于下唇的中部，伸出花冠外，退化雄蕊2，线形，着生于上唇喉部的两侧，花药退化成花瓣状；小坚果黑色。花期5～9月，果期8～10月。

2.分布 分布于贵州的松桃、大方、兴义、修文、长顺等地。此外，我国辽宁、河北、山西、陕西、宁夏、甘肃、山东、江苏、安徽、浙江、福建、江西、河南、湖北、湖南、四川等地也有分布。

化学成分

1.萜类化合物 丹参酮（Tanshinone Ⅰ，ⅡA，ⅡB，Ⅴ，Ⅵ）、异丹参酮（Isotanshinone，Ⅰ，ⅡA，ⅡB）、隐丹参酮（Cryptotanshinone）、异隐丹参酮（Isocryptotanshinone）、1,2-二氢丹参醌（1,2-Dihydrotanshinquinone）、羟基丹参酮ⅡA（Hydroxytanshinone ⅡA）、丹参酸甲酯（Methyl tanshinonate）、丹参酚（Salviol）、丹参新酮（Miltirone）、丹参内酯（Tanshinlactone）、丹参螺缩酮内酯（Danshenspiroketallactone）、丹参隐螺内酯（Cryptoacetalide）、表丹参隐螺内酯（epi-Ciyptoacetajide）、表丹参螺缩酮内酯A（epi-Danshenspiroketallactone A）等。

2.酚酸类化合物 丹参素（Tanshinol）、丹参酚酸（Salvianolicacid，A，B，C，D，E，F，G，I，J，L，T，U，Y）、异阿魏酸（Isoferulicacid）、迷迭香酸甲酯（Rosmarinic acid）、阿魏酸（Ferulic acid）、原儿茶醛（Protocatechualdehyde）等。

3.生物碱类化合物 Neosalvianen、Salviadione等。

4.其他类化合物 6,7-二甲氧基-5,4-二羟基黄酮-3-O-葡萄糖苷（6,7-Dimethoxy-5,4-Dihydroxy-flavonol-3-O-glucoside）、β-谷甾醇（β-Sitosterol）、β-谷甾醇-D-糖苷（β-Sitosterol-D-glycoside）等。

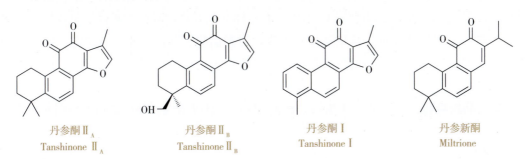

丹参酮ⅡA
Tanshinone ⅡA

丹参酮ⅡB
Tanshinone ⅡB

丹参酮Ⅰ
Tanshinone Ⅰ

丹参新酮
Miltirone

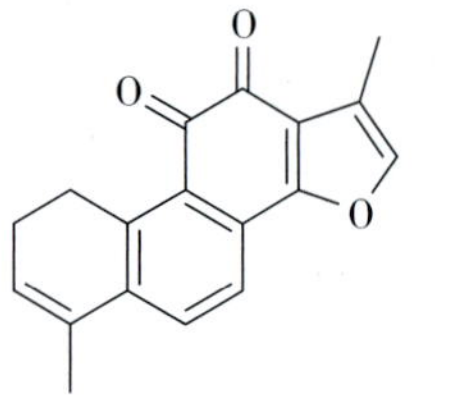

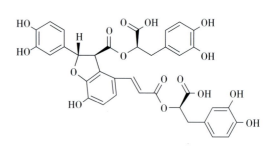

1,2-二氢丹参醌
1,2-Dihydrotanshinquinone

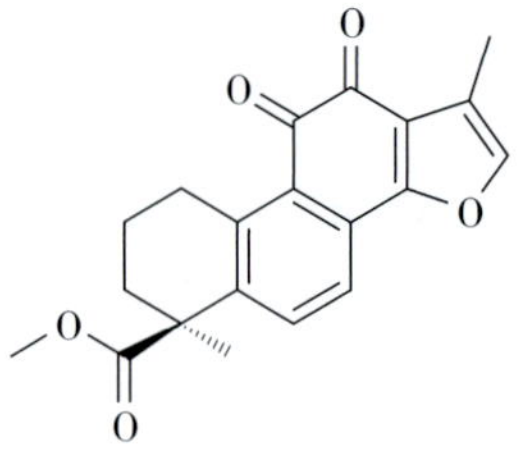

丹参酸甲酯
Methyl tanshinone

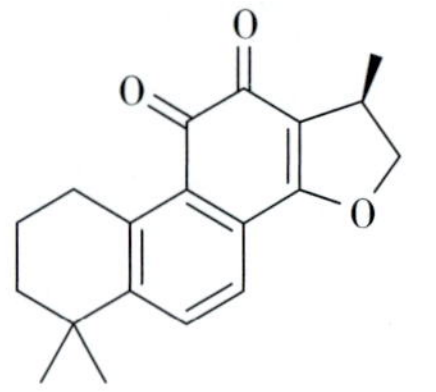

隐丹参酮
（R）-1,2,6,7,8,9-Hexahydro-1,6,6-trimethyl-
phenanthro（1,2-b）furan-10,11-dione

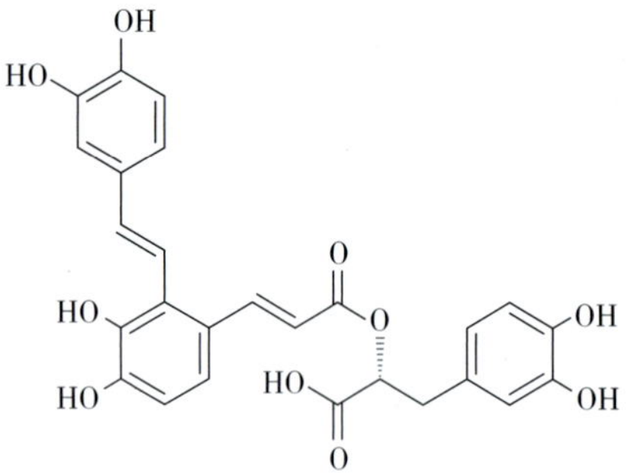

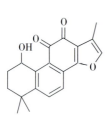

丹参酚酸A
Salvianolic acid

丹参酚酸 B
Lithospermic acid B

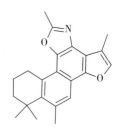

羟基丹参酮 ⅡA
Hydroxytanshinone ⅡA

Neosalvianen

丹参代表性化学成分结构

鉴别要点

1. 性状　根茎短粗，顶端有时残留茎基。根数条，长圆柱形，略弯曲，有的分枝并具须状细根，长 10～20cm，直径 0.3～1cm。表面棕红色或暗棕红色，粗糙，具纵皱纹。老根外皮疏松，多显紫棕色，常呈鳞片状剥落。质硬而脆，断面疏松，有裂隙或略平整而致密，皮部棕红色，木部灰黄色或紫褐色，导管束黄白色，呈放射状排列。气微，味微苦涩。

栽培品较粗壮，直径 0.5～1.5cm。表面红棕色，具纵皱纹，外皮紧贴不易剥落。质坚实，断面较平整，略呈角质样。

2. 显微鉴别　本品粉末红棕色。石细胞类圆形、类三角形、类长方形或不规则形，也有延长呈纤维状，边缘不平整，直径 14～70μm，长可达 257μm，孔沟明显，有的胞腔内含黄棕色物。木纤维多为纤维管胞，长梭形，末端斜尖或钝圆，直径12～27μm，具缘纹孔点状，纹孔斜裂缝状或十字形，孔沟稀疏。网纹导管和具缘纹孔导管直径11～60μm。

3.薄层鉴别　取本品粉末1g，加乙醇5ml，超声处理15分钟，离心，取上清液作为供试品溶液。另取丹参对照药材1g，同法制成对照药材溶液。再取丹参酮ⅡA对照品、丹酚酸B对照品，加乙醇制成每1ml分别含0.5mg和1.5mg的混合溶液，作为对照品溶液。照薄层色谱法试验，吸取上述三种溶液各5μl，分别点于同一硅胶G薄层板上，使成条状，以三氯甲烷–甲苯–乙酸乙酯–甲醇–甲酸（6：4：8：1：4）为展开剂，展开，展至约4cm，取出，晾干，再以石油醚（60～90℃）–乙酸乙酯（4：1）为展开剂，展开，展至约8cm，取出，晾干，分别置日光及紫外光灯（365nm）下检视。供试品色谱中，在与对照药材色谱和对照品色谱相应的位置上，显相同颜色的斑点或荧光斑点。

炮制工艺

1.丹参　除去杂质和残茎，洗净，润透，切厚片，干燥。

2.酒丹参　取丹参片，加入定量黄酒拌匀，稍闷润，待酒被吸尽后，置炒制容器内，用文火加热，炒干，取出晾凉。（每100kg丹参，用黄酒10kg）

性味归经

味苦，性微温。归心经、肝经。

主治功效

1.中药　活血祛瘀，养血安神，通经止痛，清心除烦，凉血消痈。用于胸痹心痛，脘腹胁痛，癥瘕积聚，瘀血腹痛，热痹疼痛，心烦不眠，月经不调，痛经，经闭，疮疡肿痛，骨节疼痛。

2.苗药　心绞痛，痛经，急、慢性肝炎，两肋作痛，腹中包块，痈肿疮疡、产后瘀血腹痛，骨节疼痛，惊悸不安，恶疮肿毒。

临床应用

（1）瘀血阻滞之月经不调，痛经闭经，产后腹痛。

（2）血瘀胸痹心痛，脘腹胁痛，癥瘕积聚，瘀血腹痛，热痹疼痛。

（3）治心绞痛　丹参30g，水煎服。（各族均用）

（4）治痛经　丹参30g、桂枝15g，水煎服。（雷山苗族）

（5）治急、慢性肝炎，两肋作痛　丹参15g、板蓝根15g，水煎服。（黔东南侗族）

（6）治腹中包块　丹参10g、半夏10g，水煎服。（龙里布依族）

（7）治痈肿疮疡　丹参15g、银花15g，水煎服。（三都水族）

（8）治产后淤血腹痛　丹参15g、益母草9g、香附9g，水煎服。（平塘毛南族）

🌿 用法用量

内服：煎汤，5～15g；大剂量可用至30g。

🌿 成分控制

1.丹参酮Ⅱ$_A$、隐丹参酮和丹参酮Ⅰ含量测定 参照《中国药典》（现行版）高效液相色谱法（通则0512）测定

（1）色谱条件与系统适用性试验 以十八烷基硅烷键合硅胶为填充剂；流动相为乙腈（A）–0.02%磷酸水溶液（B），梯度洗脱；柱温为20℃；检测波长为270nm。理论塔板数按丹参酮Ⅱ$_A$峰计≥60000。

梯度洗脱时间表

时间（min）	流动相A（%）	流动相B（%）
0	61	39
6	61	39
20	90	10
20.5	61	39
25	61	39

（2）对照品溶液的制备 取丹参酮Ⅱ$_A$对照品适量，精密称定，置棕色量瓶中，加甲醇制成每1ml含20μg的溶液，即得。

（3）供试品溶液的制备 取本品粉末（过三号筛）约0.3g，精密称定，置具塞锥形瓶中，精密加入甲醇50ml，密塞，称定重量，超声处理（功率140W，频率42kHz）30分钟，放冷，再称定重量，用甲醇补足减失的重量，摇匀，滤过，取续滤液，即得。

（4）测定法 分别精密吸取对照品溶液与供试品溶液各10μl，注入液相色谱仪，测定。以丹参酮Ⅱ$_A$对照品为参照，以其相应的峰为S峰，计算隐丹参酮、丹参酮Ⅰ的相对保留时间，其相对保留时间应在规定值的±5%范围之内。相对保留时间及校正因子见下表。以丹参酮Ⅱ$_A$的峰面积为对照，分别乘以校正因子，计算隐丹参酮、丹参酮Ⅰ、丹参酮Ⅱ$_A$的含量。

丹参成分对应的相对保留时间和校正因子表

待测成分（峰）	相对保留时间	校正因子
隐丹参酮	0.75	1.18
丹参酮Ⅰ	0.79	1.31
丹参酮Ⅱ$_A$	1.00	1.00

本品按干燥品计算，含丹参酮Ⅱ$_A$（$C_{19}H_{18}O_3$）、隐丹参酮（$C_{19}H_{20}O_3$）和丹参酮Ⅰ（$C_{18}H_{12}O_3$）的总量不得少于0.25%。

2.丹酚酸B含量测定 参照《中国药典》（现行版）高效液相色谱法（通则0512）测定。

（1）色谱条件与系统适用性试验　以十八烷基硅烷键合硅胶为填充剂；流动相为乙腈-0.1%磷酸溶液（22∶78）；柱温为20℃；流速为每分钟1.2ml；检测波长为286nm。理论板数按丹酚酸B峰计≥6000。

（2）对照品溶液的制备　取丹酚酸B对照品适量，精密称定，加甲醇-水（8∶2）混合溶液制成每1ml含0.10mg的溶液，即得。

（3）供试品溶液的制备　取本品粉末（过三号筛）约0.15g，精密称定，置具塞锥形瓶中，精密加入甲醇-水（8∶2）混合溶液50ml，密塞，称定重量，超声处理（功率140W，频率42kHz）30分钟，放冷，再称定重量，用甲醇-水（8∶2）混合溶液补足减失的重量，摇匀，滤过，精密量取续滤液5ml，移至10ml量瓶中，加甲醇-水（8∶2）混合溶液稀释至刻度，摇匀，滤过，取续滤液，即得。

（4）测定法　分别精密吸取对照品溶液与供试品溶液各10μl，注入液相色谱仪，测定，即得。

本品按干燥品计算，含丹酚酸B（$C_{36}H_{30}O_{16}$）不得少于3.0%。

🌱 药理毒理

1.药理作用

（1）改善缺血再灌注损伤

1）抗氧化　丹参中的丹参酮ⅡA对缺血引起的内皮细胞损伤具有保护作用。

2）抑制钙超载　丹参酮具有阻断Ca^{2+}通道的作用，能够减少钙离子内流，防止细胞内钙离子超载诱发内皮细胞损伤。

3）丹参酮ⅡA能够抑制细胞间黏附因子ICAM-1，内皮细胞选择素（E-selectin）、血小板选择蛋白（P-selectin）等的表达，使白细胞的聚集和黏附能力降低，阻断白细胞与血管内皮细胞黏附，减少血管活性物质的释放，抑制炎症细胞的聚集，并减轻炎症反应对内皮细胞的损害。

4）丹参酮能够抑制心、脑组织缺血再灌注后单核细胞趋化蛋白-1（MCP-1）表达，减轻单核/巨噬细胞向缺血脑损伤区浸润后参与的继发性脑组织损伤或迟发性神经元损伤。

（2）扩张血管　丹参脂溶性成分和水溶性成分都具有促进血管舒张的作用。

（3）抑制血小板聚集及血栓形成　丹酚酸对多种因素引起的血小板聚集均有显著的抑制作用，而且在抑制血小板聚集的同时，对血小板释放5-羟色胺也有显著抑制作用。

（4）抗肝纤维化　丹参能提高胶原酶活性，降低大鼠肝纤维化的胶原蛋白含量，增加尿中尿羟脯氨酸（Hyp）的排泄量；能阻断蛋白聚糖对胶原聚积作用；能降低肝脏Hyp Ⅰ型、Ⅳ型胶原mRNA表达。

（5）抗肿瘤　丹参抗肿瘤作用贯穿于肿瘤发生、发展以及转移的多个步骤，如肿瘤细胞增殖、凋亡及分化、肿瘤血管生成、肿瘤细胞浸润转移和肿瘤细胞耐药等。

（6）改善微循环　丹参能够改善微循环，以丹参素作用最明显，丹参素可使微循环血流显著加快；微动脉扩张；毛细血管网开放数目增多；血液流态得到改善，表现为血细胞有不同程度的分聚现象，血液流动由粒状或断线状变为正常。

2.毒理作用

（1）急性毒性试验　以丹参破壁饮片（12.8g/kg）、丹参饮片（12.8g/kg）20ml/kg灌胃SD大鼠，阴性对照组灌胃0.3% CMC–Na溶液，每日灌胃2次，持续两周。结果显示丹参破壁饮片组、丹参饮片组、阴性对照品组动物观察期间均未见明显异常反应。

（2）长期毒性试验　试验选用SD大鼠200只，分为阴性对照组、丹参破壁饮片高（6.4g/kg，最大给药剂量）、中（3.2g/kg）、低（1.6g/kg）剂量组、丹参饮片组（6.4g/kg），雌雄各半。各剂量组均每天给药1次，阴性对照组给予0.3%CMC–Na溶液，连续给药26周，恢复期4周。各剂量组及阴性对照组的外观体征、行为活动、分泌物、对刺激的反应、呼吸、排泄物、中毒反应和死亡情况等均未见异常的改变。

🌿 成方制剂

1.貂胰防裂软膏　由白及、玉竹、藁本、辣蓼、老鹳草、丹参、当归、干姜等组成。具有活血祛风、养血润肤的功效。临床用于血虚风燥所致的皮肤皲裂。

2.银丹心脑通软胶囊　由银杏叶、丹参、灯盏细辛、绞股蓝、山楂、大蒜、三七、天然冰片等组成。具有活血化瘀、行气止痛、消食化滞的功效。临床用于气滞血瘀引起的胸闷、气短、心悸等；冠心病心绞痛，高脂血症、脑动脉硬化，脑卒中、脑卒中后遗症见上述症状者。

3.心脑宁胶囊　由银杏叶、小叶黄杨、丹参、大果木姜子、薤白等组成。具有活血行气、通络止痛的功效。临床用于气滞血瘀的胸痹、头痛、眩晕，症见胸闷刺痛、心悸不宁、头晕目眩等，以及冠心病、脑动脉硬化见上述症状者。

4.血脉通胶囊　由鸡眼睛、丹参、川芎、葛根、栀子、泽泻、桂枝等组成。具有活血化瘀的功效；临床用于瘀血闭阻引起的胸痹，症见胸闷、胸痛、心悸等，以及冠心病心绞痛属上述证候者。

5.心脑联通胶囊　由灯盏细辛、虎杖、野山楂、柿叶、刺五加、葛根、丹参等组成。具有活血化瘀、通络止痛的功效。临床用于瘀血痹阻引起的胸痹、眩晕，症见胸闷、胸痛、心悸、头晕、头痛、耳鸣等，以及冠心病心绞痛、脑动脉硬化及高脂血症见上述证候者。

6.银盏心脉滴丸　由灯盏细辛、银杏叶、丹参、天然冰片等组成。具有活血化瘀、通脉止痛的功效。临床用于瘀血痹阻引起的冠心病心绞痛，症见胸闷、胸痛、心悸、气短等。

7.仙灵骨葆胶囊　由淫羊藿、续断、丹参、知母、补骨脂、地黄等组成。具有滋补肝肾、活血通络、强筋壮骨的功效。临床用于骨质疏松和骨质疏松症、骨折、骨关节炎等。

8.欣力康颗粒　由半枝莲、黄芪、当归、龙葵、郁金、红参、蛇莓、雪莲花、轮环藤根、丹参等组成。具有补气养血、化瘀解毒的功效。临床用于癌症放化疗的辅助治疗。

9.**金鳝消渴颗粒** 由鳝鱼、山药、熟地黄、麦冬、地黄、丹参、郁金、麦芽、泽泻、甘草等组成。具有滋阴清热、生津止渴的功效。临床用于虚燥热所致的消渴，以及2型糖尿病见上述证候者。

10.**黄萱益肝散** 由土大黄、萱草、千里光、野蔷薇、红土茯苓、猕猴桃、獐芽菜、骚羊古、南五味子、甘草、丹参等组成。具有清热解毒、疏肝利胆的功效。临床用于肝胆湿热所致的慢性乙型肝炎。

11.**复方丹栀颗粒** 由苦参、栀子、黄柏、丹参、水飞蓟素等组成。具有清热解毒利湿的功效。临床上用于急慢性肝炎属肝胆湿热证者。

12.**肝复颗粒** 由虎杖、栀子、黄柏、丹参、吉祥草、冷水花、苦参等组成。具有清热解毒、疏肝利胆、活血化瘀的功效。临床用于肝胆湿热、气滞血瘀所致的急慢性肝炎。

参考文献

地瓜藤 | Diguateng
FICI TIKOUAE CAULIS

水药名： wa⁵ ja:u¹ ʔoŋ⁵ 娃要哄。

苗药名： bongt nial tid 榜拉梯（黔东南）。

本品为桑科植物地果*Ficus tikoua* Bur.的茎、叶。秋季采收，除去杂质晒干。

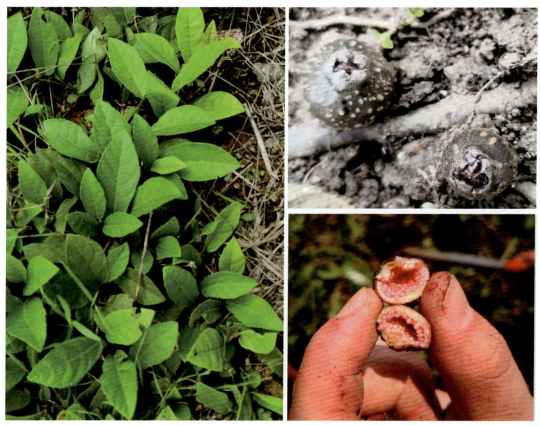

地瓜藤 *Ficus tikoua* Bur.

🌿 形态与分布

1. **原植物形态**　匍匐木质藤本，茎上生细长不定根，节膨大；幼枝偶有直立的，高达30~40cm，叶坚纸质，倒卵状椭圆形，长2~8cm，宽1.5~4cm，先端急尖，基部圆形至浅心形，边缘具波状疏浅圆锯齿，基生侧脉较短，侧脉3~4对，表面被短刺毛，背面沿脉有细毛；叶柄长1~2cm，直径立幼枝的叶柄长达6cm；托叶披针形，长约5mm，被柔毛。榕果成对或簇生于匍匐茎上，常埋于土中，球形至卵球形，直径1~2cm，基部收缩成狭柄，成熟时深红色，表面多圆形瘤点，基生苞片3，细小；瘦果卵球形，表面有瘤体，花柱侧生，长，柱头2裂。花期5~6月，果期7月。

2. **分布**　生于低山区的疏林、山坡、沟边或旷野草丛中。分布于贵州各地。此外，湖南、湖北、四川、云南等地均有分布。

🌿 化学成分

1. **黄酮类**　槲皮素、芹菜素、木犀草素等。

2. **三萜类**　α-香树脂酮、β-香树脂酮、α-香树脂醇乙酸酯、β-香树脂醇乙酸酯、β-香树脂醇等。

3. **色原酮类化合物**　5,7-二羟基色原酮、去甲丁香色原酮、Alloptaeroxylin、（±）Ficunomone。

4. **甾体类**　5α-豆甾-3,6二酮、3β-羟基豆甾-5-烯-7酮、β-谷甾醇等。

5. **香豆素类**　佛手柑内酯等。

6. **有机酸类**　豆酸甲酯、咖啡酸甲酯、棕榈酸、邻羟基苯甲酸（Salicylic acid）、3,4-二羟基苯甲酸、香草酸。

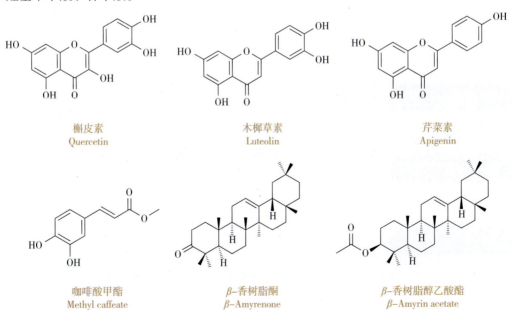

槲皮素
Quercetin

木樨草素
Luteolin

芹菜素
Apigenin

咖啡酸甲酯
Methyl caffeate

β-香树脂酮
β-Amyrenone

β-香树脂醇乙酸酯
β-Amyrin acetate

| 5,7-二羟基色原酮 | 去甲丁香色原酮 | | |
| 5,7-Dihydroxychromone | Noreugenin | Alloptaeroxylin | （±）Ficunomone |

地瓜藤代表性化学成分结构

🌱 鉴别要点

1.性状　茎呈圆柱形，直径4～6mm，常附有须状不定根。表面棕红色至暗棕色，具纵皱纹，幼枝有明显的环状托叶痕。质稍硬，断面中央有髓。叶多皱折，破碎；完整叶倒卵状椭圆形，长1.5～6cm，宽1～4cm，先端急尖，基部圆形或近心形，边缘具细锯齿，上面灰绿色至深绿色，下面灰绿色，网脉明显。纸质易碎。气微，味淡。

2.薄层鉴别

（1）取本品粉末2g，加水20ml，回流1小时，滤过，滤液用醋酸乙酯萃取2次，每次10ml，合并醋酸乙酯萃取液，置水浴上蒸干，残渣溶于1ml甲醇中，滴加 a-萘酚试液数滴，摇匀，沿试管壁滴加浓硫酸，两液界面产生红棕色环。

（2）取本品粉末1g，加水30ml，置水浴上加热回流1小时，冷却，滤过，滤液用稀盐酸调节pH至2，用醋酸乙酯提取2次，每次20ml，合并醋酸乙酯液，挥干，残渣加甲醇1ml，使溶解，作为供试品溶液。另取地瓜藤对照药材1g，同法制成对照药材溶液。参照2020年版《中国药典》（现行版）薄层色谱法（通则0502）试验，吸取上述两种溶液5μl，分别点于同一硅胶G薄层板上，以甲苯-醋酸乙酯-甲酸（6∶3∶0.2）为展开剂，展开，取出，晾干，喷以2%三氯化铁乙醇溶液，在105℃加热至斑点显色清晰，置紫外光灯（365nm）下检视。供试品色谱中，在与对照药材色谱相应的位置上，显相同颜色的荧光斑点。

🌱 炮制工艺

秋季采收，除去杂质，洗净晒干。

🌱 性味归经

味苦，性寒。归肺经、肝经、脾经。

🌱 主治功效

1.中药　清热，利湿，活血，解毒。治风热咳嗽，痢疾，水肿，黄疸，风湿疼痛，痔疮出血，经闭，带下，小儿消化不良，跌打损伤，无名肿毒。

2.苗药　清热，解毒，利湿，止泻。用于腹泻，痔疮，出血等。

临床应用

（1）治疗痢疾　地瓜藤（鲜）120g，炒焦，黄糖炙，水煎服。

（2）治咽喉疼痛　地枇杷果（嫩），晒干，每次9g，开水泡服，随时服用。

（3）治无名肿毒，烫火伤　地瓜藤适量，捣烂，麻油调敷患处。

（4）治疗肺热咳嗽　地瓜藤15g、矮地茶10g、岩白菜15g，水煎服。（黔东南苗族）。

（5）小儿腹泻　地瓜藤15g、刺梨根20g，水煎服。（毕节苗族）

（6）带下　地瓜藤10g、大夜关门15g、羊奶根10g，水煎服。（开阳苗族）

用法用量

内服：煎汤，15～30g。外用：适量，捣敷；或煎水洗。

药理毒理

药理作用

（1）抗氧化　醇提取物及乙酸乙酯和正丁醇萃取物对DPPH自由基具有较强的清除能力，该作用与质量浓度成正比。

（2）抑菌　采用琼脂平板定量法，从定量的角度检测本种水煎剂对大肠埃希菌、志贺痢疾杆菌、金黄色葡萄球菌的抑菌作用，且抑菌作用强度与药液浓度成正相关，对大肠埃希菌无抑菌作用。

（3）其他作用　不同浓度的地瓜藤提取物在体外对酪氨酸酶活性均有显著激活作用，其中以乙酸乙酯萃取物最为显著，其对酪氨酸酶包含非竞争性和混合性激活等多重作用。

成方制剂

1.**痔疾洗液**　由忍冬藤、苦参、黄柏、五倍子、蛇床子、地瓜藤组成。旭嘎帜沓痂，苣敛挡象：肛干洒，嘎蒙沟抢（苗医）；具有清热解毒、燥湿敛疮、消肿止痛（中医）的功效。临床用于湿热蕴结所致的外痔肿痛。

2.**痔疾栓**　由忍冬藤、苦参、黄柏、五倍子、地瓜藤、蛇床子组成。具有解毒燥湿、收敛止血的功效。临床用于湿热内蕴所致的内痔出血。

3.**鳖甲消痔胶囊**　由地瓜藤、黄柏、土大黄、鳖甲、忍冬藤、地榆、槐角、栀子组成。具有清热解毒、凉血止血、消肿止痛的功效。临床用于湿热蕴结所致的内痔少量出血、外痔肿痛、肛周瘙痒。

4.**泻停胶囊**　由地瓜藤、苦参组成。具有清热燥湿、止泻的功效。临床用于大肠湿热所致的腹痛泄腹。

参考文献

杜 仲 | Duzhong EUCOMMIAE CORTEX

水药名： mai⁴pi²tju⁵ 梅必都（三都水族）。

苗药名： ndui zhoux ndut sod 都仇都索（松桃），det dent 都顿（黔东南），det uab udfab 豆蛙五番（黔南）。

本品为杜仲科植物杜仲 *Eucommia ulmoides* Oliv. 的干燥树皮。4～6月剥取，刮去粗皮，堆置"发汗"至内皮呈紫褐色，晒干。

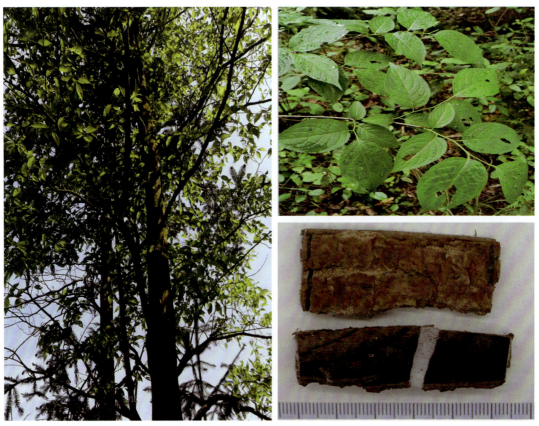

杜仲 *Eucommia ulmoides* Oliv.

🌱 形态与分布

1.原植物形态 落叶乔木，高达15～20 m，枝条斜向上伸，树皮为灰褐色，粗糙，折断拉开有多数银白细丝。幼枝有黄褐色毛，后变无毛；老枝有皮孔；单叶互生；叶柄长1～2cm，上面有槽，被散生长毛；叶片椭圆形、卵形或长圆形，长6～15cm，宽3.5～6.5cm，先端渐尖，基部圆形或阔楔形，上面暗绿色，下面淡绿色，老叶略有皱纹，边缘有锯齿；侧脉6～9对；花单性，雌雄异株，花生于当年枝基部，雄花无花被，花梗无毛；雄蕊长约1cm，无毛，无退化雌蕊；雌花单生，花梗长约8mm，子房1室，先端2裂，子房柄极短；翅果扁平，长椭圆形，先端2裂，基部楔形，周围具薄翅；坚果位于中央，与果梗相接处有关节。早春开花，秋后果实成熟。

2.分布 贵州全省均有分布，主要分布于遵义、湄潭、正安、习水、赤水、仁怀、黔西、毕节、金沙、大方、兴义、安顺、兴仁、印江、江口、贵定、福泉等地。此外，陕西、甘肃、浙江、河南、湖北、四川、云南等地亦有分布。

🌱 化学成分

1.木脂素类 松脂醇二葡萄糖苷、丁香脂素二葡萄糖苷等。

2.环烯醚萜类 车叶草苷、京尼平苷酸、京尼平、京尼平苷、筋骨草苷、杜仲苷、桃叶珊瑚苷等。

3.黄酮类 槲皮素、芦丁等。

4.苯丙素类 绿原酸、原儿茶酸、咖啡酸等。

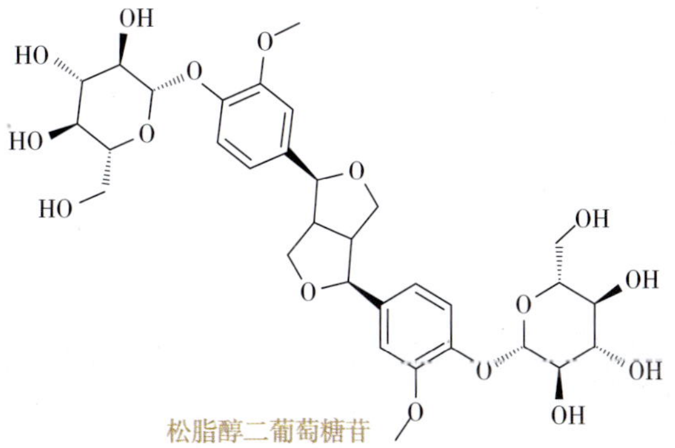

松脂醇二葡萄糖苷
Pinoresinol diglucoside

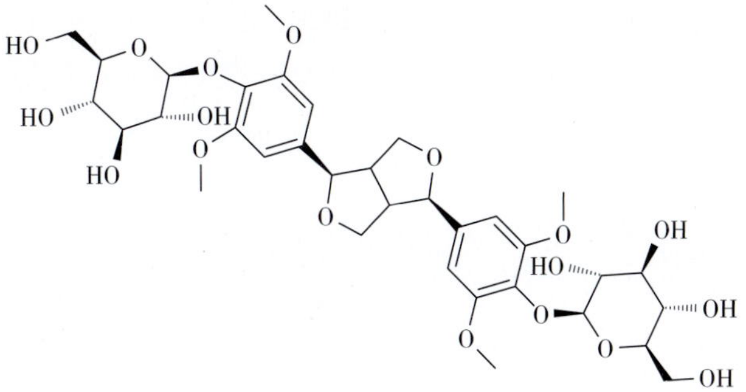

丁香脂素二葡萄糖苷
Syringaresinol–di–*O*–glucoside

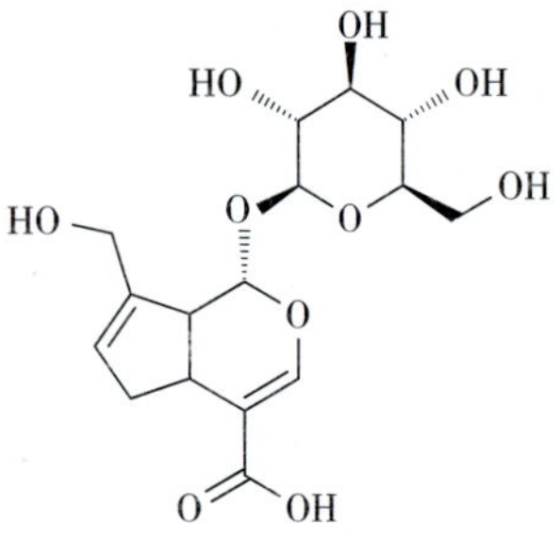

京尼平苷酸
Geniposidic acid

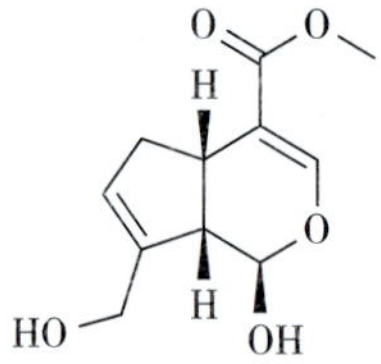

京尼平
Genipin

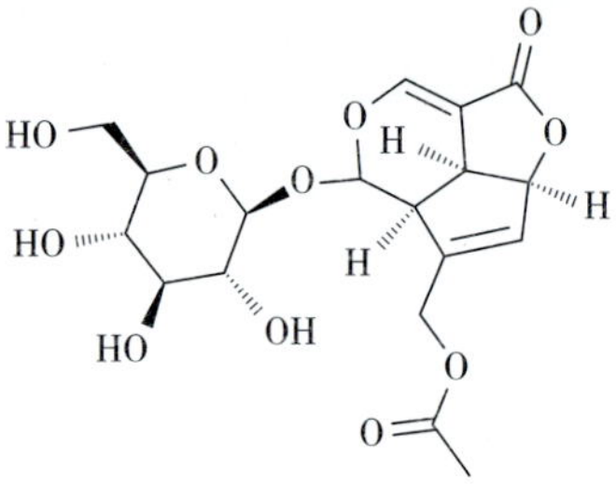

车叶草苷
Asperuloside

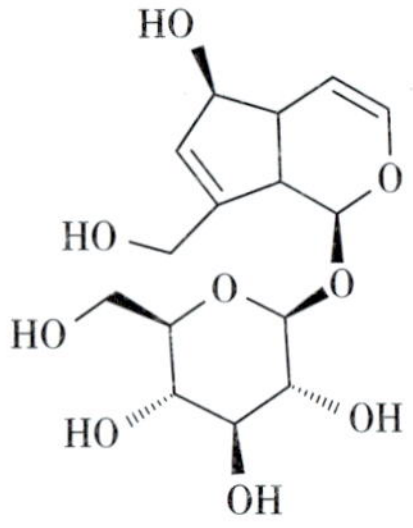

桃叶珊瑚苷
Aucubin

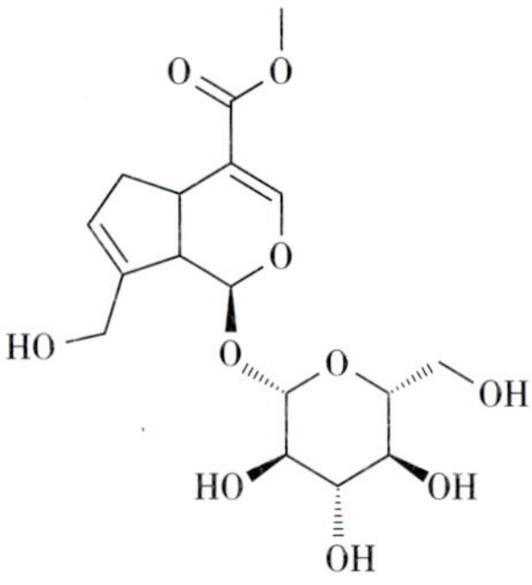

京尼平苷
Geniposide

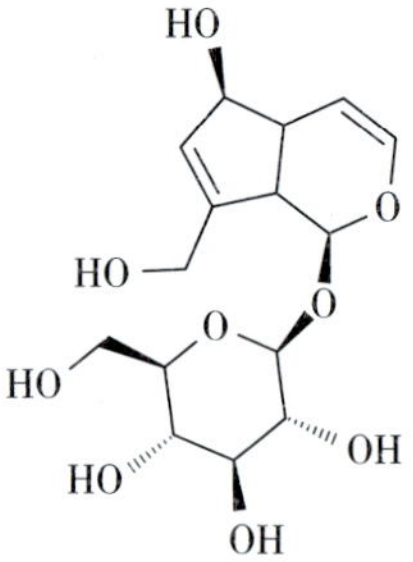

杜仲苷
β–D–Glucopyranoside,（1S,4aR,5S,7aS）–
1,4a,5,7a–tetrahydro–5–hydroxy–7–
（hydroxymethyl）cyclopenta[c]pyran–1–yl

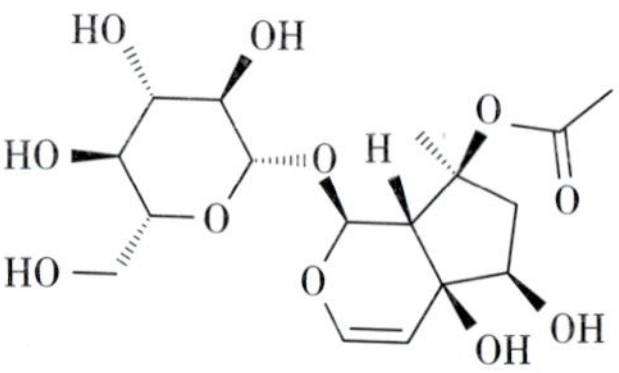

筋骨草苷
Ajugoside

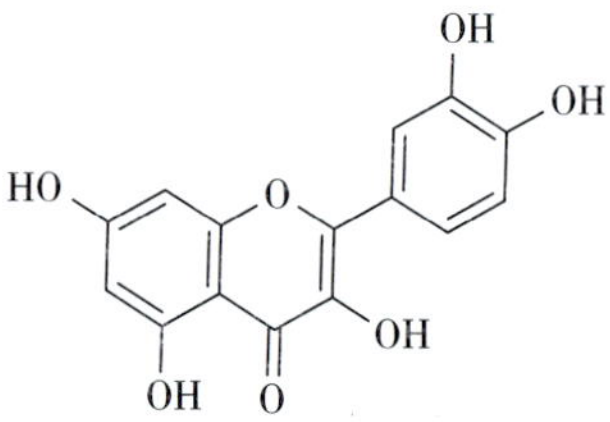

槲皮素
Quercetin

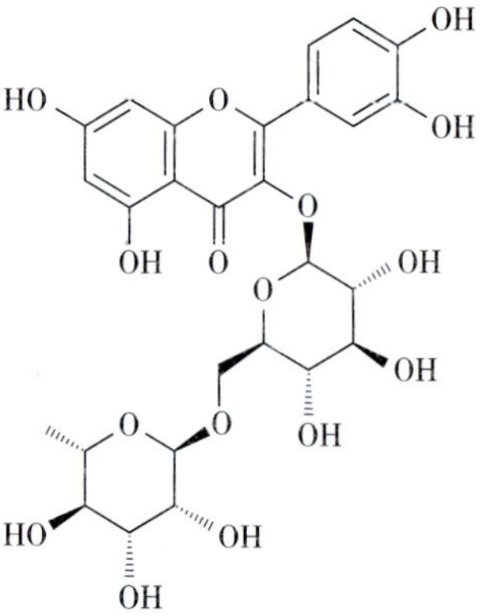

芦丁
Rutin

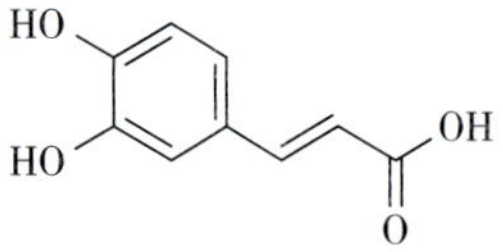

咖啡酸
Caffeic acid

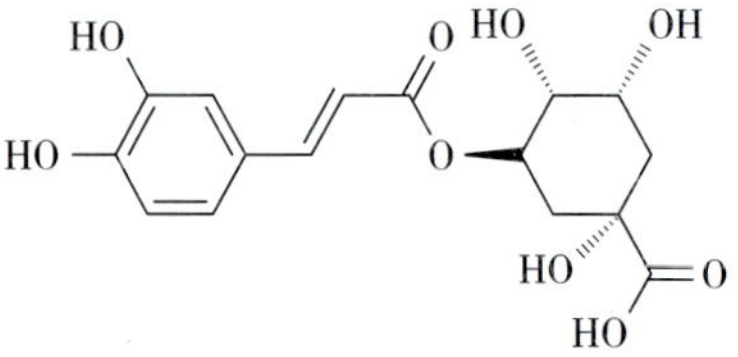

绿原酸
Chlorogenic acid

杜仲代表性化学成分结构

鉴别要点

1.性状 树皮呈扁平的板块状、卷筒状，或两边稍向内卷的块片，大小不一，厚2~7mm。外表面淡灰棕色或灰褐色，平坦或粗糙，有明显的纵皱纹或不规则的纵裂槽纹，未刮去粗皮者有斜方形、横裂皮孔，有时还可见淡灰色地衣斑。内表面暗紫褐色或红褐色，光滑。质脆，易折断，折断面粗糙，有细密银白色并富弹性的橡胶丝相连。气微，味稍苦，嚼之有胶状残余物。以皮厚而大、刮去粗皮、内表面色暗紫、断面银白色橡胶丝多者为佳。

2.鉴别

（1）粉末呈棕色。橡胶丝成条或扭曲成团，表面显颗粒性。石细胞甚多，大多成群，类长方形、类圆形、长条形或形状不规则，长约至180μm，直径20~80μm，壁厚，有的胞腔内含橡胶团块。木栓细胞表面观多角形，直径15~40μm，壁不均匀增厚，木化，有细小纹孔；侧面观长方形，壁三面增厚，一面薄，孔沟明显。

（2）取本品粉末1g，加三氯甲烷10ml，浸渍2小时，滤过，滤液挥干，加乙醇1ml，产生具弹性的胶膜。

炮制工艺

1.杜仲 刮去残留粗皮，洗净，润透，切成方块或丝条，晒干。

2.盐杜仲 先用食盐加适量开水溶化，取杜仲块或丝条，使与盐水充分拌透吸收，然后置锅内，用文火炒至微有焦斑为度，取出晾干。（杜仲每100kg，用食盐2kg）

性味归经

味甘、微辛，性温。归肝经、肾经。

主治功效

1.中药 补肝肾，强筋骨，安胎。用于肝肾不足，腰膝酸痛，筋骨无力，头晕目眩，妊娠漏血，胎动不安。

2.苗药 入冷经。强筋骨，保胎。治年老体衰腰痛，胎动不安，肾炎，跌打损伤。

3.水族药 腰脊酸痛，足膝痿弱，小便余沥，阴下湿痒，胎漏欲坠，高血压，小儿麻痹后遗症。

临床应用

（1）治疗高血压病、痹症、内分泌疾病（糖尿病肾病、高血脂等）、肾脏疾病（糖尿病肾病、慢性肾小球肾炎等）。

（2）治疗妇科疾病（崩漏、痛经、月经不调、滑胎、产后疾病等）。

（3）治疗小儿麻痹后遗症。

（4）高血压性视网膜病变伴视物模糊、眼底退行性病变伴腰膝冷痛、溢泪、视神经萎缩、夜盲等。

（5）杜仲、大夜关门、白花蛇舌草各适量，猪腰子1个共煮，食肉和药，治肾炎；杜仲10g、大血藤10g、黑骨藤10g，水煎服，治风湿痹痛；杜仲10g，研末，蒸羊腰子吃，治肾虚腰酸痛。（布依族）

（6）杜仲15g、续断15g，水煎服，治腰痛；杜仲50g、夏枯草15g、猪腰子1对，炖肉吃，治肾炎；杜仲适量，捣烂外敷，治跌打损伤；杜仲10g，研末，蒸羊腰子吃，治肾虚腰酸痛。（苗族）

（7）治肾虚腰酸痛，小便淋沥不尽，高血压，足膝痿弱，阴下湿痒，胎漏欲坠，小儿麻痹后遗症。杜仲10g、臭草10g，水煎服，治小便淋沥不尽；杜仲10g，研末，蒸羊腰子吃，治肾虚腰酸痛。（水族）

🌿 用法用量

内服：煎汤，6～15g；或入丸、散；或浸酒。

🌿 成分控制

1.指纹图谱

（1）色谱条件与系统适用性试验　色谱柱为Phenomenex Synergi HydroRP C$_{18}$色谱柱（250mm×4.6mm，4μm）；流动相为甲醇（A）0.05%–磷酸水（B），梯度洗脱；流速为1.0ml/min；柱温为25℃；检测波长为235nm。

梯度洗脱表

时间（min）	流动相A（%）	流动相B（%）
0	10	90
5	25	75
8	25	75
15	30	70
25	40	60
30	45	55
38	55	45
45	70	30
50	90	10
55	95	5
60	95	5

（2）对照品溶液的制备　称取京尼平苷酸对照品6.41mg、绿原酸对照品3.90mg、松脂醇二葡萄糖苷对照品4.67mg置于10ml量瓶中，用50%的甲醇溶液定容，即得所需对照品溶液。

（3）供试品溶液的制备　取杜仲皮粉末1.0g，精密称定，置具塞的锥形瓶中，加入26%乙醇13ml，称定质量，超声提取25分钟，冷却称质量，用26%乙醇补足失去的质量，过滤，取续滤液，过孔径0.45μm微孔滤膜，即得。

（4）测定法　分别精密吸取对照品溶液与供试品溶液各10μl，注入液相色谱仪，测定，记录色谱图，即得。

供试品色谱中应呈现19个共有峰，选取3个特征峰，并应与对照品色谱中的3个特征峰相对应，分别为京尼平苷酸、绿原酸、松脂醇二葡萄糖苷。

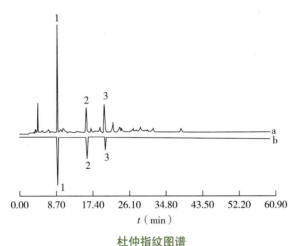

杜仲指纹图谱

（a.供试品；b.对照品峰；1.京尼平苷酸；2.绿原酸；3.松脂醇二葡萄糖苷）

2.松脂醇二葡萄糖苷含量测定　参照《中国药典》（现行版）高效液相色谱法（通则0512）测定。

（1）色谱条件与系统适用性试验　以十八烷基硅烷键合硅胶为填充剂；流动相为甲醇-水（25∶75）；检测波长为277nm。理论塔板数按松脂醇二葡萄糖苷峰计≥1000。

（2）对照品溶液的制备　取松脂醇二葡萄糖苷对照品适量，精密称定，加甲醇制成每1mL含0.5mg的溶液，即得。

（3）供试品溶液的制备　取本品约3g，剪成碎片，揉成絮状，取约2g，精密称定，置索氏提取器中，加入三氯甲烷适量，加热回流6小时，弃去三氯甲烷液，药渣挥去三氯甲烷，再置索氏提取器中，加入甲醇适量，加热回流6小时，提取液回收甲醇至适量，转移至10ml量瓶中，加甲醇至刻度，摇匀，滤过，取续滤液，即得。

（4）测定法　分别精密吸取对照品溶液与供试品溶液各10μl，注入液相色谱仪，测定，即得。

本品含松脂醇二葡萄糖苷（$C_{32}H_{42}O_{16}$）不得少于0.10%。

🍃 药理毒理

1.药理作用

（1）降压、降糖、降血脂、镇静　木脂素类化合物中的松脂醇二葡萄糖苷，环烯醚萜类的京尼平苷酸、京尼平苷和桃叶珊瑚苷，苯丙素类中的绿原酸以及黄酮类的槲皮素和芦丁7种降压有效成分经过配伍后，均有比单味药有更好的血管舒张作用，其中槲皮素和松脂醇二葡萄糖苷在1：1组合的时候，血管舒张的效果达到最佳。杜仲叶水提物可以增加血浆胰岛素和C肽水平，降低糖尿病大鼠的葡萄糖-6-磷酸酶、磷酸烯醇丙酮酸羧激酶、肝脂肪酸合成酶、HMG辅酶A还原酶和酰基辅酶A-胆固醇活性，改善与2型糖尿病相关的高血糖和高脂血症；杜仲多糖能够明显降低糖尿病模型小鼠的血清血糖浓度和丙二醛水平，且血清中超氧化物歧化酶和谷胱甘肽过氧化物酶水平明显增加。杜仲叶提取物可以抑制小鼠肝脏脂肪酸合成，促进脂肪氧化，降低血和肝脏中脂肪含量，减少脂肪沉积；给高血脂模型小鼠灌胃杜仲多糖后，小鼠血清三酰甘油、总胆固醇、低密度脂蛋白胆固醇、载脂蛋白B和脂蛋白a含量和动脉硬化指数等均显著降低。杜仲皮、叶煎剂具有增强动物对外界刺激的耐受能力，并具有中枢性镇静作用。

（2）抗衰老　杜仲叶甲醇提取物中京尼平苷酸及桃叶珊瑚苷可以促进假老龄模型大鼠胶原合成及表皮细胞增殖，发挥抗衰老作用。

（3）神经保护　杜仲通过抑制乙酰胆碱酯酶（AchE），发挥神经保护作用，可用于治疗神经退行性疾病如阿尔茨海默病（AD）；杜仲通过减轻脊髓神经的损伤而保护神经根，减轻非机械压迫性髓核对神经根损伤后所导致的机械痛觉过敏，提高痛阈。

（4）提高免疫力　杜仲多糖对免疫抑制小鼠进行灌胃后，能够提高小鼠腹腔中巨噬细胞的吞噬能力和血清中溶血素的含量，从而改善小鼠的免疫能力；杜仲多糖通过增强巨噬细胞的吞噬能力、激活T淋巴细胞、B淋巴细胞、网状内皮系统和补体，引发干扰素和白细胞介素生成来完成免疫调节。

（5）抗炎、抗氧化、抗病毒　杜仲皮水提取物具有改善AO大鼠炎症浸润及骨损伤的作用，其作用机制可能与激活PI3K/AKT-eNOS信号通路，抑制eNOS酶活性，降低内源性NO含量有关；杜仲提取物能有效降低脑老化小鼠的氧化应激指标，缓解氧化损伤和与衰老有关的脑细胞凋亡；杜仲提取物还能够抑制人类免疫缺陷病毒（HIV）gp41六螺旋结构的形成，是潜在的HIV治疗药物。

（6）安胎　杜仲不同部位水煎剂（1.0g/ml）对提前24小时皮下注射己烯雌酚的空怀兔离体子宫均有不同程度的兴奋作用。对于非妊娠大鼠离体子宫平滑肌，杜仲的中度盐炙和水部浓缩物的抑制作用更加显著。

（7）抗肿瘤　杜仲多糖能够抑制先天性免疫缺陷性病毒细胞的吸附与增殖，杜仲多糖能够抑制大鼠Sarcomal180细胞的生长，其机制与清除氧自由基，增强抗氧化酶SOD、GSH活性及提高机体免疫力有关。

（8）预防骨质疏松　杜仲40%乙醇提取物可以促进MC3T3-E1 Subclone 14成骨细胞的增殖；杜仲皮提取物具有促进大鼠成骨细胞增殖，抑制破骨细胞抑制骨溶解的活性，还可诱导生长激素的释放，调节骨成熟和骨重构；盐炙杜仲可以治疗去卵巢大鼠的骨质疏松，并推断杜仲对绝经后骨质疏松具有疗效，且杜仲高剂量组（6g/kg）对大鼠血清骨转换指标具有显著改善作用；在骨折愈合早期杜仲能够提高血管内皮生长因子（VEGF）水平，从而促进骨折断端微血管新生增殖，加快骨痂毛细血管重建塑形，达到促进骨折愈合的作用。

（9）保肝、利胆、利尿 口服杜仲提取物可以提高四氯化碳诱导的慢性肝损伤大鼠体内的谷胱甘肽过氧化酶、超氧化物歧化酶和过氧化氢酶的活性，从而可以保护大鼠免受肝损伤；杜仲中含有的绿原酸有利胆作用，能增加胆汁和胃液分泌；杜仲的各种制剂对麻醉犬均有利尿作用，且无常用利尿药的"快速耐受"现象，对正常大鼠、小鼠亦有利尿作用，利尿作用与桃叶珊瑚苷有关。

2.毒理作用

（1）杜仲煎剂15～25g/kg给兔灌胃，无中毒症状；小鼠连服同样剂量共5天，亦未见死亡。

（2）小鼠静脉注射原生药的LD_{50}为574.1±1.0g/kg。小鼠腹腔注射原生药600g/kg 1次，动物出现伏卧、安静，2小时后恢复正常活动，有时出现歪扭反应，观察7天未出现死亡。

（3）小鼠腹腔注射原生药500g/kg，每天1次，连续6天，动物未出现死亡。对于豚鼠，腹腔注射10～15g/kg后，3～5天内半数动物死亡。亚急性试验，杜仲煎剂对大鼠、豚鼠、兔及犬的肾组织有轻度的水肿变性，对心、肝以及脾的组织无病变。

🌱 成方制剂

1.妇科再造丸 由当归、香附、白芍、熟地黄、阿胶、茯苓、党参、黄芪、山药、白术、女贞子、龟板、山茱萸、续断、杜仲、肉苁蓉、覆盆子、鹿角霜、川芎、丹参、牛膝、益母草、延胡索、三七、艾叶、小茴香、藁本、海螵蛸、地榆、益智、泽泻、荷叶、秦艽、地骨皮、白薇、椿皮、琥珀、黄芩、酸枣仁、远志、陈皮、甘草组成。具有养血调经、补益肝肾、暖宫止痛的功效。临床用于治疗月经先后不定期、带经日久、痛经、带下。

2.生精胶囊 由鹿茸、枸杞子、人参、冬虫夏草、菟丝子、沙苑子、淫羊藿、黄精、何首乌、桑椹、补骨脂、骨碎补、仙茅、金樱子、覆盆子、杜仲、大血藤、马鞭草、银杏叶组成。具有补肾益精、滋阴壮阳的功效。临床用于肾阳不足所致腰膝酸软，头晕耳鸣，神疲乏力，男子无精、少精、弱精、精液不液化等症。

参考文献

茯 苓 Fuling PORIA

水药名：nin⁵ ka¹ 你嘎（三都水族）。

苗药名：bid dut dux 兵都独（松桃）。

本品为多孔菌科真菌茯苓 *Poria cocos*（Schw.）Wolf 的干燥菌核。每年 7～9 月采挖，挖出后除去泥沙，堆置"发汗"后，摊开晾至表面干燥，再"发汗"，反复数次至现皱纹、内部水分大部散失后，阴干，称为"茯苓个"；或将鲜茯苓按不同部位切制，阴干，分别称为"茯苓块"和"茯苓片"。

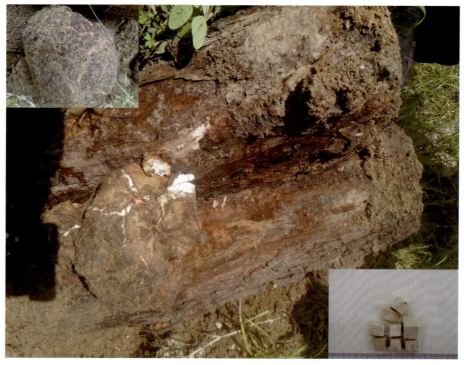

茯苓 *Poria cocos*（Schw.）Wolf

形态与分布

1.原植物形态　菌核体多为不规则的块状。球形、长圆形、扁圆形、垂锥形等，大小不一，小者如拳，大者直径达20～30cm，或更大。表皮淡棕色或黑褐色，有皱缩弯曲纹理；有时呈剥落状，有时有裂纹；皮薄而粗糙。质坚实，不易折断。断面不平，断面呈白色并稍带粉红色，具颗粒状棱角，切面常有黏性，有时有木心横贯（即"茯神"）。子实体呈伞形，直径0.5～2mm，幼时白色，后渐转变为淡棕色，孔多角状，担子棒状，担孢子椭圆形至圆柱形，稍弯曲，一端尖，平滑，无色。寄生于松科植物马尾松、赤松等树的根上。

2.分布　主要分布于黔东南州的锦屏、从江、岑巩、丹寨、天柱、黎平、榕江、施秉等各县；毕节市的七星关、威宁、赫章、黔西、金沙等区县；遵义市的桐梓、遵义、湄潭、习水、仁怀、余庆等各县；安顺市的紫云、开阳、息烽等各县；铜仁市的松桃、印江、德江、思南、沿河等各县；盘州市及贵阳市等地。此外，河南、河北、山东、浙江、广西、湖北、四川、云南、山西亦有分布。

化学成分

1.三萜类　去氢土莫酸、猪苓酸C、去氢茯苓酸、松苓酸、松苓新酸、灵芝酸B、齐墩果酸、茯苓酸甲酯等。

2.多糖类　β-茯苓聚糖、茯苓聚糖、茯苓多糖F等。

3.蛋白质与氨基酸　蛋白激酶、溶菌酶、糖化酶、天门冬氨酸盐、苏氨酸、缬氨酸等。

4.甾醇类　麦角甾醇、β-谷甾醇、豆甾醇、β-胡萝卜苷等。

5.其他成分　挥发油、金属元素、无机酸、金丝桃苷等。

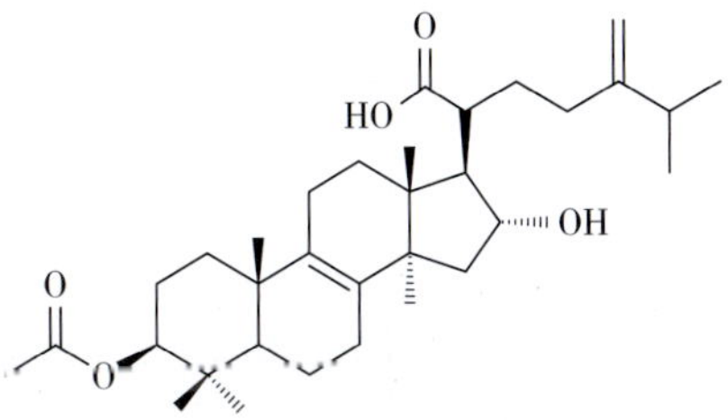

茯苓酸
Pachymic acid

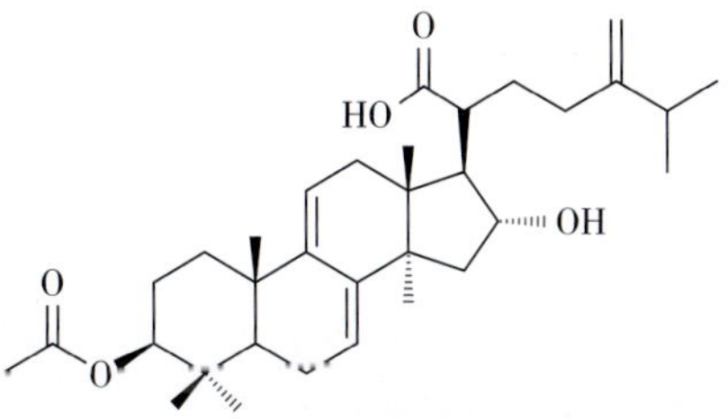

去氢茯苓酸
Dehydropachymic acid

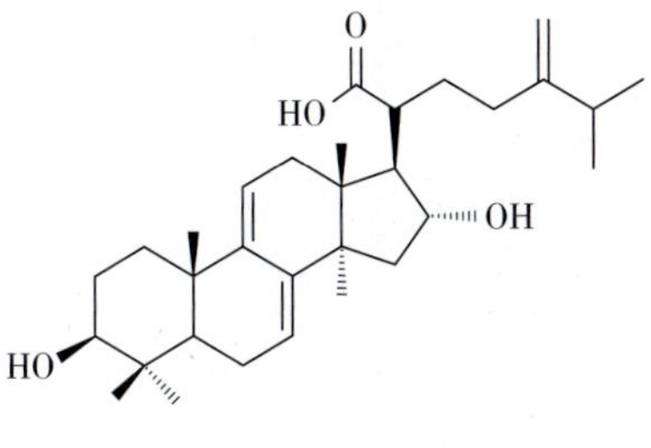

去氢土莫酸
Dehydrotumulosic acid

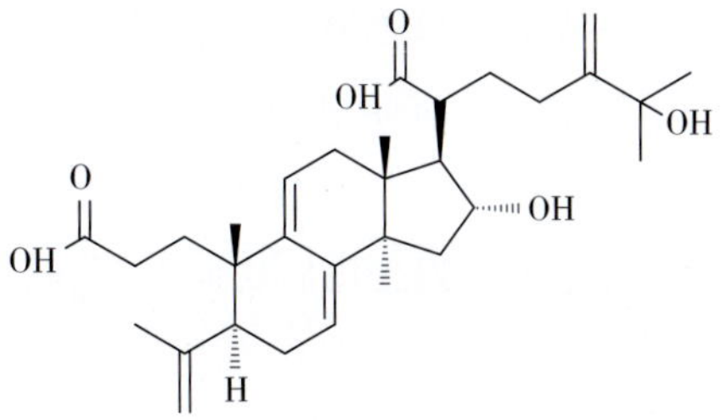

茯苓新酸D
Poricoic acid D

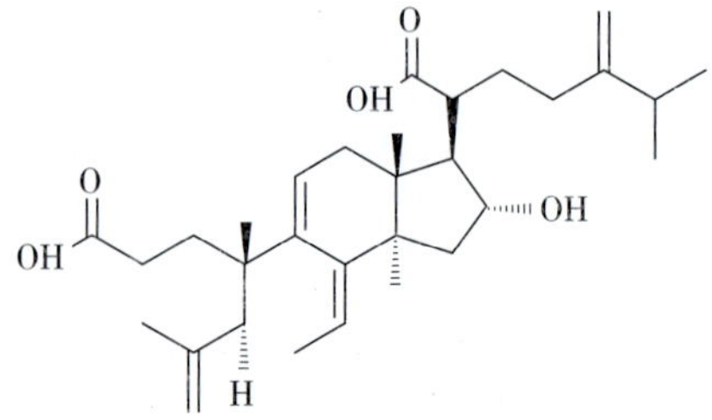

茯苓新酸A
Poricoic acid A

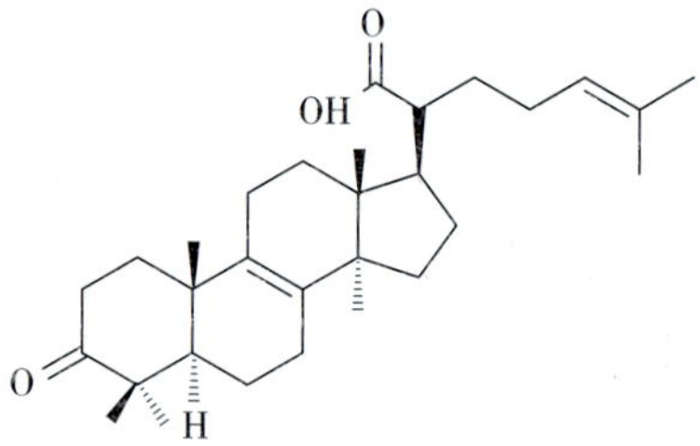

松苓酸A
Pinicolic acid A

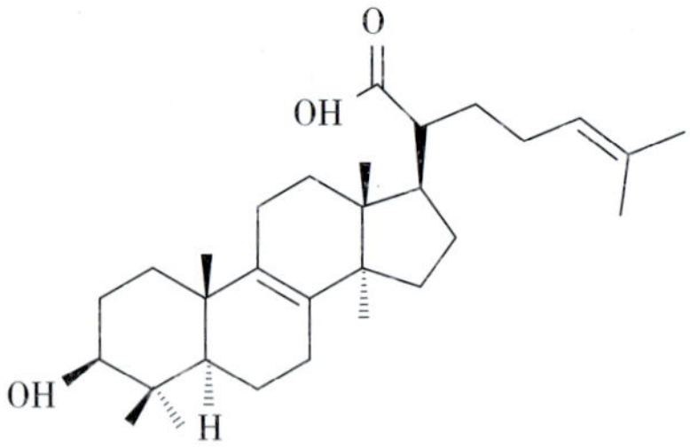

松苓酸
Trametenolic acid

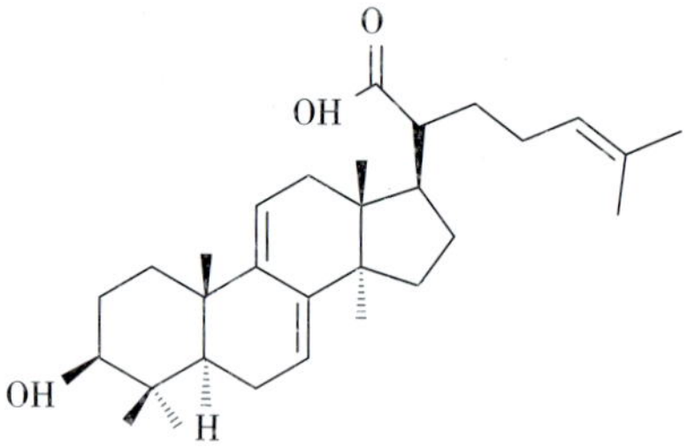

松苓新酸
Dehytrotrametenolic acid

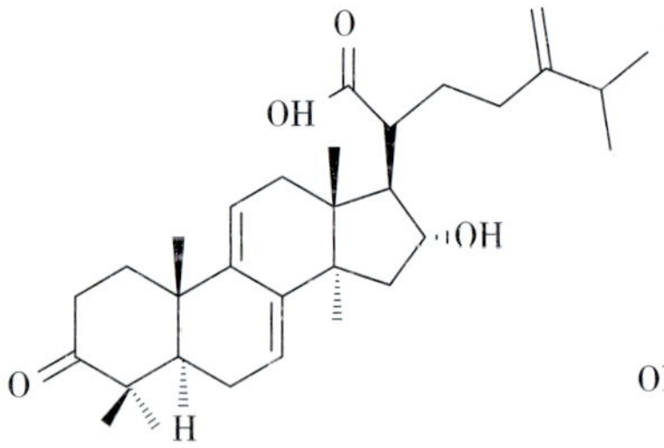

猪苓酸C/多孔酸C
Polyporenic acid C

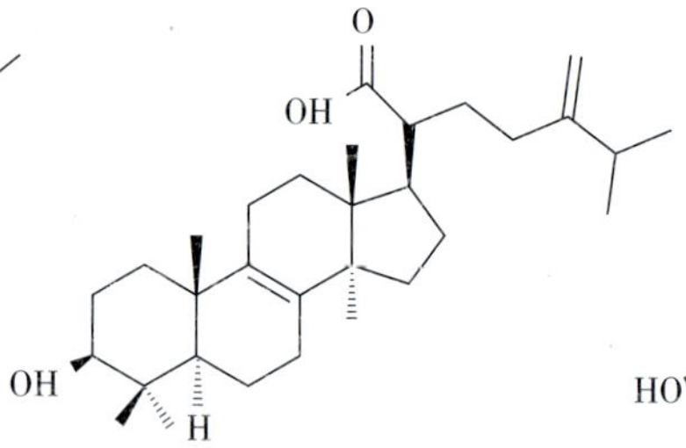

齿孔酸/依布里酸
Eburicoic acid

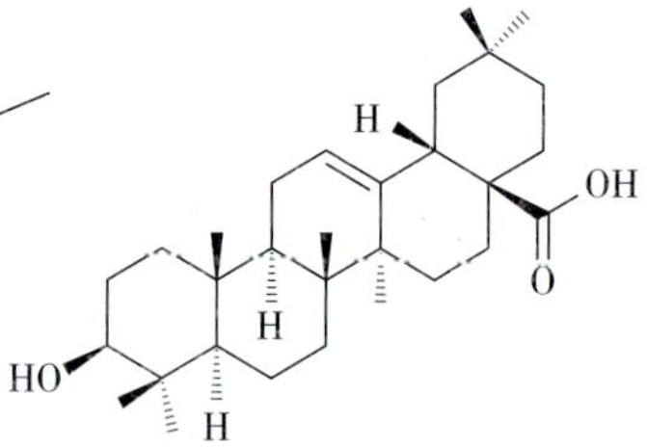

齐墩果酸
Oleanolic acid

茯苓代表性化学成分结构

🍀 鉴别要点

1.性状

（1）茯苓个　呈类球形、椭圆形、扁圆形或不规则团块，大小不一。外皮薄而粗糙，棕褐色至黑褐色，有明显的皱缩纹理。体重，质坚实，断面颗粒性，有的具有裂隙，外层淡棕色，内部白色，少数淡红色，有的中间包有松根。气微，味淡，嚼之黏牙。

（2）茯苓块　为去皮后切制的茯苓，呈立方块状或方块状厚片，大小不一。白色、淡红色或淡棕色。

（3）茯苓片　为去皮后切制的茯苓，呈不规则厚片，厚薄不一。白色、淡红色或淡棕色。

2.鉴别

（1）本品粉末灰白色，不规则颗粒团块和分枝状团块无色，遇水合氯醛液渐溶化。菌丝无色或淡棕色，细长，稍弯曲，有分枝，直径3～8μm，少数16μm。

（2）取本品粉末少量，加碘化钾碘试液1滴，显深红色。

（3）取本品粉末1g，加乙醚50ml，超声处理10分钟，滤过，滤液蒸干，残渣加甲醇1ml使溶解，作为供试品溶液。另取茯苓对照药材1g，同法制成对照药材溶液。参照《中国药典》（现行版）薄层色谱法（通则0502）试验，吸取上述两种溶液各2μl，分别点于同一硅胶G薄层板上，以甲苯–乙酸乙酯–甲酸（20∶5∶0.5）为展开剂，展开，取出，晾干，喷以2%香草醛硫酸溶液–乙醇（4∶1）混合溶液，在105℃加热至斑点显色清晰。供试品色谱中，在与对照药材色谱相应的位置上，显相同颜色的斑点。

🌱 炮制工艺

1.茯苓个　茯苓挖出后除去泥沙，堆置"发汗"后，摊开晾至表面干燥，再"发汗"，反复数次至现皱纹、内部水分大部散失后，阴干。

2.茯苓块　将鲜茯苓按不同部位切制成立方块状或方块状厚片，阴干。

3.茯苓片　将鲜茯苓按不同部位切制成不规则厚片，阴干。

4.饮片　取茯苓个，浸泡，洗净，润后稍蒸，及时削去外皮，切制成块或切厚片，晒干。

🌱 性味归经

味甘、淡，性平。归心经、肺经、脾经、肾经。

🌱 主治功效

1.中药　利水渗湿，健脾，宁心。用于水肿尿少，痰饮眩悸，脾虚食少，便溏泄泻，心神不安，惊悸失眠。

2.苗药　小便不利，水肿胀满，痰饮咳逆，呕哕，泄泻，遗精，惊悸，健忘。

🌱 临床应用

（1）子宫肌瘤、子宫内膜异位症、卵巢囊肿、卵巢肿瘤、经行腹痛、药物流产等。

（2）慢性盆腔炎。

（3）水肿、小便不利。

（4）脾胃虚弱、食少便溏。

（5）心神不安，心悸失眠。

（6）治疗婴幼儿腹泻。

（7）提高机体抗病能力、抗肿瘤。

（8）利水作用，治疗水肿。（苗族）

用法用量

内服：煎剂9～15g；或入丸、散。

成分控制

指纹图谱

（1）色谱条件与系统适用性试验　色谱柱为ZORBAX SB–C$_{18}$色谱柱（4.6mm×250mm，5μm）；流动相为乙腈（A）–0.1%磷酸溶液（B），梯度洗脱；流速为1.0ml/min；柱温为30℃；检测波长为242nm。

梯度洗脱表

时间（min）	流动相A（%）	流动相B（%）
0	40	60
10	50	50
40	60	40
48	73	27
63	80	20
73	90	10
80	95	5

（2）参照物溶液的制备　取茯苓对照药材粉末（过40目筛），约1g，精密称定后置100ml锥形瓶中，精密加入甲醇50ml，称定质量，超声辅助提取20分钟后取出放冷，甲醇补足减失的重量，滤过，旋转蒸发仪减压浓缩至近干，残渣加甲醇溶解后转移定容至2ml量瓶中，0.22μm微孔滤膜滤过，取其续滤液备用。

（3）供试品溶液的制备　取本品粉末（过四号筛）约1g，照对照药材参照物溶液制备方法同法制成供试品溶液。

（4）测定法　分别精密吸取参照物溶液与供试品溶液各10μl，注入液相色谱仪，测定，记录色谱图，即得。

供试品色谱中应呈现18个共有峰，选取4个特征峰，并应与对照药材参照物色谱中的4个特征峰相对应，分别为去氢土莫酸、猪苓酸C、去氢茯苓酸、松苓新酸。

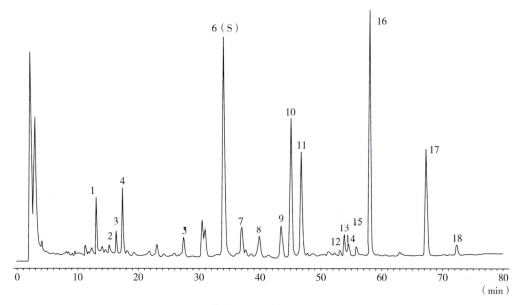

茯苓 HPLC 指纹图谱

峰6（S）：去氢土莫酸；峰10：猪苓酸C
峰16：去氢茯苓酸；峰17：松苓新酸

🌿 药理毒理

1.药理作用

（1）泌尿系统 茯苓三萜类、多糖类和粗提物均有一定的利尿效果，其通过肾素–血管紧张素系统，抑制水和钠通道，调节水平衡等方式调节泌尿系统，改善肾功能。茯苓的水溶性多糖灌胃还能有效预防泌尿系统结石的形成。茯苓水提物还能调节高糖诱导的大鼠肾小球系膜细胞增殖。

（2）调节免疫 茯苓三萜可以有效减轻迟发型超敏反应小鼠耳廓肿胀度，降低脾脏指数，改善大鼠佐剂性关节炎模型的足趾肿胀度。

（3）镇静、宁心安神、抗惊厥 茯苓有一定的镇静作用，茯苓提取物羧甲基茯苓多糖可增强中枢抑制剂的中枢抑制作用。茯苓总三萜具有显著的抗癫痫作用，并能调节大脑中的GABA的表达，其LC_{50}高达6g/kg。

（4）保肝 对实验性肝损伤具有保护作用，具有抗肝纤维化作用，减轻肝纤维结缔组织沉积，能够对抗对乙酰氨基酚诱导的肝损伤，减轻小鼠肝损伤程度。

（5）抗肿瘤 茯苓提取所得的含有α–（1→6）葡聚糖和β–（1→3）葡聚糖的茯苓聚糖（Pachyman），与卤代短链脂肪酸反应，生成羧烷基–2–（1→6）葡聚糖和羧烷基–β–（1→3）葡聚糖时，对接种在小白鼠身上的肉瘤–180、艾式腹水癌等均有抗癌活性。茯苓多糖、茯苓素等对抗癌药还有增效作用。茯苓三萜类和多糖类成分对白血病细胞、胃癌细胞、结肠癌细胞、乳腺癌细胞、膀胱癌细胞、肺癌细胞、肉瘤细胞及肝癌细胞等均有抗肿瘤活性。

（6）抗氧化、抗衰老　茯苓皮中三萜类物质能有效清除超氧化物阴离子自由基（$\cdot O^{2-}$）、羟基自由基（$\cdot OH$）和过氧化氢（H_2O_2），IC_{50}值分别为1.01、0.91和0.87mg/ml，且清除强度与浓度之间呈剂量依赖性；体外抗氧化试验表明，茯苓皮中的三萜类化合物可以抑制鸡红细胞溶血，对小鼠肝脏脂质过氧化作用产生的MDA有较好的清除作用，1.58mg/ml的茯苓皮甲醇溶液具有最好的抑制效果。

（7）降血糖、调血脂　可降低血糖，提高胰岛素敏感性，降低胰岛素抵抗。

2.毒理作用　复方茯苓甘草汤的急性毒性试验结果显示复方茯苓甘草汤的最大耐受量相当于成年人临床每日口服剂量的100倍，长期毒性试验结果显示主要脏器病理检查未见异常，试验结果提示复方茯苓甘草汤临床剂量口服安全，无蓄积毒性。

🌿 成方制剂

1.妇科再造丸　由当归、香附、白芍、熟地黄、阿胶、茯苓、党参、黄芪、山药、白术、女贞子、龟板、山茱萸、续断、杜仲、肉苁蓉、覆盆子、鹿角霜、川芎、丹参、牛膝、益母草、延胡索、三七、艾叶、小茴香、藁本、海螵蛸、地榆、益智、泽泻、荷叶、秦艽、地骨皮、白薇、椿皮、琥珀、黄芩、酸枣仁、远志、陈皮、甘草组成。具有养血调经、补益肝肾、暖宫止痛的功效。临床用于月经先后不定期、带经日久、痛经、带下。

2.杷叶润肺止咳膏　由枇杷叶、紫菀、百部、浙贝母、紫苏子、苦杏仁、麻黄、法半夏、茯苓、陈皮、天冬、芥子、北沙参、款冬花、枳壳、瓜蒌子、前胡、紫苏叶、甘草、桔梗组成。具有润肺化痰、止咳平喘功效。临床用于燥热咳嗽、老人久咳；慢性支气管炎见上述症状者。

参考文献

杠板归 Gangbangui
POLYGONI PERFOLIATI HERBA

水药名： ʔma¹ qo³ tjeŋ¹ 骂哦定（三都水族）。

苗药名： jab eb wal nangl 加欧力朗。

本品为蓼科植物杠板归 *Polygonum perfoliatum* L.的地上部分。夏季花开时采割，晒干。

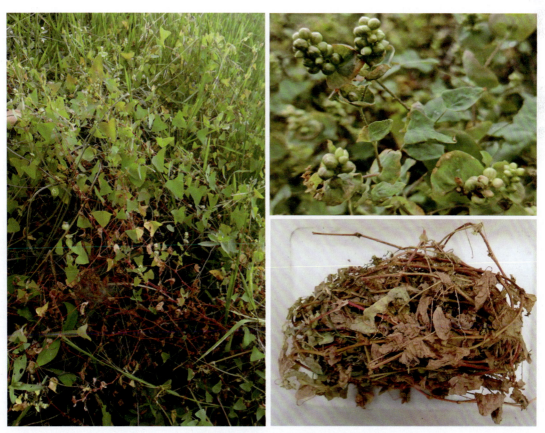

杠板归 *Polygonum perfoliatum* L.

形态与分布

1.原植物形态　多年生草本，茎匍匐，丛生，具纵棱，沿棱具稀疏的倒生皮刺。叶三角形，长3～7cm，宽2～5cm，顶端钝或微尖，基部截形或微心形，薄纸质，上面无毛，下面沿叶脉疏生皮刺；叶柄与叶片近等长，托叶鞘叶状，草质，绿色。总状花序呈短穗状，不分枝顶生或腋生，长1～3cm；苞片卵圆形，每苞片内具花2～4朵；花被5深裂，白色或淡红色，花被片椭圆形，长约3mm，果时增大，呈肉质，深蓝色；雄蕊8，略短于花被；花柱3，中上部合生；柱头头状；瘦果球形，直径3～4mm，黑色，有光泽，包于宿存花被内。花期6～8月，果期7～10月。

2.分布　生于山谷、灌木丛中或水沟旁。主产于江苏、浙江、福建、江西、广东、广西、四川、湖南、贵州。

化学成分

目前从杠板归中分离鉴定出的化学成分约130余种，黄酮类是杠板归药材中主要化学成分，此外还有醌类、苯丙素类、萜类及其衍生物等。

1.黄酮类

（1）黄酮醇类　槲皮素、槲皮素-3-O-β-D-葡萄糖醛酸正丁酯、槲皮素-3-O-β-D-葡萄糖醛酸甲酯、槲皮素-3-O-β-D-葡萄糖醛酸、槲皮素-4′-O-β-D-葡萄糖醛酸、槲皮苷、异鼠李素、山柰酚、山柰酚-3-O-芸香糖苷、芦丁、蓄苷、viviparum A、金丝桃苷。

（2）二氢黄酮醇类　二氢槲皮素、二氢槲皮素-3-O-β-D-木吡喃糖苷。

（3）黄酮类　3′,5-二羟基-3,4′,5′,7-四甲氧基黄酮、5,7-二羟基-4′-甲氧基异黄酮、5-羟基-7,8-二甲氧基黄酮、2,2′-二甲氧基-6,7-亚甲二氧基黄酮、Perfoliatumin A、Perfoliatumin B；二氢黄酮类生松素；黄烷醇类儿茶素。

（4）异黄酮类　3′,7-二羟基-2′,4′-二甲氧基异黄酮。

2.醌类　α-托可醌、大黄素、大黄素甲醚、芦荟大黄素。

3.苯丙素类

（1）香豆素类　3,4-二氢-4-（4′-羟基苯基）-5,7-二羟基香豆素、3,4-二氢-5-羟基-7-甲氧基-4-（4′-甲氧基苯基）香豆素、3,4-二氢-5-羟基-4-（4′-羟基苯基）-7-甲氧基香豆素、3,4-二氢-5,7-二羟基-4-（4′-羟基苯基）香豆素、香豆素-7-O-β-D-葡萄糖苷、七叶内酯。

（2）苯丙酸类化合物　咖啡酸、咖啡酸甲酯、咖啡酸乙酯、原儿茶酸、阿魏酸、3,3′,4,4′-四甲基鞣花酸、3,3′-二甲基鞣花酸、鞣花酸、3,3′-二甲氧基鞣花酸、6′-乙酰基-3,6-二阿魏酰蔗糖、2′,4′,6′-三乙酰基-3,6-二阿魏酰蔗糖、1′,2′,4′,6′-四乙酰基-3,6-二阿魏酰蔗糖、1′,4′,6′-三乙酰基-3,6-二阿魏酰蔗糖、2′,6′-二乙酰基-3,6-二阿魏酰蔗糖、Helonioside B。

（3）苯丙素类似物　Vanicosides B、Vanicosides C、Vanicosides F、氢胡椒酯。

（4）木脂素类化合物　7′-二羟基罗汉松脂素、8-氧-松脂醇。

4.萜类

（1）二萜类　贯叶蓼素Ⅰ、贯叶蓼素Ⅱ、3α-羟基-13β-呋喃-11-酮-阿派-8-二烯-（20,6）-内酯。

（2）四环三萜类　葫芦素Ⅱα、葫芦素U。

（3）五环三萜类　软木三萜酮、白桦脂醇、白桦脂酸、熊果酸、asteryunnaoside、柴胡皂苷M。

5.生物碱类　主要为酰胺类化合物，如Iotroridoside A、Pokeweedcerebroside、Bonaroside。

6.挥发性成分　共37种成分，主要为2-己醛（22.99%）、2-十一烷酮（15.10%）、3-甲基-环戊烯（11.78%）、苯甲醛（7.98%）、n-十六酸（6.90%），n-癸酸（4.01%）。

7.其他成分　包括没食子酸，如1-O-没食子酰基-β-D-葡萄糖、2-O-没食子酰基-黏酸二甲酯、黏酸二甲酯、原儿茶醛、对香豆酸甲酯、丁香酸、小分子糖类、直链烷类化合物。

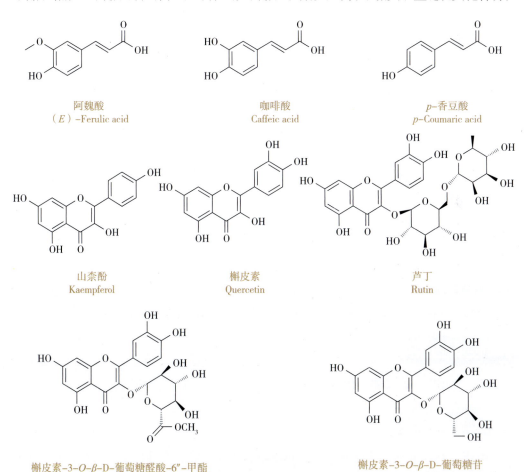

阿魏酸
（E）-Ferulic acid

咖啡酸
Caffeic acid

p-香豆酸
p-Coumaric acid

山奈酚
Kaempferol

槲皮素
Quercetin

芦丁
Rutin

槲皮素-3-O-β-D-葡萄糖醛酸-6″-甲酯
Quercetin-3-O-β-D-glucoside

槲皮素-3-O-β-D-葡萄糖苷
Quercetin-3-O-β-D-glucoside

杠板归代表性化学成分结构

鉴别要点

1.性状 茎略呈方形，有棱角，多分枝，直径可达2mm，表面紫红色或紫棕色，节略膨大，节间长2~6cm，断面纤维性，黄白色，有髓或中空。叶互生，有长柄，盾状着生；叶片多皱缩，展平后呈近等边三角形，灰绿色至红棕色，下表面叶脉及叶柄均有倒生钩刺；托叶鞘包于茎节上或脱落。短穗状花序顶生或生于上部叶腋，苞片圆形，花小，多萎缩或脱落。气微，茎味淡，叶味酸。

2.鉴别

（1）本品横切面：表皮为1列细胞。皮层薄，为3~5列细胞。中柱鞘纤维束连续成环，细胞壁厚，木化。韧皮部老茎具韧皮纤维，壁厚，木化。形成层明显。木质部导管大，单个或3~5个成群。髓部细胞大，有时成空腔。老茎在皮层韧皮部、射线及髓部可见多数草酸钙簇晶，嫩茎则少见或无。老茎的表皮和皮层细胞含红棕色物。

叶表面观：上表皮细胞不规则多角形，垂周壁近平直或微弯曲。下表皮细胞垂周壁波状弯曲；气孔不等式。主脉和叶缘疏生由多列斜方形或长方形细胞组成的钩状刺。叶肉细胞含草酸钙簇晶，直径17~62μm。

（2）取本品粉末2g，加石油醚（60~90℃）50ml，超声处理30分钟，滤过，弃去石油醚液，药渣挥干溶剂，加热水25ml，置80℃水浴上热浸30分钟，不时振摇，取出，趁热滤过，滤液加稀盐酸1滴，用乙酸乙酯振摇提取2次，每次30ml，合并乙酸乙酯液，蒸干，残渣加甲醇1ml使溶解，作为供试品溶液。另取咖啡酸对照品，加甲醇制成每1ml含0.5mg的溶液，作为对照品溶液。参照《中国药典》（现行版）薄层色谱法（通则0502）试验，吸取供试品溶液5~10μl、对照品溶液5μl，分别点于同一硅胶G薄层板上，以甲苯-乙酸乙酯-甲酸（5∶3∶1）为展开剂，展开，取出，晾干，置紫外光灯（365nm）下检视。供试品色谱中，在与对照品色谱相应的位置上，显相同颜色的荧光斑点。

炮制工艺

取原药材，除去杂质、根及泥屑。喷潮，润软，切段，晒干，筛去灰屑。

性味归经

味酸，性微寒；归肺经、膀胱经。

主治功效

1.中药 利水消肿，清热解毒，肺热咳嗽，小儿顿咳，水肿尿少，湿热泻痢，湿疹，疔肿，蛇虫咬伤。

2.苗药 有清热解毒、利湿消肿、散瘀止血之功，用于感冒发热、泻痢、水肿、淋浊、带下、吐血、便血、疔疮痈肿、跌扑肿痛、蛇虫咬伤等症。

临床应用

（1）用于痔瘘术后的感染和止血　用杠板归制成注射液，每1ml相当于杠板归1g，肌内注射，每日1~2次，每次2~4ml。

（2）治疗百日咳　取杠板归30g（婴儿酌减）用白酒微炒后加冰糖水煎，每日分2次服；或加鱼腥草30g、一枝黄花9g，煎服。

（3）治疗湿疹　将杠板归制成注射液，每1ml合生药2g，每次3ml，肌内注射，每次1~2次，小儿酌减。

（4）蛇倒退、螺蛳、绞兰菜、海金沙、魔芋、松木各适量，捣烂敷患处，治九子疡。（布依族）

（5）蛇倒退水煎洗患处，治黄水疮（毕节苗族），皮肤湿疹（黔东南苗族）。

（6）水肿，黄疸，泄泻，疟疾，痢疾，百日咳，淋浊，丹毒，湿疹，疥癣。（水族）

用法用量

内服：煎剂9~15g；外用适量，鲜品捣烂敷或干品煎水洗患处。

成分控制

含量测定　参照《中国药典》（现行版）高效液相色谱法（通则0512）测定。

（1）色谱条件与系统适用性试验　以十八烷基硅烷键合硅胶为填充剂；以甲醇–0.4%磷酸溶液（50：50）为流动相；检测波长为360nm。理论塔板数按槲皮素峰计≥3000。

（2）对照品溶液的制备　取槲皮素对照品适量，精密称定，加甲醇制成每1ml含30μg的溶液，即得。

（3）供试品溶液的制备　取本品粉末（过三号筛）约0.7g，精密称定，置具塞锥形瓶中，精密加入甲醇盐酸（4：1）混合溶液50ml，称定重量，置90℃水浴中加热回流1小时，放冷，再称定重量，用甲醇补足减失的重量，摇匀，滤过，取续滤液，即得。

（4）测定法　分别精密吸取对照品溶液与供试品溶液各10μl，注入液相色谱仪，测定，即得。

本品按干燥品计算，含槲皮素（$C_{15}H_{10}O_7$）不得少于0.15%。

药理毒理

1.药理作用

（1）抗炎　杠板归及其主要化合物槲皮素–3–O–葡萄糖醛酸都具有抗炎作用，其乙醇提取物具有显著的抑制二甲苯诱发小鼠耳廓炎症，抑制醋酸所致小鼠腹腔毛细血管通透性的增高，降低角叉菜胶致足趾肿胀大鼠血清和足爪局部炎症组织中前列腺素（PGE_2）、丙二醛（MDA）的含量，亦具有抑制新鲜鸡蛋清致小鼠足肿胀的作用。复方杠板归胶囊（含马鞭草、赤芍及酸汤杆等）为贵州民间苗族经验方制成的制剂，能显著抑制大鼠足肿胀以及棉球肉芽组织形成，减少羧甲基纤维素钠所致的大鼠局部白细胞增多。复方杠板归胶囊对大鼠的盆腔炎有一定作用，主要体现在对感染侧子宫肿胀有抑制作用，能减轻子宫内膜充血水肿，降低子宫肿胀率，改善宫腔粘连闭塞、上皮细胞变性坏死和炎症细胞浸润等病理性损害。

（2）抗菌　杠板归75%乙醇提取物对金黄色葡萄球菌、铜绿假单胞菌、枯草杆菌和变形杆菌均有较强的抑制作用，杠板归乙酸乙酯提取物和正丁醇提取物也对枯草杆菌和铜绿假单胞菌有较强的抑制作用。有研究报道杠板归乙酸乙酯部位对金黄色葡萄球菌、大肠埃希菌、粪链球菌有明显的抑菌作用，对白念珠菌等真菌也有一定的抑菌作用。

（3）对肝脏的作用　目前对杠板归的保肝作用在抗肝纤维化方面的研究较为深入。民间常用杠板归配龙胆草，可清利肝胆湿热，治疗湿热黄疸。研究发现杠板归可降低二甲基亚硝胺诱导的肝纤维化大鼠血清丙氨酸氨基转移酶（ALT）和天门冬氨酸转移酶（AST）水平。杠板归可显著降低二甲基亚硝胺诱导的肝纤维大鼠血清中透明质酸（HA）、层黏连蛋白（LN）、Ⅲ型前胶原（PCⅢ）、Ⅳ型胶原（Ⅳ-C）水平，降低大鼠肝脏转化生长因子β_1（TGF-β_1）的表达，病理学观察发现杠板归组大鼠肝纤维化程度明显减轻，从而进一步证明杠板归对大鼠肝纤维化具有较好保护作用。有研究则认为杠板归的抗肝纤维化作用机制可能与调控细胞外基质的代谢有关，可能通过降低大鼠肝组织缺氧诱导因子1α（HIF-1α）和血管内皮生长因子（VEGF）蛋白的表达，也可能通过降低E-cadherin蛋白的表达等通路。进一步研究还发现杠板归通过提高基质金属蛋白酶-1（MMP-1）表达，降低基质金属蛋白酶抑制剂-1（TIMP-1），基质金属蛋白酶-2（MMP-2）蛋白的表达而调控细胞外基质的代谢，也可能与通过降低瘦素蛋白的表达而调控细胞外基质的代谢，延缓肝纤维化进程。此外，研究发现杠板归能不同程度降低CCl_4致化学性肝损伤大鼠血清中ALT、AST活性、降低MDA的含量，升高超氧化物歧化酶（SOD）活性，并能减轻肝组织变形、坏死等病理改变。杠板归乙醇总提取物、正丁醇部位和水部位具有抗HBV活性，能够显著抑制HepG2细胞对HBe Ag的分泌；其乙醇总提取物和水部位提取物明显降低Con A诱发的急性免疫性肝损伤小鼠血清中的ALT、AST水平，同时杠板归乙醇提取物能减少TNF-α的生成和释放，缓解肝脏急性炎症。

（4）其他作用　杠板归还具有抗病毒、抗癌等作用。临床使用杠板归治疗带状疱疹病毒效果良好，杠板归醇提取物具有抗单纯疱疹病毒作用，同时杠板归的主要成分槲皮素-3-O-葡萄糖醛酸（6mg/kg）可抑制甲型流感病毒诱导的小鼠肺水肿。体外实验发现杠板归乙酸乙酯提取物对多种肿瘤细胞均有显著的增殖抑制作用，其中对CoLo320、HL60、PC-3、SGC-7901敏感度高，对S-180肉瘤也具有较强的体内抗肿瘤作用。8-oxo-pinoresinol为杠板归植物中的一个化合物，对Bcap-37、RKO、SMMC-7721、PC3、K562肿瘤细胞显示出细胞毒性。

杠板归对糖尿病的治疗也可能有一定的作用，其甲醇提取物具有抗氧化活性，并具有较好地抑制α-葡萄糖苷酶的活性。

2.**毒理作用**　未见报道。

🌿 成方制剂

1.**玫芦消痤膏**　由鲜芦荟叶、玫瑰花、苦参、杠板归、天然冰片、薄荷素油组成。具有清热燥湿、杀虫止痒的功效。临床用于痤疮、皮肤瘙痒、湿疹及日晒疮。

2.**万金香气雾剂**　由杠板归、木姜子、艾纳香油组成。具有清热祛湿、散风止痒、活血消痤的功效。临床用于湿热郁肤所致的粉刺（痤疮）、油面风（脂溢性皮炎）。

3.**日晒防治膏**　由金银花、杠板归、垂盆草、鸭跖草、玉竹、天冬、灵芝、紫草、薏苡仁、芦荟、蜂花粉组成。怡渥曲新，旭嘎拉怡瘕，参象维象，滇丢象价加丢（苗医）；具有清热解毒、凉血化斑（中医）的功效。临床用于防治热毒灼肤所致的日晒疮。

4.**妇半胶囊**　由金荞麦、紫花地丁、莪术、败酱草、杠板归、大血藤、一枝黄花组成。具有清热解毒、化瘀消肿的功效。临床用于下焦湿热、瘀毒所致之白带量多，色黄质黏，或赤白相兼，或如脓样，有异臭，少腹坠胀疼痛，腰部酸痛，尿黄便干，舌红苔黄腻，脉数；盆腔炎、附件炎等见上述证候者。

5.**康妇灵胶囊**　由杠板归、苦参、黄柏、鸡血藤、益母草、红花龙胆、土茯苓、当归组成。蒙凯，步发讲港，嘎几昂代，嘎溜纳洛，巢窝蒙秋，巢窝即得（苗医）；具有清热燥湿、活血化瘀、调经止带（中医）的功效。临床用于宫颈炎、阴道炎、月经不调、赤白带下、痛经等。

6.**兰花咳宁片**　由石吊兰、罂粟壳、百部、板蓝根、杠板归、重楼组成。具有解表宣肺、清热解毒、敛肺止咳的功效。临床用于急慢性支气管炎、久咳、少痰。

参考文献

钩　藤

Gouteng
UNCARIAE RAMULUS CUM UNCIS

苗药名：jab laox liaod 佳劳略（黔东南），hleat gheud 那勾（松桃），mongb ghait ned 孟介能（黔南），bub drut laob 补都老（毕节）。

布依药名：kau²⁴ suŋ²⁴ ŋau³⁵ 告重傲（罗甸），Ɂon²⁴ ŋo²⁴ ta:u³⁵ 换俄到（贵定）。

侗药名：meix oul doc 美奥夺（黔东南）。

毛南药名：mei³³ gɁau²⁴ dau⁴² 每告倒（惠水）。

仡佬药名：iao⁵³ tsai⁵⁵ wu³⁵ 腰宰误（黔中方言），tcie³⁵ taso³¹ 界糟（黔中北方言），a⁵⁵ iao⁵⁵ my³¹ 阿腰麦（黔西南多洛方言），qe³¹ zao53 该腰（黔西南阿欧方言）。

本品为茜草科植物钩藤 *Uncaria rhynchophylla*（Miq.）Miq. ex Havil.、大叶钩藤 *Uncaria macrophylla* Wall.、毛钩藤 *Uncaria hirsuta* Havil.、华钩藤 *Uncaria sinensis*（Oliv.）Havil. 或无柄果钩藤 *Uncaria sessilifructus* Roxb. 的干燥带钩茎枝。

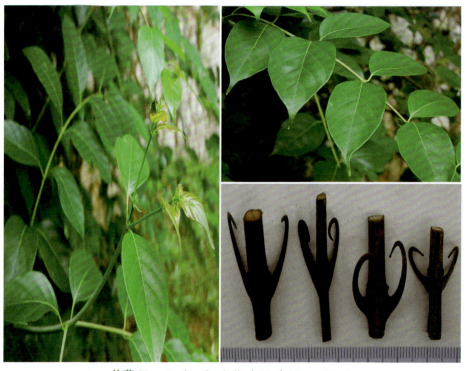

钩藤 *Uncaria rhynchophylla*（Miq.）Miq. ex Havil.

🌿 形态与分布

1.原植物形态 藤本。嫩枝较纤细，方柱形或有4棱角，无毛；叶薄纸质，椭圆形，长9～14cm，宽5～8cm，顶端渐尖，基部圆或钝，两面均无毛；侧脉6～8对，脉腋窝陷有黏液毛；叶柄长6～10mm，无毛；托叶阔三角形至半圆形，有时顶端微缺，外面无毛，内面基部有腺毛；头状花序单生叶腋，总花梗具1节，节上苞片微小，或成单聚伞状排列，总花梗腋生，长3～6cm；头状花序花序轴有稠密短柔毛；小苞片线形或近匙形；花近无梗，花萼管长约2mm，外面有苍白色毛，萼裂片线状长圆形，长约1.5m，有短柔毛。小蒴果有短柔毛。花、果期6～10月。

2.分布 生于山地林中。分布于贵州各地。此外，湖北、湖南、广西、四川、云南、陕西、甘肃等地也有分布。

🌿 化学成分

生物碱类化合物：钩藤碱，异钩藤碱、去氢钩藤碱、异去氢钩藤碱、柯诺辛碱B、柯诺辛碱、毛钩藤碱、去氢毛钩藤碱、缝籽嗪甲醚、二氢柯楠因碱。

黄酮类化合物：金丝桃苷、异槲皮苷。

萜类化合物：3β,6β-二羟基齐墩果酸、3β,6β,2,3-三羟基齐墩果酸、3β,6β-二羟基熊果酸。

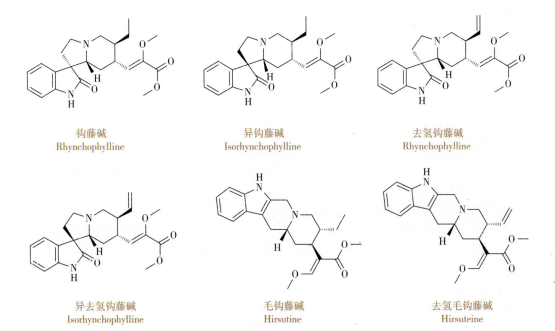

钩藤碱
Rhynchophylline

异钩藤碱
Isorhynchophylline

去氢钩藤碱
Rhynchophylline

异去氢钩藤碱
Isorhynchophylline

毛钩藤碱
Hirsutine

去氢毛钩藤碱
Hirsuteine

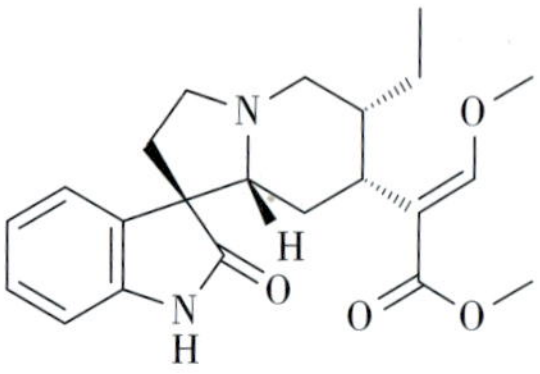

柯诺辛碱
Corynoxine

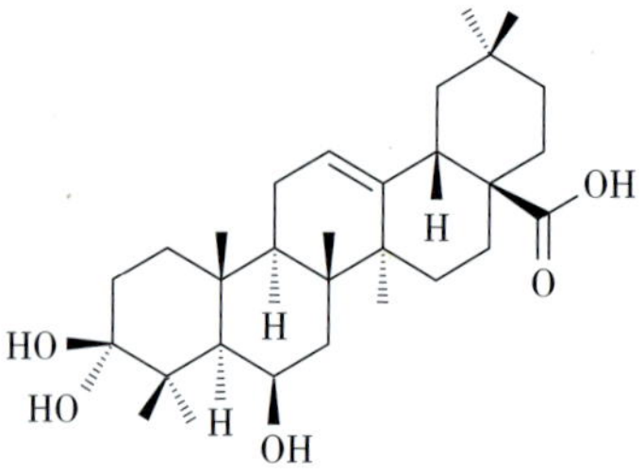

$3\beta,6\beta$-二羟基齐墩果酸
$3\beta,6\beta$-Dihydroxy oleanolic acid

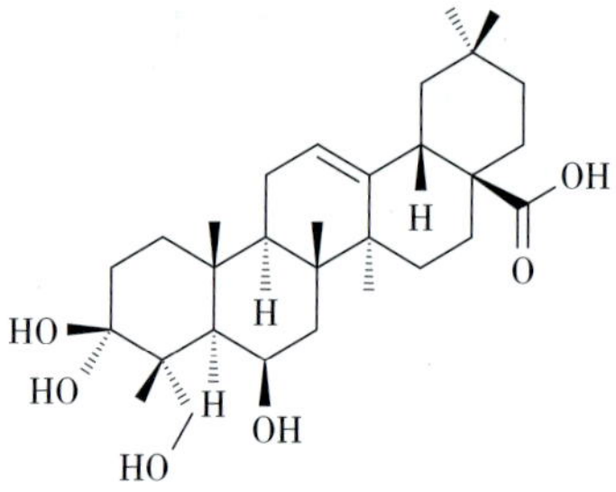

$3\beta,6\beta,23$-三羟基齐墩果酸
$3\beta,6\beta,23$-Trihydroxy oleanolic acid

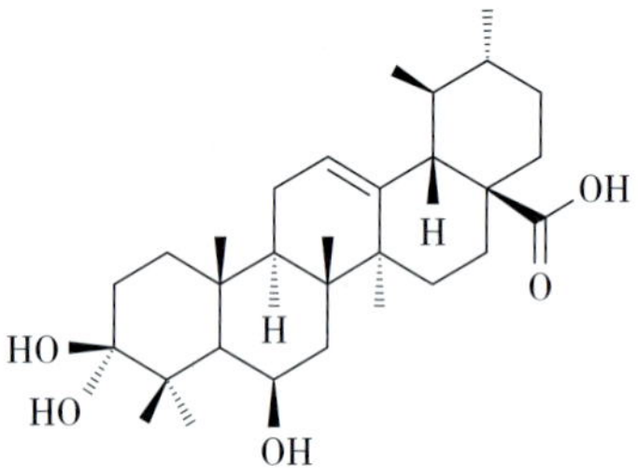

$3\beta,6\beta$-二羟基熊果酸
$3\beta,6\beta$-Dihydroxy ursolic acid

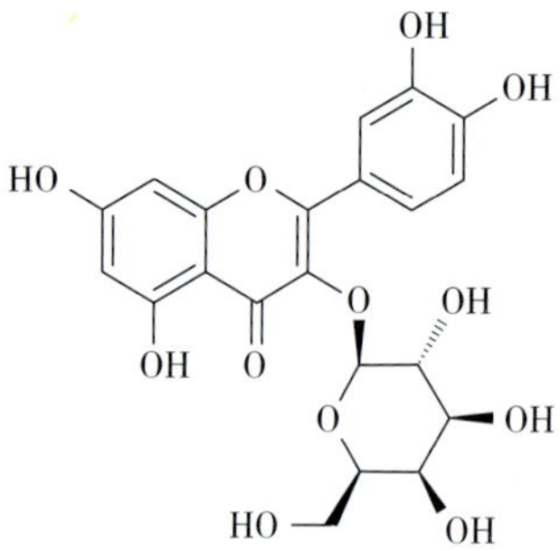

金丝桃苷
Hyperoside

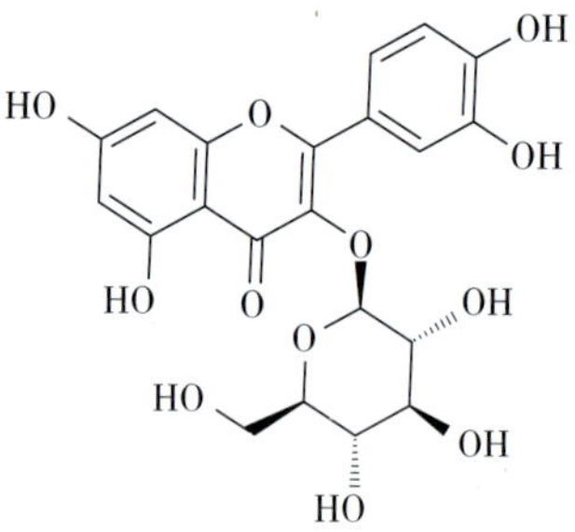

异槲皮苷
Isoquercitrin

钩藤代表性化学成分结构

🌿 鉴别要点

1.性状 茎枝方柱形，4角有棱，直径2~5mm。表面黄绿色或黄棕色。钩长1.3~2.8cm，弯曲成长钩状。钩基部枝上常留有半圆形反转或不反转的托叶，基部扁阔。体轻，质松。断面髓部白色。

2.鉴别

（1）钩藤 粉末淡黄棕色至红棕色。韧皮薄壁细胞成片，细胞延长，界限不明显；次生壁常与初生壁脱离，呈螺旋状或不规则扭曲状。纤维成束或单个散在，多断裂，直径10~26μm，壁厚3~11μm。具缘纹孔导管多破碎，直径可达56μm，纹孔排列较密。表皮细胞棕黄色，表面观呈多角形或稍延长，直径1~34μm，草酸钙砂晶存在于长圆形的薄壁细胞中，密集，有的含砂晶细胞连接成行。

华钩藤 与钩藤相似。

大叶钩藤 单细胞非腺毛多见，多细胞非腺毛2~15细胞。

毛钩藤 非腺毛1~5细胞。

无柄果钩藤 少见非腺毛，1~7细胞。可见厚壁细胞，类长方形，长41~121μm，直径17~32μm。

（2）取本品粉末2g，加入浓氨试液2ml，浸泡30分钟，加入三氯甲烷50ml，加热回流2小时，放冷，滤过，取滤液10ml，挥干。残渣加甲醇1ml使溶解，作为供试品溶液。另取异钩藤碱对照品，加甲醇制成每1ml含0.5mg的溶液，作为对照品溶液。参照《中国药典》（现行版）薄层色谱法（通则0502）试验，吸取供试品溶液10～20μl、对照品溶液5μl。分别点于同一硅胶G薄层板上，以石油醚（60～90℃）丙酮（6∶4）为展开剂，展开，取出、晾干，喷以改良碘化铋钾试液。供试品色谱中，在与对照品色谱相应的位置上，显相同颜色的斑点。

炮制工艺

秋、冬二季采收，去叶，切段，晒干。

性味归经

味甘、微苦，性微寒。归肝经、心包经。

主治功效

息风定惊，清热平肝。用于肝风内动，惊痫抽搐，高热惊厥，感冒夹惊，小儿惊啼，妊娠子痫，头痛眩晕。

临床应用

（1）治眩晕　钩藤30g，水煎服。（各族均用）
（2）治小儿惊风　钩藤10g、银花10g、连翘10g，水煎服。（黔东南苗族）
（3）治肝火上炎头痛　钩藤10g、夏枯草10g、龙胆6g，水煎服。（剑河侗族）

用法用量

内服：煎汤，6～30g，不宜久煎；或入散剂。

成分控制

含量测定

（1）色谱条件　色谱柱采用WatersBEH C$_{18}$色谱柱，以甲醇（A）-0.2％三乙胺-冰醋酸（B）为流动相，梯度洗脱见下表，体积流量为0.2ml/min，检测波长为254nm，进样量为2μl，柱温为30℃。

程序洗脱表

时间（min）	A（％）	B（％）
0~10	5→25	95→75
10~20	25→30	75→70
20~25	30→35	70→65
25~35	35→40	65→60
35~40	40→50	60→50
40~55	50→70	50→30

（2）供试品溶液的制备　取钩藤药材粉碎，过80目筛，精密称定0.5g，置于具塞锥形瓶中，精密加入30ml二氯甲烷：甲醇（5：1），超声提取40分钟，滤过，提取液回收溶剂至干，用3ml甲醇溶解，再用0.22μm微孔滤膜滤过，即得。

（3）对照品溶液的制备　取钩藤碱、异钩藤碱适量，加一定量的甲醇超声使其溶解，配置成为混合对照品溶液，再用0.22μm微孔滤膜滤过，即得。

（4）精密度试验　取混合对照品溶液，按照色谱条件连续进样6次，记录峰面积，结果钩藤碱与异钩藤碱的峰面积以及保留时间的RSD值均在5%以下，表明仪器精密度良好。

（5）重复性试验　取同一批样品约0.5g六份，制备供试品溶液，按照色谱条件进样，记录峰面积与保留时间，结果各共有峰的峰面积及保留时间RSD值均在5%以下，表明此方法的重复性良好。

（6）稳定性试验　取同一样品约0.5g六份，制备供试品溶液，按照色谱条件下在24小时内进样6次，记录各个共有峰的峰面积及保留时间，结果显示各共有峰的峰面积及保留时间的RSD值均在5%以下，表明样品在24小时内稳定性良好。

🌿 药理毒理

1.药理作用

（1）抗阿尔茨海默病　阿尔茨海默病（Alzheimer's disease，AD）的病理特征之一是β淀粉样蛋白（amyloid-β，Aβ）的异常聚集。体外试验表明钩藤碱能够抑制Aβ的聚集。在AD小鼠动物模型中，钩藤水醇提取物能有效地改善AD小鼠的学习和记忆功能障碍，有效抑制大鼠Aβ在大脑皮质和下丘脑的聚集和积累，减轻AD大鼠下丘脑和皮层的神经胶质增生和神经变性，改善小鼠海马神经损伤。另外，乙酰胆碱酯酶（acetylcholinesterase，AChE）是治疗AD的关键靶标，研究也证实钩藤水提取物能够有效抑制AChE活性。

（2）抗帕金森病　帕金森病（Parkinson's disease，PD）是最常见的进行性神经退行性疾病，其特征是黑质纹状体组织中的多巴胺（dopamine，DA）神经元大量丢失。研究表明，钩藤水提取物可改善PD动大鼠模型纹状体DA水平。在1-甲基-4-苯基-1,2,3,6-四氢吡啶（MPTP）诱导的小鼠PD动物模型中发现，钩藤乙醇提取物能够明显改善小鼠的行为障碍，增加DA及其代谢产物的含量。在1-甲基-4-苯基吡啶离子（MPP+）诱导的人神经母细胞瘤（SH-SY5Y）细胞模型中，钩藤乙醇提取物呈剂量依赖性地增强细胞活力，增加B细胞淋巴瘤/白血病-2（B cell lymphoma/leukemia-2，Bcl-2）、细胞周期素D1、磷酸化的细胞外调节激酶（phosextracellular signal regulated kinase，p-ERK）、磷酸化丝氨酸苏氨酸蛋白激酶（p-serine-threoninekinase，p-AKT）的表达，显著降低线粒体跨膜电位，来减少细胞凋亡。另外，在PD细胞模型中，钩藤碱能够通过调控磷脂酰肌醇-3激酶（phosphoinositide-3-kinase，PI3K）/蛋白激酶B（proteinkinaseB，Akt）/糖原合成酶激酶3β（glycogen synthase kinase 3β，GSK-3β）途径，实现对神经细胞的保护作用。

（3）抗抑郁　研究表明，钩藤具有抗抑郁作用。在抑郁症小鼠动物模型中，钩藤碱能显著改善小鼠的抑郁样行为。进一步研究表明，钩藤碱的抗抑郁机制包括：①提高单胺神经递质水平，增强单胺氧化酶A的活性；②升高神经生长因子和脑源性神经营养因子水平，减少肿瘤坏死因子α（tumornecrosis factor-α，TNF-α）和白细胞介素（interleukin，IL）-6的释放；③抑制核转录因子-κB（nuclear factor kappa B p65，NF-κB p65）从细胞质到细胞核的转运，减弱NF-κB的结合活性。

（4）降压　在自发性高血压大鼠中，钩藤水提取物治疗6周后，大鼠收缩压明显下降。机制研究显示，钩藤降压机制复杂，首先与其能改善维生素和氨基酸代谢有关，其次能通过改善下丘脑中的神经递质失衡并抑制肾素-血管紧张素系统和交感神经系统的过度活化；再次可显著抑制氧化型低密度脂蛋白（oxidized low densitylipoprotein，ox-LDL）诱导的氧化应激，缓解由ox-LDL诱导内皮细胞的自噬损伤，并改善内皮依赖性血管舒张功能。另外，钩藤发挥血管舒张作用的信号传导途径包括一氧化氮/可溶性鸟苷基环化酶/环鸟苷单磷酸、前列腺素I_2（prostaglandin I_2，PGI_2）、G蛋白偶联的M_3和β_2受体，以及钙通道和钾通道等。

（5）抑制心肌肥大，缓解心脏重构　钩藤碱能够抑制心肌肥大，其机制与抑制体内心房利钠肽（atrial natriuretic polypeptide，ANP）、脑钠肽（brain natriuretic peptide，BNP）、β-肌球蛋白重链和相关的纤维化基因如转化生长因子-β_1（transforming growth factor-β_1，TGF-β_1）、胶原蛋白Ⅰ、胶原蛋白Ⅲ和结缔组织生长因子（connectivetissue growth factor，CTGF）表达有关。同时，钩藤碱还能缓解心脏重构，其机制与调节核因子E_2相关因子2（nuclear factor E2 related factor 2，Nrf2）核易位和调控促分裂原活化蛋白激酶（mitogen-activated protein kinase，MAPK）通路有关。在心肌细胞缺血再灌注细胞模型中，钩藤碱呈剂量依赖性地增加心肌细胞的活力，并抑制缺血再灌注诱导的心肌细胞凋亡。此外，钩藤碱还能够调节缺血再灌注心肌细胞中Ca^{2+}和基质金属蛋白酶（matrix metalloproteinase，MMP）的水平，抑制氧化应激和凋亡相关蛋白的表达，调节线粒体相关基因的表达，从而保护心肌细胞免受缺血再灌注损伤。

（6）抗肿瘤　在体试验表明，钩藤碱能有效抑制A549异种移植小鼠模型中的肿瘤生长。进一步研究发现，钩藤碱能调控Rho相关卷曲蛋白激酶1/磷酸酶-张力蛋白基因/PI3K/Akt信号通路，调节糖原合成酶激酶3β（glycogen synthase kinase-3β，GSK3β）去磷酸化和线粒体通透性转换孔的开放，最终导致半胱氨酸天冬氨酸蛋白酶（cystein-asparate protease，caspase）-3的活化，从而引起癌细胞凋亡。

（7）抗炎、平喘　在哮喘小鼠动物模型中，钩藤水提取物腹膜内注射小鼠，可减轻小鼠支气管肺泡灌洗液中嗜酸性粒细胞的募集，减少肺组织中的胶原蛋白沉积，并抑制IgE和促炎细胞因子的产生，抑制NF-κB的转录，减少TNF-α的产生，减少呼吸气道阻力，显著减轻支气管周围炎症反应。气道平滑肌细胞（airwaysmooth muscle cell，ASMC）的增生是哮喘进展的关键，研究发现，钩藤碱能够通过抑制叉头框转录因子C1/NF-κB信号通路和Smad/MAPK信号通路，进而抑制AMSC的增殖并诱导其凋亡。另外，在急性肺损伤的细胞模型中，钩藤碱可抑制炎性细胞因子的产生，抑制诱导型一氧化氮合酶和环氧合酶-2的表达，同时还能通过抑制Toll样受体4（Toll-like receptor 4，TLR4）/NF-κB/核苷酸结合寡聚结构域样受体蛋白3炎症小体途径来发挥抗炎作用。

（8）抗菌　钩藤碱对粪肠球菌具有抗菌作用，同时可以明显减弱金黄色葡萄球菌的毒性。钩藤乙醇提取物与特比萘芬或氟康唑具有协同作用，可减少真菌对抗菌药物的耐药性。最近研究发现钩藤水醇提取物对登革热病毒具有抗病毒和免疫调节作用，而钩藤甲醇提取物具有α-葡萄糖苷酶抑制活性。

2.毒理作用　据相关文献报道，急性毒性试验结果表明，钩藤碱（271.44～520.00mg/kg）给药后小鼠表现出不同程度的毒性，表现为呼吸困难、自发性活动减少、仰卧位、惊厥、反张等。其中，90%的小鼠表现出严重的神经症状。此外，所有治疗组都发生了死亡。蒸馏水和二甲基亚砜组小鼠未见明显异常反应。治疗组存活的小鼠在4小时后仍未恢复正常，仍表现出自发活动减少和呼吸困难的症状。24小时后，毒性作用完全消失，小鼠恢复正常。小鼠死亡一般发生在给药后3～4小时。小鼠单次给药的LD_{50}为308.08mg/kg，95%可信区间为236.86～345.67mg/kg，LD_{95}和LD_{50}分别为450.01和166.15mg/kg。正常对照组未见肝损害，二甲基亚砜治疗组汇管区或微小肉芽肿内可见病变及淋巴管和单个核细胞浸润，可见自发性微小病变。钩藤碱高剂量组（520mg/kg）可见小静脉、血窦扩张充血，肝细胞边界不清，胞浆网状小体，部分核固缩。正常对照组和二甲基亚砜组均未见肺损伤。相反，高剂量钩藤碱组（520mg/kg）表现为微小血管和肺泡壁毛细血管网扩张和充血，显著高于对照组。正常对照组和二甲基亚砜组小鼠肾脏未见损伤，钩藤碱高剂量组（520mg/kg）可见肾毛细血管和肾小球毛细血管扩张充血，较对照组明显。正常对照组和二甲基亚砜组未见脑组织损伤，钩藤碱高剂量组（520mg/kg）脑实质结构疏松，血管周围间隙增宽，神经和神经胶质细胞周围有明显光晕，皮质细胞肿胀。此外，钩藤碱组脑组织损伤发生率为100%，且该组织损伤明显。与正常组和溶剂对照组相比，钩藤碱对小鼠的整体体重没有影响。服用375.70mg/kg钩藤碱组观察到的体重增加较小，因为在观察期内，不同剂量钩藤碱组小鼠在给药10分钟后开始出现呼吸困难（部分小鼠出现惊厥样呼吸症状），直到4小时观察期结束时才观察到症状恢复。此外，给药15分钟后，钩藤碱处理组小鼠的自发活动开始减少，直到4小时观察期结束时才能观察到恢复。从给药后2小时和2分钟至4小时观察期结束，部分小鼠开始出现间歇性强直惊厥，从给药后1小时和43分钟至4小时观察期结束，部分小鼠开始间歇性地出现反张。此外，从给药后32分钟到4小时观察期结束，一些小鼠开始表现出内翻。给药后2小时和13分钟至4小时观察期结束，部分小鼠出现间歇性阵挛发作，给药后1小时和38分钟至4小时观察期结束，部分小鼠出现间歇性翻滚发作。从给药后1小时和53分钟到4小时观察期结束，部分小鼠出现间歇性垂直尾巴症状。此外，从给药后1小时和56分钟到4小时观察期结束，一些小鼠间歇性死亡。22只小鼠在服用钩藤碱后24小时内死亡，36只小鼠在14天的实验期结束时死亡。442.00、375.70、319.34、271.44mg/kg剂量组小鼠死亡率分别为90%、90%、40%、40%。用20%二甲基亚砜和蒸馏水处理的小鼠没有明显的异常。根据小鼠死亡数计算出钩藤碱单次给药的LD_{50}为308.08mg/kg，提示钩藤碱对中枢神经系统和呼吸系统有毒性作用。光镜下可见钩藤碱高剂量组小鼠肝、肺、肾、脑组织出现病变。对这些器官的进一步分析显示，钩藤碱组脑组织损伤发生率为100%，且该组织损伤明显。而正常组和溶媒对照组小鼠脑组织正常，提示脑组织是钩藤碱急性毒性的靶器官。综上所述，本研究证明钩藤碱口服后对小鼠有明显的急性毒性反应。钩藤碱单次灌胃的LD_{50}为308.08mg/kg。其急性毒性的主要靶器官是脑，其他可能累及的器官是肝、肺、肾。

🌿 成方制剂

枫荷除痹町　由半枫荷、五香血藤、透骨香、肿节风、箭杆风、薯莨、海金沙叶、钩藤、黑骨藤、四块瓦、追风伞、淫羊藿组成。具有祛风除湿、舒筋活血、通络止痛的功效。临床用于寒湿阻络引起的手足麻木、关节肿痛、腰腿疼痛症。

参考文献

骨碎补

Gusuibu
DRYNARIAE RHIZOMA

水药名： mbja:ŋ^1 qok^8 ni^4 慢角尼（三都水族）。

苗药名： diangb liox zat 相豆炸（黔东南）；dab gheab bleat 大界扁（松桃）；kid veeb 机烟（黔南）。

本品为水龙骨科植物槲蕨 *Drynaria fortunei*（Kunze）J.Sm. 的干燥根茎。全年均可采挖，除去泥沙，晒干，或再燎去茸毛（鳞片）。

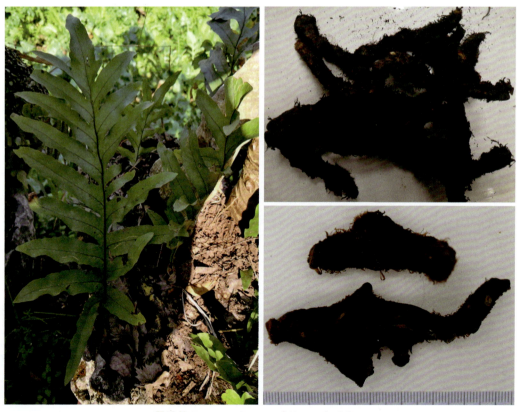

骨碎补 *Drynaria fortunei*（Kunze）J.Sm.

形态与分布

1.原植物形态 根状茎肉质粗壮，长而横走，密被棕黄色线状凿形鳞片。叶二型，营养叶厚革质，红棕色或灰褐色，卵形，长5～20cm，宽1～1.5cm，无柄，边缘羽状浅裂，像槲树叶；孢子叶绿色，具短柄，有翅，叶片矩圆形或长圆形，羽状深裂，羽片广披针形或长圆形，先端急尖或钝，基部2～3对羽片缩成耳状。孢子囊群圆形，黄褐色。

2.分布 贵州各地均有分布。

化学成分

1.黄酮类

（1）黄酮及苷类 山柰酚-7-*O*-*α*-L-呋喃阿拉伯糖苷、阿福豆苷和紫云英苷、木犀草素、木犀草素-7-*O*-*β*-D-葡萄糖苷以及木犀草素-7-*O*-*β*-D-葡萄糖醛酸苷等。

（2）二氢黄酮类 北美圣草素、北美圣草素-7-*O*-*β*-D-吡喃葡萄糖苷、柚皮素和苦参黄素及其苷类化合物。

（3）黄烷醇类 Drynaether A、儿茶素、阿夫儿茶素、表儿茶素和表阿夫儿茶素。

（4）其他黄酮类化合物 色原酮类、查尔酮类以及橙酮类成分。

2.三萜类 羊齿-9（11）-烯、环劳顿醇、里白烯、何帕-21-烯、里白醇以及环劳顿酮。

3.苯丙素类 4-*O*-*β*-D-吡喃葡萄糖基香豆酸、（*E*）-4-*O*-*β*-D-吡喃葡萄糖基反式咖啡酸、对羟基反式肉桂酸和反式桂皮酸、二氢异阿魏酸、二氢咖啡酸等。

4.木脂素类 （7′*R*,8′*S*）-二氢脱氢二松柏基醇-4′-*O*-*β*-D-葡萄糖苷、（-）-secoisolariciresinol-4-*O*-*β*-D-glucopyranoside和落叶松脂素-4′-*O*-*β*-D-吡喃葡萄糖苷。

5.其他 3,4-二羟基苯甲酸、5-羟甲基糠醛以及蔗糖、2-呋喃甲酸、5-羟甲基糠醛、*β*-谷甾醇、*β*-胡萝卜苷，5-豆甾烯-3-醇以及5-豆甾烯-3-酮等。

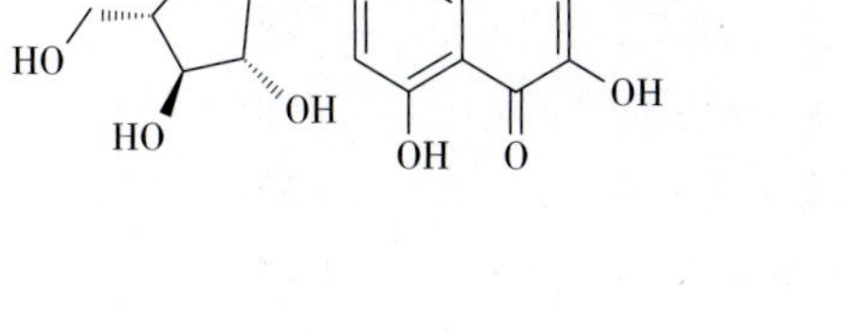

山柰酚-7-*O*-*α*-L-呋喃阿拉伯糖苷

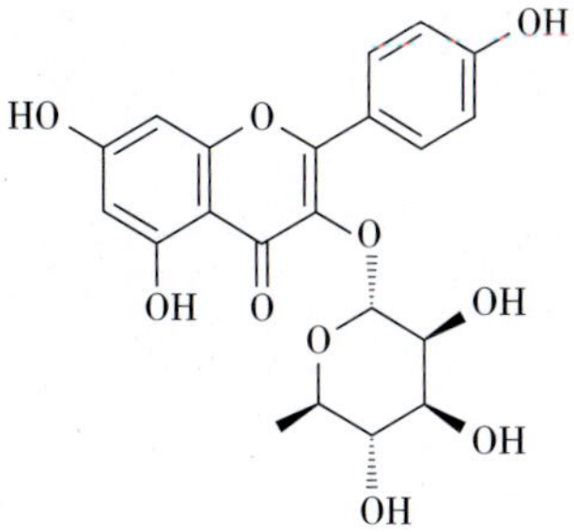

阿福豆苷
Afzelin

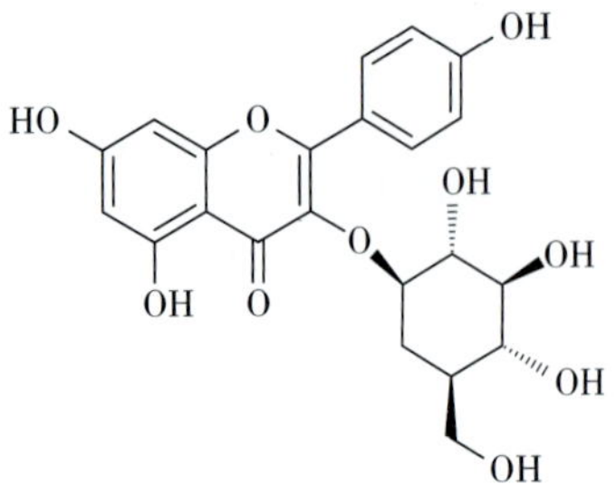

紫云英苷
Astragalin

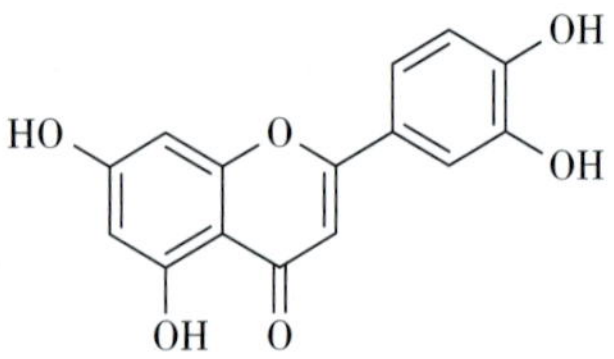

木犀草素
Luteolin

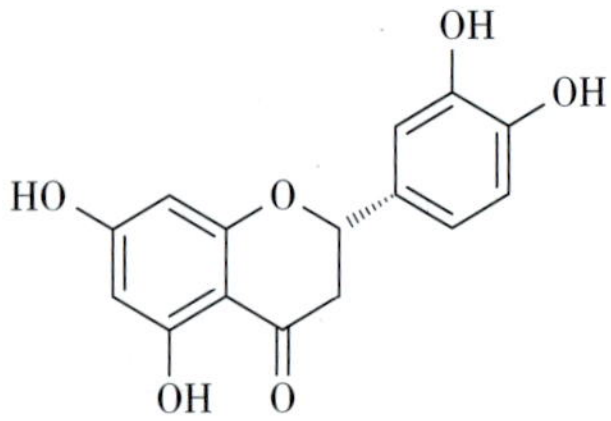

北美圣草素
Eriodictyol

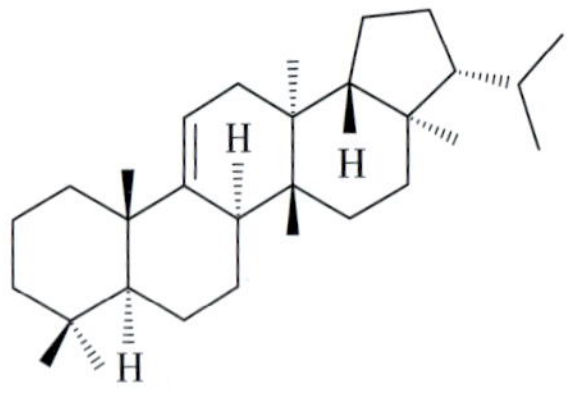

羊齿-9（11）-烯
Fern-9（11）-ene

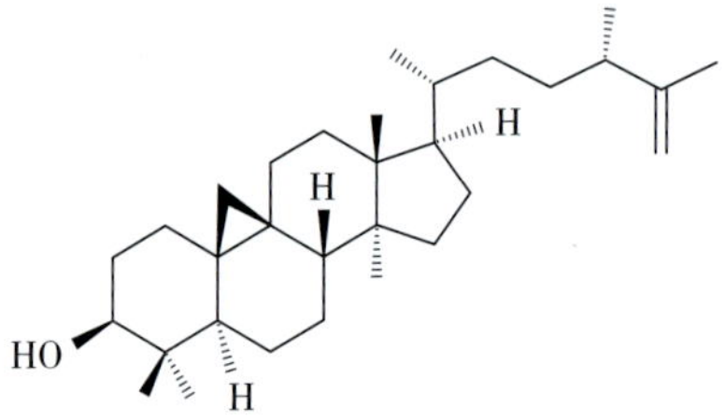

环劳顿醇
Cyclolaudenol

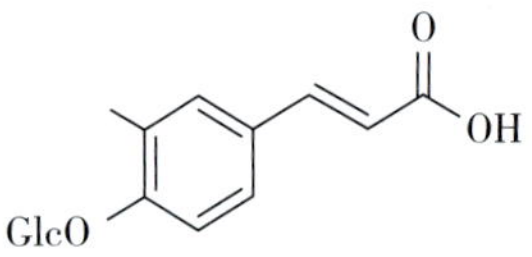

4-O-β-D-吡喃葡萄糖基香豆酸

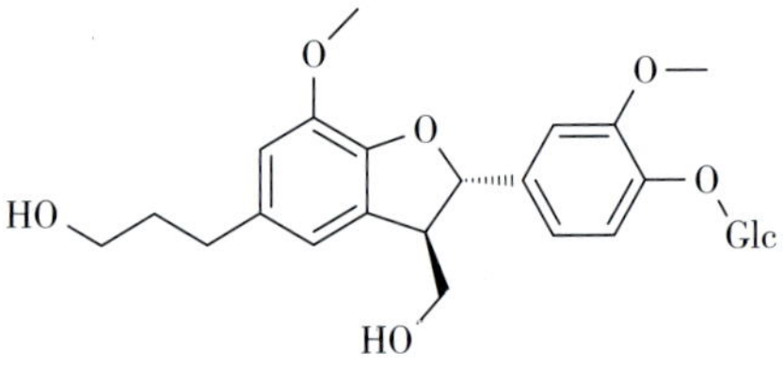

（7'R,8'S）-二氢脱氢二松柏基醇
4'-O-β-D-葡萄糖苷

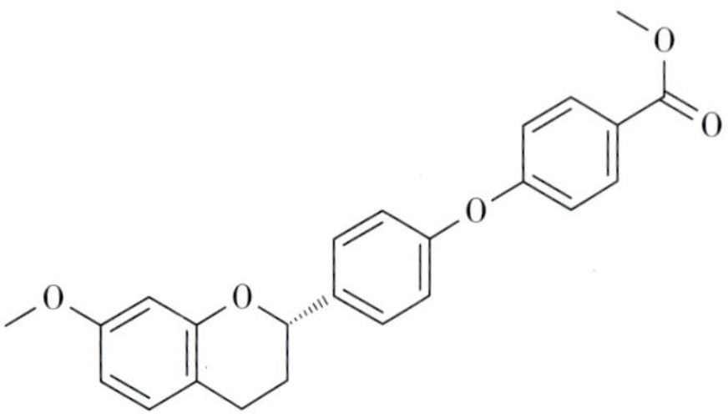

Drynaether A

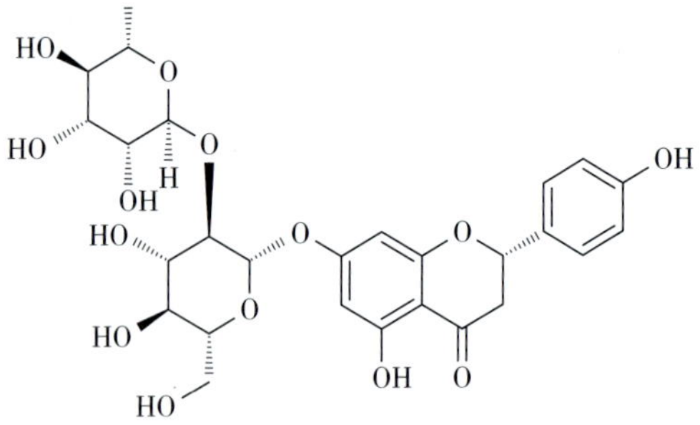

柚皮苷
Naringin

骨碎补代表性化学成分结构

🌿 鉴别要点

1. 性状　本品呈扁平长条状，多弯曲，有分枝，长5～15cm，宽1～1.5cm，厚

0.2～0.5cm。表面密被深棕色至暗棕色的小鳞片，柔软如毛，经火燎者呈棕褐色或暗褐色，两侧及上表面均具突起或凹下的圆形叶痕，少数有叶柄残基和须根残留。体轻，质脆，易折断，断面红棕色，维管束呈黄色点状，排列成环。气微，味淡、微涩。

2.鉴别

（1）横切面：表皮细胞1列，外壁稍厚。鳞片基部着生于表皮凹陷处，由3～4列细胞组成；内含类棕红色色素。维管束周韧型，17～28个排列成环；各维管束外周有内皮层，可见凯氏点；木质部管胞类多角形。

粉末棕褐色。鳞片碎片棕黄色或棕红色，体部细胞呈长条形或不规则形，直径13～86μm，壁稍弯曲或平直，边缘常有毛状物，两细胞并生，先端分离；柄部细胞形状不规则。基本组织细胞微木化，孔沟明显，直径37～101μm。

（2）取本品粉末0.5g，加甲醇30ml，加热回流1小时，放冷，滤过，滤液蒸干，残渣加甲醇1ml使溶解，作为供试品溶液。另取骨碎补对照药材0.5g，同法制成对照药材溶液。再取柚皮苷对照品，加甲醇制成每1ml含0.5mg的溶液，作为对照品溶液。参照《中国药典》（现行版）薄层色谱法（通则0502）试验，吸取上述三种溶液各4μl，分别点于同一硅胶G薄层板上，以甲苯-乙酸乙酯-甲酸-水（1∶12∶2.5∶3）的上层溶液为展开剂，展开，取出，晾干，喷以三氯化铝试液，置紫外光灯（365nm）下检视。供试品色谱中，在与对照药材色谱和对照品色谱相应的位置上，显相同颜色的荧光斑点。

🌿 炮制工艺

除去杂质，洗净，润透，切厚片，晒干。

🌿 性味归经

味苦，性温。归肝、肾经。

🌿 主治功效

1.中药 疗伤止痛，补肾强骨；外用消风祛斑。用于跌扑闪挫，筋骨折伤，肾虚腰痛，筋骨痿软，耳鸣耳聋，牙齿松动；外治斑秃、白癜风。

2.苗药 效用：补肾，活血，止血。主治：骨折，筋骨疼痛，五劳七伤，伤风感冒。

3.彝药 虚火牙痛，阴疽肿毒。

🌿 临床应用

（1）防治链霉素毒性及过敏反应 对已知有链霉素毒性反应者，用链霉素同时使用本药，可防其毒性反应；既往有链霉素过敏的患者再次使用时，除从小剂量开始外，并加服本药脱敏。

（2）治疗鸡眼。

（3）治肾虚腰膝酸软　骨碎补20g、桑寄生15g，水煎服。（雷山苗族）

（4）命窟不闭症　生力壮骨片、濑骨散等。或乌龟壳、爬岩姜（骨碎补）、人参各等量，共碾烂，取适量调蜂糖吃。

（5）骨折、筋骨疼痛，五劳七伤　骨碎补（爬岩姜）15g、续断10g、熟地8g、淫羊藿10g，水煎服。（毕节、松桃、黔东南等地）

（6）伤风感冒　爬岩姜30g、马蓝5g，水煎服（黔东南苗族）

（7）补肾，活血，止血　肾虚久泻及腰痛，风湿痹痛，齿痛，耳鸣，跌打闪挫，骨伤，阑尾炎，斑秃，鸡眼。（水族）

（8）治虚火牙痛　用根状茎，木瓜醋炒煎水服。

（9）治阴疮肿毒　全草捣烂外包。（彝族）

🌱 用法用量

1. **中药**　内服煎剂：10～50g；浸酒或入丸、散；外用：捣敷。
2. **彝药**　煎服20～30g，外包适量。

🌱 成分控制

含量测定　参照《中国药典》（现行版）骨碎补含量测定项测定。

（1）色谱条件与系统适用性试验　以十八烷基硅烷键合硅胶为填充剂；以甲醇-醋酸-水（35：4：65）为流动相；检测波长为283nm。理论塔板数按柚皮苷峰计≥3000。

（2）对照品溶液的制备　取柚皮苷对照品适量，精密称定，加甲醇制成每1ml含柚皮苷60μg的溶液，即得。

（3）供试品溶液的制备　取本品粗粉约0.25g，精密称定，置锥形瓶中，加甲醇30ml，加热回流3小时，放冷，滤过，滤液置50ml量瓶中，用少量甲醇分数次洗涤容器，洗液滤入同一量瓶中，加甲醇至刻度，摇匀，即得。

（4）测定法　分别精密吸取对照品溶液与供试品溶液各10μl，注入液相色谱仪，测定，即得。

本品按干燥品计算，含柚皮苷（$C_{27}H_{32}O_{14}$）不得少于0.50%。

🌱 药理毒理

1. 药理作用

（1）对骨的作用　骨碎补提取物能够促进成骨细胞增殖分化、遏制骨质的吸收和破坏、促进骨损伤修复、促进腱骨愈合，抗骨质疏松作用、促进骨折愈合作用，抑制骨关节炎症，保护关节软骨，护牙健齿。研究表明，骨碎补水提物可以通过刺激骨钙素参与的软骨内骨化来平移，促进去除卵巢大鼠的骨量。还可通过调节骨分化相关基因表达和抵御亚硝化应激诱导的细胞凋亡损伤来促进成骨细胞成熟。此外，从骨碎补根茎中分离纯化的多糖，增强去卵巢大鼠股骨骨干的硬度和强度，对去卵巢大鼠骨质疏松症具有保护作用，其可能是治疗绝经后骨质疏松症的一种替代疗法。骨碎补中的类黄酮苷元可以通过激活ER信号通路，促进体外成骨细胞UMR 106细胞的分化和矿化。骨碎补提取物能够直接刺激非转化成骨细胞（MC3T3-E1）的细胞增殖和分化。

（2）对神经系统的作用　具有促进周围神经再生，增加小鼠耐低氧能力，镇痛、镇静等作用。轴突再生可能有助于恢复受损的神经元网络和改善小鼠阿尔茨海默病（AD）模型中的记忆缺陷。研究显示，骨碎补根茎的水提取物逆转了β淀粉样蛋白25-35（Aβ25-35）诱导的小鼠皮层神经元的轴突萎缩。其中，（2S）-新橙皮苷和咖啡酸4-O-葡萄糖苷对Aβ25-35诱导的萎缩表现出显著的轴突伸长作用。

（3）肾保护　骨碎补总黄酮对大鼠失血性休克复苏再灌注肾损伤具有保护作用。骨碎补类黄酮使急性肾功能衰竭大鼠的血肌酐下降，使大鼠发生肾小管急性局部坏死及完全坏死的百分比下降，从而对$HgCl_2$诱导的肾组织损伤有保护作用。骨碎补类黄酮提取物可以预防中毒性肾损害，改善肾功能，促进上皮肾小管细胞再生，通过清除肾组织中的活性氧氧化产物，对大鼠系膜增生性肾小球肾炎起到抑制作用，从而起到肾保护作用。

（4）抗炎、抗氧化　骨碎补总黄酮通过MAPK通路抑制大鼠颈椎间盘退变模型的炎症反应和基质变性。骨碎补总黄酮改变细胞凋亡相关基因的mRNA表达，包括PI3K、AKT、Bax和Bcl-2，从而抑制黄曲霉毒素B_1诱导的细胞凋亡。骨碎补乙酸乙酯部分通过Nrf2/ARE和NF-κB信号通路产生抗氧化作用对CCl_4诱导的大鼠肝纤维化具有保护作用。

（5）对心血管系统的作用　降血脂作用、防止主动脉粥样硬化斑块形成，强心作用；活血化瘀作用：改善骨内血管微循环，促进骨内血管再生，有降低家兔血小板聚集的功能。

（6）防治药物中毒性耳聋，抗过敏以及预防氨基糖苷类抗生素的不良反应。

（7）其他作用　免疫功能调节作用，抑制颅脑损伤，治疗斑秃、白癜风，抗肿瘤等。

2.毒理作用

（1）骨碎补总黄酮的急性毒性评价试验中，对小鼠、大鼠进行骨碎补总黄酮溶液短期灌胃试验，未显示急性毒性作用。

（2）以柚皮苷作为骨碎补的指标成分制备碎补微乳涂膜剂，并通过豚鼠皮肤试验考察体外透皮效果，结果表明即使高剂量组骨碎补微乳对动物皮肤无急性毒性，无刺激性，无致敏性，其体外渗透效果显著，使用安全。

🌿 成方制剂

1.复方血藤药酒　由水冬瓜、飞龙掌血、香加皮、香樟根、铁筷子、大血藤、骨碎补、牛膝、茜草、川木通组成。抬强，抬蒙：轮官，轮洗（苗医）；具有通络止痛（中医）的功效。临床用于闭合性软组织损伤。

2.生精胶囊　由鹿茸、枸杞子、人参、冬虫夏草、菟丝子、沙苑子、淫羊藿、黄精、何首乌、桑椹、补骨脂、骨碎补、仙茅、金樱子、覆盆子、杜仲、大血藤、马鞭草、银杏叶组成。具有补肾益精、滋阴壮阳的功效。临床用于肾阳不足所致腰膝酸软，头晕耳鸣，神疲乏力，男子无精、少精、弱精、精液不液化等症。

参考文献

何首乌

Heshouwu
POLYGONI MULTIFLORI RADIX

水药名： man^2 ɣa:k^{8}ɕu^1 曼港系（三都水族）。

苗药名： vob humk vongx 窝扑翁（黔东南），bid xid giongb 比谢龚（松桃），uab nangs 蛙朗（黔南）。

本品为蓼科植物何首乌 *Polygonum multiflorum* Thunb. 的块根。秋、冬二季叶枯萎时采挖，削去两端，洗净，个大的切成块，干燥。

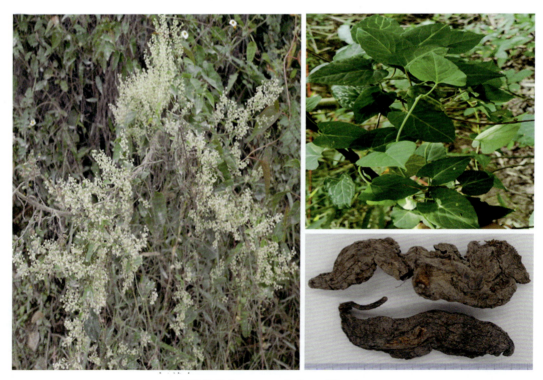

何首乌 *Polygonum multiflorum* Thunb.

形态与分布

1. **原植物形态**　多年生缠绕藤本。根细长，末端成肥大的块根，外表红褐色至暗褐色；茎基部略呈木质，中空；叶互生；具长柄；托叶鞘膜质，褐色；叶片狭卵形或心形，长4~8cm，宽2.5~5cm，先端渐尖，基部心形或箭形，全缘或微带波状，上面深绿色，下面浅绿色，两面均光滑无毛。圆锥花序。小花梗具节，基部具膜质苞片；花小，花被绿白色，5裂，大小不等，外面3片的背部有翅；雄蕊8，不等长，短于花被；雌蕊1，柱头3裂，头状；瘦果椭圆形，有3棱，黑色，光亮，外包宿存花被，花被具明显的3翅。花期8~10月，果期9~11月。

2. **分布**　生于草坡、路边、山坡石隙及灌丛中。分布于贵州各地。此外，河南、山东、安徽、江苏、浙江、福建、广东、广西、江西、湖南、湖北、四川、云南等地均有分布。

化学成分

1. **二苯乙烯类**　2,3,5,4′-四羟基二苯乙烯-2-O-β-D-吡喃葡萄糖苷、二苯乙烯苷二聚体等。

2. **蒽醌类**　大黄素、大黄素甲醚、大黄酸、大黄酚以及芦荟大黄素等。

3. **黄酮类**　槲皮素、芦丁、槲皮苷、木犀草素、山奈酚、异荭草素等。

4. **磷酯类**　磷脂酰胆碱（卵磷脂）、磷脂酰乙醇胺（脑磷脂）、磷脂酰肌醇、磷脂酰甘油等。

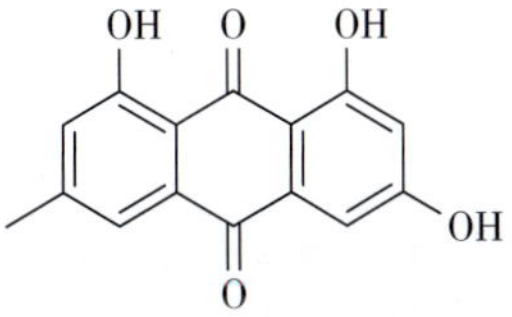

大黄素
Emdoin

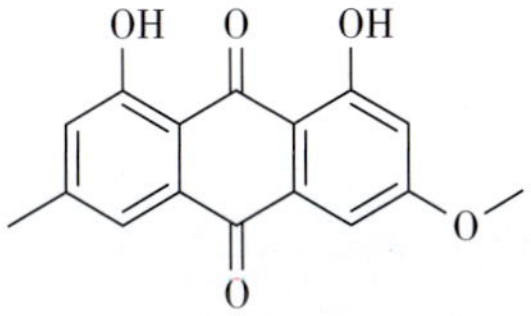

大黄素甲醚
Physcion

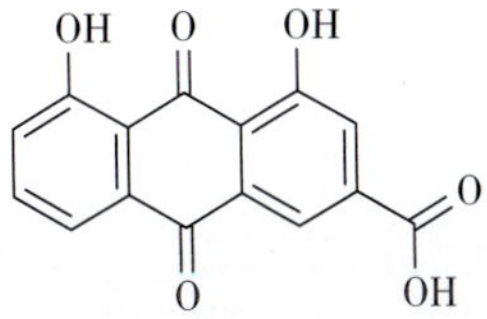

大黄酸
Rhein

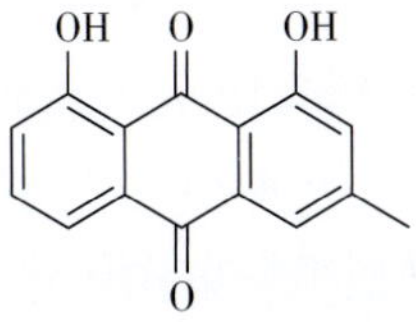

大黄酚
Chrysophanol

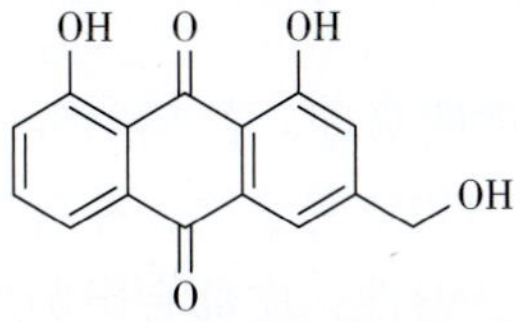

芦荟大黄素
Aloe-emdoin

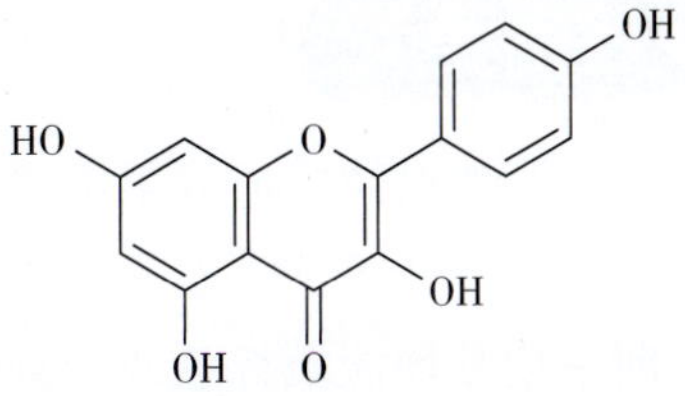

山奈酚
Kaempferol

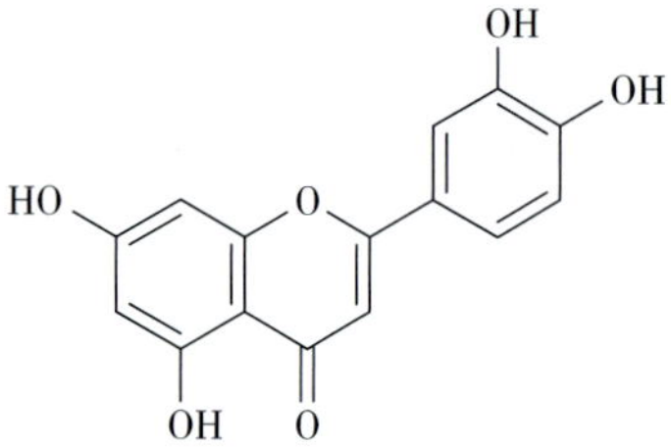

木犀草素
Luteolin

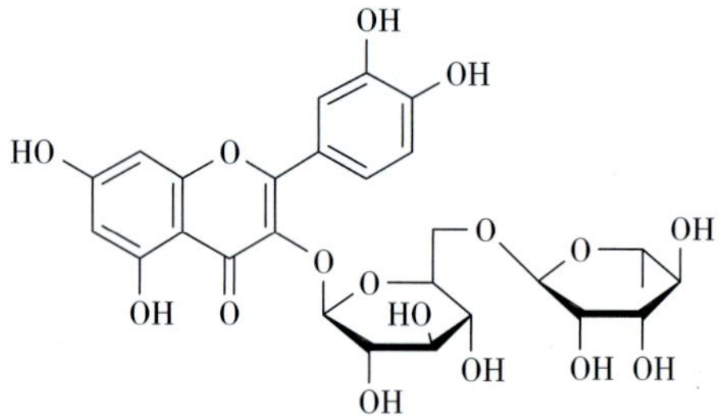

芦丁
Rutin

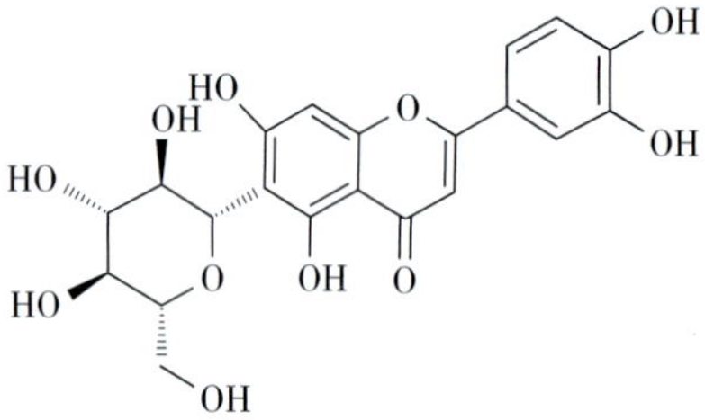

异荭草素
Isorrientin

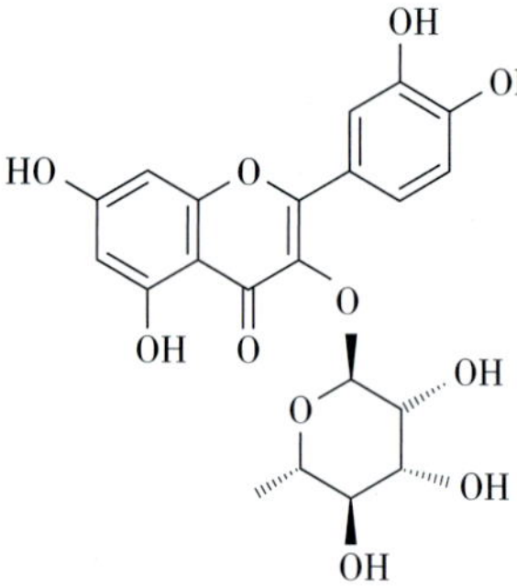

槲皮苷
Quercitrin

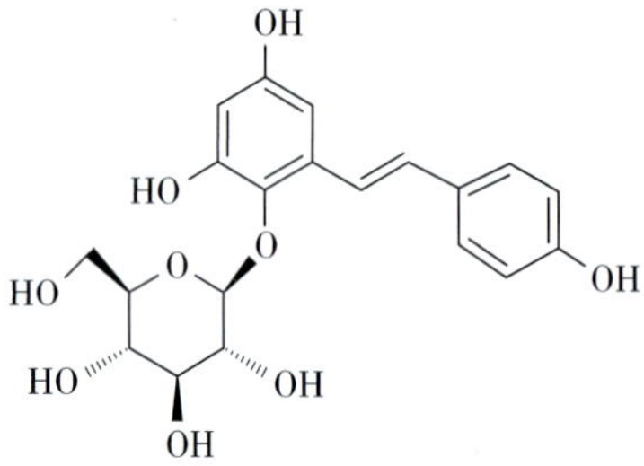

2,3,5,4'-四羟基二苯乙烯-2-O-β-D-吡喃葡萄糖苷
2,3,5,4'-Tetrahydroxystilbene-2-O-β-D-glucopyranoside

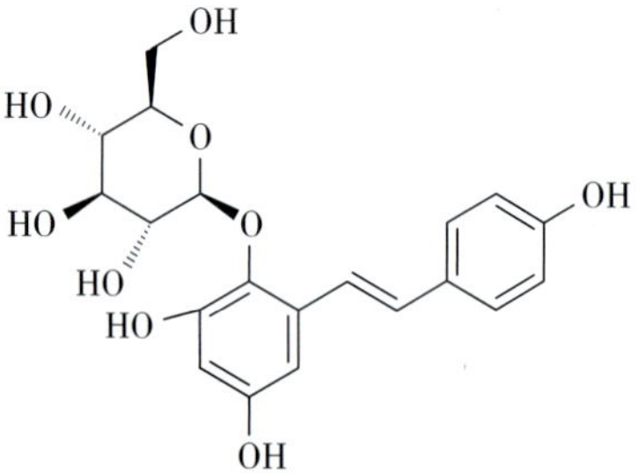

二苯乙烯苷
2,3,5,4'-Tetrahydroxy stilbene-2-O-β-D-glucoside

何首乌代表性化学成分结构

🌱 鉴别要点

1.性状　块根纺锤形或团块状，一般略弯曲。长5～15cm，直径4～10cm。表面红棕色或红褐色，凹凸不平，有不规则的纵沟和致密皱纹，并有横长皮孔及细根痕。质坚硬，不易折断。切断面淡黄棕色或淡红棕色，粉性，皮部有类圆形的异型维管束作环状排列，形成"云锦花纹"，中央木部较大，有的呈木心。气微，味微苦而甘、涩。以体重、质坚实、粉性足者为佳。

2.鉴别

（1）横切面：木栓层为数列细胞，充满棕色物。韧皮部较宽，散有类圆形异型维管束4～11个，为外韧型，导管稀少。根的中央形成层成环；木质部导管较少，周围有管胞及少数木纤维。薄壁细胞含草酸钙簇晶及淀粉粒。

粉末黄棕色。淀粉粒单粒类圆形，直径4～50μm，脐点人字形、星状或三叉状，大粒者隐约可见层纹；复粒由2～9分粒组成。草酸钙簇晶直径10～80（160）μm，偶见簇晶与较大的方形结晶合生。棕色细胞类圆形或椭圆形，壁稍厚，胞腔内充满淡黄棕色、棕色或红棕色物质，并含淀粉粒；具缘纹孔导管直径17～178μm。棕色块散在，形状、大小及颜色深浅不一。

（2）取本品粉末0.25g，加乙醇50ml，加热回流1小时，滤过，滤液浓缩至3ml，作为供试品溶液。另取何首乌对照药材0.25g，同法制成对照药材溶液。参照《中国药典》（现行版）薄层色谱法（通则0502）试验，吸取上述两种溶液各2μl，分别点于同一以羧甲基纤维素钠为黏合剂的硅胶H薄层板上使成条状，以苯–乙醇（2：1）为展开剂，展至约3.5cm，取出，晾干，再以苯–乙醇（4：1）为展开剂，展至约7cm，取出，晾干，置紫外光灯（365nm）下检视。供试品色谱中，在与对照药材色谱相应的位置上，显相同颜色的荧光条斑；再喷以磷钼酸硫酸溶液（取磷钼酸2g，加水20ml使溶解，再缓缓加入硫酸30ml，摇匀），稍加热，立即置紫外光灯（365nm）下检视，供试品色谱中，在与对照药材色谱相应的位置上，显相同颜色的条斑。

🌿 炮制工艺

1.生首乌　除去杂质，洗净，用水泡至八成透，捞出，润至内外湿度均匀，切片或切成方块，晒干。

2.制首乌　取何首乌块倒入盆内，用黑豆汁与黄酒拌匀，置罐内或适宜容器内，密闭，坐水锅中，隔水炖至汁液吸尽，取出，或晒至半干，切片，干燥。每100kg何首乌片（块），用黑豆10kg。黑豆汁制法：取黑豆10kg，加水适量，煮约4小时，熬汁约15kg，豆渣再加水煮约3小时，熬汁约10血，合并得黑豆汁约25kg。

🌿 性味归经

味苦、甘、涩，性微温。归肝经、肾经。

🌿 主治功效

1.中药　养血滋阴，润肠通便，截疟，祛风，解毒。主治血虚头昏目眩，心悸，失眠，肝肾阴虚之腰膝酸软，须发早白，耳鸣，遗精，肠燥便秘，久疟体虚，风疹瘙痒，疮痈，瘰疬，痔疮。

2.苗药　血虚头昏目眩、腰膝酸软、须发早白。

🌿 临床应用

（1）治疗疟疾　取何首乌6~8钱，甘草0.5~1钱（小儿酌减），每日1剂，浓煎2小时，分3次食前服用，连用2天。

（2）治疗百日咳　取何首乌2~4钱，甘草0.5~1钱，水煎，每日1剂，分4~6次口服。

（3）治疗疖肿　取新鲜何首乌2斤，切片，放锅内（勿用铁锅）加水浓煎成250ml。外搽患处，每日1~3次。

（4）头晕、面黄　何首乌20g，炖猪脚吃。（黔东南苗族）

（5）血虚发白　何首乌、鸡血藤各15g，水煎服。（黔南苗族）

🌿 用法用量

内服：煎汤，10~20g；或熬膏、浸酒；或入丸、散。外用：适量，煎水洗、研末撒或调涂。

🌿 成分控制

参照《中国药典》（现行版）何首乌含量测定。

1.二苯乙烯苷含量测定（避光操作）

（1）色谱条件与系统适用性试验　以十八烷基硅烷键合硅胶为填充剂；以乙腈–水（25∶75）为流动相；检测波长为320nm。理论塔板数按2,3,5,4′–四羟基二苯乙烯–2–O–β–D葡萄糖苷峰计≥2000。

（2）对照品溶液的制备　取2,3,5,4′–四羟基二苯乙烯–2–O–β–D葡萄糖苷对照品适量，精密称定，加稀乙醇制成每1ml含0.2mg的溶液，即得。

（3）供试品溶液的制备　取本品粉末（过四号筛）约0.2g，精密称定，置具塞锥形瓶中，精密加入稀乙醇25ml，称定重量，用稀乙醇补足减失的重量，摇匀，静置，上清液滤过，取续滤液，即得。

（4）测定法　分别精密吸取对照品溶液与供试品溶液各10μl，注入液相色谱仪，测定，即得。

本品按干燥品计算，含2,3,5,4′–四羟基二苯乙烯–2–O–β–D葡萄糖苷（$C_{20}H_{22}O_9$）不得少于1.0%。

2.结合蒽醌含量测定

（1）色谱条件与系统适用性试验　以十八烷基硅烷键合硅胶为填充剂；以甲醇–0.1%磷酸溶液（80∶20）为流动相；检测波长为254nm。理论板数按大黄素峰计≥3000。

（2）对照品溶液的制备　取大黄素对照品、大黄素甲醚对照品适量，精密称定，加甲醇分别制成每1ml含大黄素80μg，大黄素甲醚40μg的溶液，即得。

（3）供试品溶液的制备　取本品粉末（过四号筛）约1g，精密称定，置具塞锥形瓶中，精密加入甲醇50ml，称定重量，加热回流1小时，取出，放冷，再称定重量，用甲醇补足减失的重量，摇匀，滤过，取续滤液5ml作为供试品溶液A（用于测游离蒽醌）。另精密量取续滤液25ml，置具塞锥形瓶中，水浴蒸干，精密加8%盐酸溶液20ml，超声处理（功率100W，频率40kHz）5分钟，加三氯甲烷20ml，水浴中加热回流1小时，取出，立即冷却，置分液漏斗中，用少量三氯甲烷洗涤容器，洗液并入分液漏斗中，分取三氯甲烷液，酸液再用三氯甲烷振摇提取3次，每次15ml，合并三氯甲烷液，回收溶剂至干，残渣加甲醇使溶解，转移至10ml量瓶中，加甲醇至刻度，摇匀，滤过，取续滤液，作为供试品溶液B（测总蒽醌用）。

（4）测定法　分别精密吸取对照品溶液与上述两种供试品溶液各10μl，注入液相色谱仪，测定，即得。

$$结合蒽醌含量 = 总蒽醌含量 - 游离蒽醌含量$$

本品按干燥品计算，含结合蒽醌以大黄素（$C_{15}H_{10}O_5$）和大黄素甲醚（$C_{16}H_{12}O_5$）的总量计，不得少于0.10%。

🌱 药理毒理

1.药理作用

（1）抗氧化　何首乌提高大鼠心、脑组织超氧化物歧化酶的活性，降低过氧化脂质和脂褐素的含量，表现出明显的抗氧化、抗自由基作用，对心脑组织的过氧化损伤有保护作用；制何首乌多糖能显著提高D-半乳糖衰老模型小鼠血超氧化物歧化酶、过氧化氢酶及谷胱甘肽过氧化物酶的活力，可降低血、脑及肝过氧化脂质水平。

（2）神经细胞损伤的保护　何首乌卵磷脂对大鼠乙酰胆碱酯酶神经元及其投射纤维有保护作用。何首乌能改善老年大鼠中枢多巴胺神经系统功能。

（3）降血脂、抗动脉粥样硬化　何首乌降低大鼠血清中三酰甘油、胆固醇、低密度脂蛋白的含量，提高高密度脂蛋白的含量；首乌总苷降低ApoE-/-小鼠氧化型LDL（ox-LDL）、减少主动脉壁NF-κB的表达，下调ICAM-1及VCAM-1的表达等改善主动脉斑块的形成。

（4）免疫调节　何首乌提高胸腺核酸和蛋白质的含量，促进胸腺细胞增生，保护胸腺组织，延缓老年大鼠胸腺年龄性退化作用。提升小鼠腹腔巨噬细胞吞噬指数，增加老龄大鼠溶血素抗体产生水平，NK细胞的细胞毒活性明显增强，T、B淋巴细胞的转化增殖活性增强。

（5）保肝　何首乌对化学损伤导致的肝脂蓄积和肝损伤具有显著的抑制作用。二苯乙烯低聚体可显著降低肝损伤时升高的血清丙氨酸转移酶水平和肝组织丙二醛含量。

2.毒理作用

（1）急性毒性　黄伟等参照经典急性毒性试验方法测定何首乌全组分、水提组分和醇提组分，在最大耐受量（MTD）值的测定中，全组分MTD值为20.0g/kg，水提组分为98.4g/kg，醇提组分为78.0g/kg。灌胃后小鼠出现腹泻、毛色不华、怠动等症状，并有死亡发生。在对肝脏影响的检查中，小鼠单次灌胃（何首乌水提组分30.75g/kg和醇提组分24.5g/kg）30分钟后，血清中天冬氨酸氨基转移酶（AST）、丙氨酸氨基转移酶（ALT）升高，毒性高峰分别出现在灌胃后2、4小时，毒性持续时间分别为24、48小时。故单次给予30.75g/kg何首乌水提物（AEPM）或醇提物可造成小鼠急性肝损伤，且醇提物肝毒性出现较早，持续时间较长。

据报道，炮制对何首乌急性毒性的影响表现在制首乌醇提组LD_{50}值大于何首乌醇提组，同时生何首乌醇提组小鼠腹泻的现象明显高于制何首乌组。对炮制前后结合型蒽醌的总含量进行分析，发现炮制可使结合型蒽醌含量降低，减少或消除了泻下的不良反应。

（2）亚急性毒性　据报道，用丙酮作溶剂提取，以最大参考剂量的10、20、40倍剂量连续给予小鼠灌胃28天，观察记录小鼠体质量、摄水、摄食和死亡情况，灌胃结束后，采血进行生化检查。在灌胃过程中，各组均有小鼠死亡；生化指标检查中，可见血清中ALT和AST活性明显增强。

据报道，以75%乙醇冷浸法分别提取生何首乌和制何首乌，每次48小时，共提取5次，合并提取液后将其减压干燥成干粉备用，以40g/kg的剂量对大鼠连续灌胃28天，观察大鼠体质量、脏器指数、生化检测指标和组织形态的变化。结果显示，40g/kg剂量下何首乌醇提物的毒性作用表现为抑制大鼠体质量增长，改善肝、肾功能相关的生化指标异常，肝、肾、肺组织的病理改变等，并且生何首乌毒性作用大于制何首乌。

（3）长期毒性　以90%乙醇分别回流提取生、制何首乌，每次1小时，提取2次，合并提取液，回收乙醇，浓缩至合适浓度备用。李明等报道，以生何首乌醇提物剂量150、75、2.4g/kg，制何首乌醇提物剂量300、150、2.4g/kg分别对小鼠连续灌胃60天，于第60天在各组小鼠眼眶静脉丛取血，进行生化检查、病理组织学检查计算脏器指数。结果显示，各给药组与空白对照组比较，小鼠血清中ALT、AST、TBIL差异无统计学意义（$P<0.05$）。组织病理检查中表现出肝细胞变性，且生何首乌醇提物低剂量（2.4g/kg）组与空白对照组比较，差异有统计学意义（$P<0.01$）。

（4）致突变毒性　将何首乌粉碎后开水浸泡7天，滤过，滤液经60℃水浴蒸干，当何首乌剂量为10、2、0.4g/kg时，小鼠精子畸形实验呈阴性；何首乌剂量为16、8、4g/kg时，小鼠骨髓细胞微核试验中结果呈阴性；在污染物致突变性检测（Ames）试验中，用组氨酸缺陷型鼠沙门菌TA97、TA8、TA100、TA102，当何首乌质量浓度为0.1、1.0、10、100μg/ml时结果均为阴性。未发现何首乌有引起哺乳动物细胞、生殖细胞畸形和细菌的基因突变作用。

对何首乌中蒽醌类物质的致突变性研究结果显示，大黄素和芦荟大黄素在体外有一定的致突变作用，在Ames试验中，芦荟大黄素表现出明确的致突变毒性，并且在小鼠淋巴瘤细胞TK基因突变试验中出现阳性结果，同时大黄素也表现出相似的基因毒性。但是在体内试验中芦荟大黄素并未表现出潜在的基因毒性。

（5）药源性肝损伤　近年来，多次出现何首乌致肝脏损伤的报道。肝脏损伤包括肝功能异常、黄疸、药源性肝炎等。与何首乌制剂相关的毒性还包括黄疸、尿色变深、恶心、呕吐、乏力、虚弱、胃痛、腹痛、食欲减退，停药后患者可康复。

在临床用药过程中，出现了特异质反应和呈非剂量依赖反应，而特异质反应通常可分为过敏和非过敏反应对出现特异质反应的患者进行血清自身抗体检查，结果未发现自身抗体，抗核抗体也未出现明显的临床相关性，而且没有患者出现发热、红疹或者嗜酸性细胞增多等症状，表明何首乌引起的药源性肝损伤可能是非过敏性的。

（6）其他毒性　除肝脏损伤外，其他毒性还包括皮肤过敏性病变、药物热、精神症状、眼部色素沉着、上消化道出血等。

🌱 成方制剂

1.润燥止痒胶囊　由何首乌、制何首乌、生地黄、桑叶、苦参、红活麻组成。具有养血滋阴、祛风止痒、润肠通便的功效。临床用于血虚风燥所致的皮肤瘙痒；热毒蕴肤所致的痤疮肿痛、热结便秘。

2.安神足液　由酸枣仁、柏子仁、合欢皮、首乌藤、栀子、知母、玄参、当归组成。具有清热除烦、养心安神的功效。临床用于心血亏虚、心火上炎所引起的失眠症；症见失眠、多梦、易醒、心烦等。

参考文献

黑骨藤

Heiguteng
PERIPLOCAE FORRESTII CAULIS ET RADIX

水药名: ʔma¹lju²ʔdoŋ¹ 骂留动(都匀水族)。

苗药名: uob mongb dleib 蛙莽虽(黔南),ghab bas hlat dlaib 嘎八又赊(黔东南),reib songd ghueb 锐松怪(松桃)。

本品为萝藦科植物黑龙骨 *Periploca forrestii* Schltr. 的根或全株。秋、冬季采集,洗净切片,晒干。

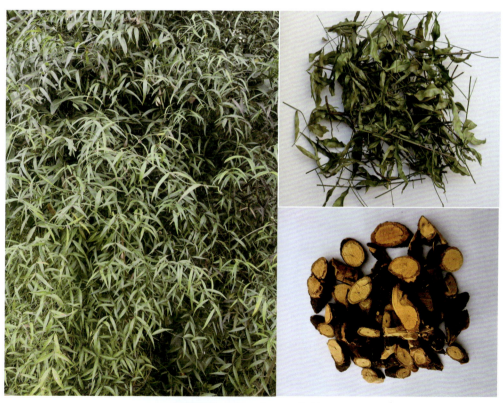

黑骨藤 *Periploca forrestii* Schltr.

🌱 形态与分布

1. 原植物形态　藤状灌木，长达 10 m。具乳汁，多分枝，全株无毛；叶对生，革质；叶柄长 1~2mm；叶片狭披针形，长 4~6cm，宽 0.5~1cm，先端渐尖，基部楔形；侧脉纤细密生，在叶缘连接成 1 条边脉。聚伞花序腋生，比叶短，着花 1~3；花萼裂片 5，卵圆形或近圆形；花冠黄绿色，近辐状，花冠裂片 5，裂片中间不加厚，不反折，无毛；副花冠丝状，被微毛；花粉器匙形，四合花粉藏在载粉器内；雄蕊 5，蓇葖果双生，圆柱状，具纵条纹。种子长圆形，先端具白色绢质种毛。花期 3~4 月，果期 6~7 月。

2. 分布　分布于贵州各地。此外，西藏、云南、广西、青海等地也有分布。

🌱 化学成分

1. 甾体类　$\varDelta^5$-Pregnene-3β,17α,20（S）-triol、Periplocogenin、北五加皮苷 E（$\varDelta^5$-Pregnene-3β,17α,20α-triol-20-β-D-canaropyranoside）、杠柳苷 N（Periplocoside N）、Periforgenin A、杠柳苷元（Periplogenin）、8-羟基杠柳苷元（8-OH Periplogenin）、Periplocoside L。

2. 醌类　大黄素（Emodin）、大黄酚（Chrysophanol）、大黄素甲醚（Physcion）。

3. 黄酮类　槲皮素（Quercetin）、黄芩素-7-甲醚（5,6-Dihydroxy-7-methoxyflavone）。

4. 三萜类　齐墩果酸（Oleanolic acid）、熊果酸（Ursolic acid）。

5. 其他类　乙酰氨基苯乙醚 [N-（4-Ethoxyphenyl）]、3,5-二甲氧基-4-羟基苯甲酸（3-Hydroxy-4,5-dimethoxybenzoic acid）。

Periplocogenin

北五加皮苷E
$\varDelta^5$-Pregnene-3β,17α,20α-triol-20-β-D-canaropyranoside

Periforgenin A

杠柳苷元
Periplogenin

8-羟基杠柳苷元
8-OH Periplogenin

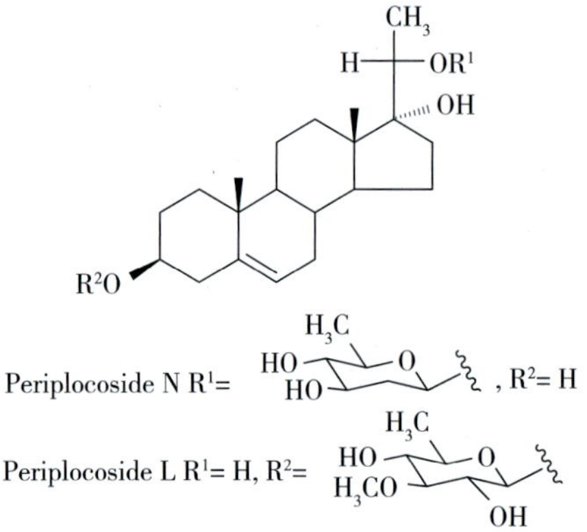

Periploside N R¹=
Periploside L R¹= H, R²=

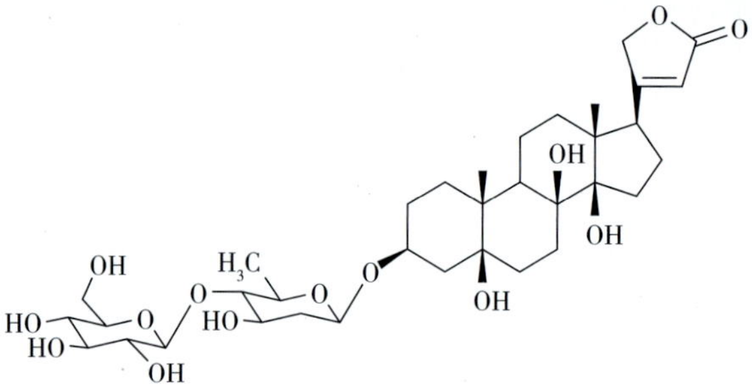

杠柳苷
Periplocin

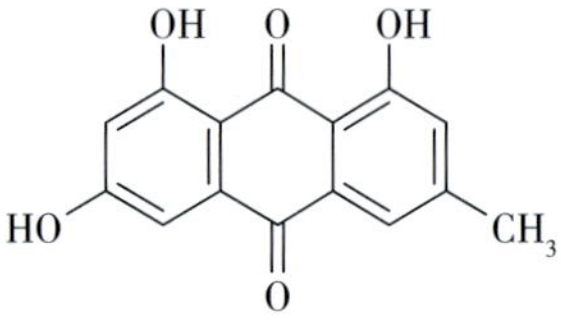

大黄素
Emodin

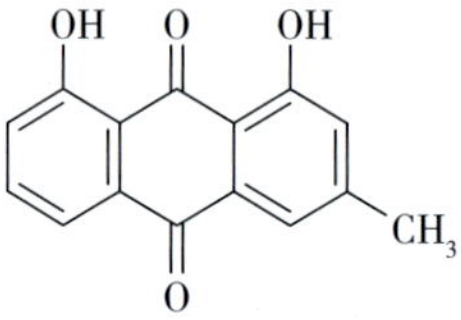

大黄酚
Chrysophanol

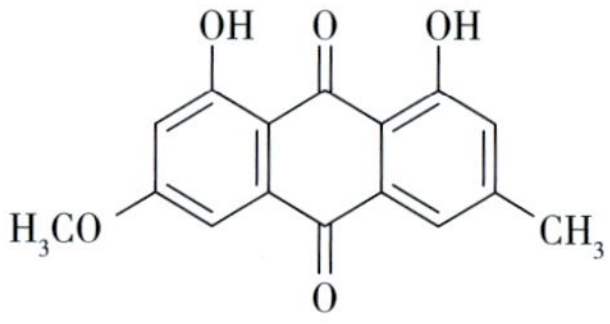

大黄素甲醚
Physcion

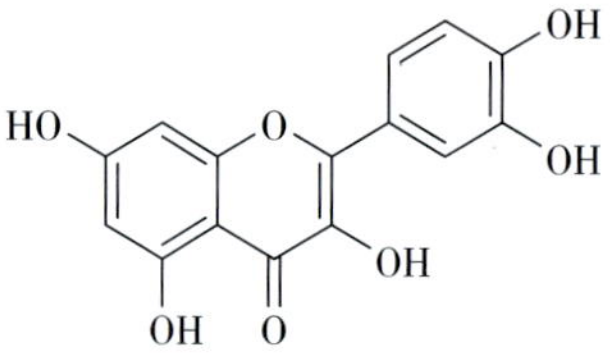

槲皮素
Quercetin

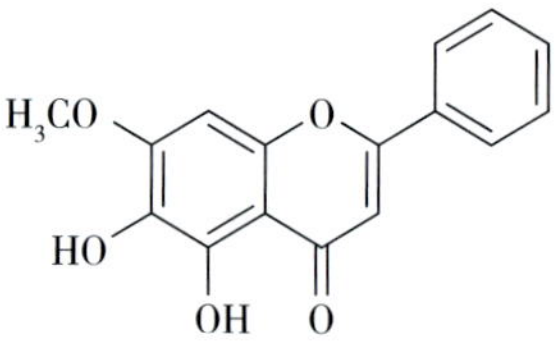

黄芩素-7-甲醚
5,6-Dihydroxy-7-methoxyflavone

黑骨藤代表性化学成分结构

🌱 鉴别要点

1.性状 根呈长圆柱形，直径0.3～2cm，常呈不规则弯曲或旋钮状，具分支，有的顶端粗大；表面黑褐色或浅棕色，有皮孔及支根痕。栓皮呈鳞片状剥离。内皮白色，粉质。木部发达，淡黄色，具旋钮状纹。质坚硬，易折断，断面黄白色，不整齐。茎枝呈长圆柱形，长短不一。表面黑褐色，粗糙，有横裂纹及棕色皮孔。质坚韧，折断面皮部较薄，露出白色纤维，木部淡黄色，中央有髓。叶对生、革质，完整叶片展平后呈狭披针形，长4～6cm，宽0.5～1cm，先端渐尖，基部楔形；侧脉纤细密生。气微香，味苦。

2.鉴别

（1）本品根粉末灰黄色，草酸钙结晶呈棱形、方形等，长10～35μm。淀粉粒单粒呈三角形、椭圆形、半圆形、葫芦形、多边形，直径3～16μm，复粒由2～4单粒组成。石细胞淡黄色，多边形、方形，长16～54μm，胞腔及壁孔明显，胞壁厚10～16μm。导管多具缘纹孔及少数网纹和单纹孔，直径27～180μm。

（2）取本品粉末0.1g，加甲醇10ml，超声处理15分钟，滤过，滤液蒸干，残渣加2.5mol/L硫酸溶液5ml，水浴加热30分钟，放冷，用三氯甲烷振摇提取2次，每次5ml，合并三氯甲烷液，蒸干，残渣加三氯甲烷1ml使溶解，作为供试品溶液。吸取供试品溶液和对照药材溶液各4μl、对照品溶液各1μl，分别点于同一硅胶G薄层板上，以石油醚（30～60℃）–甲酸乙酯–甲酸（15：5：1）的上层溶液为展开剂，展开，取出，晾干，置紫外光灯（365nm）下检视。供试品色谱中，在与对照药材色谱和对照品色谱相应的位置上，显相同颜色的荧光斑点，置氨蒸气中熏后，斑点变为红色。

🌿 炮制工艺

秋、冬季采集，洗净切片，晒干。

🌿 性味归经

味甘、辛，性温，有小毒。

🌿 主治功效

1. **中药** 活血通经，祛风解毒。用于风湿关节痛，跌打损伤，月经不调。
2. **苗药** 祛风除湿，止痛。
3. **水药** 跌打损伤，风湿痹。

🌿 临床应用

（1）治风湿关节痛 黑骨藤15g、大青藤根9g，泡酒服用，并取温酒擦患处。或黑骨藤15g、五香血藤15g、石南藤15g、四块瓦15g、地锋子15g、岩马桑15g，泡服用，每次25ml，1日3次。

（2）治跌打损伤 黑骨藤、岩马桑、岩枇杷、大血藤、小血藤、淫羊藿、一把伞、见血飞、一口血各24g，泡酒内服，每次15～30ml。

（3）治跌打损伤后筋骨疼痛 黑骨藤9g，煎酒温服。

（4）治牙痛 黑骨藤6g、红糖5g，水煎服。

（5）治风湿痹痛 黑骨藤10g，水煎服。（各族均用）

（6）治风湿关节痛 黑骨藤10g、大风藤10g，水煎服。（雷山苗族）

（7）治风湿腰痛 黑骨藤10g、杜仲15g，水煎服。（剑河侗族）

（8）治风湿疼痛 黑骨藤10g、七叶莲10g、见血飞10g，水煎服。（三都水族）

🌿 用法用量

内服：煎汤，3~6g；或浸酒。外用：适量捣烂敷。

🌿 成分控制

杠柳毒苷含量测定

（1）色谱条件　色谱柱：ZORBAX Eclipse PlusC$_{18}$（4.6mm×250mm，5µl）；流动相：以水为流动相A，乙腈为流动相B；柱温25℃；检测波长220nm；流速1ml/min。

（2）对照品溶液的制备　取杠柳毒苷对照品适量，精密称定，加45%乙醇溶液制成每1ml含0.207mg的溶液，即得。

（3）供试品溶液的制备　精密称取黑骨藤粉末约2g，置于锥形瓶中，精密量取45%乙醇25ml加入至锥形瓶，称定重量。置于超声提取30分钟，再次称重，补足减失的重量后过滤，取续滤液作供试品溶液备用。

（4）样品测定　取3批样品，分别取2g，精密称定，按供试品溶液的制备方法制备供试品溶液，分别精密吸取对照品溶液和供试品溶液各10µl，进样。

🌿 药理毒理

1.药理作用

（1）强心　滇杠柳新鲜茎皮中提得的总苷，通过在蛙心及兔心、兔心电图及离体豚鼠心试验，证明本品有强心作用，作用特点类似毒毛花苷，平均致死量为5.9±1.0mg/kg。

（2）镇痛　采用小鼠扭体法和热板法，黑骨藤有明显镇痛作用。

（3）抗炎　通过二甲苯致小鼠耳廓肿胀度试验，黑骨藤各提取部位均能使小鼠耳肿胀度不同程度降低；通过醋酸致小鼠毛细血管通透性试验，黑骨藤有抑制毛细血管通透性增加的作用。

2.毒理作用

（1）引发中毒　黑骨藤是一种有毒性的中药材，恶心呕吐和心律失常是中毒后的常见不良反应和副作用。

（2）加重身体虚寒　黑骨藤是一种性质寒凉的中药材，平时服用会加重人体体虚的症状，加重身体虚寒，身体虚弱或寒性体质的人群不宜服用。

🌿 成方制剂

1.黑骨藤追风活络胶囊　由青风藤、黑骨藤、追风伞组成，辅料为淀粉。

2.黑骨藤追风活络颗粒　由青风藤、黑骨藤、追风伞组成。具有祛风除湿、通络止痛的功效。临床用于风寒湿痹，肩臂、腰腿疼痛。

参考文献

厚 朴
Houpo
MAGNOLIAE OFFICINALIS CORTEX

苗药名： ghob jiaot nbil nbal xil 各绞枇杷息。

本品为木兰科植物厚朴 *Magnolia officinalis* Rehd. et Wils.或凹叶厚朴 *Magnolia officinalis* Rehd. et Wils. var. biloba Rehd. et Wils.的干燥干皮、根皮及枝皮。4~6月剥取，根皮和枝皮直接阴干；干皮置沸水中微煮后，堆置阴湿处，"发汗"至内表面变紫褐色或棕褐色时，蒸软，取出，卷成筒状，晒干。

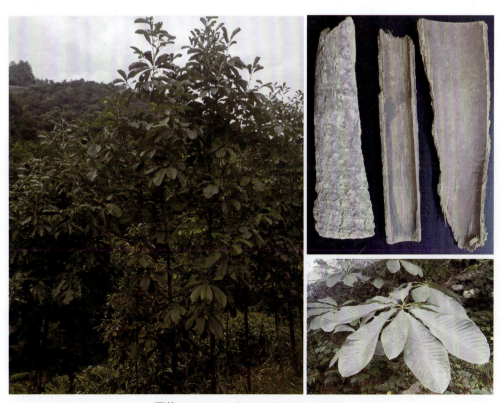

厚朴 *Magnolia officinalis* Rehd. et Wils.

形态与分布

1.原植物形态 落叶乔木，高达5～15m，胸径达35cm。树皮厚，紫褐色，有辛辣味；幼枝淡黄色，有细毛，后边无毛；顶芽大，窄卵状圆锥形，长4～5cm，密被淡黄褐色绢状毛。叶互生，倒卵形或倒卵状椭圆形，长20～45cm，宽12～25cm，上面绿色，无毛，下面有白霜，幼时密被灰色毛；侧脉20～30对，叶柄长2.5～4.5cm。花与叶同时开放，单生枝顶，白色，芳香；萼片与花瓣9～12片，或更多，肉质，等长；萼片长圆状倒卵形，淡绿白色，长带紫红色；花瓣匙形，白色；聚合果长椭圆状卵圆形或圆柱形，心皮排列紧密，成熟木质，顶端有弯尖头；种子三角状倒卵形，外种皮红色。花期4～5月，果期9～10月。

2.分布 贵州、浙江、广西、江西、湖南、湖北、四川、云南、陕西、甘肃等地亦有分布。

化学成分

1.木脂素类 厚朴酚（Magnolol）与和厚朴酚（Honokiol）、醛基取代厚朴脂素E（Houpulin E）等、丁香三环烷厚朴酚（Clovanemagnolol）等、日本厚朴酚（Obovatol）、二聚体木兰木脂素G（Magnolignan G）和二聚体木兰木脂素F（Magnolignan F）、厚朴脂素A（Houpulin）与厚朴脂素B（Houpulin B）等。

2.酚、醛和酯类 丁香醛（Syringaldchydc）、对羟基苯甲醛（p-Hydroxylbcnzaldchydc）、芥子醛（Sinapic aldehyde）等。

3.苷类化合物 木兰苷A-P（Magnoloside A-P）。

4.生物碱类 木兰花碱（Magnoflorine）、4-酮基木兰花碱（4-Keto-magnoflorine）和巴婆碱（Asimilobine）、木兰箭毒碱（Magnocurarine）等。

5.黄酮类 槲皮苷（Quercitrin）、阿福豆苷（Afzelin）。

6.挥发油 β-桉叶醇（β-Eudesmol）、α-桉叶醇，γ-桉叶醇。

7.其他化合物 布卢门醇A（Blumenol A）、柳杉双醇（Crytomeridiol）；花生酸（Arachidic acid）、二十六烷醇（Hexacosanol）、胡萝卜苷（Daucosterol）和尿苷（Uridine）等。

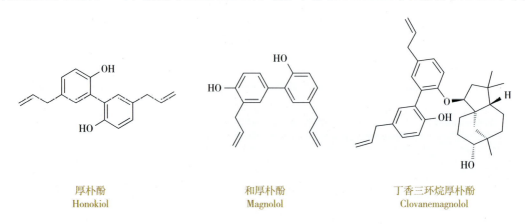

厚朴酚
Honokiol

和厚朴酚
Magnolol

丁香三环烷厚朴酚
Clovanemagnolol

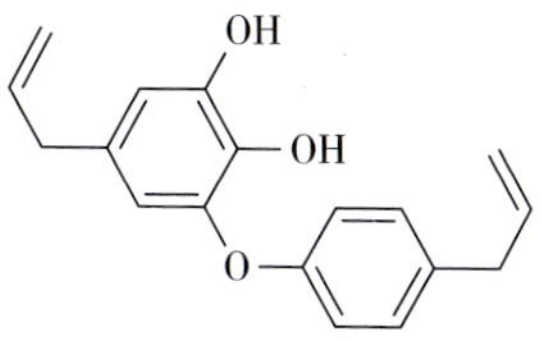

日本厚朴酚 Obovatol	厚朴脂素 A Houpulin A	丁香醛 Syringaldehyde
木兰花碱 Magnoflorine	β-桉叶醇 β-Eudesmol	布卢门醇 A Blumenol A

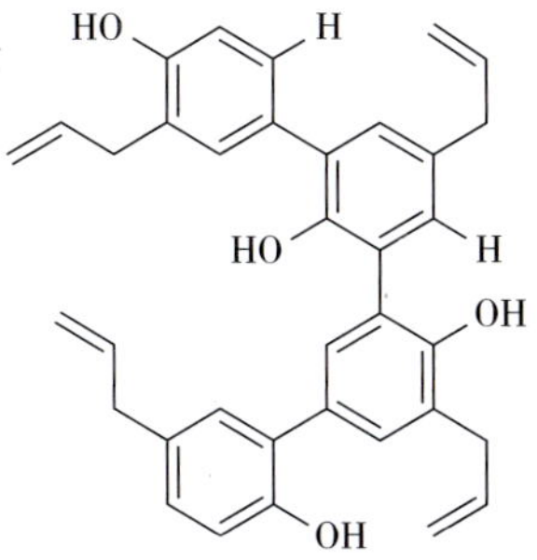

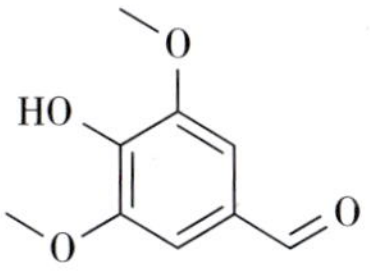

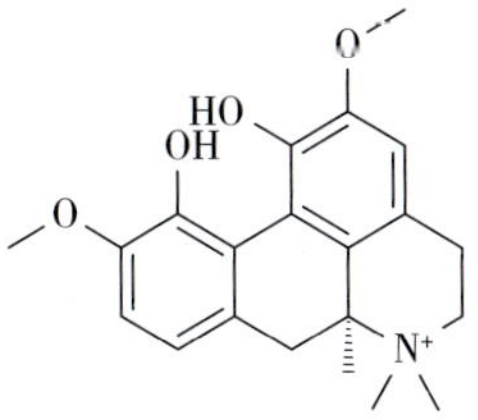

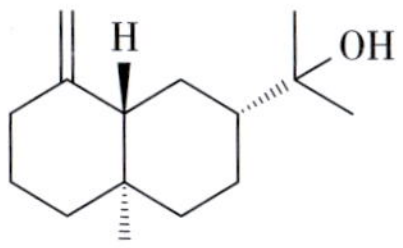

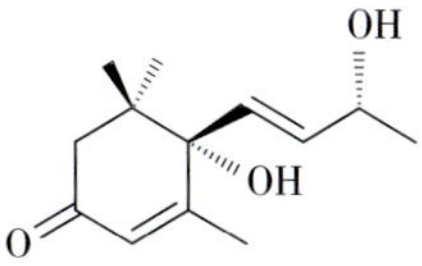

厚朴代表性化学成分结构

🌿 鉴别要点

1. 性状

（1）干皮　呈卷筒状或双卷筒状，长30～35cm，厚0.2～0.7cm，习称"筒朴"；近根部的干皮一端展开如喇叭口，长13～25cm，厚0.3～0.8cm，习称"靴筒朴"。外表面灰棕色或灰褐色，粗糙，有时呈鳞片状，较易剥落，有明显椭圆形皮孔和纵皱纹，刮去粗皮者显黄棕色。内表面紫棕色或深紫褐色，较平滑，具细密纵纹，划之显油痕。质坚硬，不易折断，断面颗粒性，外层灰棕色，内层紫褐色或棕色，有油性，有的可见多数小亮星。气香，味辛辣、微苦。

（2）根皮（根朴）　呈单筒状或不规则块片；有的弯曲似鸡肠，习称"鸡肠朴"。质硬，较易折断，断面纤维性。

（3）枝皮（枝朴）　呈单筒状，长10～20cm，厚0.1～0.2cm。质脆，易折断，断面纤维性。

2. 鉴别

（1）横切面：木栓层为10余列细胞；有的可见落皮层。皮层外侧有石细胞环带，内侧散有多数油细胞和石细胞群。韧皮部射线宽1～3列细胞；纤维多数个成束；亦有油细胞散在。

粉末棕色。纤维甚多，直径15～32μm，壁甚厚，有的呈波浪形或一边呈锯齿状，木化，孔沟不明显。石细胞类方形、椭圆形、卵圆形或不规则分枝状，直径11～65μm，有时可见层纹。油细胞椭圆形或类圆形，直径50～85μm，含黄棕色油状物。

（2）取本品粉末0.5g，加甲醇5ml，密塞，振摇30分钟，滤过，取滤液作为供试品溶液。另取厚朴酚对照品和厚朴酚对照品，加甲醇制成每1ml各含1mg的混合溶液，作为对照品溶液。参照《中国药典》（现行版）薄层色谱法（通则0502）试验，吸取上述两种溶液各5μl，分别点于同一硅胶G薄层板上，以甲苯–甲醇（17∶1）为展开剂，展开，取出，晾干，喷以1%香草醛硫酸溶液，在100℃加热至斑点显色清晰。供试品色谱中，在与对照品色谱相应的位置上，显相同颜色的斑点。

🌱 炮制工艺

1.**厚朴**　刮去粗皮，洗净，润透，切丝，晾干。

2.**姜厚朴**　取厚朴丝，加姜汁拌匀（姜炙时，应先将生姜洗净，捣烂，加水适量，压榨取汁，姜渣再加水适量重复压榨一次，合并汁液，即为"姜汁"。姜汁与生姜的比例为1∶1），闷润，待姜汁被吸尽后，置炒制容器内，用文火加热，炒干，取出晾凉。或取生姜切片，加水煮汤，另取刮净粗皮的药材，扎成捆，置姜汤中，反复浇淋，文火加热煮至姜液被吸尽，取出，切丝，晾干。（每100kg厚朴，用生姜10kg）

🌱 性味归经

味苦、性辛，温。归脾经、胃经、肺经、大肠经。

🌱 主治功效

1.**中药**　燥湿消痰，下气除满。用于湿滞伤中，脘痞吐泻，食积气滞，腹胀便秘，痰饮喘咳。

2.**苗药**　温肚暖肝，退气消水。宜治胃冷痛，打嗝，消化不良，腹胀，腹冷痛，冷泄，冷痢，肝冷痛。

🌱 临床应用

（1）治疗阿米巴痢疾。

（2）用于制止针麻下子宫全切术的鼓肠现象。

（3）反流性食管炎、抗化疗呕吐、胆汁反流性胃炎，功能性消化不良、郁证，胃轻瘫综合征、代谢综合征、慢性浅表性胃炎、慢性萎缩性胃炎、胃神经官能症、急性化脓性扁桃体炎。

（4）言语错乱，潮热，便秘，初发痢疾，腹痛或腹胀　大黄，厚朴，枳实。（《伤寒论》小承气汤）

（5）梅核气，慢性咽炎、慢性支气管炎、食管瘘　半夏、厚朴、茯苓、生姜、紫苏叶。（《金匮要略》半夏厚朴汤）

（6）胸阻塞、冠心病、心绞痛、急性心肌梗死、慢性阻塞性肺疾病、慢性支气管炎　枳实、厚朴、大蒜、桂皮、瓜蒌。（《金匮要略》枳实薤白桂枝汤）

（7）腹胀、持续发热　厚朴、甘草、大黄、枣子、枳实、肉桂、生姜。（《金匮要略》厚朴七物汤）

（8）治疗咳嗽　厚朴、麻黄、石膏、杏仁、半夏、干姜、细辛、小麦、五味子。（《金匮要略》厚朴麻黄汤）

（9）健脾利尿，用于慢性肾小球肾炎、心源性水肿、肝硬化　厚朴、白术、木瓜、木香、草果、槟榔子、柴胡、茯苓、干姜、甘草。（《济生方》实脾散）

（10）脾胃虚寒，腹胀，胃寒痛，食欲不振　厚朴、柑橘、甘草、山姜、茯苓、木香、丁姜。（《内外伤辨惑论》厚朴温中汤）

（11）治疗中风、便秘　厚朴、大黄、枳实等。（《素问病机气宜保命集》三化汤）

（12）温肚暖肝，退气消水　厚朴20g、青皮6g、八角茴香10g、丁香3g、山药（山药）15g，煎服。（苗族）

（13）背疮　野棉花、席藤、磁竹叶、鸡屎藤、梢基藤、铁线草、五多云、毒苦蒿、臭火草、铁刷把、苦参、羊不吃、马桑树叶、大黄、黄柏、黄芩、厚朴、狗椒、蜈蚣、红头虫、老鼠屎、麻雀屎、花红皮、橘树叶、坝子、龙胆草、防风共研细，加酒调敷（先以雄黄兑酒搽后，再敷药）。

（14）疟疾，忽冷忽热，周身不适　黄芩、青皮、半夏、甘草、白术、茯苓、柴胡、陈皮、草果、厚朴各等份，生姜3片，水煎服。

（15）发痧腹痛　厚朴25g、莱菔子15g、枳实10g、桃仁10g、赤芍7g、大黄7g。

（16）肺炎　草烟根20g、厚朴树皮20g、草果皮15g，水煎服。（彝族）

（17）咯劳（七十二劳）　三步跳（半夏）6g、厚朴10g、矮地茶1g、枇杷叶15g、土茯苓15g、小杆子（山姜）15g、狗屎柑（枳壳）1g、地果果（野地瓜，地枇杷）10g、地枇杷根15g、鹅不食草10g、岩川芎（前胡）10g。

（18）疳症（隔食病，走胎）　四块瓦、郁金、夜关门草、木香、厚朴、白术各5g。水煎服，1天4次。

（19）疝气　厚朴、黄柏、知母、板蓝根、水竹叶、卵子草、水灯草、车前草、寄生（生长在漆树或厚朴上）各20g，研磨，开水吞服，每次10g，每日2次。（土家族）

🌿 用法用量

内服煎剂：10～30g；或研末入丸、散。

🌿 成分控制

含量测定　参照《中国药典》（现行版）厚朴项下测定。

（1）色谱条件与系统适用性试验　以十八烷基硅烷键合硅胶为填充剂；以甲醇－水（78∶22）为流动相；检测波长为294nm。理论塔板数按厚朴酚峰计≥3800。

（2）对照品溶液的制备　取厚朴酚对照品和厚朴酚对照品适量，精密称定，加甲醇分别制成每1ml含厚朴酚40μg和厚朴酚24μg的溶液，即得。

（3）供试品溶液的制备　取本品粉末（过三号筛）约0.2g，精密称定，置具塞锥形瓶中，精密加入甲醇25ml，摇匀，密塞，浸渍24小时，滤过，精密量取续滤液5ml，置25ml量瓶中，加甲醇至刻度，摇匀，即得。

（4）测定法　分别精密吸取上述两种对照品溶液各4μl与供试品溶液3～5μl，注入液相色谱仪，测定，即得。

本品按干燥品计算，含厚朴酚（$C_{18}H_{18}O_2$）与和厚朴酚（$C_{18}H_{18}O_2$）的总量不得少于2.0%。

❀ 药理毒理

1.药理作用

（1）对消化系统的作用　促进胃肠蠕动、促进消化液分泌。在体外，厚朴提取物剂量依赖性地通过内部和外部Ca^{2+}调节G蛋白途径使卡哈尔氏间质细胞的起搏电位易于去极化，在正常和胃肠运动功能障碍小鼠模型体内，厚朴提取物增加了胃排空和肠道通过率。

（2）对神经系统的作用

1）抗帕金森病　和厚朴酚（10mg/kg）对1-甲基-4-苯基-1,2,3,6-四氢吡啶（MPTP）诱导的帕金森病模型小鼠的神经损伤具有神经保护作用。其作用机制可能与促进多巴胺能神经元的存活、分化和生长，从而部分恢复多巴胺的合成和代谢有关。

2）抗焦虑和抗抑郁　厚朴酚主要基于其增加脑源性神经营养因子表达和增强大鼠大脑中血清素能系统活性的能力而发挥抗抑郁样作用。进一步的研究表明，厚朴酚具有类抗抑郁作用，这可能与其有助于逆转大鼠脑中的神经胶质萎缩有关。

3）治疗阿尔茨海默病　厚朴提取物（5、10mg/kg）及其主要成分4-O-甲基和厚朴酚（0.5和1.5mg/kg）口服一周，可以预防东莨菪碱引起的大鼠记忆障碍。

4）抗痉挛、肌肉松弛和抗吗啡戒断　厚朴酚和厚朴酚通过阻断外部Ca^{2+}流入抑制子宫收缩。建立急性吗啡依赖和天然吗啡戒断大鼠模型，研究厚朴酚和厚朴酚对吗啡戒断过程中β-内啡肽的影响。厚朴酚和厚朴酚（40、80mg/kg）能显著抑制大鼠的吗啡戒断反应，抑制作用与脑内β-内啡肽的增加有关。

（3）对心脑血管的作用

1）心脏保护、脑缺血和缺血再灌注损伤保护　厚朴酚通过增强ERK1/2的激活和调节Bcl-xl蛋白来抑制细胞凋亡，从而在缺血再灌注诱导的损伤中减少梗死面积并改善心脏功能。厚朴酚的心脏保护活性可能由其抗氧化活性和抑制心肌I/R中性粒细胞的能力介导。

2）抗血栓、抑制血小板聚集及抗凝　日本厚朴叶甲醇提取物（5kg）对二磷酸腺苷（ADP）、胶原、肾上腺素、花生四烯酸或PGH2/TXA2受体激动剂U46619诱导血小板聚集具有剂量依赖性抑制作用。

3）抗糖尿病　和厚朴酚能够降低高脂饲料-链脲佐菌素诱导的2型糖尿病模型大鼠的血糖血脂、改善其口服葡萄糖耐量受损，增强肝脏抗氧化酶SOD、CAT、GSH-Px活力，降低产生氧化应激的CYP2E1酶活性及脂质过氧化产物MDA含量，说明和厚朴酚具有抗糖尿病的效果。同时，和厚朴酚能够抑制大鼠肝脏中与糖尿病及糖尿病并发症相关的CYP1A2、CYP2E1、CYP2C、CYP4A的活性；上调肝脏Oat2和Oatp2b1的mRNA表达水平，下调肾脏Bcrp、Mrp4的mRNA表达水平，说明和厚朴酚对CYP450酶活性的影响及对肝、肾转运体mRNA表达水平的影响可能是和厚朴酚抗糖尿病的潜在机制。

4）降压　和厚朴酚对离体血管环具有舒张作用，机制与电压依赖性钙通道及受体操控性钙通道有关，并增强NO作用而不影响PGI2；和厚朴酚对大鼠离体心脏有明显的负性肌力、负性频率作用，降低心肌细胞内钙离子是和厚朴酚抑制大鼠心脏导致负性肌力、负性频率的主要机制之一；和厚朴酚对原发性高血压大鼠具有治疗作用，其血管扩张作用以及抗炎、抗氧化特性有助于抑制血压的升高。

此外和厚朴酚不仅直接结合并激活PPARγ，同时也调节PI3K/Akt通路，增加细胞外的信号调节激酶AKT蛋白磷酸化发挥促进3T3-L1前脂肪细胞向成熟脂肪细胞分化。和厚朴酚具有可下调动脉粥样硬化模型Wnt、β-catenin表达，抑制平滑肌细胞迁移，降低主动脉中膜面积和血管壁厚度的作用。

（4）抗菌、防龋、抗须发癣菌活性　体外抗菌研究表明，厚朴具有广谱抗菌作用。对多种细菌均有抑制作用，对金黄色葡萄球菌、变形链球菌等革兰阳性菌的抗菌作用尤其强，但对大肠埃希菌、沙门菌等革兰阴性菌的抗菌活性较弱。

（5）抗肿瘤　厚朴提取物，400～1200μg/ml抑制培养的人膀胱癌5637细胞的细胞活力和DNA合成。抑制作用与促凋亡分子Bax、细胞色素C和Caspase 3的上调有关。

根据过去15年的报道，和厚朴酚已被证明对人结肠直肠癌、人胰腺癌细胞、T98G人胶质母细胞瘤细胞、U87MG人胶质母细胞瘤细胞、人胃癌MGC-803细胞、恶性胶质瘤和人甲状腺癌细胞具有潜在的抗癌活性。其作用机制包括抑制肿瘤细胞的生长、诱导细胞周期停滞和诱导细胞凋亡。

（6）抗炎　厚朴酚和厚朴酚（5、10mg/kg，ip）可有效缓解福尔马林诱导的小鼠炎症性疼痛，且无运动或认知副作用。和厚朴酚（2.5mg/kg，每天两次）可以减轻小鼠体内实验性系膜增生性肾小球肾炎。和厚朴酚（1、3和10μm）对TNF-α诱导的脑内皮细胞中性粒细胞黏附和VCAM-1基因表达具有抑制作用，其机制为部分通过直接抑制泛素化介导的IκBα降解，阻止NF-κB核转位。

（7）抗氧化　体外中性粒细胞活化试验表明，和厚朴酚（0.1～10μm）可以抑制佛波酯（PMA）或趋化肽（fmlP）诱导的中性粒细胞产生ROS，作为有效的ROS抑制剂/清除剂。

（8）其他作用　镇痛，抗病毒，松弛血管平滑肌等。

2.毒理作用

厚朴提取物（MBE）体内毒性评估

实验方法	实验对象	作用
基因毒性评估（微核测试）	瑞士白化（CD-1）小鼠	与阴性对照组相比，MEB治疗组的微核多色红细胞数量在任何时间点都没有显著增加
急性毒性	老鼠	MBE的口服LD_{50}>50g/kg
	瑞士白化（CD-1）小鼠	给药MBE 2.5g/kg体重的动物没有观察到死亡率和毒性的临床迹象
	狗（1g/kg iv）	无死亡
短期毒性	Sprague-Dawley大鼠（动物在21天期间以每天0、60、120、240mg/kg的水平口服MBE）	与各自的对照组相比，高剂量组雌性甲状腺绝对重量和相对重量以及肾脏相对重量增加。在每天240mg/kg的组（4只雌性和1只雄性）中，5/10的肝脏轻度脂肪变性。食物消耗量在第3周从高剂量组中明显减少
亚慢性毒性	Sprague-Dawley大鼠（动物在90天期间以每天0、60、120、240mg/kg的水平口服MBE）	无死亡，在雄性中未发现眼部异常，观察到120和240mg/kg组的体重与对照组相比显著增加，所有组的血总胆红素和钠值显著增加，轻度脂肪变性和散发性局灶性坏死。在240mg/kg组中11/40只动物（4只雌性和7只雄性）的肝脏中以高达每天240mg/kg的剂量通过饮食给予MBE后没有毒性

🌿 成方制剂

平胃片　由苍术、厚朴、陈皮、甘草组成。具有燥湿运脾、行气和胃的功效。临床用于脘腹胀满、不思饮食、呕吐恶心、嗳气吞酸、肢体沉重、怠惰嗜卧。

参考文献

虎 杖

Huzhang
POLYGONI CUSPIDATI RHIZOMA ET RADIX

水药名： ha:ŋ¹qo¹ 项过（荔波水族）。

苗药名： uab gongx lingl 蛙龚龙（黔南），jroub ghub leuh 蒜古冷（毕节），ghob gind nqet 阿金采（松桃），vob gongx liongl 窝巩料（黔东南）。

本品为蓼科植物虎杖 *Polygonum cuspidatum* Sieb. et Zucc.的干燥根茎和根。春、秋二季采挖，除去须根，洗净，趁鲜切短段或厚片，晒干。

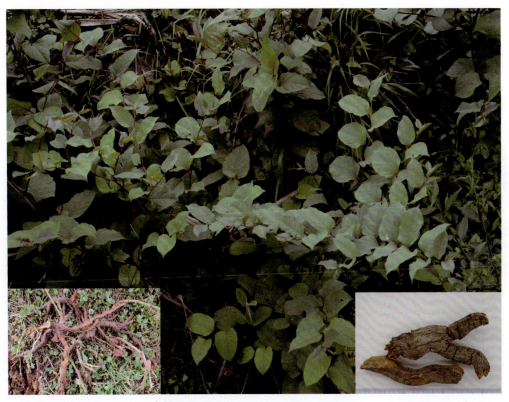

虎杖 *Polygonum cuspidatum* Sieb. et Zucc.

形态与分布

1.原植物形态 多年生灌木状草本，高达1m以上。根茎横卧地下，木质，黄褐色，节明显。茎直立，圆柱形，表面无毛，散生多数红色或带紫色斑点，中空；单叶互生，阔卵形至近圆形，长7~12cm，宽5~9cm，先端短尖，基部圆形或楔形；叶柄长1~2.5cm；托鞘膜质，褐色，早落；花单性，雌雄异株，圆锥花序腋生；花梗较长，上部有翅；花小而密，白色，花被5片，外轮3片，背面有翅，结果时增大；雄花有雄蕊8枚；雌花子房上部有花柱3枚；瘦果卵形，具3棱，红褐色，光亮，包在翅状的花被中。花期7~9月，果期9~10月。

2.分布 分布于贵州各地。此外，华东、中南及四川、云南、河北、甘肃、陕西等地也有分布。

化学成分

1.蒽醌类 大黄素（Emodin）、大黄酸（Rhein）、大黄酚（Chrysophanol）、大黄素甲醚（Physcion）。

2.萘醌类 2-甲氧基-6-乙酰基-7-甲基胡桃醌（2-Methoxy-acetyle-7-methyljuglone）、7-乙酰基-2-甲氧基-6-甲基-8-羟基-1,4-萘醌（7-Acetyl-2-methoxy-6-methyl-8-hydroxy-1,4-naphthoquinone）。

3.二苯乙烯类 白藜芦醇（Resveratrol）、虎杖苷（Polydatin）。

4.黄酮类 槲皮素（Quercetin）、芹菜素（Apigenin）、芦丁（Rutin）。

5.其他类 2,5-二甲基-7-羟基色酮（2,5-Dimethyl-7-hydroxychromone）、原儿茶酸（Protocatechuic acid）、齐墩果酸（Oleanolic acid）、没食子酸（Gallic acid）。

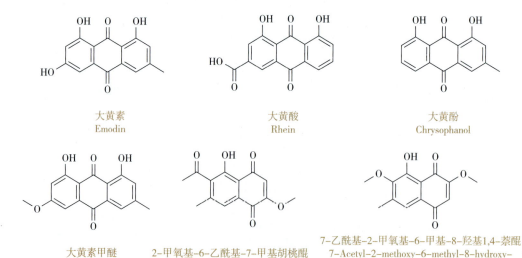

大黄素
Emodin

大黄酸
Rhein

大黄酚
Chrysophanol

大黄素甲醚
Physcion

2-甲氧基-6-乙酰基-7-甲基胡桃醌
2-Methoxy-acetyle-7-methyljuglone

7-乙酰基-2-甲氧基-6-甲基-8-羟基1,4-萘醌
7-Acetyl-2-methoxy-6-methyl-8-hydroxy-1,4-naphthoquinone

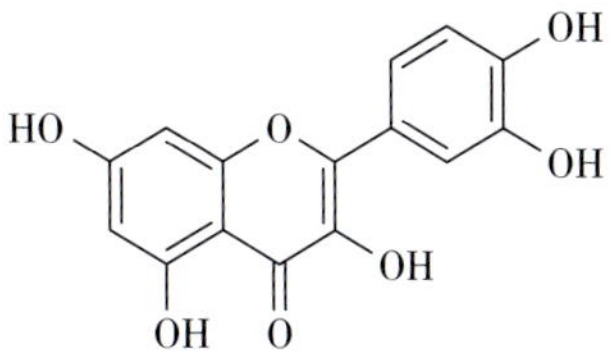

槲皮素 Quercetin	芹菜素 Apigenin	白藜芦醇 Resveratrol

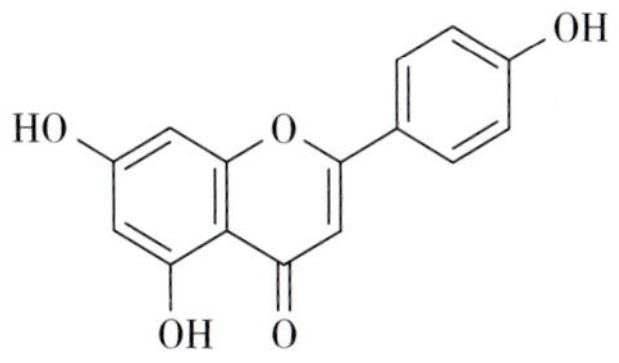

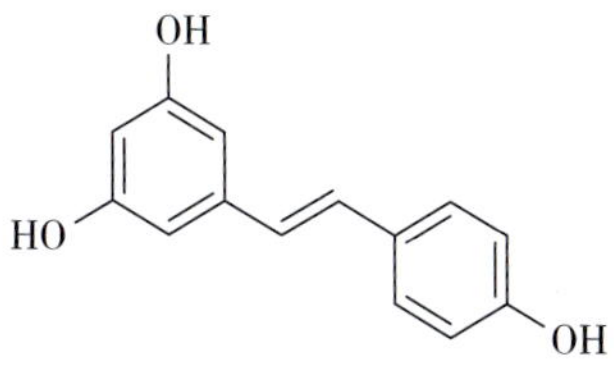

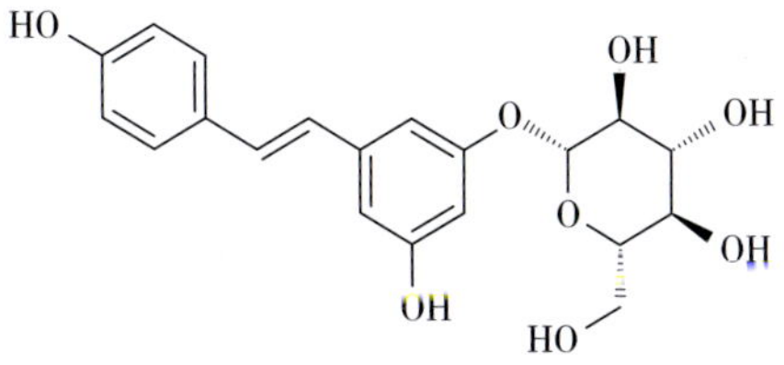

虎杖苷
Polydatin

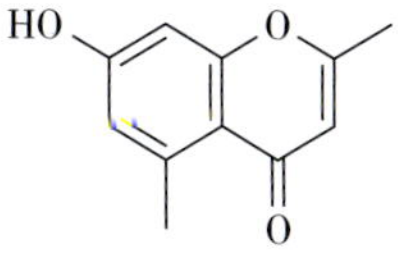

2,5-二甲基-7-羟基色酮
2,5-Dimethyl-7-hydroxychromone

虎杖代表性化学成分结构

🌱 鉴别要点

1.性状 多为圆柱形短段或不规则厚片，长1～7cm，直径0.5～2.5cm。外皮棕褐色，有纵皱纹和须根痕，切面皮部较薄，木部宽广，棕黄色，射线放射状，皮部与木部较易分离。根茎髓中有隔或呈空洞状。质坚硬。气微，味微苦、涩。

2.鉴别

（1）本品粉末橙黄色。草酸钙簇晶极多，较大，直径30～100μm。石细胞淡黄色，类方形或类圆形，有的呈分枝状，分枝状石细胞常2～3个相连，直径24～74μm，有纹孔，胞腔内充满淀粉粒。木栓细胞多角形或不规则形，胞腔充满红棕色物。具缘纹孔导管直径56～150μm。

（2）取本品粉末0.1g，加甲醇10ml，超声处理15分钟，滤过，滤液蒸干，残渣加2.5mol/L硫酸溶液5ml，水浴加热30分钟，放冷，用三氯甲烷振摇提取2次，每次5ml，合并三氯甲烷液，蒸干，残渣加三氯甲烷1ml使溶解，作为供试品溶液。另取虎杖对照药材0.1g，同法制成对照药材溶液。再取大黄素对照品、大黄素甲醚对照品，加甲醇制成每1ml各含1mg的溶液，作为对照品溶液。参照《中国药典》（现行版）第一部薄层色谱法（通则0502）试验，吸取供试品溶液和对照药材溶液各4μl、对照品溶液各1μl，分别点于同一硅胶G薄层板上，以石油醚（30～60℃）-甲酸乙酯-甲酸（1∶5∶1）的上层溶液为展开剂，展开，取出，晾干，置紫外光灯（365nm）下检视。供试品色谱中，在与对照药材色谱和对照品色谱相应的位置上，显相同颜色的荧光斑点；置氨蒸气中熏后，斑点变为红色。

🌱 炮制工艺

除去杂质，洗净，润透，切厚片，干燥。

🌱 性味归经

味微苦，性微寒。归肝经、胆经、肺经。

🌱 主治功效

1.中药 利湿退黄，清热解毒，散瘀止痛，止咳化痰。用于湿热黄疸，淋浊，带下，风湿痹痛，痈肿疮毒，水火烫伤，经闭，癥瘕，跌打损伤，肺热咳嗽。

2.苗药 活血散瘀，祛风通络，清热利湿，解毒。主治妇女经闭，痛经，产后恶露不下，跌打损伤，风湿痹痛，湿热黄疸，淋浊带下，疮疡肿毒，毒蛇咬伤，水火烫伤。

3.水药 根茎：活血散瘀，祛风通络，清热利湿，解毒。叶：祛风湿，解热毒。

🌱 临床应用

（1）治疗烧伤、急性黄疸型传染性肝炎、关节炎、慢性骨髓炎、肺部炎症、慢性气管炎、新生儿黄疸、念珠菌性阴道炎、急性阑尾炎。

（2）治疮疡肿毒　虎杖30g，水煎服。（各族均用）

（3）治妇女闭经、痛经　虎杖30g、红花15g、桃仁10g，水煎服。（龙里苗族）

（4）治湿热黄疸　虎杖15g、青鱼胆草15g，水煎服。（紫云苗族）

（5）治跌打损伤　虎杖30g、见血飞20g，水煎服。（都匀布依族）

（6）治湿热带下　虎杖20g、土茯苓10g，水煎服。（三都水族）

🌱 用法用量

内服：煎汤，10～15g；或浸酒；或入丸、散。外用：适量，研磨调敷；或煎浓汁湿敷；或熬膏擦。

🌱 成分控制

参照《中国药典》（现行版）虎杖含量测定项测定。

1.大黄素含量测定 参照《中国药典》（现行版）高效液相色谱法（通则0512）测定。

（1）色谱条件与系统适用性试验　以十八烷基硅烷键合硅胶为填充剂；以甲醇−0.1%磷酸溶液（80∶20）为流动相；检测波长为254nm。理论塔板数按大黄素峰计≥3000。

（2）对照品溶液的制备　取经五氧化二磷为干燥剂减压干燥24小时的大黄素对照品适量，精密称定，加甲醇制成每1ml含48μg的溶液，即得。

（3）供试品溶液的制备　取本品粉末（过三号筛）约0.1g，精密称定，精密加入三氯甲烷25ml和2.5mol/L硫酸溶液20ml，称定重量，置80℃水浴中加热回流2小时，冷却至室温，再称定重量，用三氯甲烷补足减失的重量，摇匀。分取三氯甲烷液，精密量取10ml，蒸干，残渣加甲醇使溶解，转移至10ml量瓶中，加甲醇稀释至刻度，摇匀，滤过，取续滤液，即得。

（4）测定法　分别精密吸取对照品溶液与供试品溶液各5μl，注入液相色谱仪，测定，即得。

本品按干燥品计算，含大黄素（$C_{15}H_{10}O_5$）不得少于0.60%。

2. 虎杖苷含量测定　避光操作。

（1）色谱条件与系统适用性试验　以十八烷基硅烷键合硅胶为填充剂；以乙腈 水（23：77）为流动相；检测波长为306nm。理论塔板数按虎杖苷峰计≥3000。

（2）对照品溶液的制备　取经五氧化二磷为干燥剂减压干燥24小时的虎杖苷对照品适量，精密称定，加稀乙醇制成每1ml含15μg的溶液，即得。

（3）供试品溶液的制备　取本品粉末（过三号筛）约0.1g，精密称定，精密加入稀乙醇25ml，称定重量，加热回流30分钟，冷却至室温，再称定重量，用稀乙醇补足减失的重量，摇匀，取上清液，滤过，取续滤液，即得。

（4）测定法　分别精密吸取对照品溶液与供试品溶液各10μl，注入液相色谱仪，测定，即得。

本品按干燥品计算，含虎杖苷（$C_{20}H_{22}O_8$）不得少于0.15%。

🌱 药理毒理

1. 药理作用

（1）保肝　虎杖苷、白藜芦醇对口饲过氧化玉米油所致大鼠肝损害有治疗作用，主要结果为：①部分减少大鼠肝中过氧化类脂化合物的堆积。②白藜芦醇对三酰甘油、总胆固醇在肝中积聚有一定抑制作用；虎杖苷对血清三酰甘油和低密度脂蛋白胆固醇的提高有一定抑制作用；减少了致动脉粥样硬化指数。③白藜芦醇和虎杖苷减少了在小白鼠肝中的[14]C-软脂酸的脂肪生成。虎杖、小田基黄煎剂能明显降低血清肝红素量和降低血清谷丙转氨酶活力的作用，但无利胆作用。

（2）抗菌、抗病毒　大黄素、7-乙酰基-2-甲氧基-6-甲基-8-羟基-1,4-萘醌具有抗菌活性。白藜芦醇体外抗菌试验表明，白藜芦醇对导致顽癣、汗疱状白癣的深红色发癣菌、趾间发癣菌具有强力抗菌性能，并对枯草杆菌、藤黄八迭菌等有较强的杀菌作用。大黄素、虎杖苷、大黄素-8-葡萄糖苷对金黄色葡萄球菌、肝炎双球菌有抑制作用。虎杖中含有的一种黄酮类物质对金黄色葡萄球菌、白色葡萄球菌、变形杆菌有抑制作用。3%煎液对479号腺病毒3型、72号脊髓灰质炎Ⅱ型、44号埃可9型、柯萨奇A9型及B5型、乙型脑炎（京卫研Ⅰ株）、140号单纯疱疹等7种代表性病毒株均有较强的抑制作用。

（3）镇咳平喘　用电刺激猫喉上神经法试验表明大黄素、虎杖苷、复方阴阳莲均有镇咳作用。用小白鼠恒压氨雾法也显示虎杖苷有镇咳作用。虎杖7.5%煎液能对抗组胺引起的豚鼠气管收缩，给药5分钟后，对抗强度为75%，故有一定平喘作用，但其作用强度不如氨茶碱。对乙酰胆碱引起的气管收缩无对抗作用。

（4）降血糖　从虎杖中提得的草酸对家兔进行静脉注射，可引起低家兔血糖性休克。虎杖可降低实验性动物糖尿病的发生率和死亡率。

（5）降血脂　白黎芦醇苷给正常大鼠灌胃200mg/kg，连续7天，能明显降低血清胆固醇，而虎杖煎剂无明显作用，可能因煎剂中白黎芦醇含量较少所致。

（6）止血　虎杖煎剂对外伤出血有明显止血作用，内服对上消化道出血也有止血作用。

（7）其他作用　虎杖提取物有解热镇痛作用。白黎芦醇苷与戊巴比妥钠及氨基甲酸乙酯有协同作用，能明显延长小鼠睡眠时间。虎杖煎剂对烫伤创面有收敛、防止感染和消炎作用。此外，一定浓度的大黄素可引起小肠肌张力增高，收缩振幅增大，增大剂量则可抑制小肠活动。

2. 毒理作用　小鼠腹腔注射虎杖苷和白黎芦醇苷的LD_{50}分别为1363.9 ± 199.4mg/kg和1000.0 ± 57.3mg/kg，腹腔注射白黎芦醇苷50、150、170mg/kg，连续42天，各组部分大鼠均有不同程度的肝细胞坏死和腹膜炎症以及骨髓脂肪增生，大剂量组还引起白细胞减少。虎杖苷对大鼠的亚急性毒性试验亦表明，可部分发生骨髓脂肪增生病变和肝细胞坏死，但对肝功能无明显影响。

成方制剂

1. 排毒降脂胶囊　由土大黄、绞股蓝、苦丁茶、荷叶、虎杖、小红参、大黄、肉苁蓉组成。具有清热、解毒、祛浊的功效。临床用于痰浊瘀阻引起的高脂血症；症见头晕，胸闷，体胖，便秘等。

2. 心脑联通胶囊　由灯盏细辛、虎杖、野山楂、柿叶、刺五加、葛根、丹参组成。具有活血化瘀、通络止痛的功效。临床用于瘀血闭阻引起的胸痹、眩晕，症见胸闷、胸痛、心悸、头晕、头痛、耳鸣等，以及冠心病、心绞痛、脑动脉硬化及高脂血症见上述证候者。

3. 复方伤复宁膏　由透骨香、红禾麻、飞龙掌血、吉祥草、酢浆草、白龙须、虎杖、三七、水杨酸甲酯、樟脑、冰片、薄荷脑组成。具有活血化瘀、消肿止痛的功效。临床用于跌打损伤引起的肢体疼痛。

4. 九味痔疮胶囊　由三月泡、虎杖、地榆、柳寄生、无花果叶、鸡子白、黄连、大黄组成。旭嘎帜沓痀、参象档象、泆安档孟、肛干洒、杠千就假（苗医）；具有清热解毒、燥湿消肿、凉血止血（中医）的功效。临床用于湿热蕴结所致内痔出血、外痔肿痛。

参考文献

黄 柏

Huangbo
PHELLODENDRI CHINENSIS CORTEX

水药名: ɣai² mai⁴ ŋaŋ⁵ 给梅响（三都水族）。

苗药名: det ghab lib famb 豆嘎里彷。

本品为芸香科植物黄皮树 *Phellodendron chinense* Schneid. 的干燥树皮。
习称"川黄柏"。剥取树皮后，除去粗皮，晒干。

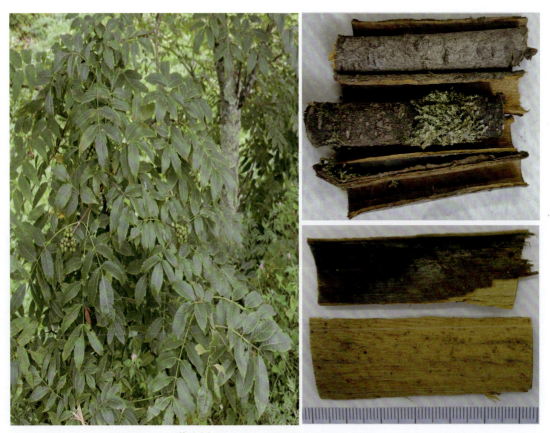

黄皮树 *Phellodendron chinense* Schneid.

形态与分布

1.**原植物形态（黄皮树）** 落叶乔木，高10～12 m。树皮棕褐色，可见唇形皮孔，外层木栓较薄。奇数羽状复叶对生；小叶7～15枚，长圆状披针形至长圆状卵形，长9～15cm，宽3～5cm，先端长渐尖，基部宽楔形或圆形，不对称；近全缘，上面中脉上具有锈色短毛，下面密被锈色长柔毛，小叶厚纸质；花单性，雌雄异株；排成顶生圆锥花序，花序轴密被短毛；果轴及果皮粗大，常密被短毛；浆果状核果近球形，密集成团，熟后黑色，内有种子5～6粒。花期5～6月，果期10～11月。

2.**分布** 贵州各地有栽培。此外，我国陕西南部、浙江、江西、湖北、四川、云南、广州等地也有分布。

化学成分

1.**生物碱类** 小檗碱、药根碱、小檗红碱、盐酸黄柏碱、木兰花碱、盐酸巴马汀等。

2.**黄酮类** 黄柏苷、异黄柏苷、槲皮素、黄酮金丝桃、黄柏酮等。

3.**柠檬苦素类** 黄柏内酯、黄柏酮、黄柏酮酸、柠檬烯等。

4.**酚酸类** 关黄柏内酯A、关黄柏酰胺A、丁香苷、松柏苷、咖啡酸甲酯等。

5.**甾醇类** β-豆甾醇、7-脱氢豆甾醇和β-谷甾醇等。

6.**单萜、倍半萜类** β榄香烯、香芹酮、柠檬烯等。

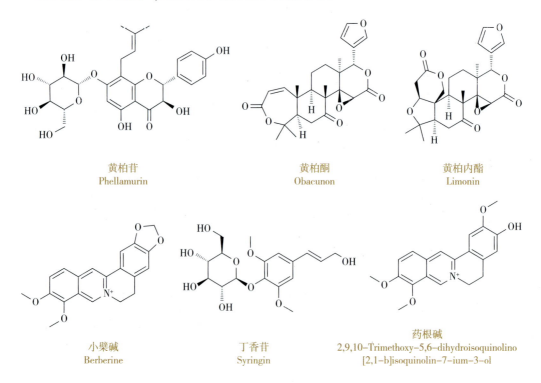

黄柏苷
Phellamurin

黄柏酮
Obacunon

黄柏内酯
Limonin

小檗碱
Berberine

丁香苷
Syringin

药根碱
2,9,10-Trimethoxy-5,6-dihydroisoquinolino
[2,1-b]isoquinolin-7-ium-3-ol

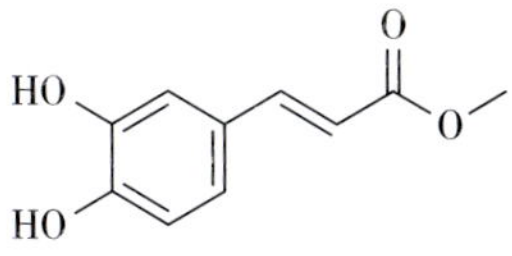

咖啡酸甲酯
Methyl caffeate

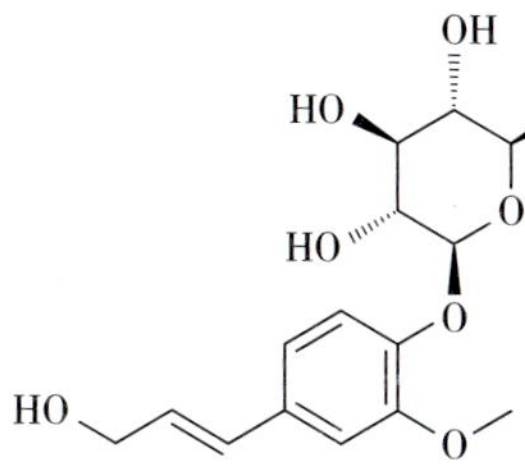

松柏苷
Coniferin

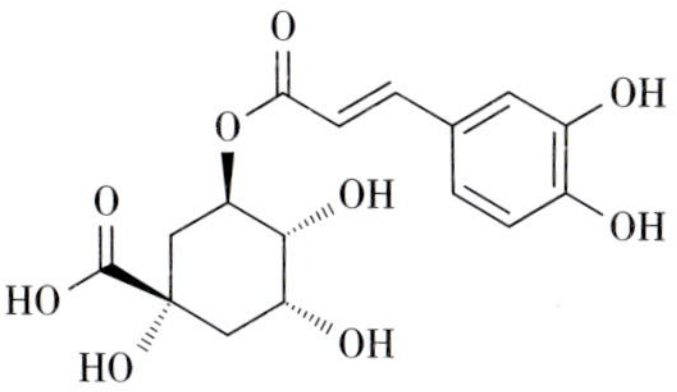

绿原酸
Chlorogenic acid

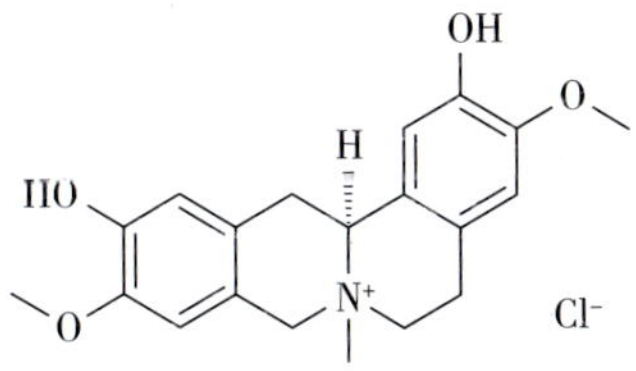

盐酸黄柏碱
Phellodendrine chloride

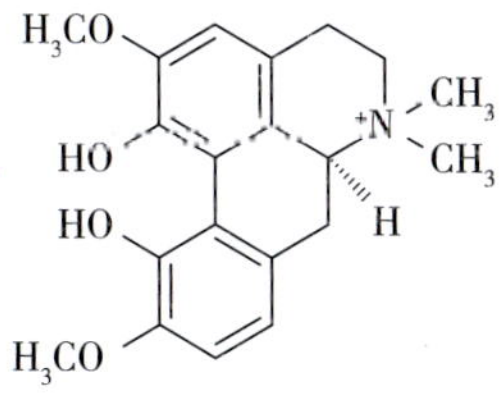

木兰花碱
Magnoflorine

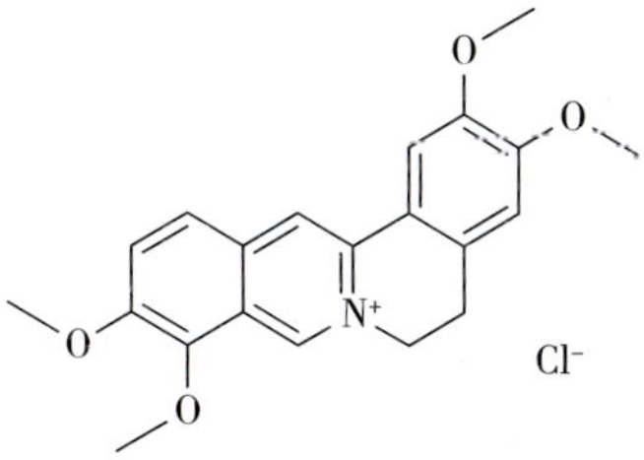

盐酸巴马汀
Palmatine chloride

黄柏代表性化学成分结构

🌿 鉴别要点

1.性状 本品呈板片状或浅槽状，长宽不一，厚 1 ~ 6mm。外表面黄褐色或黄棕色，平坦或具纵沟纹，有的可见皮孔痕及残存的灰褐色粗皮；内表面暗黄色或淡棕色，具细密的纵棱纹。体轻，质硬，断面纤维性，呈裂片状分层，深黄色。气微，味极苦，嚼之有黏性。

2.鉴别

（1）粉末鲜黄色。纤维鲜黄色，直径 16 ~ 38μm，常成束，周围细胞含草酸钙方晶，形成晶纤维；含晶细胞壁木化增厚。石细胞鲜黄色，类圆形或纺锤形，直径 35 ~ 128μm，有的呈分枝状，枝端锐尖，壁厚，层纹明显；有的可见大型纤维状的石细胞，长可达 900μm。草酸钙方晶众多。

（2）取本品粉末 0.2g，加 1% 醋酸甲醇溶液 40ml，于 60℃超声处理 20 分钟，滤过，滤液浓缩至 2ml，作为供试品溶液。另取黄柏对照药材 0.1g，加 1% 醋酸甲醇 20ml，同法制成对照药材溶液。再取盐酸黄柏碱对照品，加甲醇制成每 1ml 含 0.5mg 的溶液，作为对照品溶液。参照《中国药典》（现行版）薄层色谱法（通则 0502）试验，吸取上述三种溶液各 3 ~ 5μl，分别点于同一硅胶 G 薄层板上，以三氯甲烷-甲醇-水（30∶15∶4）的下层溶液为展开剂，置氨蒸气饱和的展开缸内，展开，取出，晾干，喷以稀碘化铋钾试液。供试品色谱中，在与对照药材色谱和对照品色谱相应的位置上，显相同颜色的斑点。

炮制工艺

1. **黄柏**　除去杂质，喷淋清水，润透，切丝，干燥。

2. **盐黄柏**　取净黄柏丝，用盐水拌匀，稍闷，待盐水被吸尽后，置炒制容器内，用文火加热，炒干，取出晾凉。（每100kg黄柏丝，用食盐2kg）

3. **酒黄柏**　取净黄柏丝，用黄酒拌匀，稍闷，待酒被吸尽后，置炒制容器内，用文火加热，炒干，取出晾凉。（每100kg黄柏丝，用黄酒10kg）

4. **黄柏炭**　取净黄柏丝，置炒制容器内，用武火加热，炒至表面焦黑色，内部深褐色，喷淋少许清水灭尽火星，取出晾干。

性味归经

味苦，性寒。归肾经、膀胱经。

主治功效

1. **中药**　清热燥湿，泻火除蒸，解毒疗疮。用于湿热泻痢，黄疸尿赤，带下阴痒，热淋涩痛，脚气痿躄，骨蒸劳热，盗汗，遗精，疮疡肿毒，湿疹湿疮。盐黄柏滋阴降火。用于阴虚火旺，盗汗骨蒸。

2. **苗药**　湿热痢疾，泄泻。

临床应用

（1）湿热泻痢，黄疸尿赤，带下阴痒，热淋涩痛，脚气痿躄。

（2）骨蒸劳热，盗汗，遗精。

（3）疮疡肿毒，湿疹湿疮。

（4）治湿热痢疾　黄柏10g，水煎服。（各族均用）

（5）治泄泻　黄柏10g、草玉梅10g，水煎服。（毕节苗族）

用法用量

内服：煎汤，3~9g；或入丸散。外用：适量，研末调敷，或煎水浸洗。

质量控制

1. 特征图谱

（1）色谱条件　色谱柱为 Kromasil C_{18} 色谱柱（4.6mm×250mm，5μm），流动相为乙腈（A）–水（含0.3%磷酸和0.3%二乙胺，B），梯度洗脱（0~10分钟，10%A~14% A；10~20分钟，14%A~25% A；20~45分钟，25%A~25% A；45~50分钟，25%A~65% A；50~55分钟，65%A~70% A；55~60分钟，70%A~75% A；60~70分钟，75%A~100% A），

流速为0.8ml/min，柱温为40℃，检测波长为284nm，进样量为5μl。

（2）对照品溶液的制备　精密称取绿原酸、黄柏碱、木兰花碱、药根碱、小檗红碱、盐酸巴马汀、盐酸小檗碱、黄柏内酯对照品适量，分别置于50ml量瓶中，加甲醇溶解并稀释至刻度，摇匀，得质量浓度分别为46.2、36.2、46.8、39.6、40.6、35.6、45.0、43.4mg/L的混合对照品溶液。

（3）供试品溶液的制备　精密称取黄柏生品及其不同炮制品药材粗粉各约0.2g，置于锥形瓶中，精密加入乙酸–甲醇（1∶100）混合液50ml，密塞，称定质量，超声30分钟后放冷，加混合液补足减失的质量，滤过，过0.45μm微孔滤膜，即得。

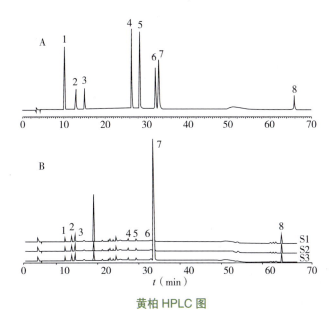

黄柏 HPLC 图

（A.对照品；B.供试品；S1.生品；S2.酒炙品；1.绿原酸；2.黄柏碱；3.木兰花碱；4.药根碱；
5.小檗红碱；6.盐酸巴马汀；6.盐酸小檗碱；7.黄柏内酯）

2.小檗碱含量测定　参照《中国药典》（现行版）高效液相色谱法（通则0512）测定。

（1）色谱条件与系统适用性试验　以十八烷基硅烷键合硅胶为填充剂；流动相为乙腈–0.1%磷酸溶液（50∶50）（每100ml加十二烷基磺酸钠0.1g）；检测波长为265nm。理论塔板数按盐酸小檗碱峰计≥4000。

（2）对照品溶液的制备　取盐酸小檗碱对照品适量，精密称定，加流动相制成每1ml含0.1mg的溶液，即得。供试品溶液的制备取本品粉末（过三号筛）约0.1g，精密称定，置100ml量瓶中，加流动相80ml，超声处理（功率250W，频率40kHz）40分钟，放冷，用流动相稀释至刻度，摇匀，滤过，取续滤液，即得。

（3）测定法　分别精密吸取对照品溶液5μl与供试品溶液5～20μl，注入液相色谱仪，测定，即得。

本品按干燥品计算，含小檗碱以盐酸小檗碱（$C_{20}H_{14}NO_4 \cdot HCl$）计，不得少于3.0%。

3.黄柏碱含量测定　参照《中国药典》（现行版）高效液色谱法（通则0512）测定。

（1）色谱条件与系统适用性试验　以十八烷基硅烷键合硅胶为填充剂；以乙腈–0.1%磷酸溶液（36∶64）（每100ml加十二烷基磺酸钠0.2g）为流动相；检测波长为284nm。理论塔板数按盐酸黄柏碱峰计≥6000。

（2）对照品溶液的制备　取盐酸黄柏碱对照品适量，精密称定，加流动相制成每1ml含0.1mg的溶液，即得。

（3）供试品溶液制备　取本品粉末（过四号筛）约0.5g，精密称定，置具塞锥形瓶中，精密加入流动相25ml称定重量，超声处理（功率250W，频率40kHz）30分钟，放冷，再称定重量，用流动相补足减失的重量，摇匀，滤过，取续滤液，即得。

（4）测定法　分别精密吸取对照品溶液与供试品溶液各5μl，注入液相色谱仪，测定，即得。

本品按干燥品计算，含黄柏碱以盐酸黄柏碱（$C_{20}H_{23}NO_4 \cdot HCl$）计，不得少于0.34%。

药理毒理

1.药理作用

（1）抑菌抗炎　对金黄色葡萄球菌、大肠埃希菌、痢疾杆菌、伤寒杆菌、结核分枝杆菌、溶血性链球菌等均有一定抑制作用；对白念珠菌、絮状表皮癣菌、大小孢子菌等皮肤致病性真菌具有较强的抑制作用。用组胺、二甲苯两种方法致大鼠急性炎症，经由黄柏组方的二妙胶囊治疗后，大鼠皮肤通透性降低，改善大鼠足趾肿胀。

（2）抗真菌　黄柏的现有化学成分，特别是盐酸小檗碱等对皮肤癣有较强抑制作用，且粗提品的抑菌效果强于精制品，可见发挥抗真菌作用并非单一成分。

（3）免疫调节　黄柏的水煎液具有免疫调节作用，可抑制小鼠局部移植组织的宿主反应，其发挥作用的成分主要为黄柏碱和木兰花碱。

（4）抗氧化　抗衰老、减少皮肤皱纹、祛斑等。

（5）降血压　黄柏胶囊中的小檗碱提取后静脉注射，犬的血压显著降低，持续时间超过2小时。颈动脉注射黄柏水煎液较静脉注射的作用更持久，因此其作用可能为中枢性降压。

（6）抗痛风　黄柏生品和盐制品均有抗痛风作用，可降低高尿酸血症小鼠血清尿酸水平，降低肝脏黄嘌呤氧化酶活性，小剂量和大剂量对正常小鼠血清尿酸水平无显著影响。

（7）抑制关节软骨细胞的凋亡　用四妙丸（以盐黄柏为主要成分）给予膝骨关节炎模型兔灌胃治疗，研究证实其可以抑制膝骨关节炎软骨细胞的凋亡，减轻软骨病变，其作用机制可能与减少IL–1释放、上调bcl–2基因、下调bax基因表达，从而抑制滑膜炎症有关。

2.毒理作用　以80g/kg的剂量给予小鼠灌胃，给药后观察记录动物反应及死亡情况，连续观察7天，在给药期间，小鼠主要出现活动减少、腹泻等现象。

成方制剂

1.复方透骨香乳膏　由透骨香、薈草、黄柏、红花、天然冰片、乳香、没药、川芎、

当归、辣椒、生葱等组成。具有活血祛瘀、消肿止痛的功效。临床用于跌打损伤所致的局部软组织损伤、疼痛。

2. 牙痛宁滴丸 由山豆根、黄柏、天花粉、青木香、天然冰片、白芷、细辛、樟脑组成。具有清热解毒、消肿止痛的功效。临床用于胃火内盛所致牙痛、齿龈肿痛、口疮；龋齿、牙周炎、口腔溃疡见上述证候者。

3. 鳖甲消痔胶囊 由地瓜藤、黄柏、土大黄、鳖甲、忍冬藤、地榆、槐角、栀子8味药组成。具有清热解毒、凉血止血、消肿止痛的功效。临床用于湿热蕴结所致的内痔少量出血，外痔肿痛，肛周瘙痒。

4. 肤痔清软膏 由金果榄、土大黄、苦参、黄柏、野菊花、紫花地丁、朱砂根、雪胆、重楼、黄药子、姜黄、地榆组成。具有清热解毒、化瘀消肿、除湿止痒的功效。临床用于湿热蕴结所致手足癣体癣、腹癣、内痔、外痔，肿痛出血，带下病。

5. 痔疾洗液 由忍冬藤、苦参、黄柏、五倍子、蛇床子、地瓜藤组成。具有清热解毒、燥湿敛疮、消肿止痛的功效。临床用于湿热蕴结所致的外痔肿痛。

6. 康妇灵胶囊 由杠板归、苦参、黄柏、鸡血藤、益母草、红花龙胆、土茯苓、当归等组成。具有清热燥湿、活血化瘀、调经止带的功效。临床用于湿热下注所致的带下量多，月经量少、后错，痛经等。

7. 抗妇炎胶囊 由苦参、杠板归、黄柏、连翘、益母草、赤豆、艾叶、当归、乌药组成。具有活血化瘀、清热燥湿的功效。临床用于湿热下注型盆腔炎、阴道炎、慢性宫颈炎、白带量多、阴痒、痛经。症见赤白带下、阴痒、出血、痛经等症。

8. 泌淋清胶囊 由四季红、黄柏、酢浆草、仙鹤草、白茅根、车前草组成。具有清热解毒、利尿通淋。临床用于湿热蕴结所致的小便不利、淋漓涩痛、尿血、急性非特异性尿路感染、前列腺炎见上述证候者。

9. 复方丹栀颗粒 由苦参、栀子、黄柏、丹参、水飞蓟素组成。具有清热解毒利湿的功效。临床用于急慢性肝炎属肝胆湿热证者。

10. 肝乐欣胶囊 由土大黄、栀子、青鱼胆草、黄柏、茵陈、马蹄金、郁金、冰片组成。具有清热解毒、利胆退黄的功效。临床用于肝胆湿热所致的急慢性肝炎。

参考文献

黄 精

Huangjing
POLYGONATI RHIZOMA

水药名： ʔma¹ siŋ¹ mum⁴ 骂信蒙（三都水族），siŋ¹ mum⁴ 信猛。

苗药名： ghok naol jad 高朗加（毕节），shand ghunx 山棍（松桃），kaid vud 凯巫（黔东南），kid oub 凯欧（黔南）。

本品为百合科植物滇黄精 *Polygonatum kingianum* Coll.et Hemsl.、黄精 *Polygonatum sibiricum* Red.或多花黄精 *Polygonatum cyrtonema* Hua 的干燥根茎。按形状不同，习称"大黄精""鸡头黄精""姜形黄精"。春、秋二季采挖，除去须根，洗净，置沸水中略烫或蒸至透心，干燥。

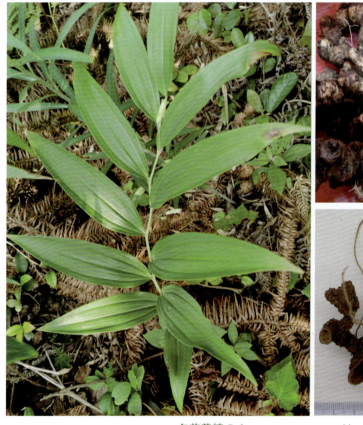
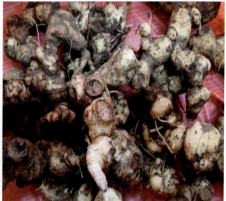
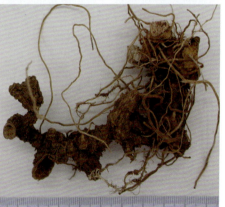

多花黄精 *Polygonatum cyrtonema* Hua

🌿 形态与分布

1.原植物形态

（1）黄精 多年生草本，高50～90cm，偶达1m以上。根茎横走，圆柱状，结节膨大；叶轮生，无柄，每轮4～6片；叶片条状披针形，长8～15cm，宽4～16mm，先端渐尖并拳卷；花腋生，下垂，2～4朵成伞形花丛，总花梗长1～2cm，花梗长4～10mm，基部有膜质小苞片，钻形或条状披针形，具1脉；花被筒状，白色至淡黄色，全长9～13mm，裂片6，披针形，长约4mm；雄蕊着生在花被筒的1/2以上处，花丝短；浆果球形，成熟时紫黑色。花期5～6月，果期7～9月。

（2）滇黄精 多年生草本，高1～3m，顶端作攀援状，叶片轮生，每轮3～10片，条形、条状披针形或披针形，长6～20cm，宽3～30mm，先端渐尖并拳卷；花序具2～4朵花，总花梗下垂，长1～2cm，花梗长0.5～1.5cm，苞片膜质，微小，通常位于花梗下部；花被粉红色；浆果红色，直径1～1.5cm，具7～12粒种子。花期3～5月，果期9～10月。

（3）多花黄精 多年生草本，高1m以上。根茎通常稍带结节状或连珠状。叶互生，无柄，每轮4～6片；叶片条状披针形，长8～15cm，宽4～16mm，先端渐尖并拳曲；花腋生，下垂，花序通常有花3～7朵，总花梗长14cm，花梗长4～10mm，基部有膜质小苞片，钻形或条状披针形，具1脉；花被筒状，白色至淡黄色，裂片6，披针形；雄蕊着生在花被筒的1/2以上处，花丝短；浆果球形，直径7～10mm，成熟时紫黑色。花期5～6月，果期7～9月。

2.分布

生于高山林缘及疏林下。贵州海拔1000～1300m的高山、高原有分布。

🌿 化学成分

1. **多糖类** 黄精多糖、黄精低聚糖等。
2. **甾体类** 薯蓣皂苷元、毛地黄糖苷、菝葜皂苷元等。
3. **黄酮类** 甘草素、异甘草素、4',7-二羟基-3'-甲氧基异黄酮、（6aR,11aR）-3-羟基-9,10-二甲氧基紫檀烷等。
4. **生物碱类** 黄精碱A、川芎哚、酒渣碱、N-反式/顺式-阿魏酰真蛸胺等。
5. **木脂素类** 丁香脂素、松脂醇、鹅掌楸苷、黄精新木脂素苷A等。

4',7-二羟基-3'-甲氧基异黄酮
4',7-Dihydroxy-3'-methoxyisoflavone;
3'-Methoxydaidzein

（6aR,11aR）-3-羟基-9,10-二甲氧基紫檀烷
Methylnissolin

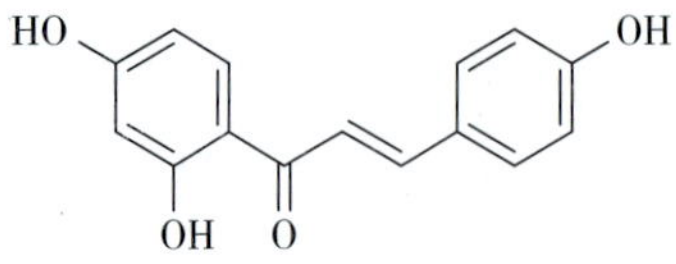

异甘草素
Isoliquiritigenin

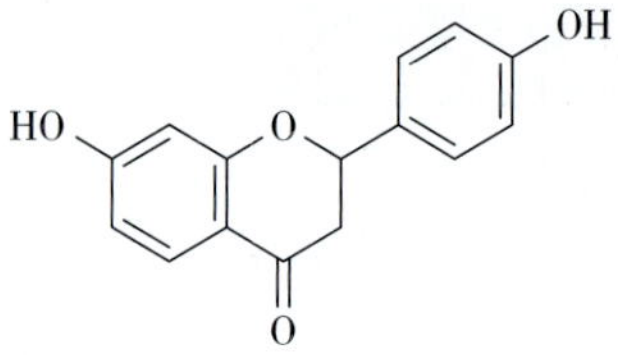

甘草素
Liquiritigenin

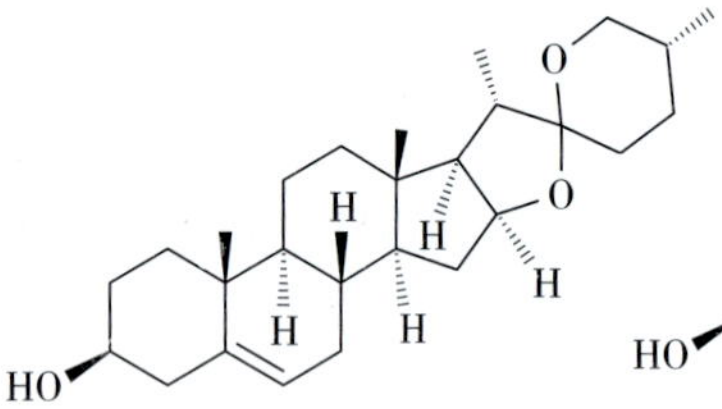

薯蓣皂苷元
Diosgenin

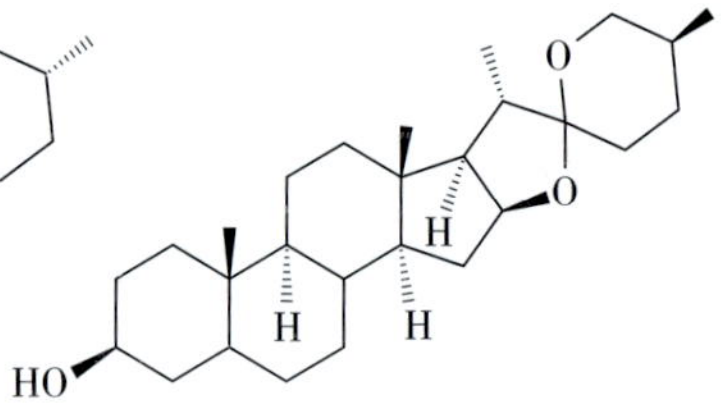

菝葜皂苷元
Sarsasapogenin

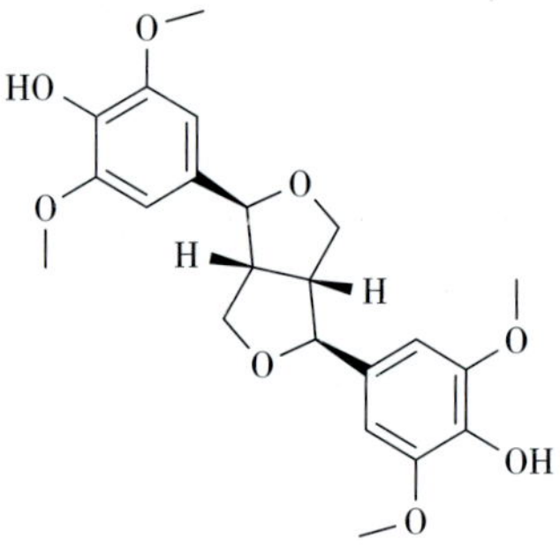

丁香脂素
Syringaresinol

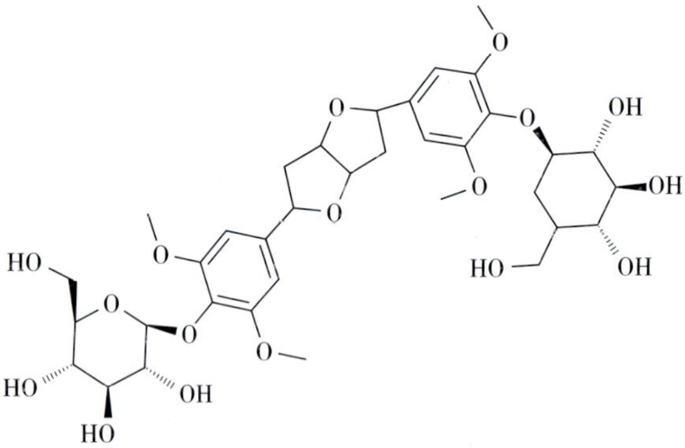

鹅掌楸苷
Liriodendrin

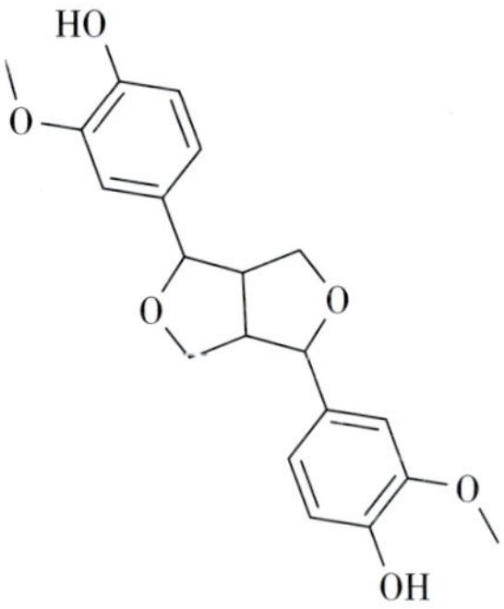

松脂醇
Pinoresinol

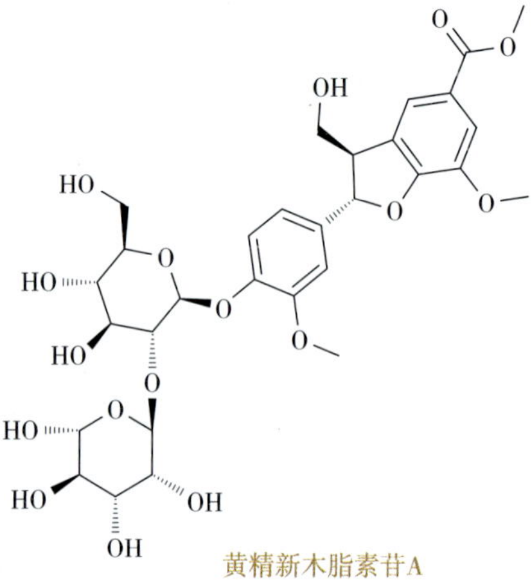

黄精新木脂素苷A
Polygonneolignanoside A

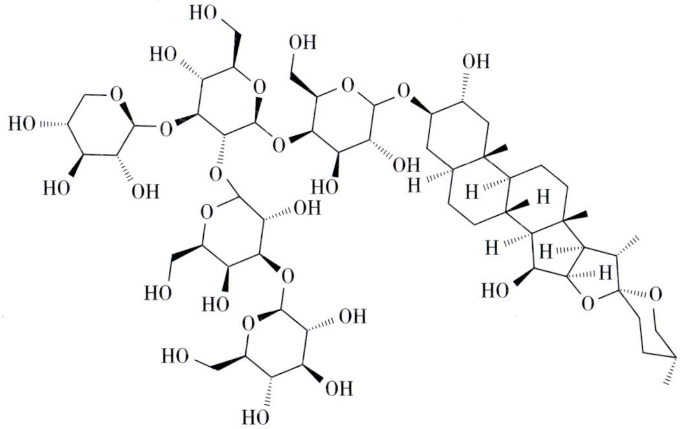

毛地黄糖苷
Digitonin

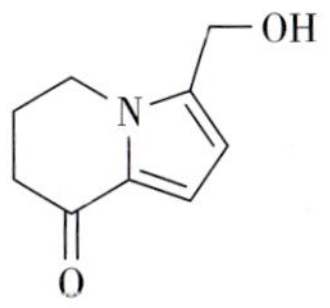

黄精碱A
Polygonatine A

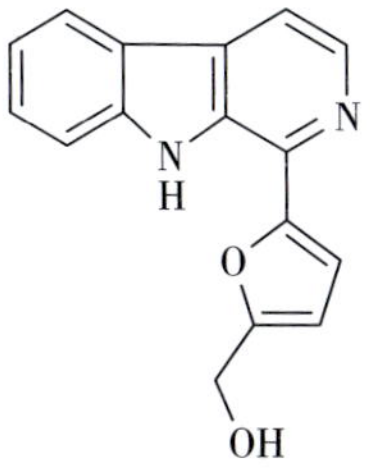

川芎哚
Perlolyrine

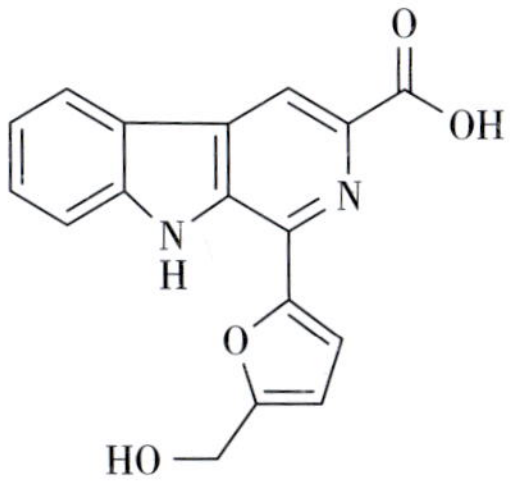

酒渣碱
Flazine

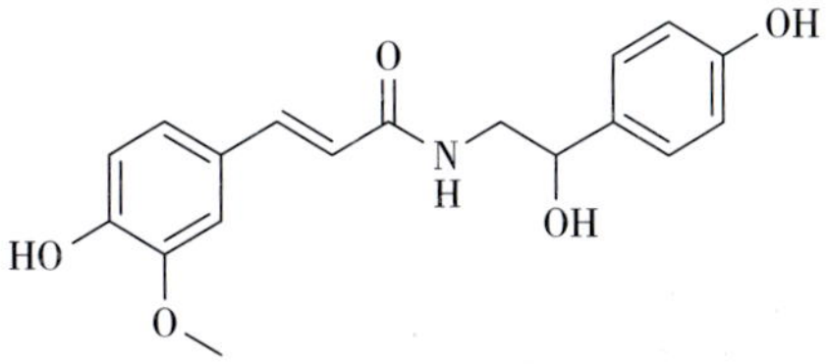

N–反式/顺式–阿魏酰真蛸胺
N–trans/cis–feruloyloctopamine

黄精代表性化学成分结构

鉴别要点

1.性状

（1）黄精　呈肥厚肉质的结节块状，结节长可达10cm以上，宽3～6cm，厚2～3cm。表面淡黄色至黄棕色，具环节，有皱纹及须根痕，结节上侧茎痕呈圆盘状，圆周凹入，中部突出。质硬而韧，不易折断，断面角质，淡黄色至黄棕色。气微，味甜，嚼之有黏性。

（2）鸡头黄精　呈结节状弯柱形，长3～10cm，直径0.5～1.5cm。结节长2～4cm，略呈圆锥形，常有分枝。表面黄白色或灰黄色，半透明，有纵皱纹，茎痕圆形，直径5～8mm。

（3）姜形黄精　呈长条结节块状，长短不等，常数个块状结节相连。表面灰黄色或黄褐色，粗糙，结节上侧有突出的圆盘状茎痕，直径0.8～1.5cm。

2.鉴别

（1）本品横切面　大黄精：表皮细胞外壁较厚。薄壁组织间散有多数大的黏液细胞，内含草酸钙针晶束。维管束散列，大多为周木型。

鸡头黄精、姜形黄精：维管束多为外韧型。

（2）取本品粉末1g，加70%乙醇20ml，加热回流1小时，抽滤，滤液蒸干，残渣加水10ml使溶解，加正丁醇振摇提取2次，每次20ml，合并正丁醇液，蒸干，残渣加甲醇1ml使溶解，作为供试品溶液。另取黄精对照药材1g，同法制成对照药材溶液。参照《中国药典》（现行版）薄层色谱法（通则0502）试验，吸取上述两种溶液各10μl，分别点于同一硅胶G薄层板上，以石油醚（60～90℃）-乙酸乙酯-甲酸（5：2：0.1）为展开剂，展开，取出，晾干，喷以5%香草醛硫酸溶液，在105℃加热至斑点显色清晰。供试品色谱中，在与对照药材色谱相应的位置上，显相同颜色的斑点。

🌱 炮制工艺

1. 黄精　除去杂质，洗净，略润，切厚片，干燥。

2. 酒黄精　取净黄精，照酒炖法或酒蒸法（通则0213）炖透或蒸透，稍晾，切厚片，干燥。（每100kg黄精，用黄酒20kg）

3. 蒸黄精　取净黄精，置蒸制容器内，反复蒸至内外呈滋润黑色，切厚片，干燥。

🌱 性味归经

味甘，性平。归脾经、肺经、肾经。

🌱 主治功效

1. 中药　补气养阴，健脾，润肺，益肾。临床用于脾胃气虚，体倦乏力，胃阴不足，口干食少，肺虚燥咳，劳嗽咳血，精血不足，腰膝酸软，须发早白，内热消渴；头昏，食少，遗精，盗汗，崩漏带下，产后体亏，咽喉肿痛，疮肿。

2. 苗药　入冷经。补虚，止咳，病后恢复视力。治肺虚咳嗽，肺结核。

3. 水族药　润肺养阴，健脾益气，祛痰止血，消肿解毒。主治虚劳咳嗽，头昏，食少，遗精，盗汗，崩漏带下，产后体亏，吐血，咽喉肿痛，疮肿。

🌱 临床应用

（1）治疗肺结核，癣菌病。

（2）治疗迁延性、慢性肝炎，流行性出血热。

（3）治疗内伤头痛，冠心病。

（4）治疗高脂血症，糖尿病，慢性肾小球肾炎。

（5）用于脾胃虚弱，体倦乏力，肺虚咳嗽，消渴，及病后虚羸等症。

（6）治肺结核咳嗽　黄精15g、百尾笋15g、头晕药15g，水煎服，治肾虚眩晕；滇黄精15g、百合15g、岩豇豆15g，水煎服，治肺痨咳嗽；滇黄精30g，水煎服，治脾虚气短乏力；黄精30g，水煎服。（布依族）

（7）治肺虚咳嗽　黄精、十大功劳、天门冬、玉竹，水煎服；黄精、白及、虎耳草，水煎内服治肺结核；滇黄精15g、矮地茶15g，水煎服，治止咳少痰；滇黄精30g、臭荆芥10g，煎水浸泡患足，治足癣；黄精15g、一朵云10g，水煎服或蒸蜂蜜服，治久咳；滇黄精30g，水煎服，治脾虚气短乏力；黄精30g，水煎服，治肺结核咳嗽。（苗族）

（8）治肺结核咳嗽　滇黄精30g，水煎服，治脾虚气短乏力；黄精30g，水煎服。（水族）

🌿 用法用量

1.内服　煎汤，10~15g，鲜品30~60g；或入丸、散，熬膏。

2.外用　适量，煎汤洗；熬膏涂；或浸酒搽。

🌿 成分控制

黄精多糖含量测定　参照《中国药典》（现行版）黄精项下测定。

（1）对照品溶液的制备　取经105℃干燥至恒重的无水葡萄糖对照品33mg，精密称定，置100ml量瓶中，加水溶解并稀释至刻度，摇匀，即得（每1ml中含无水葡萄糖0.33mg）。

（2）标准曲线的制备　精密量取对照品溶0.1、0.2、0.3、0.4、0.5、0.6ml，分别置10ml具塞刻度试管中，各加水至2.0ml，摇匀，在冰水浴中缓缓滴加0.2%蒽酮-硫酸溶液至刻度，混匀，放冷后置水浴中保温10分钟，取出，立即置冰水浴中冷却10分钟，取出，以相应试剂为空白。照紫外-可见分光光度法［《中国药典》（通则0401）］，在582nm波长处测定吸光度。以吸光度为纵坐标，浓度为横坐标，绘制标准曲线。

（3）测定法　取60℃干燥至恒重的本品细粉约0.25g，精密称定，置圆底烧瓶中，加80%乙醇150ml，置水浴中加热回流1小时，趁热滤过，残渣用80%热乙醇洗涤3次，每次10ml，将残渣及滤纸置烧瓶中，加水150ml，置沸水浴中加热回流1小时，趁热滤过，残渣及烧瓶用热水洗涤4次，每次10ml，合并滤液与洗液，放冷，转移至250ml量瓶中，加水至刻度，摇匀，精密量取1ml，置10ml具塞干燥试管中，照标准曲线的制备项下的方法，自"加水至2.0ml"起，依法测定吸光度，从标准曲线上读出供试品溶液中含无水葡萄糖的重量（mg），计算，即得。

本品按干燥品计算，含黄精多糖以无水葡萄糖（$C_6H_{12}O_6$）计，不得少于7.0%。

🌿 药理毒理

1.药理作用

（1）降血糖　黄精总黄酮（TFP）对1型和2型糖尿病都有明显的降血糖作用，与对照组相比，100、200mg/kgTFP对STZ诱导的1型糖尿病小鼠的降血糖作用与20mg/kg阿卡波糖相似。在四氧嘧啶和高脂饮食诱导的2型糖尿病小鼠中，200mg/kg的TFP具有与15mg/kg的格列齐特相似的降血糖作用。黄精多糖可降低STZ诱导的糖尿病小鼠血浆中的空腹血糖和糖化血红蛋白水平，升高其血浆胰岛素和C肽水平，同时增加了血浆中丙二醛含量及降低超氧化物歧化酶活性。

（2）降血脂　滇黄精多糖通过增加短链脂肪酸（SCFAs）的产生，调控肠道微生物群落的相对丰度和多样性，促进肠道通透性屏障恢复，抑制LPS（脂多糖）进入循环系统，减轻炎症反应，最终预防脂质代谢紊乱。

（3）抗疲劳、抗衰老、抗氧化　多花黄精鲜品可以通过增加肌糖原和肝糖原含量，降低乳酸含量，从而起到抗疲劳作用，延长小鼠游泳时间。通过体外抗氧化试验验证多花黄精多糖组分PCP-1具有抗氧化和清除自由基的功能，PCP-1清除DPPH能力随着PCP-1值升高而升高。

（4）抗菌、抗炎、抗病毒　滇黄精总皂苷和总多糖口服对2型糖尿病肠道菌群有调节作用。黄精水提取物能够降低小鼠巨噬细胞系中的NO水平，并抑制了iNOS（诱导型一氧化氮合酶）和TNF-α蛋白的表达，以证实抗炎作用。从黄精中提取了中性多糖并制备了化学修饰多糖结果表明磷酰化衍生物和硫酸化衍生物对单纯疱疹病毒具有显著的抑制活性。

（5）调节和增强免疫功能　黄精水提物、多糖可通过提高淋巴细胞、巨噬细胞、白细胞等免疫细胞的活性，促进免疫活性物质如免疫球蛋白G（IgG）、IgA、IgM、IL-2、IL-6、TNF-α、IFN-γ等的分泌来增强机体免疫功能。

（6）心肌保护　黄精多糖对大鼠急性心力衰竭的保护作用，通过检测大鼠心率、左室收缩压、超氧化物歧化酶、丙二醛含量等指标，可知多糖能预防阿霉素所致急性心力衰竭。

（7）抗骨质疏松　多糖在不影响BMP（骨形态发生蛋白）信号通路的情况下，可抑制骨质疏松；多糖通过增加成骨细胞分化因子的表达或者碱性磷酸酶的活性以增强骨髓间充质干细胞（BMSCs）的成骨分化。

（8）抗动脉粥样硬化　通过建立动脉粥样硬化家兔模型，结果表明多糖的抗动脉硬化作用包括降血脂，改善大动脉形态，减少动脉粥样硬化兔模型中泡沫细胞数量和内皮细胞损伤。

（9）改善学习记忆和抑制阿尔茨海默病　黄精口服液具有重塑突触结构与功能、改善血管性痴呆SD雌性大鼠学习记忆能力的作用。黄精地龙组方在2~8g/kg能明显增强阿尔茨海默病（AD）小鼠学习记忆能力，减少学习记忆错误次数，增加脑组织的SOD，GSH-Px活性，减少MDA含量。黄精水煎剂可明显缩短β-淀粉样蛋白诱导的AD模型大鼠的逃避潜伏期，并通过降低CA1区在Thr231位点tau蛋白的磷酸化，改善海马病理损伤，增强大鼠的学习记忆能力，最终预防阿尔茨海默病。

（10）抗肿瘤　黄精多糖可以激活TLR4信号通路，尤其是选择性上调MyD88依赖通路，引起TRAF6（肿瘤坏死因子受体相关蛋白6）增加，并诱导下游MAPK/NF-κB信号通路发挥其抗癌作用。多花黄精凝集素（PCL）诱导细胞凋亡和自噬的机理是通过调节Bax和Bcl-2蛋白，引起线粒体去极化，细胞色素c释放和胱天蛋白酶激活，随后PCL终止谷胱甘肽抗氧化系统并诱导线粒体产生活性氧积累，从而导致p38-p53活化。

2.毒理作用　将浓度为200g/100ml、160g/100ml、128g/100ml、102.4g/100ml、

81.9g/100ml的复方滇黄精提取液给不同组别的小白鼠灌胃1次，等容积不同浓度，灌胃体积为0.2ml/10g，给药后禁食2小时，7天内小白鼠状态良好，活动、进食、大小便正常，皮毛均好，无任何毒性反应症状，未见有死亡。

🌱 成方制剂

1.养阴口香合剂　由石斛、朱砂根、茵陈、龙胆、黄芩、蓝布正、麦冬、天冬、枇杷叶、黄精、生地黄、枳壳组成。汗渥曲勒、旭嘎怡滇内、洛项、来罗拉米、干郎比欧溜、劳力宫、蒙丢（苗医）；具有清胃泻火、滋阴生津、行气消积（中医）的功效。临床用于胃热津亏，阴虚郁热上蒸所致的口臭、口舌生疮、齿龈肿痛，咽干口苦，胃灼热痛，肠燥便秘。

2.生精胶囊　由鹿茸、枸杞子、人参、冬虫夏草、菟丝子、沙苑子、淫羊藿、黄精、何首乌、桑椹、补骨脂、骨碎补、仙茅、金樱子、覆盆子、杜仲、大血藤、马鞭草、银杏叶组成。具有补肾益精、滋阴壮阳的功效。临床用于肾阳不足所致腰膝酸软，头晕耳鸣，神疲乏力，男子无精、少精、弱精、精液不液化等症。

3.咳速停糖浆　由吉祥草、黄精、百尾参、桔梗、补骨脂、虎耳草、枇杷叶、麻黄、桑白皮、罂粟壳组成。具有补气养阴、润肺止咳、益胃生津。临床用于感冒及慢性支气管炎引起的咳嗽、咽干、咯痰、气喘。

参考文献

桔梗 Jiegeng
PLATYCODONIS RADIX

水药名： 项点 ha:ŋ¹ teŋ⁶。

苗药名： ngix gheib ghob bad 额给哥坝（黔东南），uab giekneib naox 蛙构内（黔南）。

本品为桔梗科植物桔梗 *Platycodon grandiflorum*（Jacq.）A.DC. 的干燥根。春、秋二季采挖，洗净，除去须根，趁鲜剥去外皮或不去外皮，晒干。如遇阴雨应即烘干。

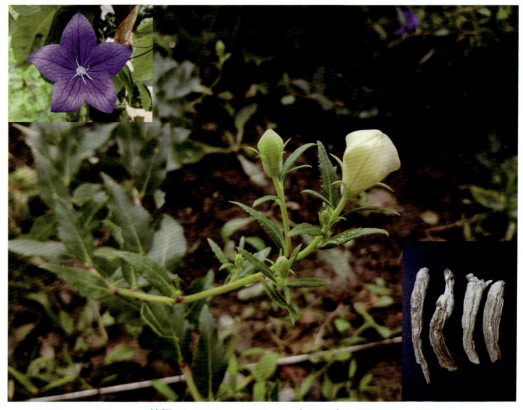

桔梗 *Platycodon grandiflorum*（Jacq.）A.DC.

形态与分布

1.**原植物形态**　多年生草本植物，高30～120cm。全株有白色乳汁；主根长纺锤形，少分枝；茎光滑无毛，常不分枝或上部稍分枝；叶3～4片轮生、对生或互生；无柄或有极短的柄；叶片卵形至披针形，长2～7cm，宽0.5～3cm，先端尖，基部楔形，边缘有尖锯齿，下面被白粉；花1至数朵单生茎顶或集成疏总状花序；花萼呈钟状，裂片5；花冠阔钟状，直径4～6cm，蓝色或蓝紫色，裂片5，三角形；雄蕊5，花丝基部变宽，密被细毛；子房下位，花柱5裂；蒴果呈倒卵圆形，熟时顶部5瓣裂。种子多数，呈褐色。花期7～9月，果期8～10月。

2.**分布**　生于山地草坡、林缘，或栽培。贵州各地均有分布。全国各地均产。主产于安徽、河南、湖北、辽宁、吉林、河北、内蒙古等地。

化学成分

1.**三萜皂苷类**　桔梗皂苷A、桔梗皂苷B、桔梗皂苷D、远志皂苷D、远志皂苷D_2等，其中，桔梗皂苷D是桔梗提取物的主要活性化合物。

2.**黄酮类**　松果苷、槲皮素–7–*O*–葡萄糖苷、槲皮素–7–*O*–芸香糖苷和木犀草素–7–*O*–葡萄糖苷；木犀草素和芹菜素等。

3.**酚酸类**　咖啡酸、3,4–二甲氧基肉桂酸、阿魏酸、异阿魏酸、间香豆酸、对香豆酸、对羟基苯甲酸、间羟基苯甲酸和绿原酸。

4.**甾醇类**　菠甾醇、桦木醇、*α*–菠甾醇–3–*O*–*β*–D–葡萄糖苷等。

5.**其他**　脂肪酸、棕榈酸松柏醇酯、油酸、聚乙炔化合物、桔梗多糖等。

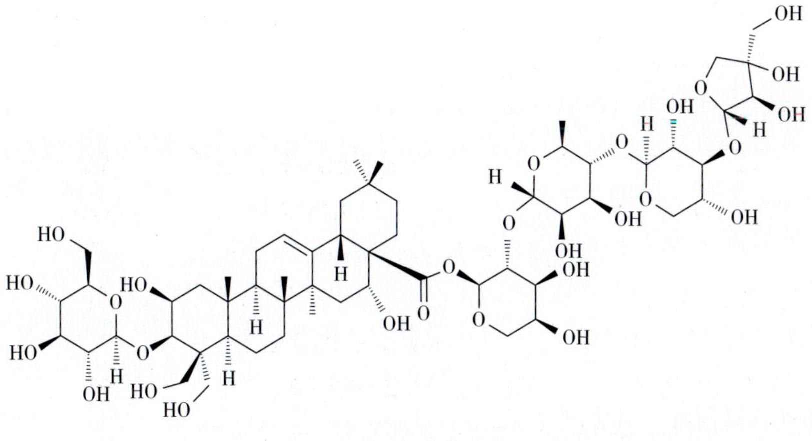

桔梗皂苷D

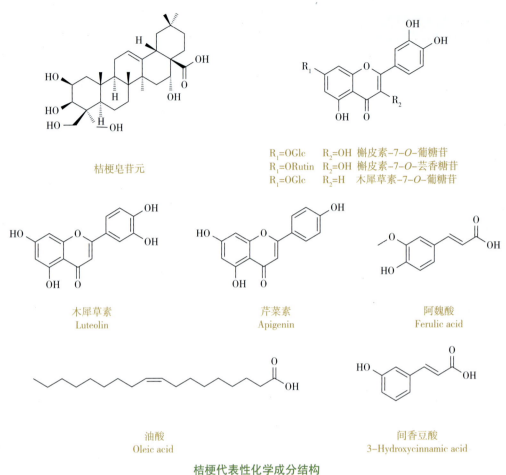

桔梗皂苷元

R₁=OGlc R₂=OH 槲皮素-7-O-葡糖苷
R₁=ORutin R₂=OH 槲皮素-7-O-芸香糖苷
R₁=OGlc R₂=H 木犀草素-7-O-葡糖苷

木犀草素
Luteolin

芹菜素
Apigenin

阿魏酸
Ferulic acid

油酸
Oleic acid

间香豆酸
3-Hydroxycinnamic acid

桔梗代表性化学成分结构

鉴别要点

1. 性状　本品呈圆柱形或略呈纺锤形，下部渐细，有的有分枝，略扭曲，长7~20cm，直径0.7~2cm。表面淡黄白色至黄色，不去外皮者表面黄棕色至灰棕色，具纵扭皱沟，并有横长的皮孔样斑痕及支根痕，上部有横纹。有的顶端有较短的根茎或不明显，其上有数个半月形茎痕。质脆，断面不平坦，形成层环棕色，皮部黄白色，有裂隙，木部淡黄色。气微，味微甜后苦。

2. 鉴别

（1）横切面：取本品，切片，用稀甘油装片，置显微镜下观察，可见扇形或类圆形的菊糖结晶。木栓细胞有时残存，不去外皮者有木栓层，细胞中含草酸钙小棱晶。栓内层窄。韧皮部乳管群散在，乳管壁略厚，内含微细颗粒状黄棕色物。形成层成环。木质部导管单个散在或数个相聚，呈放射状排列。薄壁细胞含菊糖。

（2）取本品粉末1g，加7%硫酸乙醇-水（1∶3）混合溶液20ml，加热回流3小时，放冷，用三氯甲烷振摇提取2次，每次20ml，合并三氯甲烷液，加水洗涤2次，每次30ml，弃去洗液，三氯甲烷液用无水硫酸钠脱水，滤过，滤液回收溶剂至干，残渣加甲醇1ml使溶解，作为供试品溶液。另取桔梗对照药材1g，同法制成对照药材溶液。参照《中国药典》（现行版）薄层色谱法（通则0502）试验，吸取上述两种溶液各10μl，分别点于同一硅胶G薄层板上，以三氯甲烷-乙醚（2∶1）为展开剂，展开，取出，晾干，喷以10%硫酸乙醇溶液，在105℃加热至斑点显色清晰。供试品色谱中，在与对照药材色谱相应的位置上，显相同颜色的斑点。

炮制工艺

1.现代炮制方法 除去杂质，洗净，润透，切厚片，晒干或烘干。

2.古代炮制方法 南北朝有"百合水浸制"；唐代有去芦、去苗；宋代有炒、姜汁浸制、蜜蒸；元代有炒黄、蜜炙、米泔水浸制；明代有去浮皮、炒至微焦、酒炙、米泔蒸制、麸炒、醋炒。古代桔梗的加工炮制方法已达十余种。现今桔梗多于春秋二季采挖；加工方法为除去须根、趁鲜剥去外皮或不去外皮；临床饮片以切片生用为主，亦有部分地区使用蜜桔梗。古代本草记载与现代采收加工方法基本一致，但炮制方法有所不同，现代炮制方法相对更为简单。

性味归经

味苦，性辛、平。归肺经。

主治功效

1.中药 宣肺，利咽，祛痰，排脓。用于咳嗽痰多，胸闷不畅，咽痛音哑，肺痈吐脓。

2.苗药 退热，止咳，入热经。主治感冒发烧，胸痛咳嗽，肺结核。

3.布依族药 宣肺，利咽，祛痰，排脓。主治咳嗽痰多，胸闷不畅，咽痛音哑，肺痈吐脓。

4.彝药 小儿肺炎，老年咳嗽气喘，妇科慢性炎症。

临床应用

（1）用于呼吸系统疾病的治疗 急性上呼吸道感染，急性气管-支气管炎、慢性支气管炎、支气管哮喘、病毒性肺炎、肺脓疡、肺脓肿、肺结核、肺癌、纵隔肿瘤、肺梗死、肺心病，咽喉肿痛、扁桃体炎等。

（2）用于心脏系统疾病的治疗 胸痹心痛。

（3）用于脾胃系统疾病的治疗 胃痛。

（4）用于肾脏系统疾病的治疗 水肿。

（5）用于肢体经络病证的治疗。

（6）治疗流行性出血热、变异型心绞痛、食道炎、梅毒病。

（7）治咳嗽 癃闭、水肿、痢疾、郁证、血淤 桔梗、豆豉颗、生姜、紫苏、分葱、麦冬各适量，水煎服。（布依族）

（8）治感冒发烧，胸痛咳嗽 桔梗15g、紫苏10g、鱼腥草15g，煎水内服。（贵州黔东南）

（9）治肺结核 桔梗15g、白及15g，磨成细粉吞服。（黔东南苗族）

（10）根入药，小儿肺炎煨水服，老年咳嗽气喘煮猪心肺吃；妇科慢性炎症炖鸡吃。（彝族）

🌱 用法用量

内服：煎汤，3~10g；或入丸、散；适量，烧灰研末敷。

🌱 成分控制

含量测定 参照《中国药典》（现行版）桔梗项下测定。

（1）色谱条件与系统适用性试验 以十八烷基硅烷键合硅胶为填充剂，YMC-Pack ODS-A色谱柱（柱长为25cm，内径为4.6mm，粒径为5μm）；以乙腈-水（25∶75）为流动相；蒸发光散射检测器检测；理论塔板数按桔梗皂苷D峰计≥3000。

（2）对照品溶液的制备 取桔梗皂苷D对照品适量，精密称定，加甲醇制成每1ml含0.5mg的溶液，即得。

（3）供试品溶液的制备 取本品粉末（过二号筛）约2g，精密称定，置具塞锥形瓶中，精密加入50%甲醇50ml，称定重量，超声处理（功率250W，频率40kHz）30分钟，放冷，再称定重量，用50%甲醇补足减失的重量，摇匀，滤过；精密量取续滤液25ml，蒸干，残渣加水20ml，微热使溶解，用水饱和的正丁醇振摇提取3次，每次20ml，合并正丁醇液，用氨试液50ml洗涤，弃去氨液，再用正丁醇饱和的水50ml洗涤，弃去水液，正丁醇液回收溶剂至干，残渣加甲醇适量使溶解，转移至5ml量瓶中，加甲醇至刻度，摇匀，滤过，取续滤液，即得。

（4）测定法 分别精密吸取对照品溶液10、20μl，供试品溶液10~15μl，注入液相色谱仪，测定，以外标两点法对数方程计算，即得。

本品按干燥品计算，含桔梗皂苷D（$C_{57}H_{92}O_{28}$）不得少于0.10%。

🌱 药理毒理

1.药理作用

（1）对呼吸系统的作用 祛痰、止咳、平喘，抑制肺损伤。桔梗多糖减轻了呼吸道合胞病毒诱导的小鼠肺损伤和炎症。它通过消耗miR-181α-5p然后激活Hippo和SIRT1通路来抑制病毒复制并防止呼吸道合胞病毒诱导的细胞凋亡和炎症。代谢组学分析表明，桔梗皂苷及其活性微生物代谢物均可调节亚油酸代谢、花生四烯酸代谢和甘油磷脂代谢的相同代谢组学途径发挥镇咳活性，并调节花生四烯酸代谢的相同代谢组学途径发挥镇咳、祛痰作用。

（2）对消化系统的作用　抑制胃液分泌、抗溃疡。桔梗多糖能改善溃疡性结肠炎相关指标，降低组织髓过氧化物酶（MPO）活性和TNF-α、IL-1β表达水平并升高IL-10表达，同时升高组织和血清SOD活性并降低MDA水平，桔梗多糖对溃疡性结肠炎小鼠具有一定药效，可能与调节炎性反应和氧化应激水平有关。

（3）对神经系统的作用　解热、镇静、镇痛、有效提高小鼠的抗疲劳能力，改善乙醇诱导的小鼠记忆损伤。研究表明桔梗提取物显示出强烈的镇痛作用，主要作用于中枢神经系统，其诱导的镇痛作用可能不是由阿片受体介导的。桔梗水提物用于评估对脂多糖（LPS）诱导的抑郁模型的抗抑郁作用。建立了基于UPLC-Q/TOF-MS的血清和代谢组学方法并用于探索其机制。结果提示桔梗醇提物具有抗抑郁作用，其抗抑郁作用与一些代谢途径的调节密切相关，包括脂质代谢、氨基酸代谢、能量代谢、花生四烯酸代谢、谷胱甘肽代谢和磷酸肌醇代谢。桔梗根水提取物对中年（12个月大）小鼠的神经源性影响中，结果表明，在中年小鼠中重复服用桔梗水提物会增加神经母细胞的数量。从桔梗中分离出的桔梗素D和$2''-O-$乙酰-多聚半乳糖苷D_2保护沙鼠海马的缺血/再灌注损伤

（4）对心血管系统的作用　扩血管，改善心功能，减轻心肌氧化应激，减少心肌缺血再灌注损伤，对缺血/再灌注损伤沙鼠的海马组织有保护作用，减轻高血压引起的心肌纤维化、肥厚损伤而保护心肌，抑制血管生成，抗动脉粥样硬化。桔梗皂苷D（0.15、0.3mg/kg，ig）通过减少自发性高血压大鼠胶原蛋白积累，逆转病理性心脏肥大和纤维化，产生心血管保护作用。

（5）抗糖尿病　改善胰岛素抵抗作用，降血脂，降血糖，降低胆固醇。桔梗水醇提取物（300mg/kg，ig，四周）能够降低链脲佐菌素诱导的ICR小鼠血糖水平降低。桔梗素（200mg/kg，ig，7周）能够增强90%胰腺切除的SD大鼠肝脏胰岛素敏感性，改善葡萄糖刺激的胰岛素分泌。

（6）抗肿瘤　桔梗皂苷D在乳腺癌、肺癌、肝癌、前列腺癌、膀胱癌等多种恶性肿瘤中均表现出良好的抗癌活性，可以通过多种信号通路对肿瘤细胞的增殖、转移起抑制作用，并可诱导其凋亡。桔梗皂苷D能够诱导细胞凋亡，并抑制HepG2肝癌细胞的黏附、迁移和侵袭，破坏Hsp90/Cdc37复合物并增强mTOR抑制剂活性，产生抗人肺癌A549和NCI-H1975细胞活性的作用；桔梗杂多糖PRP1通过调节miR-21介导的PI3K/AKT通路诱导HepG2细胞凋亡。

（7）肝保护　桔梗皂苷D预处理通过改善氧化应激、炎症反应和肝细胞凋亡，有效地保护肝细胞免受对乙酰氨基酚诱导的小鼠肝毒性，其中NF-κB和AMPK/PI3K/Akt信号通路介导桔梗皂苷对对乙酰氨基酚诱导的小鼠急性肝毒性的保护作用。桔梗水提（5、10mg/kg，ig，3d）能够减少胆管结扎诱导的ICR小鼠肝细胞坏死和炎性细胞浸润；桔梗素（2mg/kg，ig，1周）通过阻断CYP2El介导的乙醇生物活化和清除自由基来预防对乙酰氨基酚诱导的C57BL/6小鼠的急性肝损伤。桔梗皂苷D（10mg/kg，ig，1周）通过抑制肝细胞MAPK通路

和细胞凋亡来抑制对乙酰氨基酚诱导的C57BL/6小鼠肝毒性。

（8）抗肥胖　抑制胰脂肪酶活性，抑制膳食脂肪的吸收。桔梗乙醇提取物（1%，5%，po，6周）能够减少高脂饮食诱导的ICR小鼠食物摄入量、体重、附睾脂肪重量、脂肪细胞大小和血糖水平；桔梗皂苷D（5mg/kg，ig，5周）能够改善（db/db）老鼠脂肪组织代谢并减少肝脏脂肪变性，改善肥胖AMPK相关的脂肪生成标志物减少，包括PPARγ和C/EBPα；桔梗素（1%，po，四周）能够降低致动脉粥样硬化饮食诱导的金色叙利亚仓鼠循环和体内胆固醇含量。

（9）免疫调节　桔梗皂苷D（25、50、75、100μg/kg，sc，2周）能够增强卵清蛋白（OVA）诱导的ICR小鼠脾细胞增殖并引发Th1和Th2免疫反应。

（10）其他作用　抑菌作用（抑制体外肺炎支原体的生长繁殖），抗氧化作用，抗光老化作用，抗炎，改善阴囊热应激引起的生精损伤，杀精作用，抑制肺纤维化，治疗运动性腹泻。抑制皮脂分泌，增加胶原蛋白预防痤疮疤痕。增加骨密度，抑制破骨细胞分化。

2.毒理作用

（1）急性毒性　小鼠灌服桔梗煎剂的LD_{50}为24g/kg；粗皂苷腹腔给药，小鼠的LD_{50}为2.23mg/kg，大鼠的为14.1mg/kg，豚鼠的为23.1mg/kg。桔梗皂苷皮下注射对小鼠的最小致死量为7.70mg/kg。

小鼠和大鼠中桔梗皂苷的LD_{50}分别为420和800mg/kg（口服）或22.3和14.1mg/kg（腹腔注射）。斑马鱼中以10mg/L的浓度给药时，桔梗皂苷具有潜在的致心脏功能障碍和致畸作用。

（2）溶血　桔梗皂苷有很强的溶血作用。溶血指数为1∶1000，故不宜注射给药，以免引起组织坏死或溶血，口服后桔梗皂苷在胃肠道分解，即无溶血作用。但口服大剂量桔梗皂苷，反射性兴奋呕吐中枢，可引起恶心呕吐。

❤ 成方制剂

1.咳立停糖浆　由川贝母流浸膏、湖北贝母流浸膏、桔梗流浸膏、枇杷叶、盐酸麻黄碱、薄荷脑组成。具有镇咳祛痰的功效。临床用于支气管炎引起的咳嗽痰多。

2.咳速停胶囊　由吉祥草、黄精、白尾参、桔梗、虎耳草、枇杷叶、麻黄、桑白皮、罂粟壳组成。具有补气养阴、润肺止咳、益胃生津的功效。临床用于感冒及慢性支气管炎引起的咳嗽、咽干、咯痰、气喘。

3.咽康含片　由冬凌草、玄参、麦冬、桔梗、甘草、冰片、薄荷脑、艾纳香油组成。具有清热解毒、养阴利咽。临床用于肺经风热所致急慢性咽炎。

4.伤风止咳糖浆　由鱼腥草、桔梗、苦杏仁、菊花、桑叶、荆芥、薄荷、芦根、甘草、连翘、紫苏叶组成。具有解表发散、清肺止咳的功效。临床用于感冒引起的头痛、发热、流涕、咳嗽等症。

5.复（方）吉祥草含片　由吉祥草、紫苑、麻黄、鱼腥草、桔梗、虎杖、罂粟壳、冰片、薄荷素油、梨膏组成。湾喉俄吼，蒙舍俄，封勒普吼俄，凯洛嘎卡（苗医）；具有宣肺平喘、清热润燥、止咳化痰（中医）的功效。临床用于支气管炎，肺炎所引起的咳嗽、胸闷、痰多等症状。

6.**止咳枇杷颗粒**　由枇杷叶、桑白皮、白前、百部、桔梗、薄荷脑组成。具有清肺、止咳、化痰的功效。临床用于咳嗽多痰。

7.**半夏露糖浆**　由半夏、枇杷叶、远志、款冬花、桔梗、麻黄、甘草、陈皮、薄荷油组成。具有止咳化痰的功效。临床用于咳嗽多痰、支气管炎。

8.**咳舒糖浆**　由枇杷叶、南沙参、桔梗、浙贝母、氯化铵、薄荷脑组成。具有止咳化痰的功效。临床用于慢性支气管炎引起的咳嗽、多痰。

9.**苑叶止咳糖浆**　由枇杷叶、紫苑、桔梗、氯化铵、盐酸麻黄碱、薄荷脑组成。具有疏风宣肺、化痰止咳的功效。临床用于风邪犯肺引起的伤风咳嗽、支气管炎。

10.**杷叶润肺止咳膏**　由枇杷叶、紫苑、百部、浙贝母、紫苏子、苦杏仁、麻黄、法半夏、茯苓、陈皮、天冬、芥子、北沙参、款冬花、枳壳、瓜蒌子、前胡、紫苏叶、甘草、桔梗组成。具有润肺化痰、止咳平喘的功效。临床用于燥热咳嗽、老人久咳；慢性支气管炎见上述症状者。

参考文献

金钗石斛 / Jinchaishihu
DENDROBII NOBILIS HERBA

苗药名：nangxghab zat fangx（陇嘎宰污）。

本品为兰科植物金钗石斛 *Dendrobium nobile* Lindl.的栽培品及其同属植物近似种的新鲜或干燥茎。全年均可采收，鲜用者除去根和泥沙；干用者采收后，除去杂质，用开水略烫或烘软，再边搓边烘晒，至叶鞘搓净，干燥。

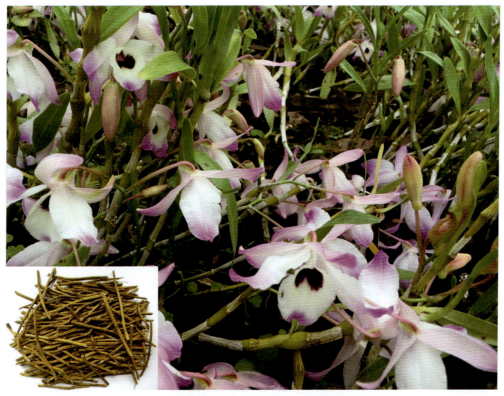

金钗石斛 *Dendrobium nobile* Lindl.

🌱 形态与分布

1.原植物形态 多年生草本。茎丛生，上部稍扁而稍弯曲上升，高30~60cm，粗达1.3cm，具槽纹，黄绿色，多节，节间长2.5~3.5cm，基部收窄；叶近革质，长圆形或长椭圆形，长6~12cm，宽1~3cm，先端2圆裂，花期有叶或无叶；总状花序有花1~4朵；花大，下垂，直径达8cm，花被片白色带浅紫色，先端紫红色；唇瓣倒卵状矩圆形，长4~4.5cm，宽3~3.5cm，先端圆形，唇盘上面具1紫斑；花药2室，花粉块4。蒴果。花期4~6月。

2.分布 生于海拔600~1700m的山林中树干上或岩石上。分布于贵州的江口、黄平、赤水、大方、水城、兴义、罗甸、三都、习水、播州、红花岗、汇川、正安等县区。赤水有栽培。西南及台湾、广东、广西、湖北等地均有。

🌱 化学成分

1.生物碱类 石斛碱、石斛星碱、石斛醚碱、N-反式桂皮酸酰对羟基苯乙胺、N-反式香豆酰酪胺等。

2.黄酮类 芹菜素-6-C-α-鼠李糖8-C-β-葡萄糖苷、异甘草素等。

3.联苄类 鼓槌联苄、玫瑰石斛素、Nobilin D等。

4.芪类 Denbinobin、Lusianthridin等。

5.倍半萜类 Dendroside A、Dendroside D、Dendroside E、Dendroside F等。

6.其他 苯丙素类、酚酸类、酮类、蛋白质、氨基酸、微量元素等。

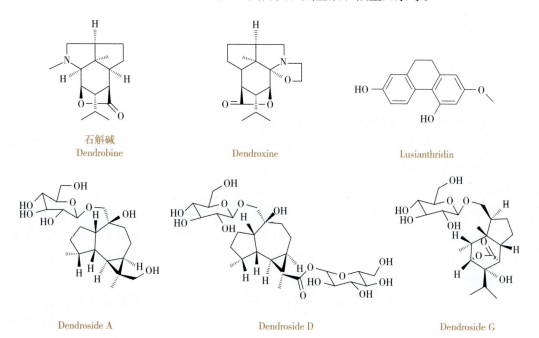

石斛碱 Dendrobine　　Dendroxine　　Lusianthridin

Dendroside A　　Dendroside D　　Dendroside G

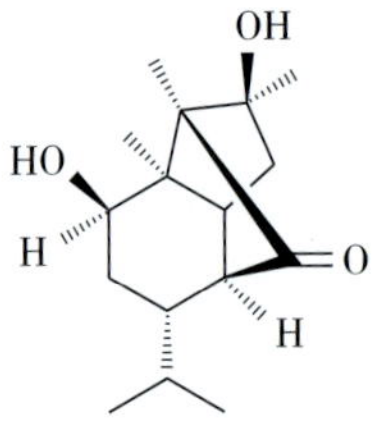

Dendronobilin A

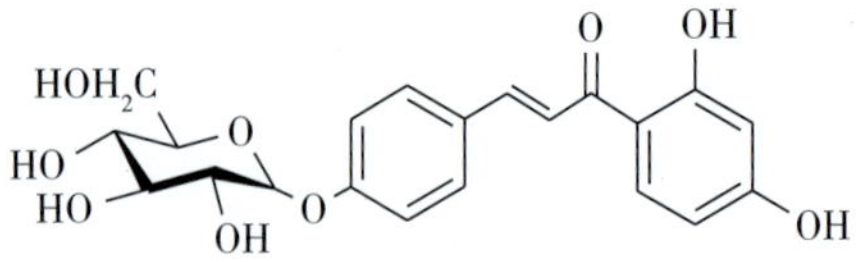

异甘草苷
Isoliquirtin

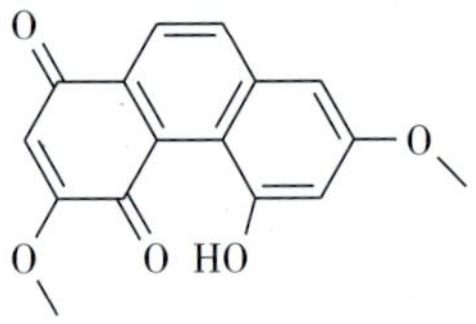

Denbinobin

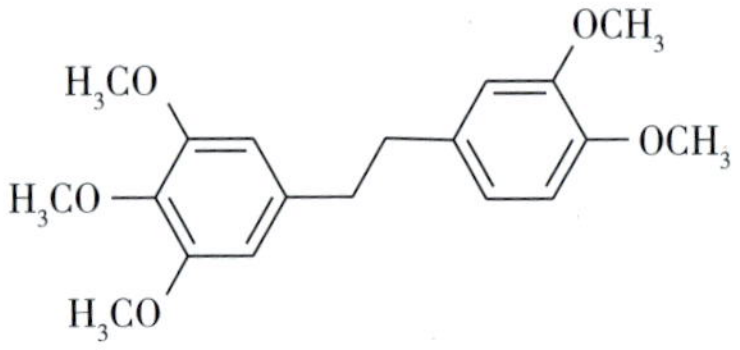

鼓槌联苄
Chrysotobibenzyl

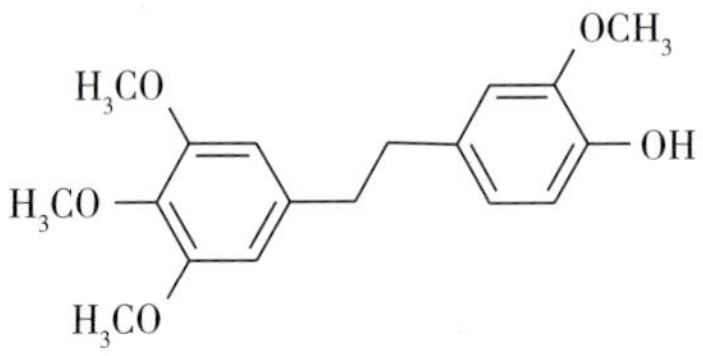

玫瑰石斛素
Crepidatin

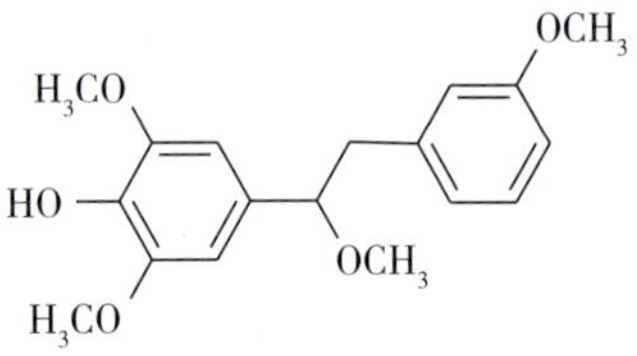

Nobilin A

金钗石斛代表性化学成分结构

🌿 鉴别要点

1. 性状 呈扁圆柱形，长 20 ~ 40cm，直径 0.4 ~ 0.6cm，节间长 2.5 ~ 3cm。表面金黄色或黄中带绿色，有深纵沟。质硬而脆，断面较平坦而疏松。气微，味苦。茎下部圆柱形，中部及上部扁圆形，稍曲折略呈"之"字状，长 18 ~ 50cm，直径 4 ~ 12mm，节间长 1.5 ~ 6cm。表面金黄色或绿黄色，基部有光泽，具深纵沟及纵纹，节膨大，棕色，节上有互生花序柄及残存膜质叶鞘。质轻而脆，断面较疏松。气微，微苦。干石斛以色金黄有光泽、质柔韧者为佳；鲜石斛以色黄绿、肥满多汁、嚼之发黏者为佳。

2. 鉴别

（1）横切面：表皮细胞 1 列，扁平，外被鲜黄色角质层。基本组织细胞大小较悬殊，有壁孔，散在多数外韧型维管束，排成 7 ~ 8 圈。维管束外侧纤维束新月形或半圆形，其外侧薄壁细胞有的含类圆形硅质块，木质部有 1 ~ 3 个导管直径较大。含草酸钙针晶细胞多见于维管束旁。

粉末灰绿色或灰黄色。角质层碎片黄色；表皮细胞表面观呈长多角形或类多角形，垂周壁连珠状增厚。束鞘纤维成束或离散，长梭形或细长，壁较厚，纹孔稀少，周围具排成纵行的含硅质块的小细胞。木纤维细长，末端尖或钝圆，壁稍厚。网纹导管、梯纹导管或具缘纹孔导管直径12～50μm。草酸钙针晶成束或散在。

（2）取本品（鲜品干燥后粉碎）粉末1g，加甲醇10ml，超声处理30分钟，滤过，滤液作为供试品溶液。另取石斛碱对照品，加甲醇制成每1ml含1mg的溶液，作为对照品溶液。参照《中国药典》（现行版）薄层色谱法（通则0502）试验，吸取供试品溶液20μl、对照品溶液5μl，分别点于同一硅胶G薄层板上，以石油醚（60～90℃）-丙酮（7：3）为展开剂，展开，取出，晾干，喷以碘化铋钾试液。供试品色谱中，在与对照品色谱相应的位置上，显相同颜色的斑点。

🌱 炮制工艺

1.**干石斛**　除去残根，洗净，切段，干燥。
2.**鲜石斛**　鲜品洗净，切段。

🌱 性味归经

味甘，性微寒。归胃经、肾经。

🌱 主治功效

1.**中药**　益胃生津，滋阴清热。用于热病津伤，口干烦渴，胃阴不足，食少干呕，病后虚热不退，阴虚火旺，骨蒸劳热，目暗不明，筋骨痿软。
2.**苗药**　生津益胃，滋阴清热，润肺益肾，明目强腰。主治热病伤津，口干烦渴，胃阴不足，胃痛干呕，肺燥干咳，虚热不退，阴伤目暗，腰膝软弱。

🌱 临床应用

（1）治胃阴不足　石斛15g，水煎服。（各族均用）
（2）治热病津伤、口干烦渴　石斛15g、麦冬15g、泡参10g，水煎服。（黄平苗族）
（3）治胃热灼痛　石斛15g、玉竹15g、万寿竹10g，水煎服。（罗甸苗族）
（4）治肺热干咳　石斛15g、矮地茶10g，水煎服。（兴义苗族）
（5）治肺燥、虚热不退　石斛15g、小玉竹10g、鱼鳅串10g，水煎服。（荔波水族）
（6）治两腿不能动，卧床不起　石斛、熟地、元参、麦冬、菊花、沙参、地骨皮、车前、党参各适量，水煎服。（布依族）
（7）以石斛为主的"石斛片"具有平肝明目、滋阴壮腰的功能。用于视力减退、内障目暗、假性近视、神光散大、视物模糊、目赤肿痛、迎风流泪等。
（8）"石斛夜光丸"具有平肝息风、滋肾明目的功能，用于肝肾两亏、阴虚火旺、内障目暗、视物昏花等。

🌱 用法用量

内服：煎汤，6～15g，鲜品加倍；或入丸、散；或熬膏。

🌱 质量控制

石斛碱的含量测定 参照《中国药典》(现行版)石斛项下测定。

(1)色谱条件与系统适用性试验 色谱柱为DB-1毛细管柱(100%二甲基聚硅氧烷为固定相)(柱长为30m,内径为0.25mm,膜厚度为0.25μm),程序升温:初始温度为80℃,以每分钟10℃的速率升温至250℃,保持5分钟;进样口温度为250℃,检测器温度为250℃。理论板数按石斛碱峰计≥10000。

(2)校正因子测定 取萘对照品适量,精密称定,加甲醇制成每1ml含25μg的溶液,作为内标溶液。取石斛碱对照品适量,精密称定,加甲醇制成每1ml含50μg的溶液,作为对照品溶液。精密量取对照品溶液2ml,置5ml量瓶中,精密加入内标溶液1ml,加甲醇至刻度,摇匀,吸取1μl,注入气相色谱仪,计算校正因子。

(3)测定法 取本品(鲜品干燥后粉碎)粉末(过三号筛)约0.25g,精密称定,置圆底烧瓶中,精密加入0.05%甲酸的甲醇溶液25ml,称定重量,加热回流3小时,放冷,再称定重量,用0.05%甲酸的甲醇溶液补足减失的重量,摇匀,滤过。精密量取续滤液2ml,置5ml量瓶中,精密加入内标溶液1ml,加甲醇至刻度,摇匀,吸取1μl,注入气相色谱仪,测定,即得。

本品按干燥品计算,含石斛碱($C_{16}H_{25}NO_2$)不得少于0.40%。

🌱 药理毒理

1.药理作用

(1)止痛、解热 金钗石斛中含的石斛碱具有解热止痛的作用。

(2)防治白内障 金钗石斛茎的提取物尤其是多糖和生物碱成分具有一定的抗白内障作用,同时其生物碱还具有较好的抗糖尿病性白内障的作用。

(3)改善胃损伤 能够保护乙醇诱导的胃溃疡。

(4)抗疲劳 金钗石斛中的碱溶性多糖可以增加脂肪利用以及延缓乳酸和氨的积累达到抗疲劳的作用。对小鼠进行强迫性游泳实验,发现金钗石斛多糖尤其是碱溶性多糖能够显著延长游泳时长,同时降低游泳后肝糖原及肌糖原的消耗。

(5)保护大脑神经元损伤 可解巴比妥中毒,以及中毒引起的惊厥;改善记忆减退,金钗石斛多糖和总碱均能有效改善大鼠和小鼠的学习记忆能力;改善脑缺血,金钗石斛多糖对于大鼠局灶性缺血再灌注损伤具有保护作用。

(6)抗肿瘤 对多种肿瘤具有抑制作用,例如结肠癌、慢性粒细胞白血病等。实验表明金钗石斛脂溶性生物碱可以降低HT-29结肠癌细胞存活率,且呈时间和剂量效应,还能诱导细胞凋亡,使细胞周期阻滞于G_2期。金钗石斛多糖还能抑制K562细胞中BCR-ABL融合基因mRNA的表达,直接抑制慢性粒细胞白血病K562细胞增殖并诱导其凋亡。

(7)其他作用 保肝、抗氧化、抗炎、延缓衰老等作用。

2.毒理作用

（1）研究金钗石斛不同提取部位提取物对斑马鱼胚胎的毒性，发现乙酸乙酯萃取物毒性最大，主要毒性物质是石斛碱且毒性呈剂量依赖性。同时发现石斛碱诱导细胞凋亡和产生了氧化应激，造成斑马鱼心包肿大、心率下降等，该毒性作用与石斛碱影响斑马鱼的神经系统和酶的活性有关。

（2）急毒性试验　以10.00g/（kg·bw）剂量的金钗石斛给两种性别的昆明种小鼠灌胃后，未见明显中毒症状，观察14天无死亡。观察期末将受试动物处死进行解剖检查，肝、脾、肾、胃、肠、心、肺等主要脏器未见明显异常改变。金钗石斛对昆明种雌、雄小鼠的最大耐受剂量（MTD）大于10.00g/（kg·bw）（相当于人体推荐剂量的833倍），根据《保健食品检验与评价技术规范年版》中的急性毒性分级标准，属实际无毒级。

（3）30天喂养实验结束后，检查对照组和各剂量组共80只大鼠，雌、雄各半。剖检后肉眼观察，心、肺、肝、脾、肾、胃、肠、睾丸（卵巢）等主要脏器的色泽、大小、形态结构等均未见明显异常。

🌱 成方制剂

养阴口香合剂　由石斛、朱砂根、茵陈、龙胆、黄芩、蓝布正、麦冬、天冬、枇杷叶、黄精、牛地黄、枳壳组成。汗渥曲勒，旭嘎怡滇内，洛项，来罗拉米，干郎比欧溜，劳力宫，蒙丢（苗医）；具有清胃泻火、滋阴生津、行气消积（中医）的功效。临床用于胃热津亏、阴虚郁热上蒸所致的口臭、口舌生疮、齿龈肿痛、咽干口苦、胃灼热痛、肠燥便秘。

参考文献

金银花 | *Jinyinhua*
LONICERAE JAPONICAE FLOS

水药名： jaːu¹ fa³ ŋan² 要花年（三都水族）。

苗药名： bid jab qangd 比加枪（黔东南），benx hod lob 盆蒿闹（松桃）。

本品为忍冬科植物忍冬 *Lonicera japonica* Thunb. 的干燥花蕾或初开的花。金夏初花开放前采收，干燥。

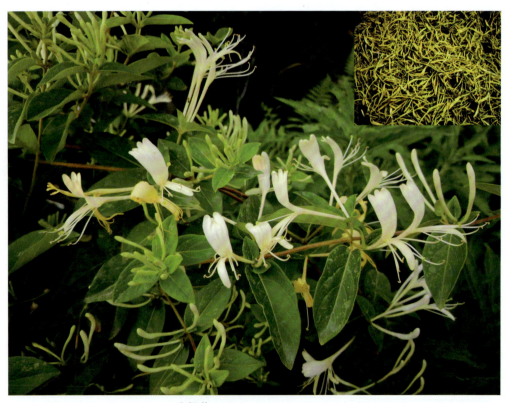

金银花 *Lonicera japonica* Thunb..

形态与分布

1.原植物形态 多年生半常绿木质藤本。茎中空，多分枝，老枝外表棕褐色，栓皮常呈条状剥离；幼枝绿色，密生短柔毛。叶对生，卵圆形至长卵圆形，长3～8cm，宽15～4cm，全缘，嫩叶两面有柔毛，老叶上面无毛。花成对腋生，苞片叶状，卵形，2枚，长达2cm；萼筒短小，顶端5齿裂；花冠长3～4cm，初开时白色，有时稍带紫色，后渐变黄色，外被柔毛和腺毛，花冠筒细长，上唇4浅裂，下唇不裂，稍反转；雄蕊5；雌蕊1，花柱棒状，与雄蕊同伸出花冠外，子房下位。浆果球形，黑色。花期5～7月，果期7～10月。

2.分布 贵州主要产于紫云、开阳、平坝、安顺、纳雍、贵阳、江口、印江、三穗等地。此外，四川、广东、广西、湖南等地也有分布。

化学成分

1.挥发油类 芳樟醇等。

2.有机酸类 绿原酸、香草酸、原儿茶酸、阿魏酸、棕榈酸、亚油酸等。

3.黄酮类 芦丁、木犀草苷、槲皮素、木犀草素–7–O–β–D–半乳糖苷等。

4.环烯醚萜苷类 马钱苷、马钱苷酸、当药苷等。

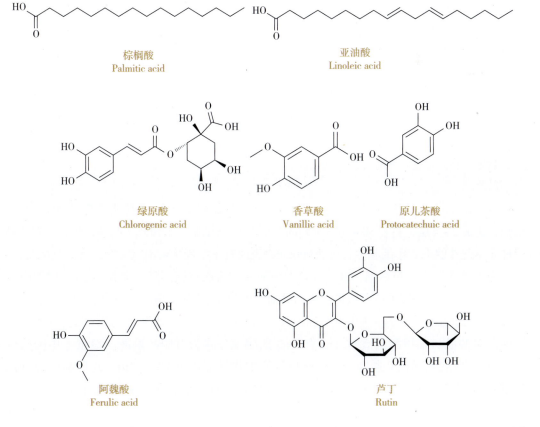

棕榈酸
Palmitic acid

亚油酸
Linoleic acid

绿原酸
Chlorogenic acid

香草酸
Vanillic acid

原儿茶酸
Protocatechuic acid

阿魏酸
Ferulic acid

芦丁
Rutin

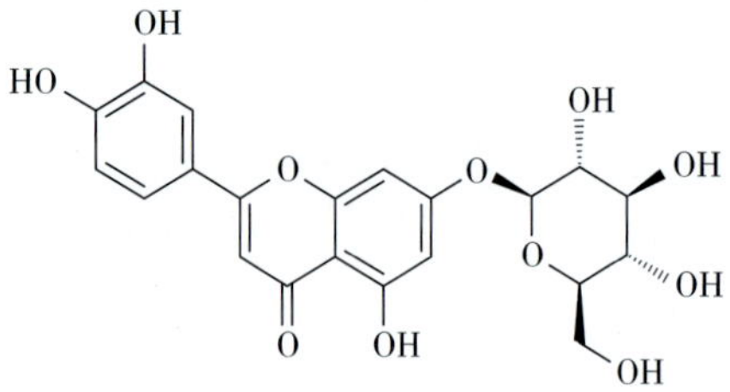

木犀草苷
Cynaroside

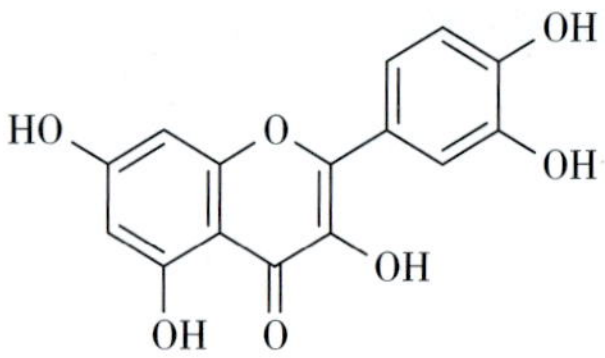

棚皮素
Quercetin

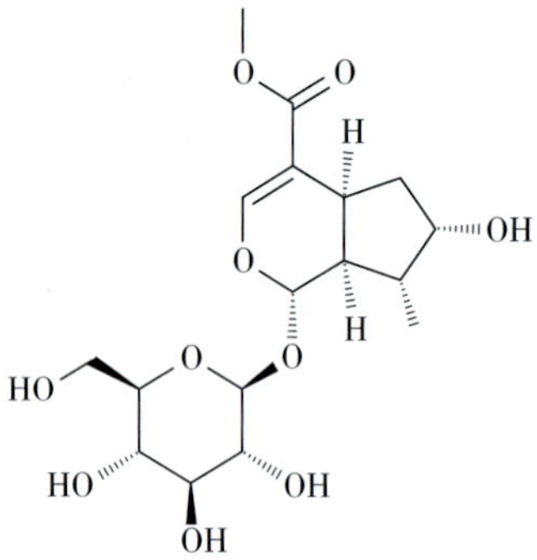

马钱苷
Loganin

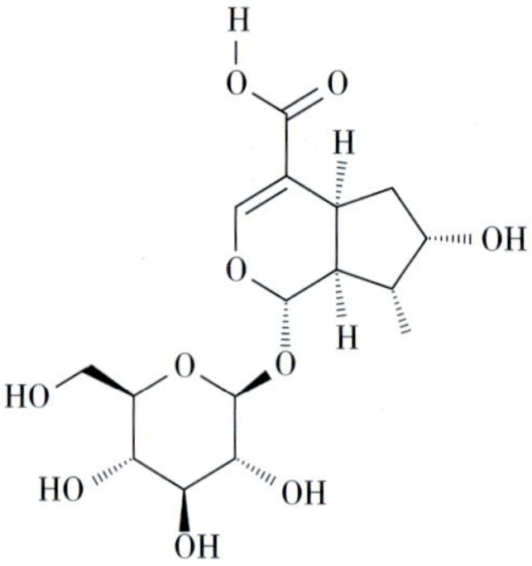

马钱苷酸
Loganic acid

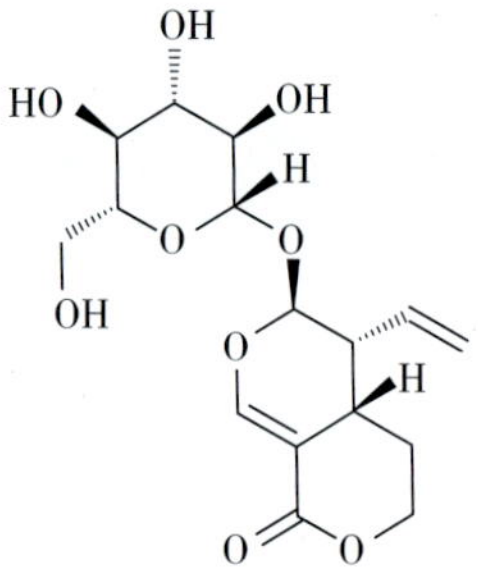

当药苷
Sweroside

金银花代表性化学成分结构

鉴别要点

1.性状 呈棒状，上粗下细，略弯曲，长2~3cm，上部直径约3mm，下部直径约1.5mm。表面黄白色或绿白色（贮久色渐深），密被短柔毛，偶见叶状苞片。花萼绿色，先端5裂，裂片有毛，长约2mm。开放者花冠筒状，先端二唇形；雄蕊5个，附于筒壁，黄色；雌蕊1枚，子房无毛。气清香，味淡、微苦。

2.鉴别

（1）本品粉末浅黄棕色或黄绿色。腺毛较多，头部倒圆锥形、类圆形或略扁圆形，4~33细胞，排成2~4层，直径30~64~108μm，柄部1~5细胞，长可达700μm，非腺毛有两种：一种为厚壁非腺毛，单细胞，长可达900μm，表面有微细疣状或泡状突起，有的具螺纹；另一种为薄壁非腺毛，单细胞，甚长，弯曲或皱缩，表面有微细疣状突起。草酸钙簇晶直径6~45μm。花粉粒类圆形或三角形，表面具细密短刺及细颗粒状雕纹，具3孔沟。

（2）取本品粉末0.2g，加甲醇5ml，放置12小时，滤过，滤液作为供试品溶液。另取绿原酸对照品，加甲醇制成每1ml含1mg的溶液，作为对照品溶液。参照《中国药典》（现行版）薄层色谱法（通则0502）试验，吸取供试品溶液10~20μl，对照品溶液10μl，分别点于同一以羧甲基纤维素钠为黏合剂的硅胶H薄层板上，以醋酸丁酯-甲酸-水

（7∶2.5∶2.5）的上层溶液为展开剂，展开，取出，晾干，置紫外光灯（365nm）下检视。供试品色谱中，在与对照品色谱相应的位置上，显相同颜色的荧光斑点。

🌱 炮制工艺

1.**金银花** 拣净杂质。
2.**银花炭** 取拣净的金银花，置锅内用武火炒至焦褐色，喷淋清水，取出，晒干。

🌱 性味归经

味甘，性寒。归肺经、心经、胃经。

🌱 主治功效

1.**中药** 清热解毒，疏散风热。用于痈肿疔疮，喉痹，丹毒，热毒血痢，风热感冒，温病发热。
2.**苗药** 清热解毒，凉散风热。用于痈肿疔疮，喉痹，丹毒，热血毒痢，风热感冒，温病发热。

🌱 临床应用

（1）降低人群咽喉部带菌率 金银花、晒干各等分，加冰片适量，制成细末，朝咽喉部喷射。用银花5钱，寸草1钱，煎水含漱，作为咽喉炎性疾病的辅助治疗，不但具有局部清洁作用，而且有抗感染的效能。可使炎症迅速得到控制，红肿消退，从而缩短疗程。

（2）治疗肺结核并发呼吸道感染 取金银花半斤，制成注射液1000ml；每次5ml，肌内注射，每日2次。

（3）治疗肺炎 用20％金银花注射液肌内注射，每次2ml；或穴位注射每次0.5～1ml；均每日2次。重症肺炎可同时用50％金银花注射液10～30ml加入10％葡萄糖300～500ml中静脉滴注。

（4）治疗急性细菌性痢疾

1）银花10两，黄连、黄芩各3两，制成煎剂1000ml。每服30ml，每日4次，直至痊愈。

2）金银花320g、紫皮大蒜1000g、茶叶1200g、甘草120g，制成糖浆剂4000ml。成人每服20ml，每日3次，连服2～7天。

（5）治疗外科化脓性疾患 用金银花饱和蒸馏液肌内或静脉注射，每4～6小时1次，每次10ml；轻症每天1次，每次5～10ml。肌内注射每次加入2％普鲁卡因1～2ml，以免局部疼痛。下肢化脓性炎症可行股动脉注射，用10ml加入0.5％普鲁卡因5～10ml，每日1次。对急性乳腺炎常作局部封闭，用10ml加入0.8％普鲁卡因10～20ml，每日1次。

（6）高热不退　金银花30g、马鞭草30g，水煎服。（毕节苗族）

（7）咽喉疼痛　金银花30g、射干10g，水煎服。（各地苗族）

用法用量

内服：煎汤，6~15g；或入丸、散。外用：研末调敷。

成分控制

1.特征图谱　参照《中国药典》（现行版）金银花项下测定。

（1）色谱条件与系统适用性试验　除检测波长为240nm外，其他同［含量测定］酚酸类项下。

（2）参照物溶液的制备　取绿原酸对照品适量，精密称定，加甲醇制成每1ml含0.40mg的溶液，即得。

（3）供试品溶液的制备　同［含量测定］酚酸类项下。

（4）测定法　分别精密吸取参照物溶液与供试品溶液各2µl，注入液相色谱仪，测定，即得。

供试品特征图谱中应呈现7个特征峰，与参照物峰相应的峰为S峰，计算各特征峰与S峰的相对保留时间，应在规定值的±10%之内，保留时间规定值为：0.91（峰1）、1.00［峰2（S）］、1.17（峰3）、1.38（峰4）、2.43（峰5）、2.81（峰6）、2.93（峰7）。

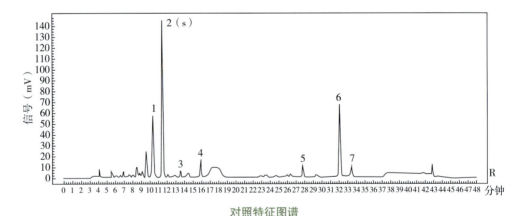

对照特征图谱

峰2（*S*）.绿原酸；峰3.当药苷；峰4.断氧化马钱子苷；峰5.（*Z*）–二聚断马钱苷烯醛；

峰6.3,5–二–*O*–咖啡酰奎宁酸；峰7.4,5–二–*O*–咖啡酰奎宁酸

2.酚酸类含量测定　照《中国药典》高效液相色谱法（通则0512）测定。

（1）色谱条件与系统适用性试验　以十八烷基硅烷键合硅胶为填充剂；流动相为乙腈（A）–0.1%磷酸溶液（B），梯度洗脱；柱温不高于25；流速为每分钟0.7ml，检测波长为327nm。理论塔板数按绿原酸峰计≥1000。

梯度洗脱表

时间（min）	流动相A（%）	流动相B（%）
0	14	86
8	19	81
14	19	81
34	31	69
35	90	10
40	90	10

（2）对照品溶液的制备　取绿原酸对照品、3,5-二-O-咖啡酰奎宁酸对照品和4,5-二-O-咖啡酰奎宁酸对照品适量，精密称定，置棕色量瓶中，加75%甲醇制成1ml含0.28mg、0.15mg、44μg的溶液，即得。

（3）供试品溶液的制备　取本品粉末（过四号筛）约0.5g，精密称定，置具塞锥形瓶中，精密加入75%甲醇50ml，称定重量，超声处理（功率500W，频率40kHz）30分钟，放冷，再称定重量，用75%甲醇补足减失的重量，摇匀，滤过，取续滤液，即得。

（4）测定法　分别精密吸取参照物溶液与供试品溶液各2μl，注入液相色谱仪，测定，即得。

本品按干燥品计算，含绿原酸（$C_{16}H_{18}O_9$）不得少于1.5%，含酚酸类以绿原酸（$C_{16}H_{18}O_9$）、3,5-二-O-咖啡酰奎宁酸（$C_{25}H_{24}O_{12}$）和4,5-二-O-咖啡酰奎宁酸（$C_{25}H_{24}O_{12}$）的总量计，不得少于3.8%。

3.木犀草苷含量测定　照《中国药典》高效液相色谱法（通则0512）测定。

（1）色谱条件与系统适用性试验　用苯基硅烷键合硅胶为填充剂，流动相为乙腈（A）-0.5%冰醋酸溶液（B），梯度洗脱；检测波长为350nm。理论塔板数按木犀草苷峰计≥20000。

梯度洗脱表

时间（min）	流动相A（%）	流动相B（%）
0	10	90
15	20	80
30	20	80
40	30	70

（2）对照品溶液的制备　取木犀草苷对照品适量，精密称定，加70%乙醇制成每1ml含40μg的溶液，即得。

（3）供试品溶液的制备　取本品粉末（过四号筛）约2g，精密称定，置具塞锥形瓶中，精密加入70%乙醇50ml，称定重量，超声处理（功率250W，频率35kHz）1小时，放冷，再称定重，用70%乙醇补足减失的重量，摇匀，滤过。精密量取续滤液10ml，回收溶剂至干，残渣用70%乙醇溶解，转移至5ml量瓶中，加70%乙醇至刻度，即得。

（4）测定法　分别精密吸取对照品溶液与供试品溶液10μl，注入液相色谱仪，测定，即得。

本品按干燥品计算，含木犀草苷（$C_{21}H_{20}O_{11}$）不得少于0.050%。

药理毒理

1.药理作用

（1）抗病原微生物　金银花对多种致病菌如金黄色葡萄球菌、溶血性链球菌、大肠埃希菌、痢疾杆菌、霍乱弧菌、伤寒杆菌、副伤寒杆菌、肺炎球菌、脑膜炎双球菌、铜绿假单胞菌、结核分枝杆菌均有一定的抑制作用。与连翘合用，抗菌谱还可互补；与青霉素合用，能加强青霉素对耐药金黄色葡萄球菌的抗菌作用。

（2）抗炎和解热　金银花能有效抑制多种刺激所致的急性和慢性炎症模型，具有明显的抗渗出和抗增生的作用。

（3）加强防御功能　金银花能促进白细胞的吞噬功能。

（4）中枢兴奋作用　经电休克、转笼等多种实验方法证明口服绿原酸后，可引起大鼠、小鼠等动物中枢神经系统兴奋，其作用强度为咖啡因的1/6，二者合用无相加及增强作用。

（5）降血脂作用　金银花能抑制肠内胆固醇吸收，降低血浆中胆固醇含量。

（6）抗内毒素　金银花具有中和内毒素的作用。

（7）其他作用　金银花对肉瘤180及艾氏腹水癌有明显的细胞毒性作用。金银花对大鼠实验性胃溃疡有轻度预防效果。金银花中绿原酸能增加胃肠蠕动，促进胃液及胆汁分泌，对大鼠离体子宫有兴奋作用。

2.毒理作用　金银花水浸液灌胃，对家兔、犬等无明显毒性反应，对呼吸、血压、尿量均无影响。小鼠皮下注射本品浸膏的LD_{50}为53g/kg。

成方制剂

1.**复方一枝黄花喷雾剂**　由一枝黄花、山银花、紫萁贯众、连翘、薄荷、荆芥、艾纳香组成。具有清热解毒、宣散风热、清利咽喉的功效。临床用于上呼吸道感染，急、慢性咽炎，口舌生疮，牙龈肿痛，口臭。

2.**日晒防治膏**　由金银花、杠板归、垂盆草、鸭跖草、玉竹、天冬、灵芝、紫草、薏苡仁、芦荟、蜂花粉组成。怡渥曲新，旭嘎拉怡瘼，参象维象，滇丢象价加丢（苗医）；具有清热解毒、凉血化斑（中医）的功效。临床用于防治热毒灼肤所致的日晒疮。

3.**口鼻清喷雾剂**　由金银花、连翘、薄荷、西南黄芩、鹅不食草、野菊花、甘草、天然冰片组成。具有疏散风热、清热解毒、清利咽喉的功效。临床用于外感风热、鼻塞流涕、咽喉肿痛。

4.**痔痛安搽剂**　由苦参、金银花、薯莨、土大黄、枳壳、槐花、野花椒组成。旭嘎沓痀，泱安档孟，参象档象：肛干洒（苗医）；具有清热燥湿、凉血止血、消肿止痛的功效。临床用于湿热蕴结所致的外痔肿痛、肛周瘙痒。

参考文献

苦 参

Kushen
SOPHORAE FLAVESCENTIS RADIX

水药名： mai^4 to^6 hut^7 梅躲哄（三都水族）。

苗药名： yes ninb 野义（松桃），jab gangx saib 加巩山（黔东南），vuab ginl rongdlib 弯更胸溜（黔南），faik kend 飞肯（毕节）。

本品为豆科植物苦参 *Sophora flavescens* Ait. 的干燥根。春、秋二季采挖，除去根头和小支根，洗净，或趁鲜切片，干燥。

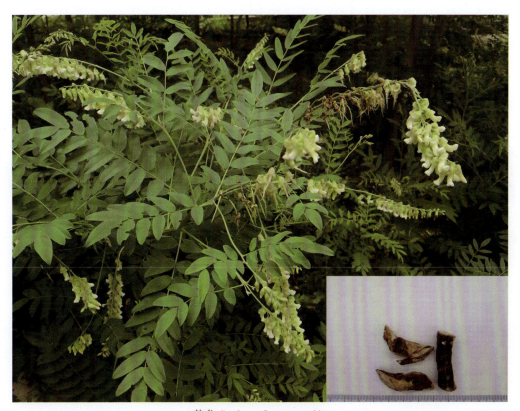

苦参 *Sophora flavescens* Ait.

形态与分布

1.原植物形态 草本或亚灌木,稀呈灌木状,通常高1m左右,稀达2m。茎具纹棱,幼时疏被柔毛,后无毛。羽状复叶长达25cm,托叶披针状线形,渐尖;小叶6~12对,互生或近对生,纸质,形状多变,先端钝或急尖,基部宽楔形或浅心形。总状花序顶生;花多数,疏或稍密;花梗纤细;苞片线形,长约2.5mm;花萼钟状,明显歪斜,具不明显波状齿,完全发育后近截平,疏被短柔毛;花冠比花萼约长1倍,白色或淡黄白色,旗瓣倒卵状匙形,翼瓣单侧生,龙骨瓣与翼瓣相似,稍宽,雄蕊10;子房近无柄,被淡黄白色柔毛,花柱稍弯曲,胚珠多数。荚果成熟后开裂成4瓣,有种子1~5。花期6~8月,果期7~10月。

2.分布 生于向阳山坡或草丛中,分布于贵州各地。此外,我国大部分省区有分布。

化学成分

1.生物碱类 苦参碱、氧化苦参碱、氧化槐果碱、槐定碱。

2.黄酮类 苦参黄素、苦参醇N、柚皮素、三叶豆紫檀苷、2′-甲氧基苦参酮、苦参醇H、高丽槐素、2,3,4′-三羟基-高异黄酮-7-O-β-D-吡喃葡萄糖苷、槐黄素A、槐黄素B、5,7-二羟基-8-薰衣草基黄酮、墨沙酮-4-O-β-D-吡喃葡萄糖苷等。

3.苯丙素类 松柏苷、枸橼苦素A、枸橼苦素B、紫丁香苷、(3R,4S)-6,4′-二羟基-7-甲氧基香豆素、7-甲氧基香豆素、苜蓿内酯等。

4.萜类和甾醇类 羽扇豆烯酮、β香树脂醇、大豆皂苷Ⅰ、苦参皂苷Ⅰ、苦参皂苷Ⅱ、苦参皂苷Ⅲ等。

5.脂肪酸类 肉豆蔻酸、棕榈酸、亚油酸、油酸、硬脂酸等。

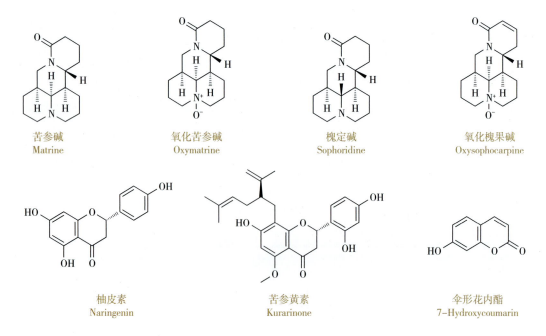

苦参碱
Matrine

氧化苦参碱
Oxymatrine

槐定碱
Sophoridine

氧化槐果碱
Oxysophocarpine

柚皮素
Naringenin

苦参黄素
Kurarinone

伞形花内酯
7-Hydroxycoumarin

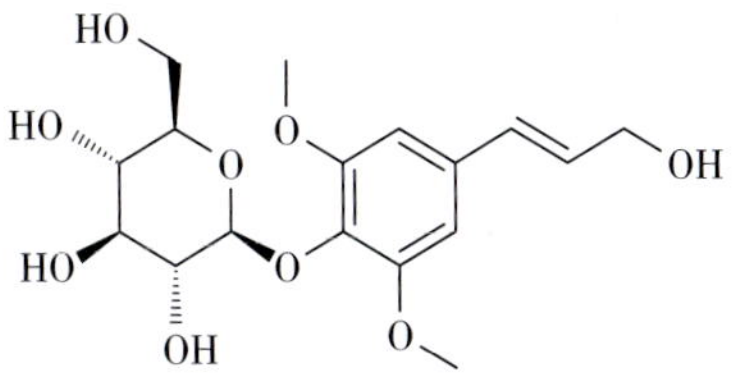

紫丁香苷
Syringin

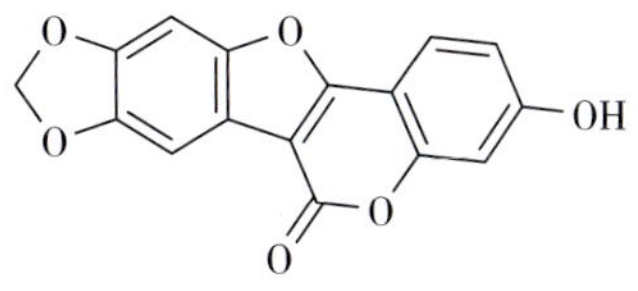

苜蓿内酯
Medicagol

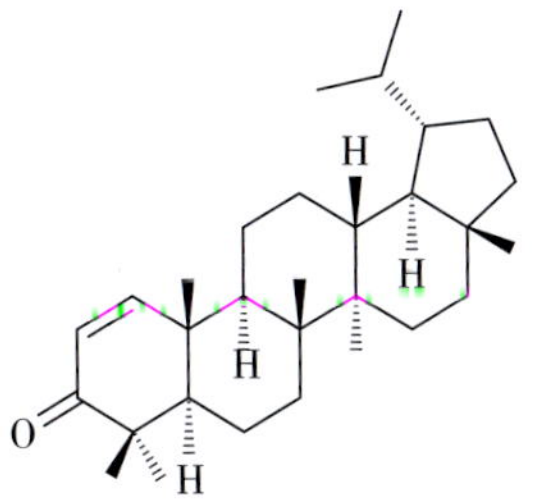

羽扇豆烯酮
Lupenone

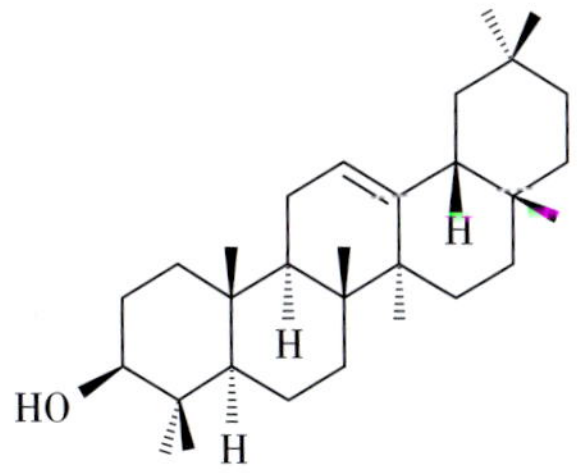

β-香树脂醇
β-Amyrin

苦参代表性化学成分结构

🌱 鉴别要点

1.性状 呈长圆柱形，下部常有分枝，长10~30cm，直径1~6.5cm。表面灰棕色或棕黄色，具纵皱纹和横长皮孔样突起，外皮薄，多破裂反卷，易剥落，剥落处显黄色，光滑。质硬，不易折断，断面纤维性；切片厚3~6mm；切面黄白色，具放射状纹理和裂隙，有的具异型维管束呈同心性环列或不规则散在。气微，味极苦。

2.鉴别

（1）本品粉末淡黄色。木栓细胞淡棕色，横断面观呈扁长方形，壁微弯曲；表面观呈类多角形，平周壁表面有不规则细裂纹，垂周壁有纹孔呈断续状。纤维和晶纤维多成束；纤维细长，直径11~27μm，壁厚，非木化；纤维束周围的细胞含草酸钙方晶，形成晶纤维，含晶细胞的壁不均匀增厚。草酸钙方晶呈类双锥形、菱形或多面形，直径约至23μm。淀粉粒单粒类圆形或长圆形，直径2~20μm，脐点裂缝状，大粒层纹隐约可见；复粒较多，由2~12分粒组成。

（2）取本品横切片，加氢氧化钠试液数滴，栓皮即呈橙红色，渐变为血红色，久置不消失。木质部不呈现颜色反应。

（3）取本品粉末0.5g，加浓氨试液0.3ml、三氯甲烷25ml，放置过夜，滤过，滤液蒸干，残渣加三氯甲烷0.5ml使溶解，作为供试品溶液。另取苦参碱对照品、槐定碱对照品，加乙醇制成每1ml各含0.2mg的混合溶液，作为对照品溶液。参照《中国药典》（现行版）薄层色谱法（通则0502）试验，吸取上述两种溶液各4μl，分别点于同一用2%氢氧化钠溶液制备的硅胶G薄层板上，以甲苯-丙酮-甲醇（8∶3∶0.5）为展开剂，展开，展距8cm，取出，晾干，再以甲苯乙酸乙酯-甲醇-水（2∶4∶2∶1）10℃以下放置的上层溶液为展开剂，展开，取出，晾干，依次喷以碘化铋钾试液和亚硝酸钠乙醇试液。供试品色谱中，在与对照品色谱相应的位置上，显相同的橙色斑点。

（4）取氧化苦参碱对照品，加乙醇制成每1ml含0.2mg的溶液，作为对照品溶液。照薄层色谱法（通则0502）试验，吸取鉴别（3）项下的供试品溶液和上述对照品溶液各4μl，分别点于同一用2%氢氧化钠溶液制备的硅胶G薄层板上，以三氯甲烷-甲醇-浓氨试液（5∶0.6∶0.3）10℃以下放置的下层溶液为展开剂，展开，取出，晾干，依次喷以碘化铋钾试液和亚硝酸钠乙醇试液。供试品色谱中，在与对照品色谱相应的位置上，显相同的橙色斑点。

❦ 炮制工艺

除去残留根头，大小分开，洗净，浸泡至约六成透时，润透，切厚片，干燥。

❦ 性味归经

味苦，性寒。归心经、肝经、胃经、大肠经、膀胱经。

❦ 主治功效

1.中药 清热燥湿，杀虫，利尿。用于热痢，便血，黄疸尿闭，赤白带下，阴肿阴痒，湿疹，湿疮，皮肤瘙痒，疥癣麻风；外治滴虫性阴道炎。

2.苗药 湿热泄泻，湿热带下，皮肤瘙痒。

❦ 临床应用

（1）治湿热泄泻　苦参15g，水煎服。（各族均用）

（2）治湿热带下　苦参15g、土茯苓15g，水煎服。（雷山苗族）

（3）治皮肤瘙痒　苦参15g、煎水洗。（毕节苗族）

（4）治阴肿、阴痒　苦参30g、地肤子10g、蛇床子20g，水煎服。（务川仡佬族）

❦ 用法用量

4.5~9g。外用适量，煎汤洗患处。

❦ 成分控制

1.特征图谱

（1）色谱柱条件　色谱柱为Phenomenex Luna（2）C_{18}柱（250mm × 4.6mm，5μm），流动相为乙腈（A）-0.1% 氨水溶液（B），梯度洗脱（0~35分钟，10%A~35%A；35~60分钟，

35%A～60%A）；流速为1.0ml/min；检测波长为210nm；进样量为20μl。

（2）对照品溶液的制备　取氧化苦参碱、氧化槐果碱、槐定碱、苦参碱对照品适量，加50%甲醇配制成1ml含氧化苦参碱2.1mg、氧化槐果碱1.4mg、槐定碱11.2μg、苦参碱10.0μg的混合对照品溶液。

（3）供试品溶液的制备　精密称取不同产地的苦参药材粉末0.5g，加50%甲醇50ml，称重，超声处理45分钟，50%甲醇补足重量。过滤，滤液过0.45μm微孔滤膜，即得。

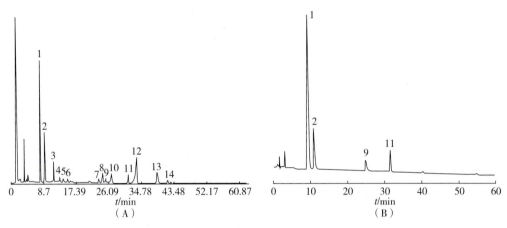

苦参 HPLC 图

1.氧化苦参碱；2.氧化槐果碱；9.槐定碱；11.苦参碱

2.苦参碱和氧化苦参碱含量测定

（1）色谱条件与系统适用性试验　以十八烷基硅烷键合硅胶为填充剂；以乙腈–0.01mol/L乙酸铵溶液（浓氨试液调pH8.1）（3∶2）为流动相A，0.01mol/L乙酸铵溶液（浓氨试液调pH8.1）为流动相B，梯度洗脱；检测波长为225nm，理论塔板数按氧化苦参碱峰计≥4000。

梯度洗脱表

时间（min）	流动相A（%）	流动相B（%）
0	10	90
20	30	70
40	40	60
50	60	40

（2）对照品溶液的制备　取苦参碱对照品、氧化苦参碱对照品适量，精密称定，加乙醇分别制成每1ml含苦参碱50μg、氧化苦参碱0.15mg的混合对照品溶液，即得。

（3）供试品溶液的制备　取本品粉末（过三号筛）约0.3g，精密称定，置具塞锥形瓶中，加浓氨试液0.4ml，精密加入三氯甲烷25ml，密塞，称定重量，超声处理（功率250W，频率33kHz）40分钟，放冷，再称定重量，用三氯甲烷补足减失的重量，摇匀，滤过，精密量取续滤液10ml，回收溶剂至干，残渣加无水乙醇适量使溶解，转移至10ml量瓶中，加无水乙醇至刻度，摇匀，即得。

（4）测定法　分别精密吸取上述两种对照品溶液各5μl与供试品溶液5～10μl，注入液相色谱仪，测定，即得。

本品按干燥品计算，含苦参碱（$C_{15}H_{24}N_2O_1$）和氧化苦参碱（$C_{15}H_{24}N_2O_2$）的总量不得少于1.2%。

🌿 药理毒理

1.药理作用

（1）抗病原体　苦参对痢疾杆菌、金黄色葡萄球菌、大肠埃希菌、乙型链球菌、结核杆菌等有明显抑制作用；对毛癣菌、黄癣菌、红色表皮癣菌等皮肤真菌具有不同程度抑制作用。

（2）抗病毒　苦参碱、氧化苦参碱对乙型肝炎病毒、丙型肝炎病毒、柯萨奇病毒、腺病毒有较强的抑制作用。

（3）抗炎　苦参碱对氧化型低密度脂蛋白（ox-LDL）诱导的血管平滑肌细胞炎症反应，通过检测相关细胞因子的变化，以及分析细胞凋亡情况，发现给药组促炎因子水平明显降低，抗炎因子水平显著升高，说明苦参碱可起到抗炎作用

（4）对心血管系统的影响　研究氧化苦参碱对小鼠的病毒性心肌炎所致心力衰竭的影响，结果表明氧化苦参碱能够保护线粒体，减少心肌细胞凋亡，逆转心室重构，起到改善小鼠心力衰竭的效果。

（5）对免疫系统的影响　将苦参通过水煎、醇沉以及色谱分离等方法得到总多糖及多糖组分，再探究其对小鼠脾淋巴细胞增殖和IFN-γ分泌的影响，结果表明，苦参多糖具有显著的免疫活性，可起到抗乙肝和抗炎的效果。

（6）其他作用　抗肿瘤、升高白细胞、保肝、镇静、平喘、抑制神经系统、利尿、镇痛解热等作用。

2.毒理作用

（1）神经毒性　惊厥、肌肉震颤和强直性痉挛等。

（2）急性毒理试验　小鼠试验观察结果表明，高剂量组（500mg/kg）灌胃3分钟后，神经症状，四肢无力，精神不济，出现抽搐倒地，全身震颤；约5分钟后全部死亡。350、245、171.5mg/kg剂量组小鼠灌胃后3～5分钟均出现肌肉抽搐，乱跑乱跳，痉挛，钻地扎堆等现象。

（3）苦参碱对小鼠血常规指标和血液生化试验　给药7天后，与对照组相比，各试验组中白细胞总数、淋巴细胞、中间细胞和血小板总数降低，差异显著（$P<0.05$），粒细胞、红细胞总数和血红蛋白数量升高，差异显著（$P<0.05$）。

🌿 成方制剂

1.白沙糖浆　由白杨、沙塘木、半枝莲、苦参组成。具有止咳、祛痰、平喘的功效。

临床用于慢性支气管炎所致的咳嗽痰多、胸闷气急。

2. **肝复颗粒**　由虎杖、栀子、黄柏、丹参、吉祥草、冷水花、苦参组成。具有清热解毒、疏肝利胆、活血化瘀的功效。临床用于肝胆湿热、气滞血瘀所致的急慢性肝炎。

3. **复方丹栀颗粒**　由苦参、栀子、黄柏、丹参、水飞蓟素组成。具有清热解毒利湿的功效。临床用于急慢性肝炎属肝胆湿热证者。

4. **芪胶升白胶囊**　由大枣、阿胶、血人参、淫羊藿、苦参、黄芪、当归组成。具有补血益气的功效。临床用于气血亏损所引起的头昏眼花、气短乏力、自汗盗汗，以及白细胞减少症见上述证候者。

5. **洁阴灵洗液**　由黄柏、苦参、蛇床子、土茯苓、天然冰片组成。具有清热解毒、杀虫止痒的功效。临床用于妇女湿热下注引起的阴痒，以及霉菌性、滴虫性阴道炎见以上症状者。

6. **日舒安湿洗液**　由苦参、马鞭草、蒲公英、蛇床子、五倍子、百部、花椒、白矾组成。具有清热解毒、杀虫止痒。临床用于妇女湿热下注引起的阴痒，以及霉菌性、滴虫性阴道炎见以上症状者。

7. **抗妇炎胶囊**　由苦参、杠板归、黄柏、连翘、益母草、赤豆、艾叶、当归、乌药组成。具有活血化瘀、清热燥湿的功效。临床用于湿热下注型盆腔炎、阴道炎、慢性宫颈炎、症见所致的白带量多，阴痒，痛经；症见赤白带下、阴痒、出血、痛经等症。

8. **博性康药膜**　由苦参、西南黄芩、天花粉、蛇床子、杨柳枝、土大黄、萎陵菜、黄栀子、茵陈、蒲公英组成。具有清热解毒、燥湿杀虫、祛风止痒的功效。临床用于带下病（滴虫性阴道炎，霉菌性阴道炎，急、慢性宫颈炎）。

9. **百仙妇炎清栓**　由苦参、百部、蛇床子、紫珠叶、仙鹤草、白矾、艾片、樟脑、硼酸组成。具有清热解毒、杀虫止痒、去瘀收敛的功效。临床用于霉菌性、细菌性、滴虫性阴道炎和宫颈糜烂。

10. **痔疾洗液**　由忍冬藤、苦参、黄柏、五倍子、蛇床子、地瓜藤组成。具有清热解毒、燥湿敛疮、消肿止痛的功效。临床用于湿热蕴结所致的外痔肿痛。

11. **康妇灵胶囊**　由杠板归、苦参、黄柏、鸡血藤、益母草、红花龙胆、土茯苓、当归组成。具有清热燥湿、活血化瘀、调经止带的功效。临床用于湿热下注所致的带下量多，月经量少、后错，痛经，附件炎等。

12. **泻停封胶囊**　由金果榄、苦参、地榆、功劳木组成。具有清热解毒、燥湿止泻的功效。临床用于腹泻、痢疾、伤食泄泻、脘腹疼痛、口臭、嗳气、急慢性肠炎等症。

13. **金刺参九正合剂**　由刺梨果（鲜）、苦参、金荞麦等组成。具有解毒散结、和胃生津的功效。临床用于癌症放、化疗引起的白细胞减少、头昏、失眠、恶心呕吐等症的辅助治疗。

参考文献

177

灵 芝 Lingzhi GANODERMA

水药名： ka¹ʔdaːŋ³嘎狼。

苗药名： linx zid 灵芝（松桃），jib det lul基倒陆（黔东南），jenb laid敬奶（毕节）。

本品为多孔菌科真菌赤芝 *Ganoderma lucidum*（Leyss.ex Fr.）Karst.或紫芝 *Ganoderma sinense* Zhao, Xu et Zhang的干燥子实体。全年采收，除去杂质，剪除附有朽木，泥沙或培养基质的下端菌柄，阴干或在40～50℃烘干。

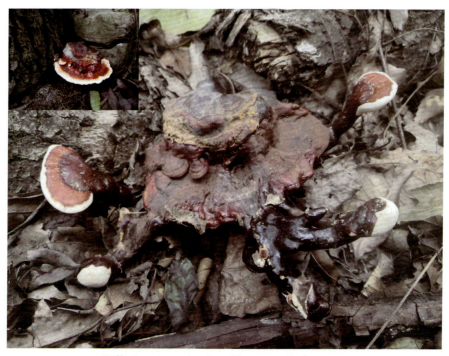

灵芝 *Ganoderma lucidum*（Leyss.ex Fr.）Karst.

形态与分布

1.原植物形态

（1）灵芝（赤芝） 腐生真菌，子实体伞盖状；菌盖坚硬木质，有柄，肾形或半圆形，罕近圆形，高及宽各达20cm；柄长，侧生长，惟菌盖皮壳黄色至红褐色，菌柄紫褐色，有光泽，表面有环状棱纹和辐射状皱纹；菌肉近白色至淡褐色；菌管硬，管口初期白色，后期褐色。孢子褐色，卵形，内壁具显著小疣。

（2）紫芝 与灵芝形态相似，主要区别为本种的菌盖及菌柄均为黑色，菌肉及菌盖线面的菌管均为锈褐色。

2.分布 生于栎及其他阔叶树的木桩旁。贵州全省均有分布。河北、山东、山西、四川、江苏、云南、广西、广东等地亦有分布。

化学成分

1.灵芝多糖 以杂多糖为主，主要由D-葡萄糖、D-半乳糖、D-甘露糖、D-木糖、L-岩藻糖、L-鼠李糖、L-阿拉伯糖等单糖组成。

2.三萜及甾醇类 灵芝酸、齐墩果酸、灵芝酮A、灵芝醇、灵芝醛、β-谷甾醇、麦角甾醇等

3.氨基酸和蛋白质类 天门冬氨酸、谷氨酸、精氨酸、多种酶等。

4.生物碱类 胆碱、灵芝碱甲、灵芝碱乙等。

5.其他成分 微量元素、胡萝卜素、香豆精、多种矿物质等。

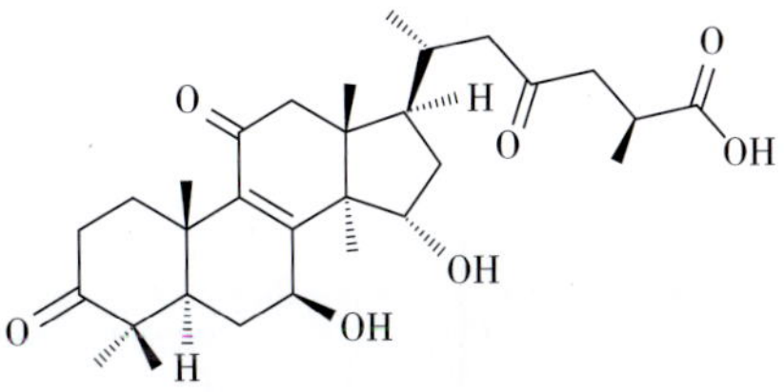

灵芝酸A
Ganoderic acid A

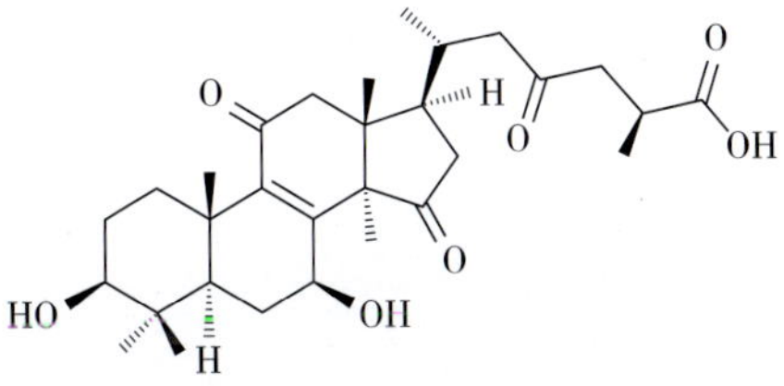

灵芝酸B
Ganoderic acid B

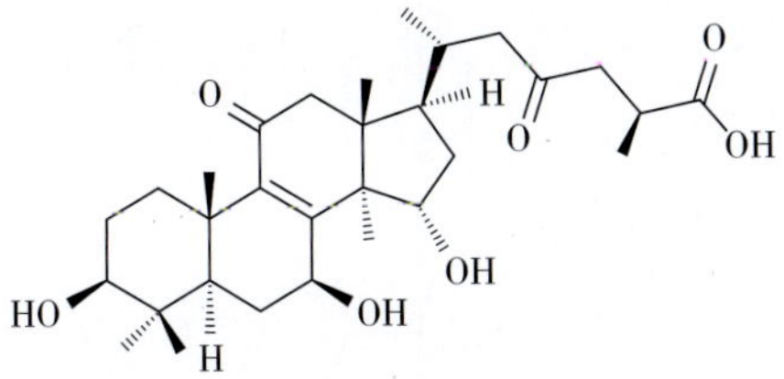

灵芝酸C2
Ganoderic acid C2

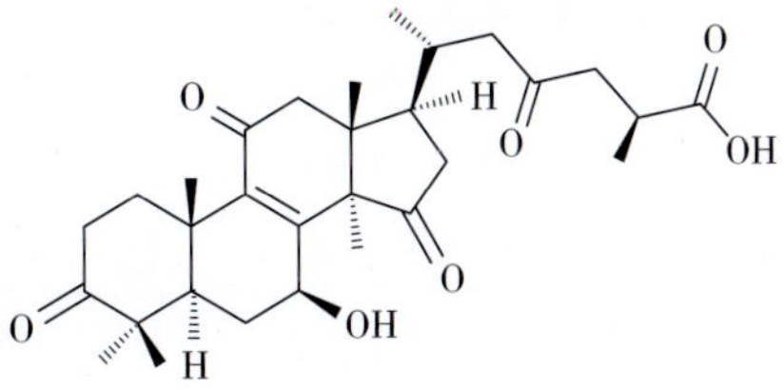

灵芝酸D
Ganoderic acid D

179

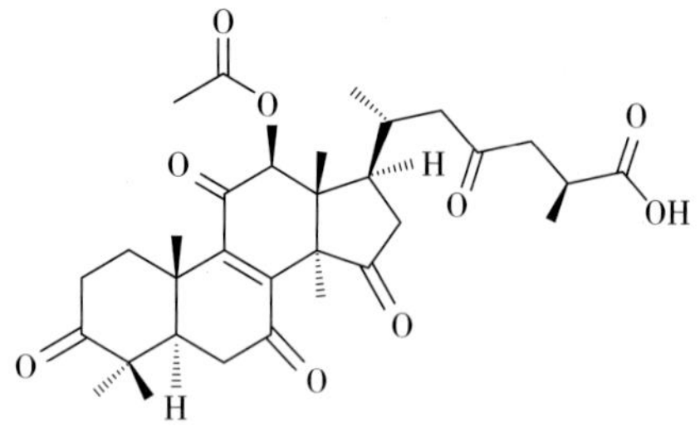

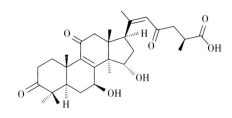

灵芝酸F
Ganoderic acid F

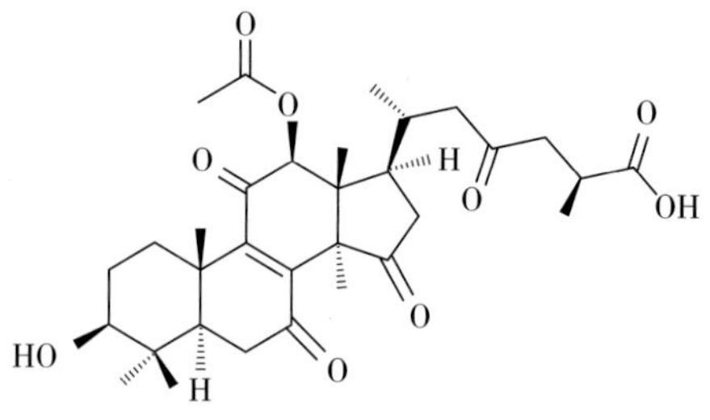

灵芝酸H
Ganoderic acid H

灵芝烯酸A
Ganoderenic acid A

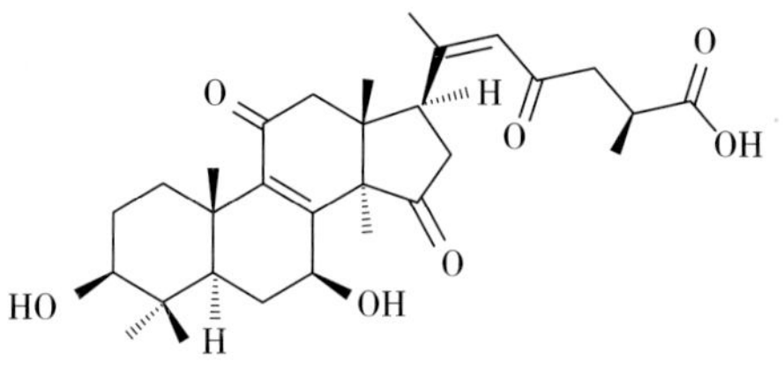

灵芝烯酸B
Ganoderenic acid B

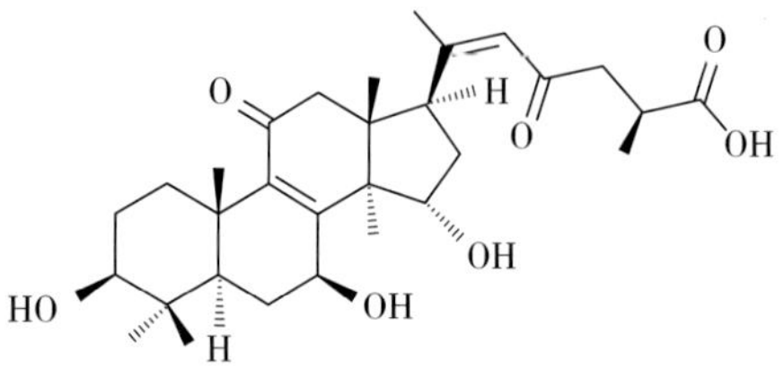

灵芝烯酸C
Ganoderenic acid C

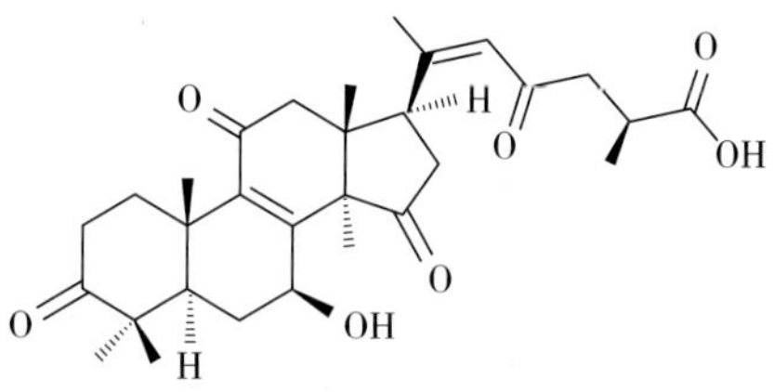

灵芝烯酸D
Ganoderenic acid D

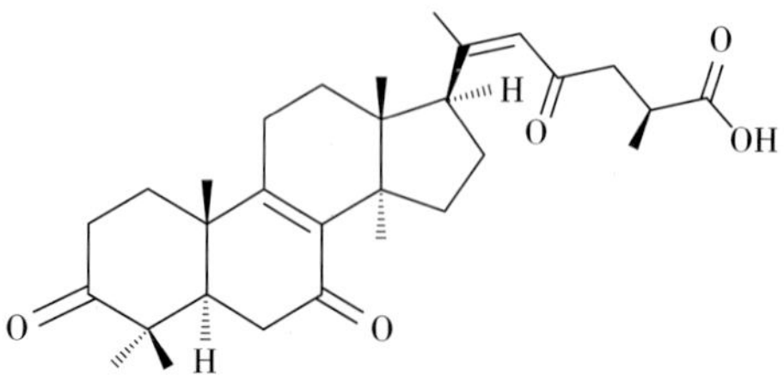

灵芝酮A
Ganoderone A

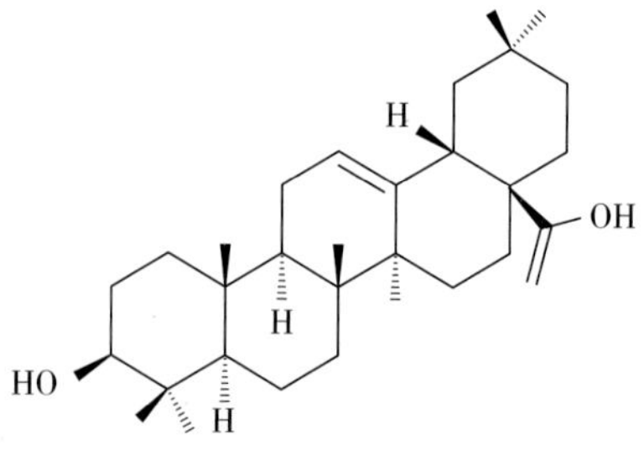

齐墩果酸
Oleanolic acid

麦角甾醇
Ergosterol

灵芝碱甲
Ganoine Ⅰ

灵芝代表性化学成分结构

🌿 鉴别要点

1. 性状

（1）赤芝　外形呈伞状，菌盖肾形、半圆形或近圆形，直径10～18cm，厚1～2cm。皮壳坚硬，黄褐色至红褐色，有光泽，具环状棱纹和辐射状皱纹，边缘薄而平截，常稍内卷。菌肉白色至淡棕色。菌柄圆柱形，侧生，少偏生，长7～15cm，直径1～3.5cm，红褐色至紫褐色，光亮。孢子细小，黄褐色。气微香，味苦涩。

（2）紫芝　皮壳紫黑色，有漆样光泽。菌肉锈褐色。菌柄长17～23cm。

（3）栽培品　子实体较粗壮、肥厚，直径12～22cm，厚1.5～4cm。皮壳外常被有大量粉尘样的黄褐色孢子。

2. 鉴别

（1）粉末浅棕色、棕褐色至紫褐色。菌丝散在或黏结成团，无色或淡棕色，细长，稍弯曲，有分枝，直径2.5～6.5μm。孢子褐色，卵形，顶端平截，外壁无色，内壁有疣状突起，长8～12μm，宽5～8μm。

（2）取本品粉末2g，加乙醇30ml，加热回流30分钟，滤过，滤液蒸干，残渣加甲醇2ml使溶解，作为供试品溶液。另取灵芝对照药材2g，同法制成对照药材溶液。参照《中国药典》（现行版）薄层色谱法（通则0502）试验，吸取上述两种溶液各4μl，分别点于同一硅胶G薄层板上，以石油醚（60～90℃）–甲酸乙酯–甲酸（15：5：1）的上层溶液为展开剂，展开，取出，晾干，置紫外光灯（365nm）下检视。供试品色谱中，在与对照药材色谱相应的位置上，显相同颜色的荧光斑点。

（3）取本品粉末1g，加水50ml，加热回流1小时，趁热滤过，滤液置蒸发皿中，用少量水分次洗涤容器，合并洗液并入蒸发皿中，置水浴上蒸干，残渣用水5ml溶解，置50ml离心管中，缓缓加入乙醇25ml，不断搅拌，静置1小时，离心（转速为4000r/min），取沉淀物，用乙醇10ml洗涤，离心，取沉淀物，烘干，放冷，加4mol/L三氟乙酸溶液2ml，置10ml安瓿瓶或顶空瓶中，封口，混匀，在120℃水解3小时，放冷，水解液转移至50ml烧瓶中，用2ml水洗涤容器，洗涤液并入烧瓶中，60℃减压蒸干，用70%乙醇2ml溶解，置离心管中，离心，取上清液作为供试品溶液。另取半乳糖对照品、葡萄糖对照品、甘露糖对照品和木糖对照品适量，精密称定，加70%乙醇制成每1ml各含0.1mg的混合溶液，作为对照品溶液。照薄层色谱法（通则0502）试验，吸取上述两种溶液各3μl，分别点于同一高效硅胶G薄层板上，以正丁醇–丙酮–水（5：1：1）为展开剂，展开，取出，晾干，喷以对氨基苯甲酸溶液（取4–氨基苯甲酸0.5g，溶于冰醋酸9ml中，加水10ml和85%磷酸溶液0.5ml，混匀），在105℃加热约10分钟，置紫外光灯（365nm）下检视。供试品色谱中，在与对照品色谱相应的位置上，显相同颜色的荧光斑点。其中最强荧光斑点为葡萄糖，甘露糖和半乳糖荧光斑点强度相近，位于葡萄糖斑点上、下两侧，木糖斑点在甘露糖上，荧光斑点强度最弱。

🌱 炮制工艺

洗净，润透或蒸软，切薄片，干燥。

🌱 性味归经

味甘，性平。归心经、肺经、肝经、肾经。

🌱 主治功效

1.**中药** 补气安神，止咳平喘。用于心神不宁，失眠心悸，肺虚咳喘，虚劳短气，不思饮食。

2.**苗药** 虚劳，咳嗽，气喘，失眠，消化不良，神经衰弱，冠心病，心律失常。

🌱 临床应用

（1）治疗慢性气管炎、支气管哮喘、白细胞减少症、心律失常、急性传染肝炎等。

（2）心悸头晕、肾盂肾炎。

（3）虚劳，咳嗽，气喘，失眠，消化不良，神经衰弱，冠心病，心律失常。

（4）红灵芝、岩白菜、地苦胆、何首乌各适量，水煎，内服、外用均可治脱肛。（布依族）

（5）祛风除湿、止痛；治乳腺炎；灵芝研末，3g内治积年胃痛。（苗族）

🌱 用法用量

内服：研末1.5～3g；或浸酒服15～25g。

🌱 质量控制

1.赤芝指纹图谱分析

（1）色谱条件 Alltima C_{18}色谱柱（250mm×4.6mm，5μm）；流动相为乙腈（A）–0.1%

乙酸水（B），梯度洗脱。流速1.0ml/min；检测波长为254nm；柱温30℃；进样量10μl。

梯度洗脱表

时间（min）	流动相A（%）	流动相B（%）
0	30	70
40	32	68
60	40	60
65	40	60
70	82	18

（2）供试品溶液的制备　取灵芝子实体适量，粉碎后取5.0g，精密称定，加入200ml 95%乙醇回流提取1小时，提取2次，合并提取液，4000r/min离心20分钟，取上清液0.45μm微孔滤膜过滤，60℃减压浓缩干燥制成灵芝干浸膏。精密称取灵芝干浸膏，加入适量甲醇溶解至70mg/ml，进样前经0.45μm微孔滤膜过滤。

（3）对照品溶液的制备　精密称取对照品灵芝酸A、灵芝酸B、灵芝酸C_2、灵芝酸D、灵芝酸F、灵芝酸H、灵芝烯酸A、灵芝烯酸B、灵芝烯酸C、灵芝烯酸D适量，加入甲醇制成每1ml分别含2.0、2.5、2.3、1.8、2.2、2.8、2.0、2.5、2.8、2.2mg的混合对照品。

（4）测定法　精密吸取供试品溶液10μl，注入液相色谱仪，测定，记录色谱图，即得。
确定14个共有峰，以8号峰灵芝酸A作为参照峰。

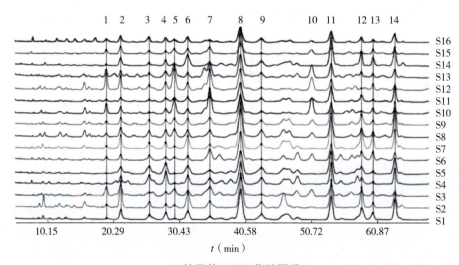

16株灵芝HPLC指纹图谱

峰1.灵芝烯酸C；峰2.灵芝酸C_2；峰5.灵芝烯酸B；峰6.灵芝酸B；峰7灵芝烯酸A；峰8.灵芝酸A；峰9.灵芝酸H；峰11.灵芝烯酸D；峰12.灵芝酸D

2.多糖含量测定

（1）对照品溶液的制备　取无水葡萄糖对照品适量，精密称定，加水制成每1ml含0.12mg的溶液，即得。

（2）标准曲线的制备　精密量取对照品溶液0.2、0.4、0.6、0.8、1.0、1.2ml，分别置

10ml具塞试管中，各加水至2.0ml，迅速精密加入硫酸蒽酮溶液（精密称取蒽酮0.1g，加硫酸100ml使溶解，摇匀）6ml，立即摇匀，放置15分钟后，立即置冰浴中冷却15分钟，取出，以相应的试剂为空白，照紫外–可见分光光度法（通则0401），在625nm波长处测定吸光度，以吸光度为纵坐标，浓度为横坐标，绘制标准曲线。

（3）供试品溶液的制备　取本品粉末约2g，精密称定，置圆底烧瓶中，加水60ml，静置1小时，加热回流4小时，趁热滤过，用少量热水洗涤滤器和滤渣，将滤渣及滤纸置烧瓶中，加水60ml，加热回流3小时，趁热滤过，合并滤液，置水浴上蒸干，残渣用水5ml溶解，边搅拌边缓慢滴加乙醇75ml，摇匀，在4℃放置12小时，离心，弃去上清液，沉淀物用热水溶解并转移至50ml量瓶中，放冷，加水至刻度，摇匀，取溶液适量，离心，精密量取上清液3ml，置25ml量瓶中，加水至刻度，摇匀，即得。

（4）测定法　精密量取供试品溶液2ml，置10ml具塞试管中，照标准曲线制备项下的方法，自"迅速精密加入硫酸蒽酮溶液6ml"起，同法操作，测定吸光度，从标准曲线上读出供试品溶液中无水葡萄糖的含量，计算，即得。

本品按干燥品计算，含灵芝多糖以无水葡萄糖（$C_6H_{10}O_6$）计，不得少于0.90%。

3.三萜及甾醇类含量测定

（1）对照品溶液的制备　取齐墩果酸对照品适量，精密称定，加甲醇制成每1ml含0.2mg的溶液，即得。

（2）标准曲线的制备　精密量取对照品溶液0.1、0.2、0.3、0.4、0.5ml，分别置15ml具塞试管中，挥干，放冷，精密加入新配制的香草醛冰醋酸溶液（精密称取香草醛0.5g，加冰醋酸使溶解成10ml，即得）0.2ml、高氯酸0.8ml，摇匀，在70℃水浴中加热15分钟，立即置冰浴中冷却5分钟，取出，精密加入乙酸乙酯4ml，摇匀，以相应试剂为空白，照紫外–可见分光光度法（通则0401），在546nm波长处测定吸光度，以吸光度为纵坐标、浓度为横坐标绘制标准曲线。

（3）供试品溶液的制备　取本品粉末约2g，精密称定，置具塞锥形瓶中，加乙醇50ml，超声处理（功率140W，频率42kHz）45分钟，滤过，滤液置100ml量瓶中，用适量乙醇，分次洗涤滤器和滤渣，洗液并入同一量瓶中，加乙醇至刻度，摇匀，即得。

（4）测定法　精密量取供试品溶液0.2ml，置15ml具塞试管中，照标准曲线制备项下的方法，自"挥干"起，同法操作，测定吸光度，从标准曲线上读出供试品溶液中齐墩果酸的含量，计算，即得。

本品按干燥品计算，含三萜及甾醇以齐墩果酸（$C_{30}H_{48}O_3$）计，不得少于0.50%。

🌱 药理毒理

1.药理作用

（1）对中枢神经系统作用　镇静，保护神经系统。给大鼠服用高剂量［8g/（kg·d）］的灵芝孢子粉可以使大鼠海马区谷胱甘肽/谷胱甘肽过氧酶（GSH/GR）和丙二醛（MDA）恢复到正常水平，保护大鼠的海马区神经细胞。给予脊髓损伤大鼠灵芝多糖后，其能够减少组织中半胱氨酸蛋白酶-3、TNF-α、过氧化物酶、丙二醛和一氧化氮的水平，从而保护脊髓损伤神经细胞。

（2）对心血管系统作用　强心，保护缺血性心肌损伤，治疗心血管疾病并发症。灵芝三萜类成分可改善ISO导致的小鼠心肌梗死和纤维化，可以预防小鼠的应激性心肌损伤。灵芝多糖可以使大鼠心肌梗死面积明显缩小，血清CK、Tropoin含量明显降低，有效保护缺血性心肌损伤。

（3）对呼吸系统作用　镇咳祛痰。

（4）免疫调节　促进先天免疫，体液免疫和细胞免疫，对免疫细胞和免疫相关细胞产生影响，增加机体免疫力。实验表明灵芝粉具有较好的免疫调节活性，其中高剂量的灵芝溶液对小鼠的吞噬能力、足跖厚度、脾淋巴细胞转化、NK细胞的杀伤活性、血清溶血素含量均有较明显的提高。抑制过敏介质释放，防止过敏反应的发生。

（5）抗肿瘤作用　有阻碍肿瘤细胞分裂促使其凋亡以及增强机体免疫力两种途径发挥抗肿瘤作用。灵芝多糖和酶水解灵芝多糖均能延迟U14宫颈癌小鼠异种移植的肿瘤的生长，酶水解灵芝多糖更能有效保护免疫器官。灵芝酸A/DM可促进细胞凋亡因子表达，通过抑制NDRG2的生长和改变细胞内信号通路，减少肿瘤细胞增殖扩散。

（6）抑菌　对肺炎球菌、白色葡萄糖球菌、流感杆菌均具有抑制作用。

（7）保肝　预防及治疗非酒精性脂肪肝，调节肝脏和脂肪细胞中的能量代谢过程及脂质蓄积。

（8）抗氧化、抗衰老、降血糖、抗辐射、抗血小板聚集及抗血栓。

2. 毒理作用

（1）灌胃一次灵芝发酵菌丝提取物（50、500、2000和5000mg/kg）后，小鼠在实验期内无死亡率，其体质量、器官质量、天门冬氨酸氨基转移酶（AST）和丙氨酸氨基转移酶（ALT）活性与对照组相比无统计学差异，在小鼠体内无明显急性毒性。

（2）急性经口毒性试验　LD_{50}均大于10g/kg，未见明显毒性反应症状，属于实际无毒级。

（3）灵芝胶囊　采用不同剂量（1.87、0.94、0.47g/kg）给大鼠灌胃连续给药，26周后测试大鼠体重、尿液、血液学常规、血液生化、脏器系数及病理组织学变化。结果表明：各剂量组的大鼠发育正常，各项检测指标未见与用药相关的异常变化，主要脏器病理形态也未出现毒性病变，表明灵芝胶囊长期服用安全。按每人日推荐用量6.0g的50、100、200倍，即5.0、10.0、20.0g/kg剂量，对SD大鼠进行30天喂养的试验结果表明，各剂量组大鼠每周体质量的增长与对照组相比均无明显差异，其血红蛋白含量、红细胞、白细胞计数等与阴性对照组均在正常值范围内，表明长期服用灵芝胶囊产品无不良影响。

（4）灵芝孢子粉　在1.12、2.25、4.50g/kg剂量下，对大鼠进行单笼喂养，各组按0.01ml/g剂量灌胃，连续30天。试验结果表明：各剂量组的大鼠的脏器系数与阴性对照组无显著性差异，对肝、肾、胃、肠、脾、睾丸、卵巢作病理组织学检查未发现特异性病变，说明灵芝孢子粉对大鼠未见明显的长期毒性。灵芝孢子粉4.50g/kg剂量大鼠连续服用30天为无毒剂量。

（5）灵芝颗粒剂 选取40、20、10g/kg剂量按0.01ml/g灌胃给药，连续3个月，观察体重、血常规、血液生化、脏器指数和病理组织学变化未出现明显的毒性。

（6）灵芝软胶囊 对小鼠进行了30天喂养试验，试验结果显示大鼠在生长发育、血液学、血液生化、脏体比及组织病理学方面未见异常的变化。

（7）灵芝浸提液、灵芝孢子粉与孢子油、赤芝、破壁灵芝孢子粉、破壁灵芝孢子油、灵芝子实体提取物、灵芝软胶囊等均无明显遗传毒性。

🌱 成方制剂

1.日晒防治膏 由金银花、杠板归、垂盆草、鸭跖草、玉竹、紫草、芦荟、天冬、灵芝、薏苡仁、蜂花粉组成。具有清热解毒、凉血消斑功效。临床用于防治热毒灼肤所致的日晒疮。

2.人参灵芝胶囊 由人参、灵芝组成。具有扶正固本、益气安神功效。临床用于体虚乏力。

3.舒肝宁注射液 由茵陈提取物、栀子提取物、黄芩苷、板蓝根提取物、灵芝提取物组成。具有清热解毒、利湿退黄、益气扶正、保肝护肝功效。临床用于湿热黄疸，症见面目俱黄，胸肋胀满，恶心呕吐，小便黄赤，乏力，食欲缺乏，便溏，急、慢性病毒，肝炎见前述症状者。

参考文献

南沙参 Nanshashen
ADENOPHORAE RADIX

水药名： ha: ŋ⁶teŋ⁶hai³ 项点海（三都水族），ʔma¹qaːn⁶ɕi⁵va⁵ 骂赶喜娃。

苗药名： jongx wub mangb 龚务骂（松桃），ngix gheib ghod 野鸡果（黔东南），gent gongt 梗弓（毕节）。

本品为桔梗科植物轮叶沙参 *Adenophora tetraphylla*（Thunb.）Fisch. 或沙参 *Adenophora stricta* Miq. 的干燥根。春、秋二季采挖，除去须根，洗后趁鲜刮去粗皮，洗净，干燥。

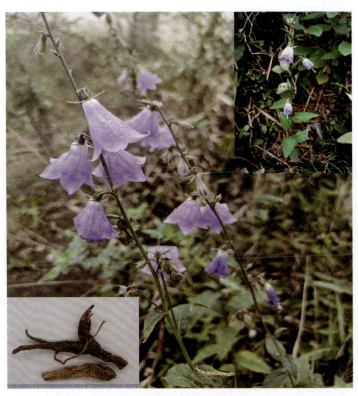

沙参 *Adenophora stricta* Miq.

🌿 形态与分布

1.原植物形态

（1）轮叶沙参　茎高大，可达1.5m，不分枝，无毛，少有毛。茎生叶3~6枚轮生，无柄或有不明显叶柄，叶片卵圆形至条状披针形，长2~14cm，边缘有锯齿，两面疏生短柔毛。花序狭圆锥状，花序分枝（聚伞花序）大多轮生，细长或很短，生数朵花或单花。花冠筒状细钟形，口部稍缢缩，蓝色、蓝紫色，裂片短，三角形；花盘细管状。蒴果球状圆锥形或卵圆状圆锥形。种子黄棕色，矩圆状圆锥形。花期7~9月。

（2）沙参　多年生草本，茎高40~80cm。不分枝，常被短硬毛或长柔毛。基生叶心形，大而具长柄；茎生叶在茎下部的无柄或仅有楔状短柄，叶基部常楔状下延，基生叶具长柄；花序分枝粗壮，几乎平展或弓曲向上；花萼裂片卵形至长卵形，最宽处在中下部，花盘多数有毛，少无毛；花柱与花冠等长，柱头3裂，子房下位，3室。蒴果椭圆状球形，极少为椭圆状，长6~10mm。种子多数，棕黄色，稍扁。花期7~9月，果期8~10月。

2.分布　生于山地草丛中。分布于贵州各地。此外，河北、山西、陕西、河南、湖北、湖南、广东、广西、四川等地也有分布。

🌿 化学成分

1.**三萜类**　环阿屯醇乙酸酯、羽扇豆烯酮、羽扇豆醇乙酸酯、蒲公英帖酮。

2.**甾醇类**　β-谷甾醇、7α-羟基谷甾醇、胡萝卜苷。

3.**黄酮类**　黄芩苷、汉黄芩苷。

4.**其他类**　异缬草醛、己醛、烷酸、烯酸等。

5.**多糖类**

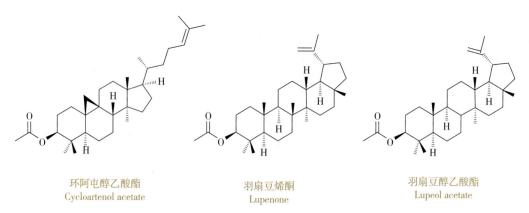

环阿屯醇乙酸酯　　　　　　　羽扇豆烯酮　　　　　　　　羽扇豆醇乙酸酯
Cycloartenol acetate　　　　　　Lupenone　　　　　　　　　Lupeol acetate

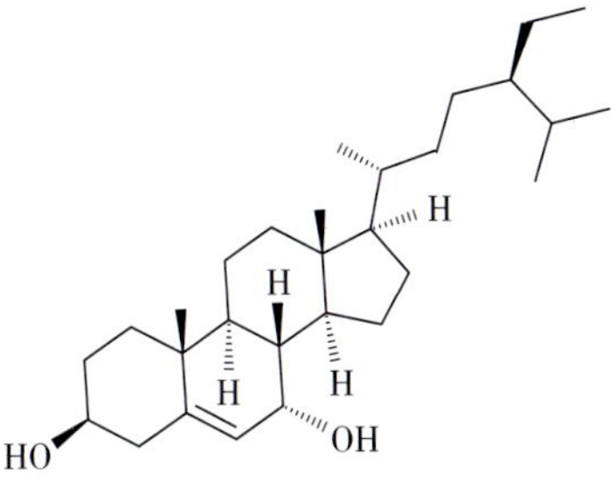

7α–羟基谷甾醇
Ikshusterol

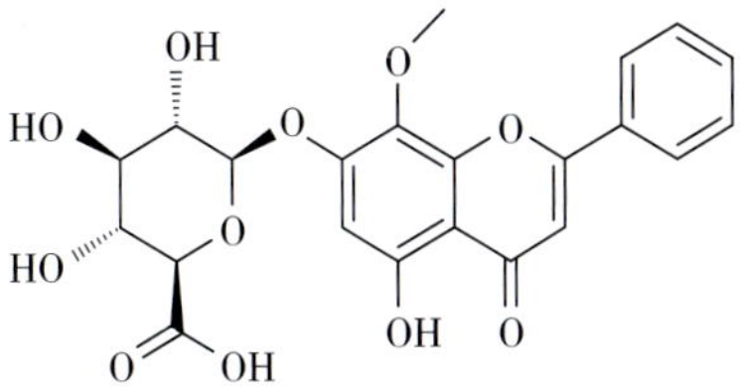

汉黄芩苷
Oroxindin

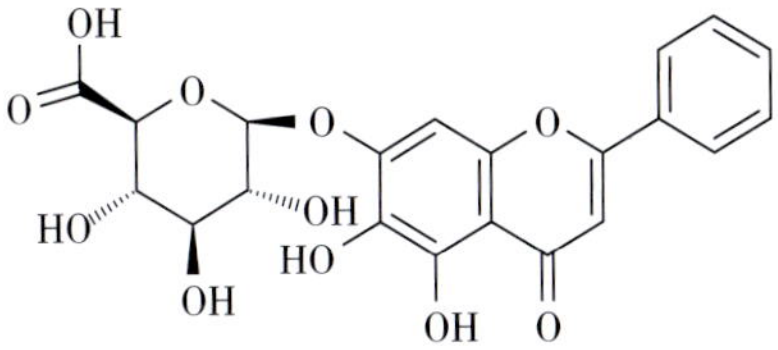

黄芩苷
Baicalin

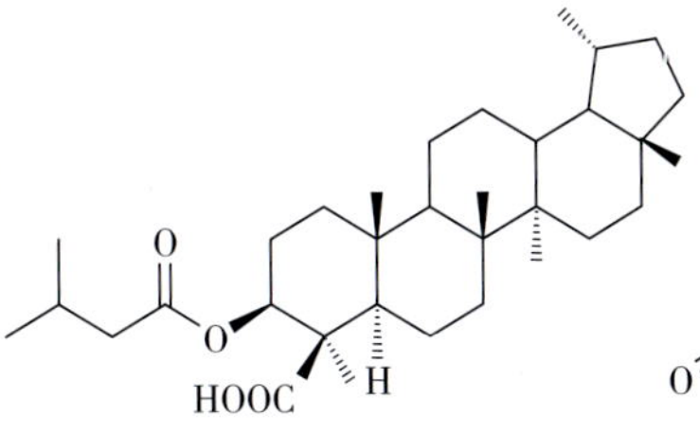

无柄沙参酸–3–O–异戊酸酯
Sessilifolicacid 3–O–isovalerate

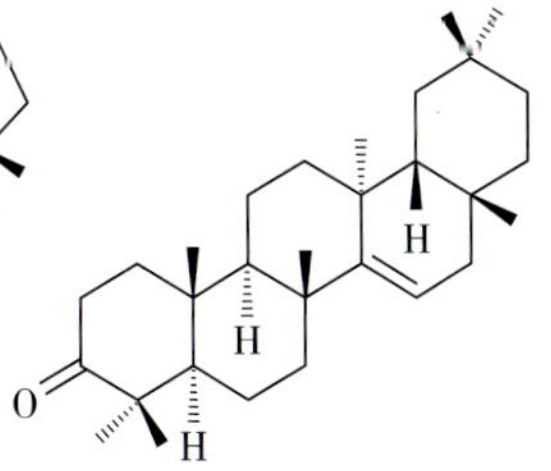

蒲公英萜酮
Taraxerone

南沙参代表性化学成分结构

🌿 鉴别要点

1.性状 根圆锥形，下部分枝极少，长9～17cm，直径0.7～2cm。表面灰黄色或灰褐色，无环纹，有纵皱。顶端芦头长1.4～8.8cm，盘节明显或不明显。折断面不平坦类白色，较结实。

2.鉴别

（1）本品粉末灰黄色。木栓石细胞类长方形、长条形、类椭圆形、类多边形，长18～155μm，宽18～61μm，有的垂周壁连珠状增厚。有节乳管常连接成网状。菊糖结晶扇形、类圆形或不规则形。

（2）取本品粗粉2g，加水20ml，置水浴中加热10分钟，滤过。取滤液2ml，加5% α–萘酚乙醇溶液2～3滴，摇匀，沿管壁缓缓加入硫酸0.5ml，两液接界处即显紫红色环。另取滤液2ml，加碱性酒石酸铜试液4～5滴，置水浴中加热5分钟，生成红棕色沉淀。

（3）取本品粉末2g，加入二氯甲烷60ml，超声处理30分钟，滤过，滤液蒸干，残渣加二氯甲烷1ml使溶解，作为供试品溶液。另取南沙参对照药材2g，同法制成对照药材溶液。再取蒲公英萜酮对照品，加二氯甲烷制成每1ml含0.2mg的溶液，作为对照品溶液。参照《中国药典》（现行版）第一部薄层色谱法（通则0502）试验，吸取上述三种溶液各5μl，分别点于同一硅胶G薄层板上，以正己烷–丙酮–甲酸（25∶1∶0.05）为展开剂，置于展开剂预饱和20分钟的展开缸内，展开，取出，晾干，喷以2%香草醛硫酸溶液，在105℃加热至斑点显色清晰。供试品色谱中，在与对照药材色谱和对照品色谱相应的位置上，显相同颜色的斑点。

🌱 炮制工艺

除去根茎，洗净，润透，切厚片，干燥。

🌱 性味归经

味甘微苦，性微寒。归肺经、胃经。

🌱 主治功效

1. 中药 养阴清热，润肺化痰，益胃生津。主治阴虚久咳，痨嗽痰血，燥咳痰少，虚热喉痹，津伤口渴。

（1）《滇南本草》"散诸疮肿，攻痈疽，排脓定痛，治瘰疬，消散结核，治妇人奶结，乳汁不通，红肿疼痛，乳痈，乳岩坚硬如石，服之或散或溃。"

（2）《百草镜》"清热，治痈疽肿毒，疔疮，跌扑，疯犬伤，疝气，痔疮，劳伤。"

（3）《本草求原》"主内伤痰火，消瘰疬恶疮，浸酒佳。"

（4）《贵州民间方药集》"消炎，明目，去眼翳；又可驱风，表寒，治小儿惊风及母猪疯。"

（5）《贵阳民间药草》"清热解毒。治癫痫、蛇咬伤。"

（6）《四川中药志》"利水通淋，解毒。治尿酸结石，小便淋沥不清。"

（7）《贵州草药》"定惊，镇痛，平喘，解毒。"

（8）《陕西中草药》"治蛇、虫咬伤，跌打损伤，尿路结石，皮肤干燥。"

2. 苗药 养胃生津，润肺止咳。主治燥热伤津，咽干口渴，声音嘶哑，百日咳，肺热咳嗽，小儿夏季热，乳汁不足，白带等症。

🌱 临床应用

（1）治久咳　泡参30g，水煎服。（各族均用）

（2）治产后无乳　泡参30g、通草15g，炖猪蹄食。（布依族）

（3）治头昏、头痛　泡参、夜苏寒、头晕药、枸杞取适量，蒸鸡吃。（布依族）

（4）治肺热咳嗽　泡参15g、鱼腥草15g，水煎服。（苗族）

（5）治热病津伤口渴　泡参30g、天花粉15g，水煎服。（苗族）

🌱 用法用量

内服：煎汤，10～15g，鲜品15～30g；或入丸、散。

🌿 成分控制

1. 三萜类含量测定

（1）色谱条件与系统适用性试验　色谱柱为Thermo Hypersil Gold C_{18}（250nm × 4.6nm，5μm）；流动相为乙腈（A）–0.2%磷酸–水（B），梯度洗脱；柱温为30℃；检测波长为203nm；流速为1.0ml/min；进样量为10μl。

梯度洗脱表

时间（min）	流动相A（%）	流动相B（%）
0	90	10
70	90	10

（2）对照品溶液的制备　分别取三萜类化合物蒲公英萜酮、无柄沙参酸–3–O–异戊酸酯、羽扇豆醇乙酸酯适量，精密称定，分别置于10ml容量瓶中，加甲醇溶解，超声，并定容至刻度，摇匀，制成浓度分别为1.76、0.13、1.546mg/ml的对照品溶液，再分别精密吸取0.5、2.5、2ml置于同一5ml容量瓶中，摇匀，即得浓度分别为0.176、0.065、0.618mg/ml的混合对照品溶液。

（3）供试品溶液的制备　取干燥南沙参药材10g，精密称定，置于500ml圆底烧瓶中，加入甲醇200ml，热回流提取1.5小时，冷却，摇匀过滤，滤渣再加200ml甲醇热回流提取1.5小时，冷却，摇匀过滤，合并两次滤液，浓缩，残渣用50ml纯水溶解后转移至分液漏斗，用50ml乙酸乙酯萃取，取上层，下层再用50ml乙酸乙酯萃取一次，合并两次乙酸乙酯部分萃取液，浓缩至干，残渣用甲醇溶解后转移，并定容到10ml容量瓶中，摇匀，过0.45μm微孔滤膜，即得。

（4）测定法　分别精密吸取参照物溶液与供试品溶液各10μl，注入液相色谱仪，测定，记录色谱图，即得。

三种成分中蒲公英萜酮含量最高，可作为南沙参质量控制的指标，根据HPLC法测定，南沙参药材中蒲公英萜酮的含量不得低于0.00414%。

2. 南沙参多糖含量测定

（1）苯酚–硫酸法

1）葡萄糖对照品溶液的制备　精密称取经105℃干燥至恒重的无水葡萄糖25 U/mg，于50ml量瓶中加水溶解，定容，摇匀，即得。分别吸取该贮备液1.0、2.0、4.0、6.0、8.0、10.0ml，分别置50ml量瓶中，加水定容，摇匀，即得浓度为0.01、0.02、0.04、0.06、0.08、0.10mg/ml系列标准溶液。

2）供试品溶液的制备　精密称取南沙参粗多糖20.0mg，于100ml量瓶中加水溶解，定容，摇匀，即得。

3）测定法　分别精密吸取标准品溶液和供试品溶液各1.0ml，置10ml具塞试管中，补水加至2.0ml，加入5%苯酚溶液1ml，摇匀后迅速滴加浓硫酸5ml，涡旋混匀，置冰浴

5分钟后，沸水浴10分钟，冷却至室温，1.0ml纯化水同法操作为空白，采用紫外–可见分光光度法在490nm处测定吸光度。

（2）蒽酮–硫酸比色法

1）对照品溶液的制备　精密称取经105℃干燥至恒重的D–无水葡萄糖标准品40.0mg，于100ml容量瓶中，加纯化水溶解并定容，摇匀，即得。

2）供试品溶液的制备　精密称取南沙参粗多糖20.0mg，于100ml容量瓶中加纯化水溶解并定容，摇匀，即得。

3）测定法　分别精密量取供试品溶液3份，每份1.0ml，置干燥具塞试管中，加浓硫酸4.0ml，水浴加热10分钟，迅速冷却至室温，加入蒽酮试剂0.5ml，混匀。同时，以1.0ml纯化水加4.0ml浓硫酸和0.5ml蒽酮试剂作为空白，在625nm波长处测定吸光度。

🌱 药理毒理

1.药理作用

（1）祛痰　南沙参对多种实验动物模型均具有明显的祛痰作用。

（2）改善免疫功能　南沙参能明显增高小鼠末梢血中淋巴细胞和T细胞数；胸腺内淋巴细胞数和T细胞数亦有增加趋势，可显著提高小鼠腹腔巨噬细胞吞噬百分率；可明显增加小鼠脾脏重量，但降低小鼠脾脏淋巴细胞数和T细胞数。沙参可提高机体细胞免疫和非特异性免疫，抑制体液免疫。具有调节免疫平衡的功能。沙参也可提高淋巴细胞转换率。

（3）抗真菌作用　南沙参对奥杜盎小芽孢癣菌（*Microsporum audouinii*）、羊毛样小芽孢癣菌等皮肤真菌有不同程度的抑制作用。

（4）强心作用　南沙参对离体蟾蜍心脏有明显的强心作用，能使离体蟾蜍心脏的振幅增大；给麻醉兔静脉注射，能使其血压稍微上升、呼吸加强；切断迷走神经，此作用依然存在。

2.毒理作用　常规剂量内水煎服无不适反应，长期服用或大剂量30g以下水煎服无不良反应。目前尚未报道有毒。

🌱 成方制剂

1.参麦颗粒　由红参、麦冬、南沙参、黄精、山药、枸杞子组成。具有养阴生津的功效。临床用于面黄肌瘦、津少口渴、腰膝酸软、食欲不振、头晕眼花、心悸气短、神经衰弱。

2.参贝北瓜膏　由北瓜清膏、党参、南沙参、浙贝母、生姜组成。具有平喘化痰、润肺止咳、补中益气的功效。临床用于哮喘气急、肺虚咳嗽、痰多津少。

3.消食健儿糖浆　由南沙参、白术、山药、谷芽、麦芽、九香虫组成。具有健脾消食的功效。临床用于小儿慢性腹泻、食欲不振及营养不良等症。

4.胃安胶囊　由石斛、黄柏、南沙参、山楂、枳壳（炒）、黄精、甘草、白芍组成。具有养阴益胃、补脾消炎、行气止痛的功效。临床用于胃脘嘈杂、上腹隐痛、咽干口燥。

参考文献

女贞子 Nüzhenzi
LIGUSTRI LUCIDI FRUCTUS

水药名：mai⁴ ka⁴ 梅嘎（三都水族）。

布依药名：ku⁵⁵ ɕɛu⁵⁵ sa⁵³ 苦硝洒（贵定）。

本品为木犀科植物女贞 *Ligustrum lucidum* Ait. 的干燥成熟果实。冬季果实成熟时采收，除去枝叶，稍蒸或置沸水中略烫后，晒干；或直接晒干。

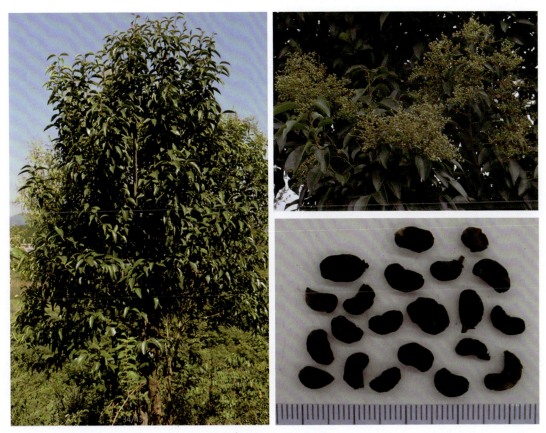

女贞 *Ligustri lucidi* Ait.

🌿 形态与分布

1.原植物形态 常绿灌木或乔木，高可达25m。树皮灰褐色；枝黄褐色、灰色或紫红色，圆柱形，疏生圆形或长圆形皮孔；单叶对生；叶柄长1~3cm，上面具沟；叶片革质，卵形、长卵形或椭圆形至宽椭圆形，长6~17cm，宽3~8cm，先端锐尖至渐尖或钝，基部圆形，有时宽楔形或渐狭；圆锥花序顶生，长8~20cm，宽8~25cm；花序梗长达3cm；果肾形或近肾形，深蓝黑色，成熟时呈红黑色，被白粉。花期5~7月，果期7月至翌年5月。

2.分布 生于海拔2900m以下的疏林或密林中，亦多栽培于庭院或路旁。分布于贵州各地，陕西、甘肃及长江以南各地亦有分布。

🌿 化学成分

1.环烯醚萜类 女贞苷、特女贞苷、新女贞子苷。

2.三萜类 齐墩果酸、齐墩果酸甲酯、羽扇豆醇、熊果酸、乙酰齐墩果酸。

3.黄酮类 芹菜素、木犀草素、槲皮素、槲皮素3-O-芸香糖苷、大波斯菊苷、野漆树苷、圣草酚、山奈酚、山奈酚-3-O-葡萄糖苷、山奈酚-3-O-芸香糖苷、双氢黄酮及双氢黄酮醇。

4.苯乙醇苷类 橄榄苦苷、红景天苷。

5.糖类 鼠李糖、阿拉伯糖、葡萄糖及岩藻糖。

6.其他 挥发油、脂肪酸、氨基酸和各种微量元素等。

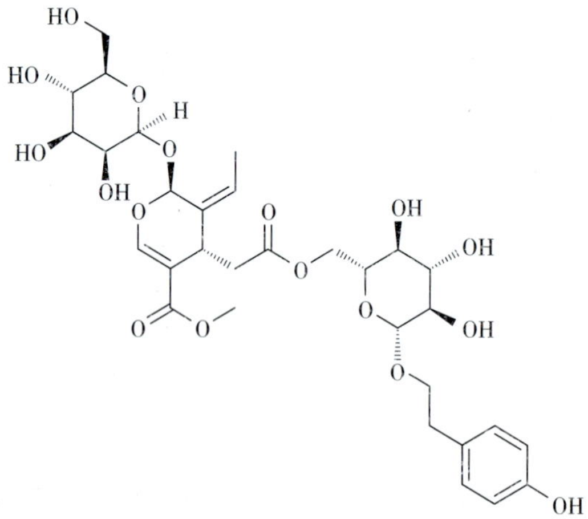

特女贞苷
Specneuzhenide

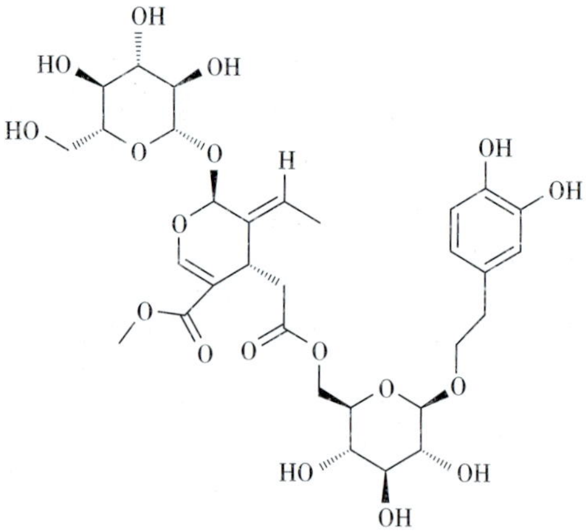

新女贞苷
Neonuezhenide

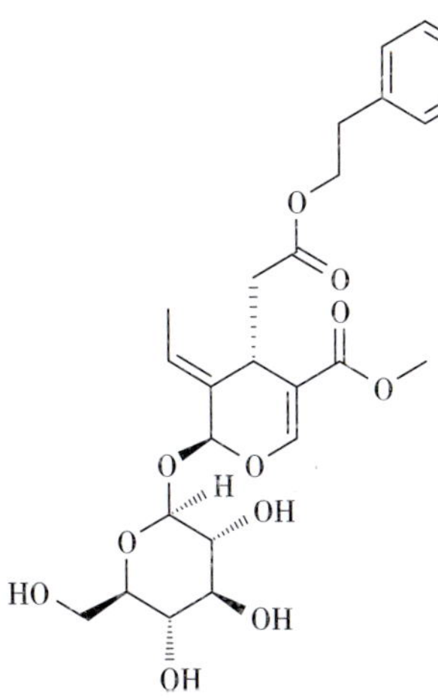

橄榄苦苷
Oleuropein

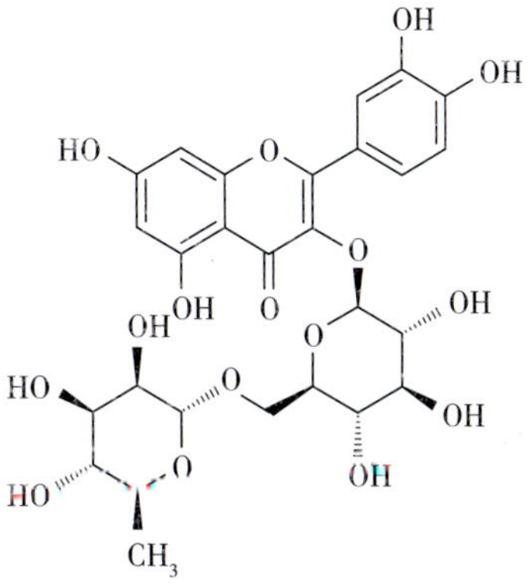

槲皮素3-*O*-芸香糖苷
Quercetin 3-*O*-rutinoside

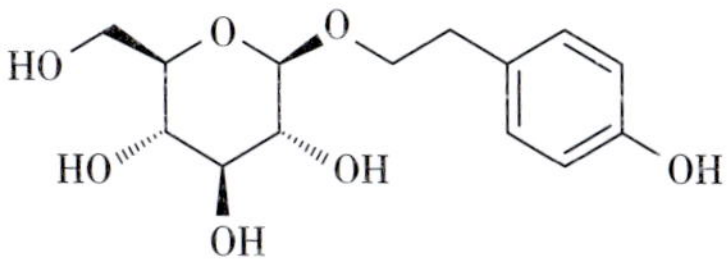

红景天苷
Salidroside

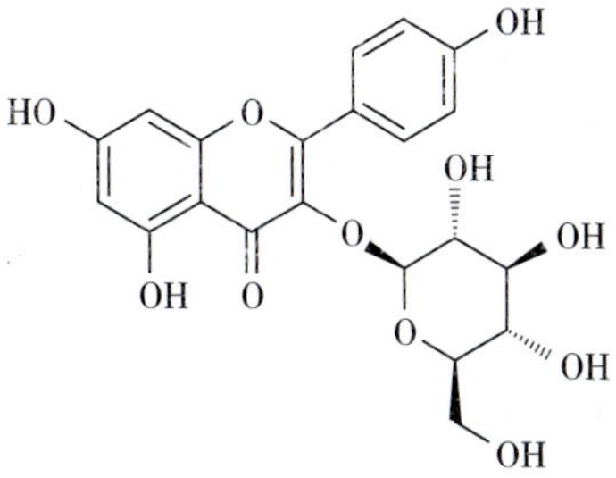

紫云英苷
Astragalin

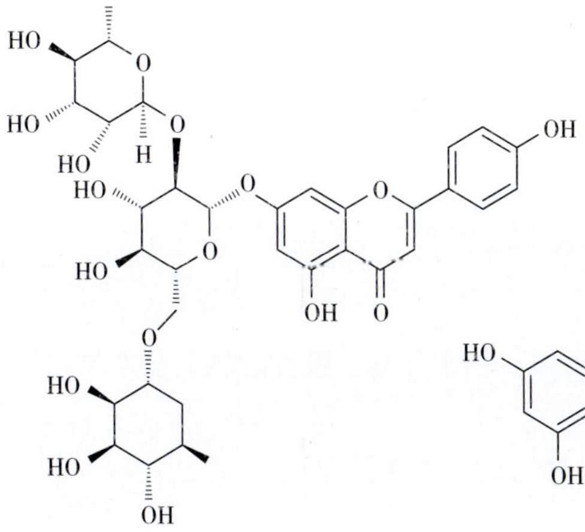

女贞苷
Ligustroflavone

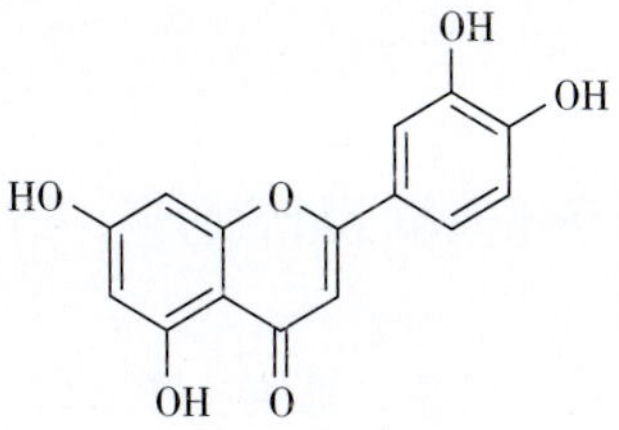

木犀草素
Luteolin

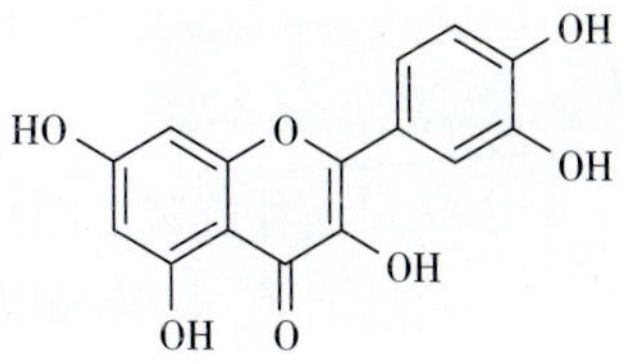

槲皮素
Quercetin

女贞子代表性化学成分结构

195

🌿 鉴别要点

1.性状 本品呈卵形、椭圆形或肾形，长6~8.5mm，直径3.5~5.5mm。表面黑紫色或灰黑色，皱缩不平，基部有果梗痕或具宿萼及短梗。体轻。外果皮薄，中果皮较松软，易剥离，内果皮木质，黄棕色，具纵棱，破开后种子通常为1粒，肾形，紫黑色，油性。气微，味甘、微苦涩。

2.鉴别

（1）粉末灰棕色或黑灰色。果皮表皮细胞（外果皮）断面观略呈扁圆形，外壁及侧壁呈圆拱形增厚，腔内含黄棕色物。内果皮纤维无色或淡黄色，上下数层纵横交错排列，直径9~35μm。种皮细胞散有类圆形分泌细胞，淡棕色，直径40~88μm，内含黄棕色分泌物及油滴。

（2）取本品粉末0.5g，加三氯甲烷20ml，超声处理30分钟，滤过，滤液蒸干，残渣加甲醇1ml使溶解，作为供试品溶液。另取齐墩果酸对照品，加甲醇制成每1ml含1mg的溶液，作为对照品溶液。参照《中国药典》（现行版）薄层色谱法（通则0502）试验，吸取上述两种溶液各4μl，分别点于同一硅胶G薄层板上，以三氯甲烷–甲醇–甲酸（40∶1∶1）为展开剂，展开，取出，晾干，喷以10%硫酸乙醇溶液，在110℃加热至斑点显色清晰。供试品色谱中，在与对照品色谱相应的位置上，显相同颜色的斑点。

🌿 炮制工艺

1.女贞子 除去杂质，洗净，晒干。

2.酒女贞子 取净女贞子，用黄酒拌匀，稍闷，置蒸制容器内，隔水蒸透，或密闭隔水炖至酒完全吸尽，女贞子呈黑润时，取出，晒干。（每100kg女贞子，用黄酒20kg）

🌿 性味归经

味甘、苦，性凉。归肝经、肾经。

🌿 主治功效

1.中药 滋补肝肾，明目乌发。用于肝肾阴虚，眩晕耳鸣，腰膝酸软，须发早白，目暗不明，内热消渴，骨蒸潮热。

2.水族药 阴虚内热，头晕、目花，耳鸣，腰膝酸软，须发早白。

🌿 临床应用

（1）临床上用于治疗慢性活动性肝炎获得较好疗效。

（2）治疗糖尿病、高脂血症。

（3）治疗反复呼吸道感染。

（4）女贞子联用姜黄能延缓慢性肾衰竭的进展。

（5）升高白细胞数量。

（6）用于治疗老年性便秘和慢性萎缩性胃炎。

（7）女贞子30g，水煎服，治头晕目眩；女贞子30g、制首乌15g，水煎服，治须发早白。（苗族）

（8）女贞子30g、小玉竹15g、地骨皮15g，水煎服，治阴虚骨蒸潮热。（侗族）

（9）女贞子30g、合欢皮15g，水煎服，治失眠。（布依族）

（10）女贞子30g、鱼眼菊10g，水煎服，治口腔溃疡。（水族）

🌱 用法用量

内服：煎汤，6～12g；或入丸剂；外用：适量，敷膏点眼。清虚热宜生用，补肝肾宜熟用。

🌱 质量控制

参照《中国药典》（现行版）高效液相色谱法（通则0512）测定。

1.特女贞苷含量测定

（1）色谱条件与系统适用性试验　以十八烷基硅烷键合硅胶为填充剂；以甲醇－水（40∶60）为流动相；检测波长为224nm。理论塔板数按特女贞苷峰计≥4000。

（2）对照品溶液的制备　取特女贞苷对照品适量，精密称定，加甲醇制成每1ml含0.25mg的溶液，即得。

（3）供试品溶液的制备　取本品粉末（过三号筛）约0.5g，精密称定，置具塞锥形瓶中，精密加入稀乙醇50ml，称定重量，加热回流1小时，放冷，再称定重量，用稀乙醇补足减失的重量，摇匀，滤过，取续滤液，即得。

（4）测定法　分别精密吸取对照品溶液5μl与供试品溶液10μl，注入液相色谱仪，测定，即得。

本品按干燥品计算，含特女贞苷（$C_{31}H_{42}O_{17}$）不得少于0.70%。

2.红景天苷含量测定

（1）色谱条件与系统适用性试验　以十八烷基硅烷键合硅胶为填充剂；以甲醇－水（15∶85）为流动相；检测波长为275nm。理论塔板数按红景天苷峰计≥4000。

（2）对照品溶液的制备　取红景天苷对照品适量，精密称定，加70%甲醇制成每1ml含70μg的溶液，即得。

（3）供试品溶液的制备　取本品粉末（过三号筛）约0.5g，精密称定，置具塞锥形瓶中，精密加入70%甲醇50ml，称定重量，超声处理（功率480W，频率40kHz）30分钟，放冷，再称定重量，用70%甲醇补足减失的重量，摇匀，滤过，取续滤液，即得。

（4）测定法　分别精密吸取对照品溶液与供试品溶液各10μl，注入液相色谱仪，测定，即得。

本品按干燥品计算，含红景天苷（$C_{14}H_{20}O_7$）不得少于0.20%。

🌿 药理毒理

1.药理作用

（1）抗氧化　女贞子中的三萜类成分具有体外抗氧化活性，且在所测的4种三萜类成分中，19α-羟基-3-乙酰熊果酸的抗氧化活性最强，该化合物对1,1-二苯基-2-三硝基苯肼（DPPH）自由基的清除率为18.95%。有研究对女贞子多糖清除DPPH自由基、羟自由基和超氧阴离子自由基的能力进行了测定，结果显示，女贞子多糖（2.5g/L）对上述3种自由基的清除率分别为83.66%、60.42%、63.48%，说明女贞子多糖是一种优良的天然抗氧剂。

（2）抗炎抑菌　女贞子中的化学成分齐墩果酸能对抗多种炎症，其机制可能与调节丝裂原激活蛋白激酶（MAPK）信号通路有关。研究发现，红景天苷对脂多糖引起的大鼠急性肺损伤具有改善作用，其机制可能与抑制肺组织中炎症介质的表达有关。研究报道，优化了女贞子多酚的提取工艺并对其抑菌活性进行研究，结果发现，女贞子多酚能有效抑制大肠埃希菌（*Escherichia coli*）、金黄色葡萄球菌（*Staphylococcus aureus*）和枯草芽孢杆菌（*Bacillus subtilis*）的增殖，其最小抑菌浓度依次为600、300、150μg/ml。

（3）抗肿瘤　女贞子对巨噬细胞和肿瘤细胞具有逆转作用，可抑制癌细胞，如消化道癌、胃癌等；它可以促进正常纤维细胞的增殖，降低基质溶素的分泌，从而阻止肿瘤细胞转移，达到抗肿瘤的目的。女贞子中分离的红景天苷和酪醇可通过阻滞癌细胞周期、抑制癌细胞增殖等机制，从而有效抑制胃癌、肝癌、结肠癌、黑色素瘤等。女贞子提取物对人结肠癌、人肝癌细胞均有良好的抑制作用，尤其对人肝癌细胞的抑制作用更加明显。研究发现，齐墩果酸对人前列腺癌PC-3细胞和乳腺癌MCF-7细胞均有抑制作用，能够通过干扰肿瘤细胞的代谢途径来发挥抗肿瘤作用。

（4）降血糖及降血脂　研究显示，采用高糖高脂饲料喂养和低剂量注射链脲佐菌素大鼠，复制2型糖尿病模型，用女贞子提取物处理8周，结果显示，该提取物能够显著降低大鼠血清三酰甘油的含量，提高其胰岛素敏感指数，且能够明显降低血糖水平、提高血清胰岛素浓度。女贞子及其提取物可通过保护胰岛B细胞和刺激胰岛素分泌而发挥降血糖和降血脂的作用。研究报道，女贞子中的齐墩果酸和红景天苷具有降血糖、降血脂作用，推测女贞子治疗糖尿病、高血脂的主要物质基础可能为上述两种成分。

（5）保肝护肝　女贞子对肝脏损伤有显著保护作用，可通过清除自由基，促进肝细胞再生，抑制肝星状细胞等机制实现对肝脏的保护作用。在对女贞子改善四氯化碳（CCl_4）致小鼠肝损伤的研究中发现，女贞子水提物能显著降低小鼠血清中丙氨酸氨基转移酶（ALT）的含量，并显著下调肝脏炎症反应相关基因（如EGF-1）的表达。研究显示，女贞子水提物对严重氧化应激和线粒体损伤的抑制作用，体内外研究结果均表明，女贞子水提物能够减少小鼠的氧化应激反应并减轻其肝损伤。此外，有研究指出，女贞子水提物保肝作用的物质基础为齐墩果酸、熊果酸和红景天苷。

（6）免疫调节　女贞子具有滋补肝肾的功效，属于补阴良药，有调节免疫功能的作用。女贞子中的红景天苷可通过提高其特异性免疫功能、巨噬细胞吞噬功能、机体非特异免疫功能，以及阻止骨髓细胞凋亡、诱导造血干细胞增殖分化等，从而调节其免疫功能。女贞子多糖可以促进小鼠免疫调节，增强其机体免疫功能。从女贞子中分离和筛选了多个具有免疫活性的单体，包括橄榄苦苷酸、红景天苷、羟基酪醇、橄榄苦苷等，其中羟基酪醇增强免疫细胞活性的作用最强。

（7）其他作用　具有"天然抗氧化剂"之称的女贞子在抗衰老、抗氧化等方面的应用疗效显著。女贞子中提取的齐墩果酸能够增强人体对氧自由基的抵抗力，达到延缓衰老的效果。女贞子有抗骨质疏松、血液调节、强心、提高学习记忆能力等药理作用。

2.毒理作用

（1）急性毒性　家兔一次服用75g新鲜成熟果实，无中毒现象；小白鼠静脉注射女贞叶醋酸乙酯总提物5mg，活动正常，无死亡现象。

（2）亚急性毒性　家兔腹腔注射女贞叶总提物50mg/kg，每日1次，连续给药6～12周，主要脏器组织切片均无异常发现。临床应用时的不良反应为口干、头晕，轻微腹痛、腹泻等，停药后可自行消失。

🌿 成方制剂

1.康艾扶正胶囊
由灵芝、黄芪、刺梨、熟地黄、女贞子、淫羊藿、半夏组成。布西汗吴苯、漳砭泱安；洗侬，挡呕，仃网停，仰溪罗欧，阿杜洛，求抢歪，阿比赊（苗医）；具有益气解毒、散结消肿、和胃安神（中医）的功效。临床用于肿瘤放化疗引起的白细胞下降，血小板减少，免疫功能降低所致的体虚乏力、食欲不振、呕吐、失眠等症的辅助治疗。

2.妇科再造丸
由当归、香附、白芍、熟地黄、阿胶、茯苓、党参、黄芪、山药、白术、女贞子、龟板、山茱萸、续断、杜仲、肉苁蓉、覆盆子、鹿角霜、川芎、丹参、牛膝、益母草、延胡索、三七、艾叶、小茴香、藁本、海螵蛸、地榆、益智、泽泻、荷叶、秦艽、地骨皮、白薇、椿皮、琥珀、黄芩、酸枣仁、远志、陈皮、甘草组成。具有养血调经、补益肝肾、暖宫止痛的功效。临床用于月经先后不定期，带经日久、痛经、带下。

参考文献

千里光

Qianliguang
SENECIONIS SCANDENTIS HEBRA

水药名: ʔma^{8}so^{5}li^4 骂所黎（三都水族）。

苗药名: vob wik nax 窝与那（黔东南），vuab mik naix 蛙密乃（黔南），nbaox jat nyox gongb 薄加略供（毕节），bux gub sheb 不故射，reid bad uot sed 锐巴喔赛（松桃）。

本品为菊科植物千里光 *Senscio scandens* Buch.-Ham. 的干燥地上部分。全年均可采收，除去杂质，阴干。

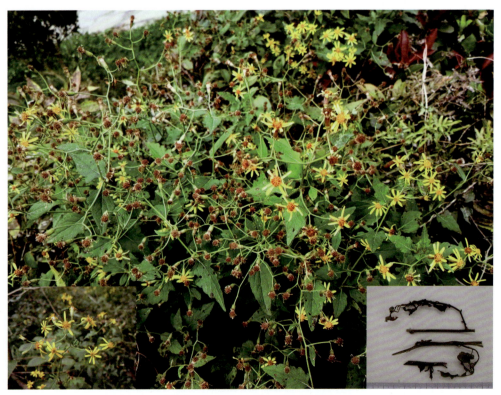

千里光 *Senscio scandens* Buch.–Ham.

形态与分布

1.原植物形态 多年生攀援草本,高2～5m。根状茎木质,粗,直径达1.5cm;茎曲折,多分枝,初常被密柔毛,后脱毛,变木质,皮淡褐色;叶互生,具短柄;叶片披针形至长三角形,先端渐尖,基部宽楔形、截形、戟形或稀心形,边缘有浅或深齿,或叶的下部2～4对深裂片,稀近全缘,两面无毛或下面被短柔毛;羽状脉,叶脉明显。头状花序,多数,在茎及枝端排列成复总状伞房花序,总花梗常反折或开展,被密微毛,有细条形苞叶;总苞筒状,长5～7mm,宽3～6mm,基部有数个条形小苞片;总苞片1层,12～13个,条状披针形,中渐尖;舌状花黄色,8～9个,长约10mm;筒状花多数;瘦果,圆柱形,有纵沟,长3mm,被柔毛;冠毛白色,约与筒状花等长。花期10月到翌年3月,果期2～5月。

2.分布 分布于贵州各地。此外,我国华东、中南及四川、云南、陕西、甘肃、广西、西藏等地也有分布。

化学成分

1.有机酸类 咖啡酸(Caffeic acid)、咖啡酸乙酯(Caffeic acid ethyl ester)、对羟基肉桂酸(*p*-Hydroxycinnamic acid)、对羟基肉桂酸乙酯(Ethyl coumarate)等。

2.黄酮类 槲皮素(Quercetin)、金丝桃苷(Hyperoside)、山奈酚(Kaempferol)等。

3.酚酸类 对-羟基苯乙酸(4-Hydroxyphenylacetic acid)、香草酸(Vanillic acid)、水杨酸(Salicylic acid)等。

4.萜类 大量的毛茛黄素(Flavoxanthin)、菊黄质(Chrysanthemaxanthin)等。

5.生物碱类 千里光宁碱(Senecionine)、千里光菲灵碱(Seneciphylline)、阿多尼弗林碱(Adonifoline)等。

6.挥发油类 4-乙烯基苯酚(4-Vinylphenol)、4-乙烯基-2-甲氧基-苯酚(4-Hydroxy-3-methoxystyrene)等。

咖啡酸
Caffeic acid

咖啡酸乙酯
Caffeic acid ethyl ester

对羟基肉桂酸
p-Hydroxycinnamic acid

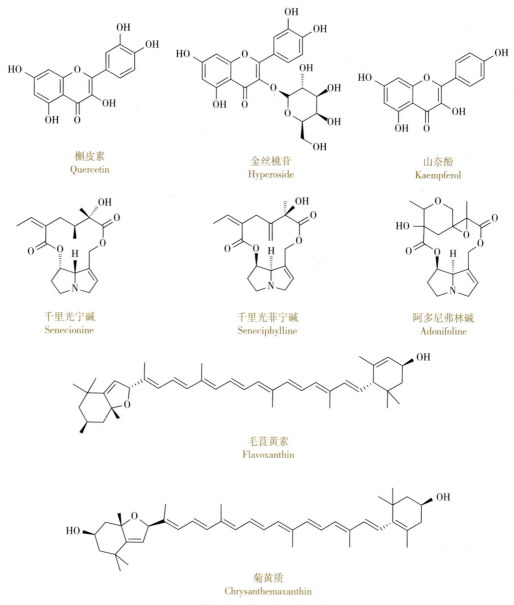

槲皮素
Quercetin

金丝桃苷
Hyperoside

山奈酚
Kaempferol

千里光宁碱
Senecionine

千里光菲宁碱
Seneciphylline

阿多尼弗林碱
Adonifoline

毛茛黄素
Flavoxanthin

菊黄质
Chrysanthemaxanthin

千里光代表性化学成分结构

鉴别要点

1.性状　本品茎呈细圆柱形，稍弯曲，上部有分枝；表面灰绿色、黄棕色或紫褐色，具纵棱，密被灰白色柔毛。叶互生，多皱缩破碎，完整叶片展平后呈卵状披针形或长三角形，有时具1~6侧裂片，边缘有不规则锯齿，基部戟形或截形，两面有细柔毛。头状花序；总苞钟形；花黄色至棕色，冠毛白色。气微，味苦。

2. 鉴别

（1）叶表面观：上表皮细胞垂周壁微波状或波状弯曲；下表皮细胞形状不规则，垂周壁深波状弯曲。气孔不定式或不等式，副卫细胞3～6个。非腺毛2～12细胞，顶端细胞渐尖或钝圆，多弯曲，细胞内常含淡黄色油状物，壁稍增厚，具疣状突起。

（2）取本品粉末2g，加0.36%盐酸的无水乙醇50ml，放置1小时，加热回流3小时，放冷，滤过，取续滤液40ml，蒸干，残渣加2%盐酸溶液25ml使溶解，滤过，滤液加浓氨试液调节pH至10～11，用二氯甲烷振摇提取2次，每次25ml，合并二氯甲烷液，蒸干，残渣加二氯甲烷1ml使溶解，作为供试品溶液。另取千里光对照药材2g，同法制成对照药材溶液。参照《中国药典》（现行版）薄层色谱法（通则0502）试验，吸取上述两种溶液各10μl，分别点于同一硅胶G薄层板上，以异丙醚–甲酸–水（90：7：3）为展开剂，薄层板置展开缸中预饱和40分钟，展开，取出，晾干，喷以5%香草醛硫酸溶液，在105℃加热至斑点显色清晰。供试品色谱中，在与对照药材色谱相应的位置上，显相同颜色的斑点。

🌿 炮制工艺

采收后除去杂质，阴干。

🌿 性味归经

味苦、辛，性寒。归肺经、肝经、胆经、大肠经。

🌿 主治功效

1. 中药　清热解毒，抗菌消炎，凉血明目，杀虫止痒。

2. 苗药　清热解毒，明目退翳，杀虫止痒。主治目赤肿毒，咽喉肿痛，皮肤瘙痒，阴道滴虫。

3. 水药　温中止痛，行气活血，平喘，利尿。

🌿 临床应用

（1）治风热感冒　千里光10g，水煎服。（各族均用）

（2）治目赤肿痛　千里光10g、夏枯草10g，水煎服。（毕节苗族）

（3）治痈肿疮疡　千里光10g、蒲公英10g，水煎服。（剑河侗族）

（4）治皮肤瘙痒　千里光30g、龙葵30g，水煎外洗。（兴义布依族）

（5）治黄疸　千里光10g、田黄基10g，水煎服。（都匀水族）

（6）治关节红肿疼痛　千里光30g、三角枫30g、野花椒根30g，水煎外洗。（务川仡佬族）

🌿 用法用量

内服：煎汤，15～30g。外用：适量，煎水熏洗。

🌿 成分控制

1.阿多尼弗林碱含量测定 照《中国药典》（现行版）高效液相色谱–质谱法（通则 0512 和通则 0431）测定。

（1）色谱、质谱条件与系统适用性试验 以十八烷基硅烷键合硅胶为填充剂；以乙腈–0.5%甲酸溶液（7∶93）为流动相；采用单级四极杆质谱检测器，电喷雾离子化（ESI）正离子模式下选择质荷比（m/z）为 366 离子进行检测。理论塔板数按阿多尼弗林碱峰计≥8000。

（2）校正因子测定 取野百合碱对照品适量，精密称定，加 0.5%甲酸溶液制成每 1ml 含 0.2μg 的溶液，作为内标溶液。取阿多尼弗林碱对照品适量，精密称定，加 0.5%甲酸溶液制成每 1ml 含 0.1μg 的溶液，作为对照品溶液。精密量取对照品溶液 2ml，置 5ml 量瓶中，精密加入内标溶液 1ml，加 0.5%甲酸溶液至刻度，摇匀，吸取 2μl，注入液相色谱–质谱联用仪，计算校正因子。

（3）测定法 取本品粉末（过三号筛）约 0.2g，精密称定，置具塞锥形瓶中，精密加入 0.5%甲酸溶液 50ml，称定重量，超声处理（功率 250W，频率 40kHz）40 分钟，放冷，再称定重量，用 0.5%甲酸溶液补足减失的重量，摇匀，滤过，精密量取续滤液 2ml，置 5ml 量瓶中，精密加入内标溶液 1ml，加 0.5%甲酸溶液至刻度，摇匀，吸取 2μl，注入液相色谱–质谱联用仪，测定，即得。

本品按干燥品计算，含阿多尼弗林碱（$C_{18}H_{23}NO_7$）不得过 0.004%。

2.金丝桃苷含量测定 照《中国药典》（现行版）高效液相色谱法（通则 0512）测定。

（1）色谱条件与系统适用性试验 以十八烷基硅烷键合硅胶为填充剂；以乙腈–0.2%醋酸溶液（18∶82）为流动相；检测波长为 360nm。理论塔板数按金丝桃苷峰计≥8000。

（2）对照品溶液的制备 取金丝桃苷对照品适量，精密称定，加 75%甲醇制成每 1ml 含 40μg 的溶液，即得。

（3）供试品溶液的制备 取本品粉末（过二号筛）约 1g，精密称定，置具塞锥形瓶中，精密加入 75%甲醇 25ml，称定重量，加热回流 1 小时，放冷，再称定重量，用 75%甲醇补足减失的重量，摇匀，滤过，取续滤液，即得。

（4）测定法 分别精密吸取对照品溶液与供试品溶液各 20μl，注入液相色谱仪，测定，即得。

本品按干燥品计算，含金丝桃苷（$C_{21}H_{20}O_{12}$）不得少于 0.030%。

🌿 药理毒理

1.药理作用

（1）抗菌 对志贺痢疾杆菌和金黄色葡萄球菌有较强抗菌作用，对伤寒、副伤寒甲、副伤寒乙、痢疾（弗氏、鲍氏、宋内氏）、大肠、变形、蜡样炭疽等杆菌，以及八叠球菌皆有抑制作用。

（2）抗螺旋体　对黄疸出血型钩端螺旋体的抑制很强。

（3）其他作用　欧产千里光的生物碱，对运动神经有麻痹作用，增强离体豚鼠子宫收缩，并具有洋地黄样的强心作用。而同属植物林荫千里光（*Senecio nemorensis* L.）提取的瓶千里光碱，对中枢先兴奋后抑制，能降低血压，对大鼠肠管有明显解痉作用。

2.毒理作用

（1）小鼠1次用药或连续用药6天，未见活动异常；小鼠口服千里光片剂（20g/kg每日）共5天，兔（30g/kg每日）共3天，切片观察，除心、肝、肾略有病变外，其他脏器无异常发现。

（2）小鼠1次灌胃煎剂80g/kg，观察4～6天动物活动、食欲正常；每次给小鼠灌胃20g/kg，1天2次，连续6天，动物无异常变化；每日给小鼠灌服20g/kg，连续5天后病理切片检查：部分小鼠肝细胞有轻度水肿，细胞增大，胞浆出现粗颗粒，肾小管上皮细胞水肿外无明显其他变化；按剂量灌服1周后，白细胞计数在正常范围内；小鼠腹腔注射煎剂的LD_{50}为23 ± 2.7g/kg。

🌿 成方制剂

妇肤康喷雾剂　由爵床、千里光组成。具有清热解毒、活血止痛、杀虫止痒的功效。临床用于霉菌性阴道炎、滴虫性阴道炎、细菌性阴道病、外阴炎、皮肤瘙痒等。

参考文献

青牛胆 | Qingniudan
TINOSPORAE RADIX

水药名： ha^{2}ɬu^{3}phjuŋ^3 哈救碰（三都水族）。

苗药名： uab joxsangx 蛙九尝（黔南）。

本品为防己科植物青牛胆 *Tinospora sagittate*（Oliv.）Gagnep. 的块根。
9～11月间挖取块根，除去茎及须根，洗净切片，烘干或晒干备用。

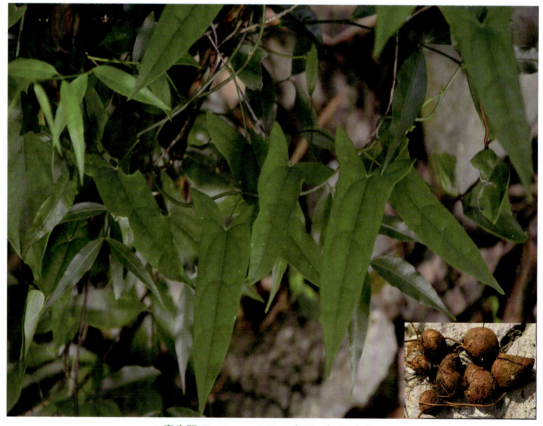

青牛胆 *Tinospora sagittate*（Oliv.）Gagnep.

形态与分布

1.**原植物形态** 草质藤木，具连珠状块根，膨大部分常为不规则球形，黄色；枝纤细，有条纹，常被柔毛；叶纸质至薄革质，披针状箭形或有时披针状戟形，长7～15cm，宽2～5cm，先端渐尖，基部弯缺常很深，有时向内弯以至二裂片重叠，很少向外伸展，通常仅在脉上被短硬毛；掌状脉5条；叶柄长2.5～5cm或稍长，有条纹；花序腋生，常数个或多个簇生，聚伞花序或分枝成疏花的圆锥状花序，长2～10cm，有时可至15cm或更长，总梗、分枝和花梗均丝状；小苞片2，紧贴花萼；萼片6；花瓣6片，肉质，常有爪，瓣片近圆形或阔倒卵形；雄蕊6枚，与花瓣近等长或稍长。核果红色，近球形；果核近半球形，宽约6～8mm。花期4月，果期秋季。

2.**分布** 贵州各地均有分布。广西、广东、陕西、江西、湖南、湖北、四川等地也有分布。

化学成分

1.**生物碱类** 古伦宾、非洲防己碱、木兰花碱、药根碱、蝙蝠葛林碱、千金藤啶碱、去氢木树胺等。

2.**甾醇类** γ-去氧甲壳甾酮、γ-去氧-3表甲壳酮、γ-去氧-3表甲壳酮-3-O-β-吡喃葡萄糖苷等。

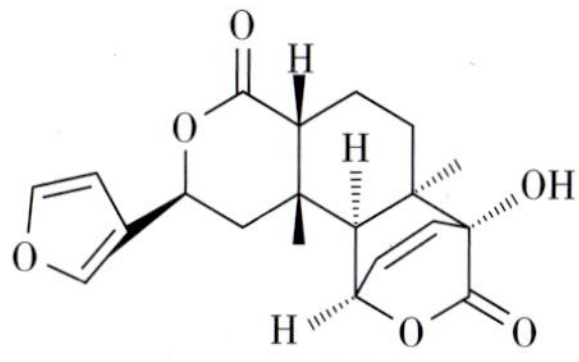

古伦宾
Columbin

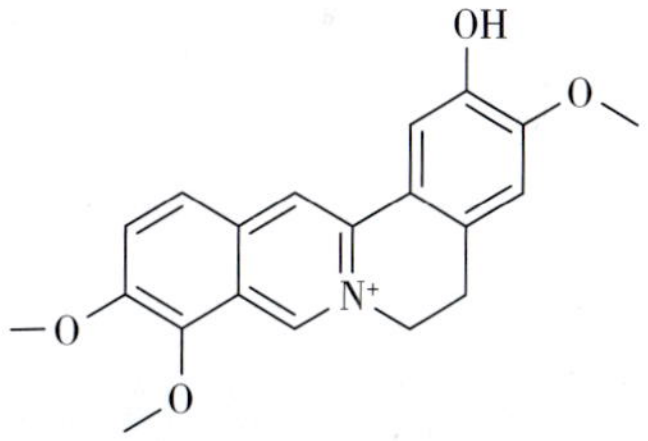

非洲防己碱
Columbamine

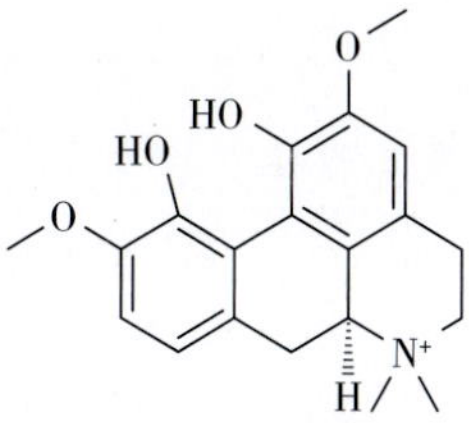

木兰花碱
Magnoflorine

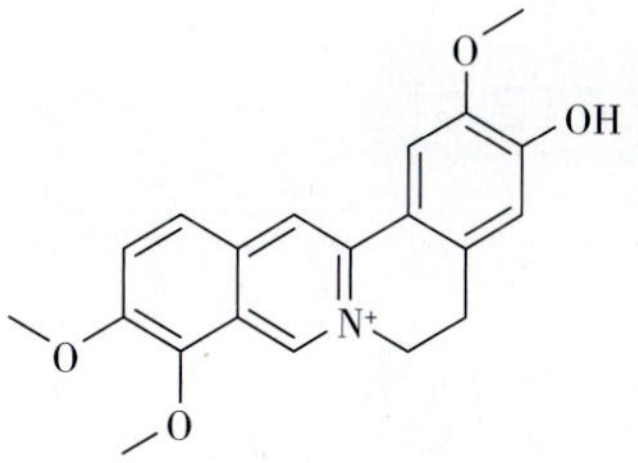

药根碱
Jatrorrhizine

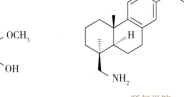

蝙蝠葛林	千金藤啶碱	脱氢枞胺
Menisperine	Stopholidine	Dehydroabietylamine

青牛胆代表性化学成分结构

🌿 鉴别要点

1. 性状 块根呈不规则长纺锤形或团块状，大小不等。表面黄棕色或淡黄棕色，皱缩不平，有不规则深皱纹，两端往往可见细根残基。质坚硬，击破面黄白色，粉性。气无，味苦。以体重、质坚实者为佳。

2. 鉴别

（1）粉末黄白色或灰白色。石细胞众多，淡黄色或黄色，类长方形或多角形，直径18～66μm，壁多三面增厚，胞腔内含草酸钙结晶。草酸钙方晶直径4～28μm。木栓细胞黄棕色或金黄色，表面观呈多角形，微木化。淀粉粒甚多，类球形、盔帽形或多角状圆形，直径4～40μm，脐点呈短弧状或点状；复粒由2～5个分粒组成。

（2）取本品粉末1g，加甲醇20ml，超声处理30分钟，滤过，滤液蒸干，残渣加甲醇2ml使溶解，作为供试品溶液。另取对照药材1g，同法制成对照药材溶液。再取古伦宾对照品，加甲醇制成每1ml含0.5mg的溶液，作为对照品溶液。参照《中国药典》（现行版）薄层色谱法（通则0502）试验，吸取上述三种溶液各2～3μl，分别点在同一硅胶G薄层板上，以环己烷-乙酸乙酯-甲醇-浓氨试液（8：9：2：1）的上层溶液为展开剂，展开，取出，晾干，喷以10%硫酸乙醇溶液，在105℃加热至斑点显色清晰，置日光和紫外光灯（365nm）下检视。供试品色谱中，在与对照药材色谱和对照品色谱相应的位置上，日光下显相同颜色的斑点；紫外光下显相同颜色的荧光斑点。

🌿 炮制工艺

除去杂质，浸泡，润透，切厚片，干燥。

🌿 性味归经

味苦，性寒。归脾经、肾经。

🌿 主治功效

1. 中药 清热解毒，利咽，止痛。用于咽喉肿痛，痈疽疔毒，泄泻，痢疾，脘腹疼痛。

2.苗药 入热经。清热解毒，除湿。

🌱 临床应用

（1）治疗咽喉炎 将青牛胆水煎，提取浓缩，制成胶囊剂服用（每1g相当于生药20g），每粒胶囊0.3g，成人每次4粒，每日3次。

（2）治疗静脉炎 将青牛胆的阴干块根，于盛有75%乙醇的粗容器内磨糊，以之涂于患处。

（3）治阑尾炎 青牛胆3g，苦参3g，捣烂，开水冲服。（布依族）

（4）入热经。清热解毒，除湿；治腮腺炎，无名肿毒，食积等（黔东南）；此药苦，大寒，治疗一切咽喉症，青牛胆15g，煎水服或切片含慢慢咽下（松桃，毕节）。（苗族）

（5）急慢性扁桃体炎，急性咽喉炎，口腔炎，腮腺炎，阑尾炎痈疽疔疮，急慢性肠炎，菌痢，胃热，热咳失音。（水族）

🌱 用法用量

内服：煎汤，3～9g，研末，每次1～2g，外用：适量，捣烂敷；或研末吹喉。

🌱 成分控制

1.指纹图谱

（1）色谱条件与系统适用性试验 色谱柱为Agilent ZORBXSB-C$_{18}$色谱柱（4.6mm×150mm，5μm），流动相为乙腈-0.5%磷酸水溶液，梯度洗脱，检测波长为280nm，柱温为25℃，流速为1.0ml/min。理论塔板数以盐酸药根碱及盐酸巴马汀计≥1500。

梯度洗脱表

时间（min）	流动相A（%）	流动相B（%）
0	15	85
5	20	80
25	30	70
30	35	65

（2）对照品溶液的制备 称取盐酸药根碱、盐酸巴马汀对照品适量，分别配制成0.1704，0.1630g/L的对照品储备溶液。分别精密吸取储备液1ml，稀释至10ml，作为对照品溶液。

（3）供试品溶液的制备 取样品粉末约0.6g，精密称定，置50ml具塞锥形瓶中，精密加入甲醇-氨水（20∶1）混合溶液25ml，密塞，称定质量，冷浸1小时，再回流1小时，放冷，用上述混合溶液补足减失的质量，摇匀，滤过，滤液挥干，残渣加甲醇溶解，转移至5ml容量瓶中并稀释至刻度，精密量取样品溶液1ml稀释至5ml，用0.45μm微孔滤膜过滤，即得。

（4）测定法 精密吸取对照品溶液和样品溶液各10μl，注入液相色谱仪，测定，即得。

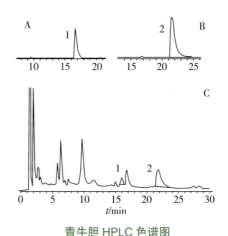

青牛胆 HPLC 色谱图

（A、B.对照品；C.供试品；1.盐酸药根碱；2.盐酸巴马汀）

2.古伦宾含量测定

（1）色谱条件与系统适用性试验　以十八烷基硅烷键合硅胶为填充剂；以乙腈–水（40：60）为流动相；检测波长为210nm。理论塔板数按古伦宾峰计≥2500。

（2）对照品溶液的制备　取古伦宾对照品适量，精密称定，用70%甲醇制成每1ml含0.25mg的溶液，即得。

（3）供试品溶液的制备　取本品粉末（过三号筛）约0.5g，精密称定，精密加入70%甲醇10ml，称定重量，超声处理（功率200W，频率59kHz）20分钟，放冷，再称定重量，用70%甲醇补足减失的重量，摇匀，滤过，精密量取续滤液1ml，置10ml量瓶中，加70%甲醇至刻度，摇匀，即得。

（4）测定法　分别精密吸取对照品溶液与供试品溶液各10µl，注入液相色谱仪，测定，即得。

本品按干燥品计算，含古伦宾（$C_{20}H_{22}O_6$）不得少于1.0%。

🌿 药理毒理

1.药理作用

（1）抗炎　青牛胆对小鼠二甲苯致耳肿胀，醋酸致小鼠腹腔毛细血管通透性增加，鸡蛋清致大鼠足趾肿胀及棉球肉芽增生均有明显的抑制效果。

（2）抑菌　青牛胆有较广的抗菌效应，金黄色葡萄球菌（+++），表皮葡萄球菌（+），八叠球菌（+），洛菲化不动杆菌（++）。

（3）抗应激　心叶青牛胆提取物对大鼠应激性外周皮质酮升高有显著抑制作用，推测与抑制丘脑–肾上腺–垂体轴活性有关。

（4）抗溃疡活性　心叶青牛胆明显改善多种实验性溃疡模型的溃疡面积，降低溃疡指数。

（5）抗骨质疏松　海南青牛胆能够明显改善维A酸所导致的大鼠骨质疏松症，使大鼠骨密度增加。

（6）抗辐射　心叶青牛胆水提取物能对$^{60}Co\gamma$射线产生的辐射起防护作用。

（7）抗化学毒性　心叶青牛胆能使组织中MDA水平降低，SOD、H_2O_2酶和GST水平明显升高，具有抗化学毒性的保护作用。

2.毒理作用　谢宝忠、孙学惠等研究青牛胆煎剂对小鼠移植性肿瘤S180、S37、ECA的体内抗癌作用，抑制率分别为45.6%、46.5%、25.07%，疗效稳定，说明其对小鼠肉瘤S180、S37作用效果明显。急性、亚急性毒性试验结果表明，青牛胆的毒性较小，抗癌有效剂量对小鼠、大鼠未出现明显中毒症状。

🌱 成方制剂

1.咽喉清喉片　由九头狮子草、朱砂根、水杨梅根、糯米藤根、青牛胆、桔梗、薄荷、薄荷脑组成。具有疏风解表、清热解毒、清利咽喉的功效。临床用于咽痛、咽干、声音嘶哑。

2.复方胃痛胶囊　由五香血藤、九月生、徐长卿、吴茱萸、青牛胆、拳参组成。具有行气活血、散寒止痛的功效。临床用于寒凝气滞血瘀所致的胃脘刺痛、暖气吞酸、食欲不振；浅表性胃炎以及胃、十二指肠溃疡。

3.泻停封胶囊　由青牛胆、苦参、地榆、功劳木组成。沓痂造内，挡痢挡渣；加嘎奴，休嘎嘎董象，加嘎，底抢，嘎抢，蒙抢（苗医）；具有清热解毒、燥湿止痢（中医）的功效。临床用于腹泻、伤食泄泻、脘腹疼痛、口臭、暖气。

4.金果榄凝胶　由青牛胆、冰片2味药材组成。具有清热解毒、消肿止痛的功效。临床用于热毒蕴结所致的疖肿初起。

5.肤痔清软膏　由青牛胆、土大黄、黄柏、朱砂根、野菊花、紫花地丁、雪胆、苦参、冰片、重楼、黄药子、姜黄、地榆、南苦丁茶、薄荷脑组成。具有清热解毒、化瘀消肿、除湿止痒的功效。临床用于湿热蕴结所致手足癣、体癣、股癣、浸淫疮、内痔、外痔，肿痛出血，带下病。

参考文献

石菖蒲 | Shichangpu
ACORI TATARINOWII RHIZOMA

水药名： siŋ¹ fu² ɣa⁴ 杏福嘎（三都水族）。

苗药名： ghaob xangb kheab 阿尚兴（铜仁苗族）。

布依药名： saŋ¹ pjɛ¹¹ la:u³¹ 唱别劳（罗甸布依族）。

仡佬药名： tao¹³ noŋ¹³ pe⁵³ 到农摆（黔中方言）。

本品为天南星科植物石菖蒲 *Acorus tatarinowii* Schott 的干燥根茎。秋、冬二季采挖，除去须根和泥沙，晒干。

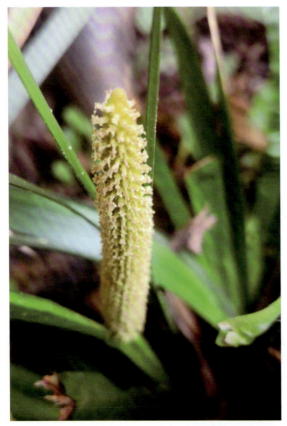
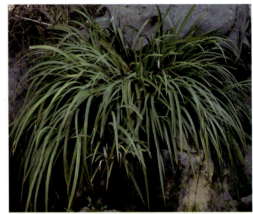
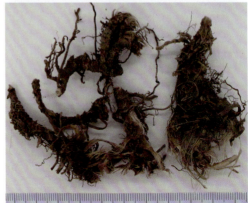

石菖蒲 *Acorus tatarinowii* Schott

形态与分布

1.原植物形态　多年生草本。根茎横卧，芳香，粗5~8mm，外皮黄褐色，节间长3~5mm，根肉质，具多数须根；根茎上部分枝甚密，植株因而成丛生状，分枝常被纤维状宿存叶基。叶无柄，叶片薄，基部两侧膜质叶鞘宽可达5mm，上延几达叶片中部，渐狭，脱落；叶片暗绿色，线形，长20~50cm，基部对折，中部以上平展，宽7~13mm，先端渐狭，无中肋，平行脉多数，稍隆起；花序柄腋生，长4~15cm，三棱形；叶状佛焰苞长13~25cm，为肉穗花序长的2~5倍或更长，稀近等长；肉穗花序圆柱状，长2.5~8.5cm，粗4~7mm，上部渐尖，直立或稍弯曲；花白色；成熟果序长7~8cm，粗可达1cm；幼果绿色，成熟时黄绿色或黄白色。花果期2~6月。

2.分布　生于海拔20~2600m的山间泉流的水旁湿地或水石间。分布于贵州各地。此外，我国黄河流域以南各地也有分布。

化学成分

1.挥发油类　β-细辛醚、α-细辛醚、β-石竹烯等、红没药醇、α-古芸烯、榄香素。

2.有机酸类　原儿茶酸、咖啡酸、隐绿原酸、肉豆蔻酸、香草酸、烟酸、对羟基苯甲酸、反式桂皮酸、苯甲酸、反式丁烯二酸、辛二酸、阿魏酸等。

3.萜类　环阿屯醇、羽扇豆醇、谷甾醇、豆甾醇等三萜类和菖蒲酮、菖蒲螺烯酮、菖蒲螺酮烯等倍半萜类。

4.黄酮类　野漆树苷、紫云英苷、草质素苷、山奈酚-3-*O*-芸香糖苷。

5.香豆素及木脂素类　香柑内酯、桉脂素、异茴香内酯等。

6.其他　含有氨基酸、葡萄糖、果糖、麦芽糖等。

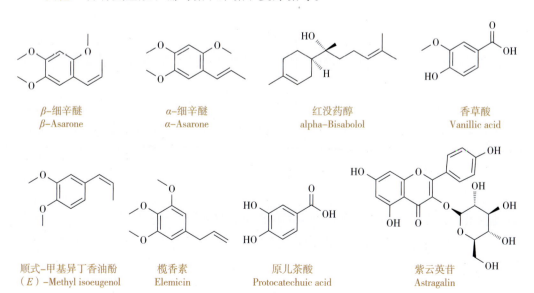

β-细辛醚　　　　　α-细辛醚　　　　　　红没药醇　　　　　　香草酸
β-Asarone　　　　α-Asarone　　　　alpha-Bisabolol　　　Vanillic acid

顺式-甲基异丁香油酚　　榄香素　　　　原儿茶酸　　　　　　紫云英苷
（*E*）-Methyl isoeugenol　Elemicin　　Protocatechuic acid　　Astragalin

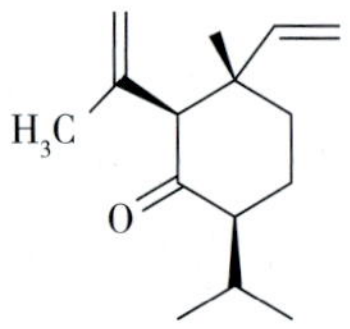

菖蒲酮
Shyobunone

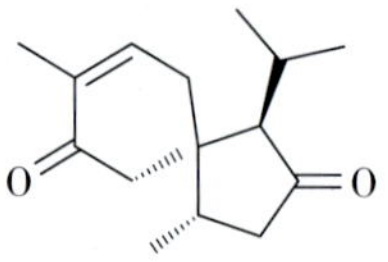

菖蒲螺酮烯
Acoronene

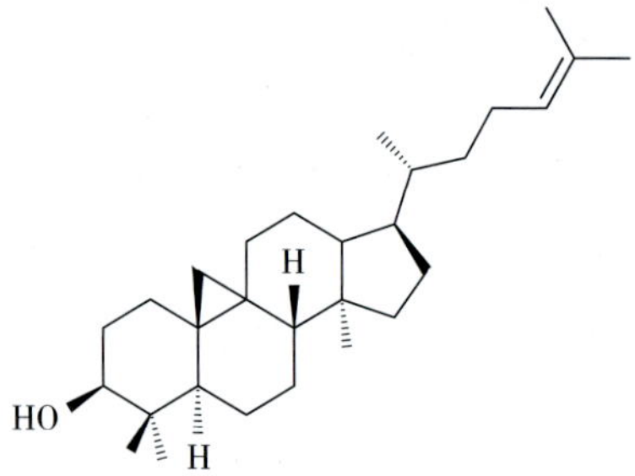

环阿屯醇
Cycloartenol

石菖蒲代表性化学成分结构

🌿 鉴别要点

1.性状 本品呈扁圆柱形，多弯曲，常有分枝，长3～20cm，直径0.3～1cm。表面棕褐色或灰棕色，粗糙，有疏密不匀的环节，节间长0.2～0.8cm，具细纵纹，一面残留须根或圆点状根痕；叶痕呈三角形，左右交互排列，有的其上有毛鳞状的叶基残余。质硬，断面纤维性，类白色或微红色，内皮层环明显，可见多数维管束小点及棕色油细胞。气芳香，味苦、微辛。

2.鉴别

（1）横切面：表皮细胞外壁增厚，棕色，有的含红棕色物。皮层宽广，散有纤维束和叶迹维管束；叶迹维管束外韧型，维管束鞘纤维成环，木化；内皮层明显。中柱维管束周木型及外韧型，维管束鞘纤维较少。纤维束和维管束鞘纤维周围细胞中含草酸钙方晶，形成晶纤维。薄壁组织中散有类圆形油细胞，并含淀粉粒。

粉末灰棕色。淀粉粒单粒球形、椭圆形或长卵形，直径2～9μm；复粒由2～20（或更多）分粒组成。纤维束周围细胞中含草酸钙方晶，形成晶纤维。草酸钙方晶呈多面形、类多角形、双锥形，直径4～16μm。分泌细胞呈类圆形或长圆形，胞腔内充满黄绿色、橙红色或红色分泌物。

（2）取本品粉末0.2g，加石油醚（60～90℃）20ml，加热回流1小时，滤过，滤液蒸干，残渣加石油醚（60～90℃）1ml使溶解，作为供试品溶液。另取石菖蒲对照药材0.2g，同法制成对照药材溶液。参照《中国药典》（现行版）薄层色谱法（通则0502）试验，吸取上述两种溶液各2μl，分别点于同一硅胶G薄层板上，以石油醚（60～90℃）-乙酸乙酯（4：1）为展开剂，展开，取出，晾干，放置约1小时，置紫外光灯（365nm）下检视。供试品色谱中，在与对照药材色谱相应的位置上，显相同颜色的荧光斑点；再以碘蒸气熏至斑点显色清晰，供试品色谱中，在与对照药材色谱相应的位置上，显相同颜色的斑点。

炮制工艺

除去杂质，洗净，润透，切厚片，晒干。

性味归经

味辛，性温。归心经、胃经。

主治功效

1.中药 开窍豁痰，醒神益智，化湿开胃。用于神昏癫痫，健忘失眠，耳鸣耳聋，脘痞不饥，噤口下痢。

2.苗药 健脾消积，开窍散寒。

临床应用

（1）治疗癫痫。
（2）治疗溃疡性结肠炎、小便不利。
（3）治疗脑卒中、脑梗死，脑血栓或脑出血后遗症，2型糖尿病。
（4）治疗突发性耳聋、脑鸣、脑震荡。
（5）治疗郁症、咳喘、老年性痴呆症。
（6）治疗失眠、小儿多动症、头痛、冠心病。

用法用量

内服：煎汤，3～10g，鲜品加倍；或入丸、散。外用：适量，煎水洗；或研末调敷。

成分控制

水分不得过13%；总灰分不得过10.0%；醇溶性浸出物不得少于12.0%；挥发油不得少于1.0%（ml/g）。

药理毒理

1.药理作用

（1）抗阿尔兹海默病 石菖蒲主要成分β-细辛醚能改善AD动物的学习、记忆和行为能力；研究发现β-细辛醚通过上调自噬基因Beclin-1依赖的自噬，改善了APP/PS1双转基因小鼠的学习记忆，并降低了乙酰胆碱酯酶和β-淀粉样蛋白的水平。研究发现β-细辛醚能够显著改善$A\beta_{1-42}$联合双侧颈总动脉结扎手术建立的AD大鼠的学习记忆能力。

（2）抗帕金森综合征 α-细辛醚通过阻断抑制因子κB-α信号的降解而抑制脂多糖刺激的BV2小胶质细胞活化，降低炎症因子水平，缓解了疾病的损伤。研究发现在6-羟基多巴胺诱导的PD大鼠实验中，β-细辛醚改善神经细胞凋亡以及PD大鼠的行为缺陷，其具体机制是降低c-Jun氨基末端激酶表达以及促进B淋巴细胞瘤-Ⅱ基因表达。

（3）抗癫痫　发现石菖蒲对锂-匹罗卡品致痫大鼠脑内c-fos蛋白表达有明显抑制作用，其显著抑制了c-fos的表达。此外，石菖蒲中桉脂素成分具有抗电击以及戊四氮诱导的癫痫作用，其机制为促进γ-氨基丁酸A受体表达。

（4）抗抑郁　中医学认为石菖蒲具辛香走窜之性，可开窍醒神，治疗闭证神昏。研究发现对慢性不可预知温和应激法建立的抑郁大鼠模型，给予石菖蒲超临界萃取物，有效改善了抑郁大鼠运动能力、对新环境的好奇度等行为。此外，研究发现石菖蒲水提物通过激活mTOR信号通路相关蛋白对孤养结合慢性不可预见应激法制备的抑郁大鼠具有一定的作用，给药石菖蒲后，经旷场行为学实验发现抑郁症模型大鼠水平运动以及垂直运动得分显著性上升。

（5）抗炎抑菌　β-细辛醚通过激活的小胶质细胞中的JNK/MAPK途径抑制促炎介质的产生，从而降低炎症因子的水平起到抗炎作用。β-细辛醚可以显著下调NF-κB p65启动子活性，显著改善了炎症因子水平。α-细辛醚可以改善脂多糖诱导小鼠的学习记忆能力，其作用为降低炎症因子TNF-α和IL-1β的水平、抑制大脑海马区小胶质细胞活化。研究表明，石菖蒲挥发油对多种致病性细菌和真菌都有显著的抑制作用，结果显示石菖蒲对大肠埃希菌和痢疾志贺杆菌的抑菌效果最强；其次为金黄色葡萄球菌和酵母菌；对表皮葡萄球菌、乙型溶血性链球菌、幽门螺杆菌抑菌效果相对较强。研究表明石菖蒲水提液对金黄色葡萄球菌（*Staphylococcus aureus*）、铜绿假单胞菌（*Pseudomonas aeruginosa*）、表皮葡萄球菌（*Staphylococcus epidermidis*）、伤寒杆菌（*Salmonella typhi*）、大肠埃希菌（*Escherichia coli*）等均有一定的抑制作用。

（6）抗肿瘤　石菖蒲具有抑制肿瘤细胞增殖并促进肿瘤细胞凋亡的作用。通过体外细胞实验研究发现石菖蒲挥发油可诱导p53野生型细胞凋亡，发挥抗神经胶质瘤作用，其机制为介导AMPK/mTOR通路调节自噬。此外，α-细辛醚通过促进细胞色素C、Bax的表达，诱导食管癌Eca-109细胞凋亡。

（7）其他作用　石菖蒲具还具有显著的利尿、平喘、抗疲劳等药理作用，对消化系统也具有良好的活性。

2.毒理作用

（1）大鼠腹腔注射菖蒲挥发油的LD_{50}为221mg/kg，给药后先呈阵挛性惊厥，而后出现强直性惊厥、死亡。石菖蒲挥发油灌胃对小鼠的LD_{50}为4.706ml/kg；腹腔注射的LD_{50}为0.23 ± 0.02ml/kg。小鼠皮下注射挥发油的LD_{50}为0.157ml/kg，中毒动物表现为间歇性抽搐，数小时至10余小时后动物死亡强直性惊厥，说明石菖蒲挥发油中毒主要是兴奋脊髓。

（2）α-细辛醚按寇氏法测定得小白鼠腹腔注射LD_{50}为338.5 ± 9mg/kg，用药后出现肌肉松弛、呼吸频率减慢、身躯拉长等症状，16~24小时内死亡，24小时内不死亡者则存活。点样试验和掺入平板法试验一致证实α-细辛醚为诱变阳性物质，能引起鼠伤寒沙门菌突变种TA100、TA98的致突作用。

（3）石菖蒲水煎剂小鼠腹腔注射的LD_{50}为53g/kg，38g/kg时出现中毒症状，表明为呼吸困难，阵挛性抽搐。

🌿 成方制剂

1.重楼解毒酊 由重楼、草乌、艾叶、石菖蒲、大蒜、天然冰片组成。旭嘎怡沓痂，泱安漳砧，迫喔经挡孟蒋刚欧娃囊、港么给普，泻嘎发，蒋底嘎熊及仿（苗医）；具有清热解毒、散瘀止痛（中医）的功效。临床用于肝经火毒所致的带状疱疹、皮肤瘙痒、虫咬皮炎、流行性腮腺炎。

2.伤筋正骨酊 由细辛、独活、泽兰、莪术、草乌、乌药、威灵仙、续断、过江龙、天南星、当归、两面针、半夏、川乌、石菖蒲、良姜、买麻藤、丢了棒、穿破石、大皂角、小驳骨、十八症、小罗伞、大驳骨、木香、桂枝、徐长卿、白芷、薄荷脑、冰片、樟脑组成。具有消肿镇痛的功效。临床用于跌打扭伤及骨折，脱臼。

参考文献

太子参 | Taizishen
PSEUDOSTELLARIAE RADIX

本品为石竹科植物孩儿参*Pseudostellaria heterophylla*（Miq.）Pax ex Pax et Hoffm.的干燥块根。夏季茎叶大部分枯萎时采挖，洗净，除去须根，置沸水中略烫后晒干或直接晒干。

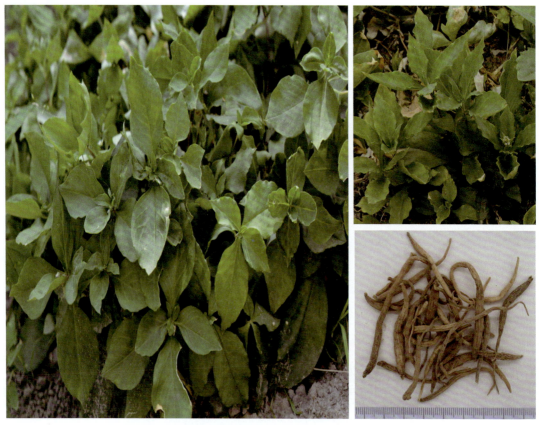

太子参 *Pseudostellaria heterophylla*（Miq.）Pax ex Pax Hoffm.

🍂 形态与分布

1.**原植物形态**　多年生草本，高15～20cm。块根长纺锤形。茎下部为紫色，近似四方形，上部近似圆形，绿色，有2列细毛，节略膨大。叶对生，略带肉质，下部叶匙形或倒披针形。先端尖，基部渐狭，上部叶卵状披针形至长卵形，茎端的叶常4枚，成十字形排列，边缘略呈波状。花腋生，二型；闭锁花生茎下部叶腋，小形，花梗细，被柔毛；萼片4片；无花瓣。普通花1～3朵顶生，白色；花梗长1～4cm，紫色；萼片5片，披针形，背面有毛；花瓣5片，倒卵形，顶端2齿裂；雄蕊10枚，花药紫色；雌蕊1枚，蒴果近球形，熟时5瓣裂。种子扁圆形，有疣状突起。花期4～5月，果期5～6月。

2.**分布**　贵州各地有分布。华东、华中、华北、东北和西北等地亦有分布。

🍂 化学成分

1.**环肽类**　太子参环肽A、太子参环肽B、太子参环肽C、太子参环肽D等。

2.**糖类**　蔗糖、麦芽糖等。

3.**氨基酸类**　组氨酸、亮氨酸、异亮氨酸、苏氨酸、赖氨酸、缬氨酸等。

4.**苷类**　太子参皂苷A、胡萝卜苷等。

5.**脂肪酸类**　棕榈酸、琥珀酸等。

6.**油脂类**　糠醛、糠醇。

7.**甾醇类**　β-谷甾醇等。

8.**微量元素**　Fe、Cu、Zn、Cr、Ni、Co、Sr、Mn、Pb、Li、Na、B、Be、Ti、Al、Ca、Mg、K、P、Se等微量元素。

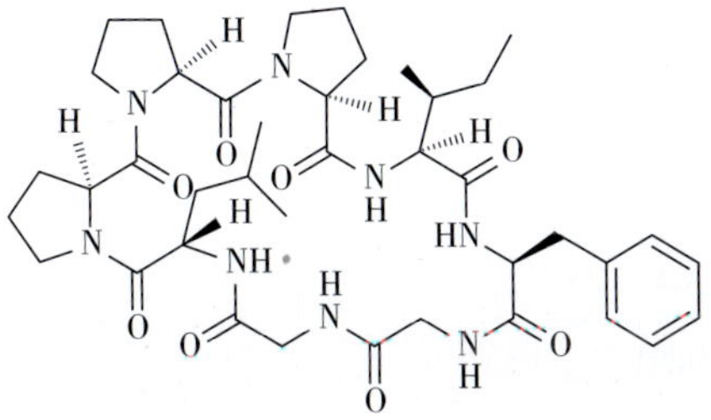

太子参环肽B
Heterophylin B

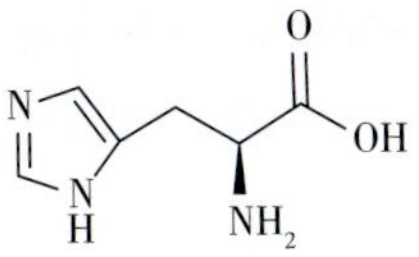

组氨酸
Histidine

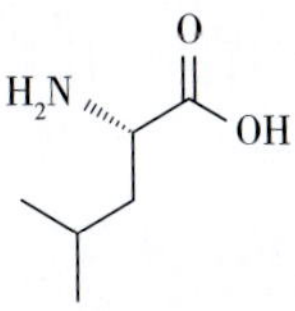

亮氨酸
Leucine

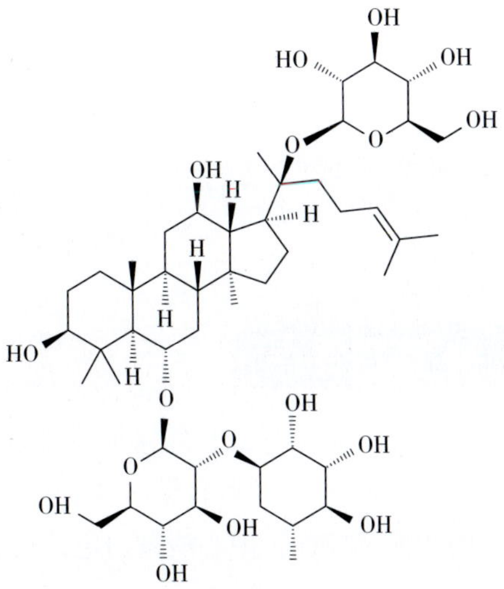

人参皂苷Re
Ginsenoside Re

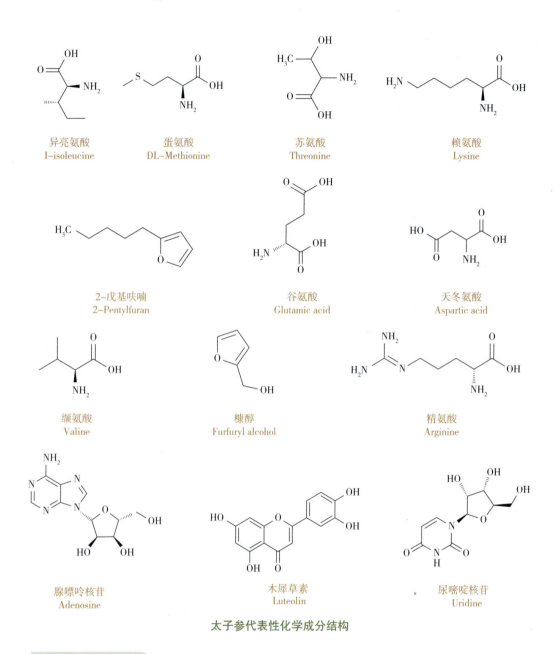

异亮氨酸	蛋氨酸	苏氨酸	赖氨酸
I-isoleucine	DL-Methionine	Threonine	Lysine

2-戊基呋喃　　谷氨酸　　天冬氨酸
2-Pentylfuran　　Glutamic acid　　Aspartic acid

缬氨酸　　糠醇　　精氨酸
Valine　　Furfuryl alcohol　　Arginine

腺嘌呤核苷　　木犀草素　　尿嘧啶核苷
Adenosine　　Luteolin　　Uridine

太子参代表性化学成分结构

🌿 鉴别要点

1.性状　本品呈细长纺锤形或细长条形，稍弯曲，长 3 ~ 10cm，直径 0.2 ~ 0.6cm。表面黄白色，较光滑，微有纵皱纹，凹陷处有须根痕。顶端有茎痕。质硬而脆，断面较平坦，周边淡黄棕色，中心淡黄白色，角质样。气微，味微甘。

2.鉴别

（1）横切面：木栓层为 2 ~ 4 列类方形木栓细胞。皮层薄，仅数列薄壁细胞，切向延长。韧皮部窄，射线宽广。形成层成环。木质部占根的大部分，导管稀疏排列成放射状，初生木质部3~4列。薄壁细胞充满淀粉粒，有的薄壁细胞可见草酸钙簇晶。

（2）取本品粉末1g，加甲醇10ml，温浸，振摇30分钟，滤过，滤液浓缩至1ml，作为供试品溶液。另取太子参对照药材1g，同法制成对照药材溶液。参照《中国药典》（现行版）薄层色谱法（通则0502）试验，吸取上述两种溶液各1μl，分别点于同一硅胶G薄层板上，以正丁醇–冰醋酸–水（4∶1∶1）为展开剂，置用展开剂预饱和15分钟的展开缸内，展开，取出，晾干，喷以0.2%茚三酮乙醇溶液，在105℃加热至斑点显色清晰。供试品色谱中，在与对照药材色谱相应的位置上，显相同颜色的斑点。

炮制工艺

洗净，除去须根，置于沸水中略烫后晒干或直接晒干。

性味归经

味甘、微苦，性平。归脾、肺经。

主治功效

1.中药　益气健脾，生津润肺。用于脾虚体倦，食欲不振，病后虚弱，气阴不足，自汗口渴，肺燥干咳。

2.苗药　补气生津。

临床应用

（1）脾虚体倦，食欲不振　既能补脾气，又能养胃阴。治脾气虚弱、胃阴不足的食少倦怠，口干舌燥者，可与山药、石斛等益脾气、养胃阴之品同用。

（2）病后虚弱，气阴不足，自汗口渴　本品补气之力较为薄弱，然兼能养阴生津，且其性平偏凉，属补气药中的清补之品，临床适用于小儿及热病之后，气阴不足，倦怠自汗，口干口渴，而不宜温补者。

（3）病后调补　常配伍黄芪、五味子、麦冬等益气固表、养阴生津药。

（4）肺燥干咳　本品能补肺气、润肺燥，治肺脏气阴不足、燥咳痰少，舌红少苔者，可配伍南沙参、麦冬、知母等补肺气、养肺阴药。

用法用量

内服：煎汤，10~15g。

成分控制

1.水分、总灰分　水分不得过14.0%（《中国药典》（现行版）通则0832第二法）。总灰分不得过4.0%（《中国药典》（现行版）通则2302）。

2.浸出物 照《中国药典》（现行版）水溶性浸出物测定法（通则2201）项下的冷浸法测定，不得少于25.0%。

3.含量测定

（1）环肽Pseudostellarin B含量测定 韩超等对不同品种不同采收期太子参中太子参环肽Pseudostellarin B含量进行了比较，结果表明不同品种不同采收期太子参中Pseudostellarin B的含量有差异；同时还采用高效液相色谱/电喷雾飞行时间质谱联用方法（HPLC/ESI-TOFMS）分析太子参中的环肽类化合物，实验采用反相C$_{18}$色谱柱，二元线性梯度洗脱，分离并检测了太子参6种环肽类化合物，并进行了定性鉴定，该方法简便、快速、准确。

（2）皂苷含量测定 利用香草醛-冰醋酸法测定皂苷含量，结果显示江苏产区、福建柘荣、贵州施秉、山东临沂、安徽宣城栽培太子参的总皂苷含量分别为0.111%~0.247%、0.229%、0.218%、0.138%、0.099%；野生太子参的总皂苷含量为0.088%~0.164%。彭爱红等建立了太子参总皂苷含量的测定方法，以人参皂苷Re为对照品，5%香草醛-冰醋酸溶液（W/V）和60%硫酸溶液（V/V）为显色剂，60℃恒温反应20分钟，分光光度法测定太子参总皂苷的含量。最大吸收波长535nm，在3.88~34.96mg/L范围内浓度与吸光度线性关系良好。张丽艳等采用分光光度法对贵州引种栽培太子参中总皂苷进行测定，结果显示贵州栽培太子参与原产地福建柘荣县的太子参中总皂苷和多糖含量无显著性差异。

（3）多糖含量测定 钟方晓等对山东栽培太子参，山东昆嵛山野生太子参及山东各地销售的太子参进行了药材的比较，并进行了多糖的含量测定，从测试结果可以看出，从山东各地收到的太子参样品均含有多糖，并且含量都超过了10%，高达20%左右。太子参多糖含量与太子参药材外观的总体质量有关，如威海、烟台等太子参外观较粗大，太子参多糖含量相应要高些，莒南产太子参较纤细，多糖含量相对较低。用苯酚-硫酸比色法测定不同产地和不同部位的太子参多糖含量，结果显示太子参药材主根和参尾多糖含量有一定差异，福建产太子参多糖含量最高，江苏和贵州次之，安徽最低。利用紫外分光光度计采用硫酸苯酚法测定多糖的含量，结果显示江苏产区、福建柘荣、贵州施秉、山东临沂、安徽宣城栽培太子参的总多糖含量分别为18.93%~24.47%、22.46%、22.39%、19.27%、23.46%，野生太子参的多糖含量为7.06%~14.37%。

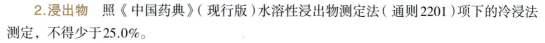 药理毒理

1.药理作用

（1）免疫调节 水煎液、多糖、醇提物、皂苷能够增强免疫功能。

（2）降血糖 太子参能抑制HepG2细胞对葡萄糖的摄取，促进其对基础葡萄糖的消耗，通过减轻和降低2型糖尿病的胰岛素抵抗维持血糖稳定。

（3）抗氧化 太子参具有一定的抗肿瘤、抗氧化活性。

（4）心肌保护 太子参对左冠状动脉结扎所致急性心肌梗死模型大鼠起心肌保护作用，其作用机制与调控NO合酶的表达有关。

（5）抗应激　太子参可显著增加小鼠在缺氧环境和高温环境下的存活时间，并提高小鼠的低温环境存活率，表明其能够提高小鼠的抗应激能力，增强机体对周围恶劣环境的适应能力。

（6）SOD样作用　太子参具有清除超氧自由基的"SOD样作用"物质，具有一定的体外SOD样的药理活性。

（7）其他作用　太子参环肽具有酪氨酸酶抑制活性，能改善记忆、延缓衰老、抗疲劳、健脑强精及防止脑血管疾病等。太子参中的肌-肌醇-3-甲醚有较强的镇咳作用。

2. 毒理作用

（1）对太子参口服液进行急性毒性试验　昆明系健康小鼠20只，雌雄各半，一次灌胃给予复方太子参口服液50g/kg（相当于生药量），观察7天，结果所有动物均未见到药物引起的异常反应。

（2）不良反应　大量或过量内服，可以发生胸闷、腹胀、口干、食少、心烦甚至有食欲减退和血压下降等症。脾寒肠滑久泄者忌用。

（3）中药配伍禁忌　反藜芦。

（4）中西药配伍禁忌　不宜与维生素C及烟酸、谷氨酸、胃酶合剂同用，可使上述药物分解，药效降低。不宜与可待因、吗啡、哌替啶、苯巴比妥同用，易加重麻醉，抑制呼吸。不宜与强心苷药物合用，药效累加，增加毒性。

（5）饮食禁忌　忌食萝卜、绿豆和强碱性食物葡萄、茶叶、葡萄酒、海带芽、海带等。

🌿 成方制剂

保胃胶囊　由檵木、朱砂莲、太子参组成。荷杉漳射，替笨挡象（苗医）；具有散寒止痛、益气健脾（中医）的功效。临床用于中焦虚寒所致的胃脘疼痛、喜温喜按以及胃和十二指肠溃疡见上述证候者。

参考文献

天 冬
Tiandong
ASPARAGI RADIX

水药名： pa² pə² tsa:i⁶ 八百仔（三都水族）。

苗药名： bid Liol nex 比辽来（松桃），zend jab ngol huk 基加欧确（黔东南），uad gherb deib gheif 蛙官堆贵（黔南），shib jant ndongb fud 柿尖冬呼（毕节）。

本品为百合科植物天冬 *Asparagus cochinchinensis*（Lour.）Merr. 的干燥块根。秋、冬二季采挖，洗净，除去茎基和须根，置沸水中煮或蒸至透心，趁热除去外皮，洗净，干燥。

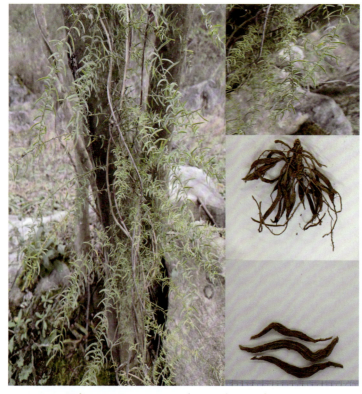

天冬 *Asparagus cochinchinensis*（Lour.）Merr.

🌱 形态与分布

1. 原植物形态 攀援植物，根稍肉质，在中部或近末端呈纺锤状膨大，膨大部分长 3～5cm，粗 1～2cm，茎长可达 1～2 m，分枝具棱或狭翅；叶状枝通常 3 枚成簇，扁平或由于中脉龙骨状而略呈锐三棱形，镰刀状，长 0.5～8cm，宽 1～2mm；叶鳞片状，基部具硬刺，刺在茎上长 2.5～3mm，在分枝上较短或不明显，花常 2 朵腋生，单性，雌雄异株，淡绿色；花梗长 2～6mm；雄花，花被 6，长 2.5～3mm，雄蕊稍短于花被；花丛不贴生在花被上；花药卵形，长约 0.7mm；雌花与雄花大小相似，具 6 枚退化雄蕊；浆果球形，直径 6～7mm，成熟时红色，具一颗种子。花期 5～6 月，果期 8～10 月。

2. 分布 生于海拔 1750m 以下的山野岩脚、沟旁及灌丛中。贵州各地有分布，主产于松桃、毕节、凯里、都匀、罗甸、安龙、惠水、赤水、仁怀、凤冈等。华东、中南、西南及河北、山西亦有分布。

🌱 化学成分

1. 甾体类 菝葜皂苷元、雅姆皂苷元、原薯蓣皂苷、伪原薯蓣皂苷等。

2. 氨基酸类 天冬酰胺（天冬素）、谷氨酸、天冬氨酸等。

3. 糖类 葡萄糖、果糖等。

4. 其他 黄酮、蒽醌、有机酸和维生素等。

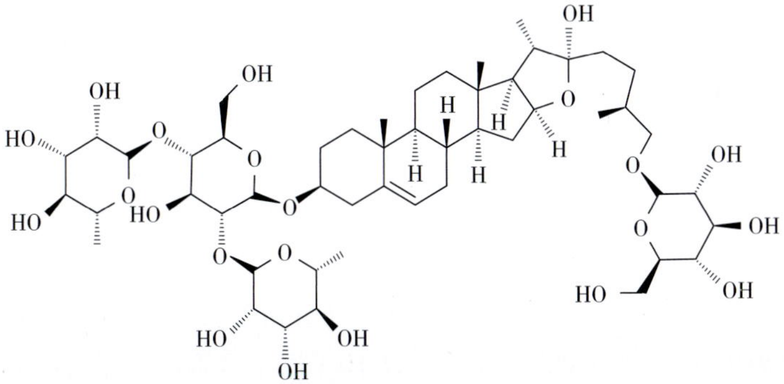

原薯蓣皂苷
Protodioscin

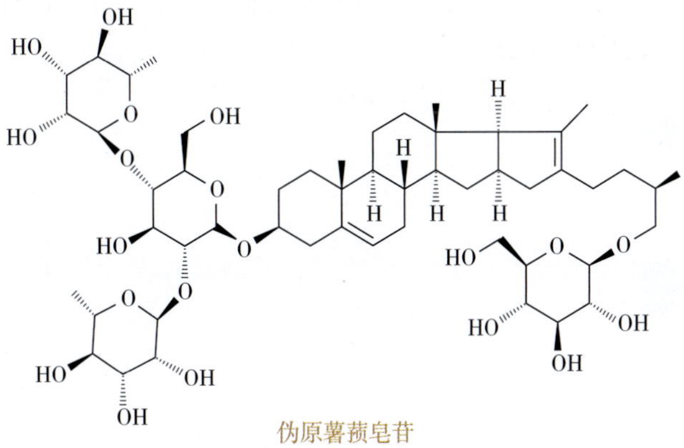

伪原薯蓣皂苷
Pseduoprotodioscin

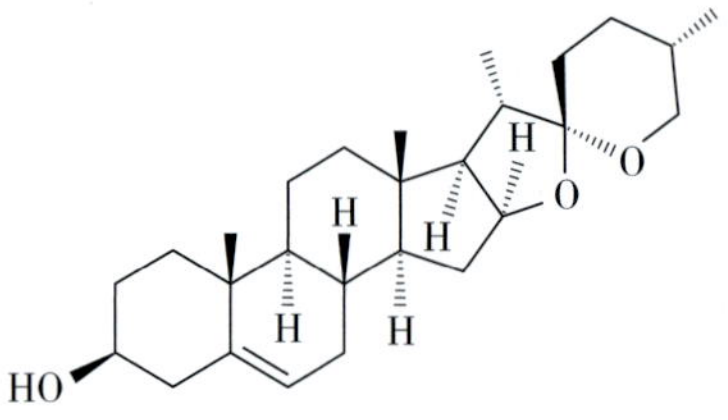

| 雅姆皂苷元 | 菝葜皂苷元 | 天冬素/天门冬酰胺 |
| Neodiosgenin | Sarsasapogenin | Asparagine |

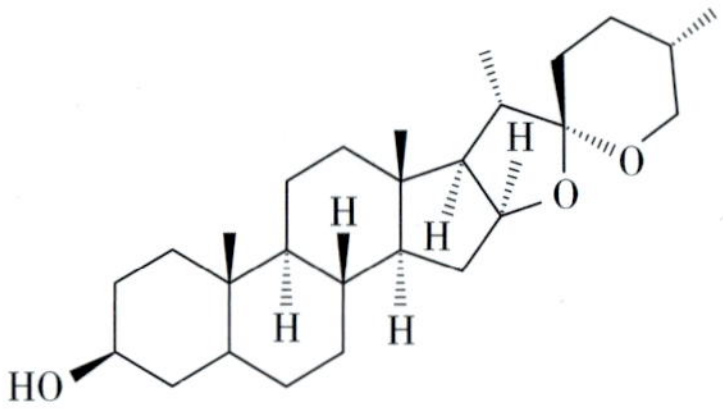

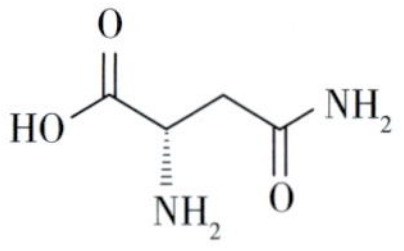

天冬代表性化学成分结构

🌿 鉴别要点

1.性状 本品呈长纺锤形，略弯曲，长 5~18cm，直径 0.5~2cm。表面黄白色至淡黄棕色，半透明，光滑或具有深浅不等的纵皱纹，偶有残存的灰棕色外衣。质硬或柔润，有黏性，断面角质样，中柱黄白色。气微，味甜，微苦。

2.鉴别

（1）横切面：根被有时残存。皮层宽广，外侧有石细胞散在或断续排列成环，石细胞浅黄棕色，长条形、长椭圆形或类圆形，直径 32~110μm，壁厚，纹孔和孔沟极细密；黏液细胞散在，草酸钙针晶束存在于椭圆形黏液细胞中，针晶长 40~99μm。内皮层明显。中柱韧皮部束和木质部束各 31~135 个，相互间隔排列，少数导管深入髓部，髓细胞亦含草酸钙针晶束。

（2）取本品粉末 1g，加甲醇 25ml，超声处理 30 分钟，滤过，取滤液回收溶剂至干，残渣加水 5ml 使溶解，C_{18} 固相萃取（1.0g，6ml，依次用甲醇与水各 6ml 预洗），依次用水、10% 甲醇、甲醇各 10ml 洗脱，收集甲醇洗脱液，回收溶剂至干，残渣加甲醇 1ml 使溶解，作为供试品溶液。另取天冬对照药材 1g，同法制成对照药材溶液。参照《中国药典》（现行版）薄层色谱法（通则 0502）试验，吸取上述两种溶液各 6μl，分别点于同一硅胶 G 薄层板上，使成条状。以三氯甲烷–甲醇–水（13：7：2）10℃以下放置的下层溶液为展开剂，展开，取出，晾干，喷以 10% 硫酸乙醇溶液，在 105℃加热至斑点显色清晰，分别置日光及紫外光灯（365nm）下检视。供试品色谱中，在与对照药材色谱相应的位置上，显相同颜色的斑点；紫外光下显相同颜色的荧光斑点。

🌿 炮制工艺

除去杂质，迅速洗净，切薄片，干燥。

🌿 性味归经

味甘、苦，性寒。归肺经、肾经。

主治功效

1.**中药** 养阴润燥，清肺生津。用于肺燥干咳，顿咳痰黏，腰膝酸痛，骨蒸潮热，内热消渴，热病津伤，咽干口渴，肠燥便秘。

2.**苗药** 阴虚发热，咳嗽吐血，肺萎，肺痈，咽喉肿痛，消渴，便秘。

临床应用

（1）治疗乳腺小叶增生。

（2）恶性淋巴肉瘤。

（3）自然扩张和软化宫颈、功能性子宫缺血及妊娠期负重引起的出血。

（4）补五脏、调六腑。

（5）结核病、咳嗽、盗汗、潮热、心烦。

（6）治疗心脏病。（布依族）

（7）治疗跌打损伤、止咳（松桃）；治疗肺痨咳嗽。（苗族）

用法用量

6~12g，内服煎剂：10~30g；或熬膏，或研末、入丸、散。

成分控制

天冬饮片的指纹图谱分析

（1）色谱条件 色谱柱为Waters XSeLect® HSS T3色谱柱，（4.6mm×250mm，5μm），流动相为乙腈（A）-水（B），梯度洗脱；流速为0.8ml/min，柱温为30℃；采用ELSD检测，漂移管温度为104℃，载气流速为2.4 L/min。

梯度洗脱表

时间（min）	流动相A（%）	流动相B（%）
0	24	76
15	24	76
20	27	73
30	28	72
35	32	68
50	42	58
55	90	10
60	24	76

（2）供试品溶液的制备 称取天冬饮片粉末（过4号筛）约1.0g，精密称定，置50ml离心管中，加65%甲醇10ml，超声处理40分钟，离心5分钟，取上清液，转移至10ml量瓶

227

中，加65%甲醇定容至刻度。

（3）测定法　精密吸取供试品溶液10μl，注入液相色谱仪，测定，记录色谱图，即得。共找出10个峰型较稳定且易识别的共有峰，以2号峰原薯蓣皂苷为参照峰。

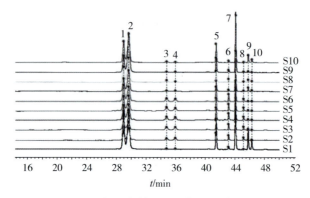

10株天冬的HPLC指纹图谱

峰1.原新薯蓣皂苷；峰2.原薯蓣皂苷；峰9.伪原薯蓣皂苷

🌱 药理毒理

1. 药理作用

（1）呼吸系统　镇咳祛痰平喘。给小鼠灌服天冬水煎剂能够减少二氧化硫所致的咳嗽次数，增加呼吸道中酚红排泌量，但对于延长咳嗽潜伏期作用不明显。

（2）抗炎作用　天冬水提液能够提高小鼠对抗应激反应的能力，还能减少肿瘤坏死因子的分泌。天冬总多糖、生药材能不同程度地增加小鼠胸腺和脾脏的重量，提高小鼠对抗应激反应的能力。天冬中的皂苷成分能够阻滞肥大细胞等炎性细胞脱颗粒作用。

（3）消化系统　抗溃疡，抗腹泻，改善便秘。天冬的75%乙醇提取物能够抑制溃疡的形成，对应激性、盐酸性、吲哚美辛-乙醇性溃疡都有较好的抑制作用。

（4）抗菌　对溶血性金黄色葡萄球菌、铜绿假单胞菌、肺炎双球菌有抑制作用。

（5）抗肿瘤　天冬水煎剂能明显抑制荷瘤小鼠接种的S_{180}肉瘤和H_{22}肝癌瘤重增大，但不明显抑制艾氏腹水癌在小鼠体内的增长。天冬对多种癌细胞（人骨肉瘤细胞HOG.R5、人肺癌细胞Lu-1、人结肠癌细胞CoL-2等）有中度细胞毒性作用。对急性淋巴细胞型白血病、慢性粒细胞型白血病、急性单核细胞型白血病均有治疗作用。

（6）神经系统　天冬水煎剂可以有效降低氟中毒大鼠血清和脑中丙二醛的水平，提高血清及脑中SOD的水平，显著改善大鼠的认知能力。天冬水煎剂还能有效缩短大鼠的逃避潜伏期，增加大鼠穿越平台的次数，延长大鼠的跳台实验反应时间、潜伏时间，改善大鼠的学习记忆能力。

（7）抗衰老　天冬水提液能够有效延缓小鼠由D-半乳糖引起的衰老。

（8）抗血栓、辐射保护、抗结石、降糖、对雌性动物具有雌激素样作用。

2.毒理作用

（1）雄性和雌性ICR小鼠，灌胃给予150、300和600mg/（kg·d）富含的皂苷天冬的提取物（SEAC）14天后，分析了包括体重、器官重量、尿液成分、肝脏病理学和肾脏病理学在内的相关标记物的变化，结果显示SEAC对雄性和雌性ICR小鼠的肝和肾组织没有毒性作用。

（2）天冬糖苷散对小鼠的经口灌服给药的LD_{50}＞5000mg/（kg·bw），可判定为实际无毒药物；且对小鼠经口灌服的最大给药量为60g/（kg·bw），相当于临床用药量的750倍。在10g/（kg·bw）剂量范围内，天冬糖苷对受试大鼠的血液学指标和肝肾功能、实质器官未见明显不良影响，表明天冬糖苷散在10g/（kg·bw）剂量范围内灌胃大鼠30天，对大鼠无亚慢性毒性。

成方制剂

1.日晒防治膏　由金银花、杠板归、垂盆草、鸭跖草、玉竹、紫草、芦荟、天冬、灵芝、薏苡仁、蜂花粉组成。具有清热解毒、凉血消斑的功效。临床用于防治热毒灼肤所致的日晒疮。

2.养阴口香合剂　由石斛、朱砂根、茵陈、龙胆、黄芩、蓝布正、麦冬、天冬、枇杷叶、黄精、牛地黄、枳壳组成。汗渥曲勒，旭嘎怡滇内，洛项，来罗拉米，干郎比欧溜，劳力宫，蒙丢（苗医）；具有清胃泻火、滋阴生津、行气消积（中医）的功效。临床用于胃热津亏，阴虚郁热上蒸所致的口臭、口舌生疮、齿龈肿痛、咽干口苦、胃灼热痛、肠燥便秘。

3.杷叶润肺止咳膏　由枇杷叶、紫菀、百部、浙贝母、紫苏子、苦杏仁、麻黄、法半夏、茯苓、陈皮、天冬、芥子、北沙参、款冬花、枳壳、瓜蒌子、前胡、紫苏叶、甘草、桔梗组成。具有润肺化痰、止咳平喘的功效。临床用于燥热咳嗽、老人久咳；慢性支气管炎见上述症状者。

参考文献

天 葵 Tiankui
SEMIAQUILEGIAE RADIX

水药名： ?ma¹qe⁴nok⁸ 骂给诺（三都水族）。

苗药名： bid ghsd nenl 比啊能（松桃），jab ghad nail 加格勒（黔东南），vuab ghad nerl 弯嘎喽（黔南）。

本品为毛茛科植物天葵 *Semiaquilegia adoxoides*（DC.）Makino 的块根。夏初采挖洗净，干燥，除去须根。

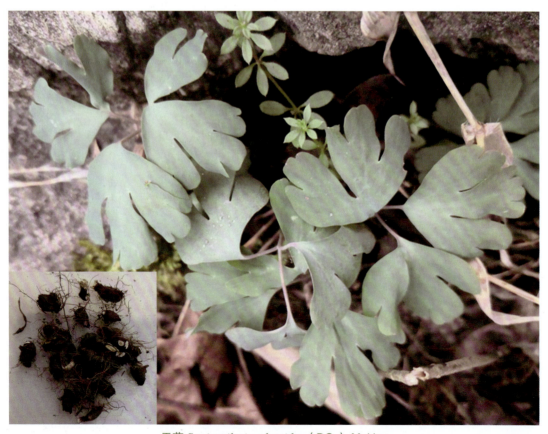

天葵 *Semiaquilegia adoxoides*（DC.）Makino

形态与分布

1.原植物形态 多年生小草本植物，高达10～30cm。块根长1～2cm，粗3～6mm，外皮棕黑色。茎直立，1～3条，上部有分枝，被稀疏白色柔毛。基生叶为3出复叶；叶柄长3～12cm，基部扩大成鞘状；叶片轮廓卵圆形或肾形；小叶扇状菱形或倒卵状菱形，3深裂，两面无毛，下面常带紫色；茎生叶较小，互生，叶柄较短；单歧或2歧聚伞花序，花梗长1～2.5cm，被白色细柔毛；苞片、小苞片叶状，3裂或不裂；花两性，小；萼片5，花瓣状，狭椭圆形，白色，常带淡紫色，先端圆钝；花瓣5，匙形；雄蕊8～14，花丝下部变宽，花药宽椭圆形，黄色。蓇葖果，种子多数，卵状椭圆形，黑褐色。花期3～4月，果期4～5月。

2.分布 生于海拔1800～1200m的疏林下、草丛、沟边、路旁或山谷地较阴处。分布于贵州的德江、沿河、万山、松桃、黎平、威宁、黔西、平坝、关岭、兴义、龙里、正安、遵义、湄潭、赤水、开阳、息烽、清镇等。此外，陕西、江苏、安徽、浙江、江西、福建、湖北、湖南、广西、四川等地也有分布。

化学成分

1.生物碱类 异喹啉生物碱中的阿朴菲类木兰碱、小檗碱类（唐松草酚啶、小檗红碱和苄基异喹啉类天葵碱）等；含氰基或硝基的生物碱。

2.二萜类 E-半喹啉素和Z-半喹嗪。

3.内酯类 格列风内酯、蝙蝠葛内酯等。

4.甾醇类 如β-谷甾醇。

5.氰基类 如紫草氰苷。

6.其他类 如对羟基苯乙醇、邻苯二甲酸-二-2-乙基-己酯。

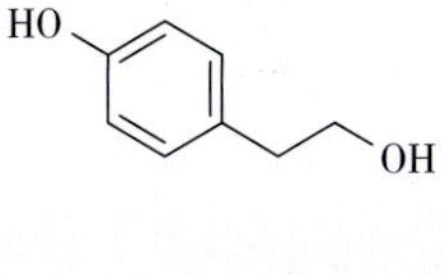

对羟基苯乙醇
2-（4-Hydroxyphenyl）ethanol

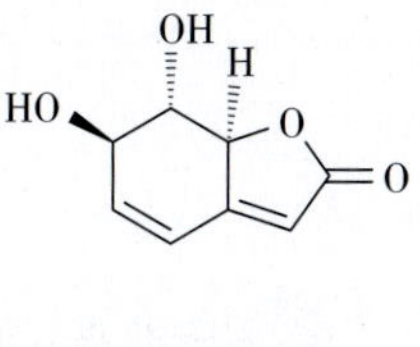

格列风内酯
Griffonilide

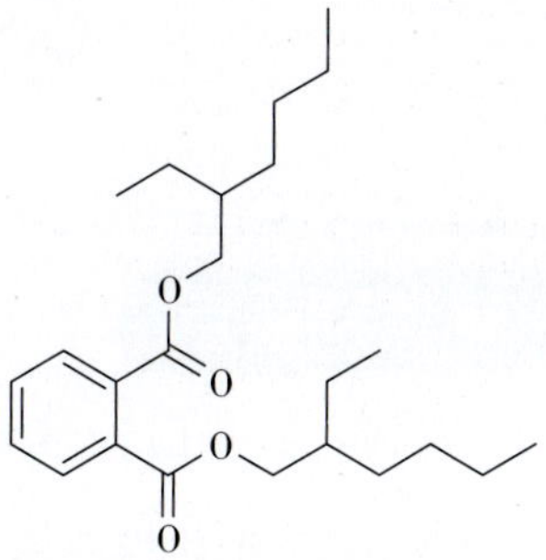

邻苯二甲酸-二-2-乙基-己酯
Bis（2-ethylhexyl）phthalate

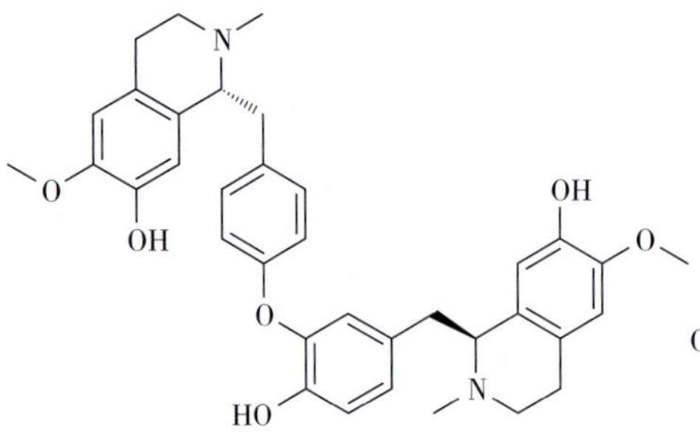

木兰碱
Magnoflorine

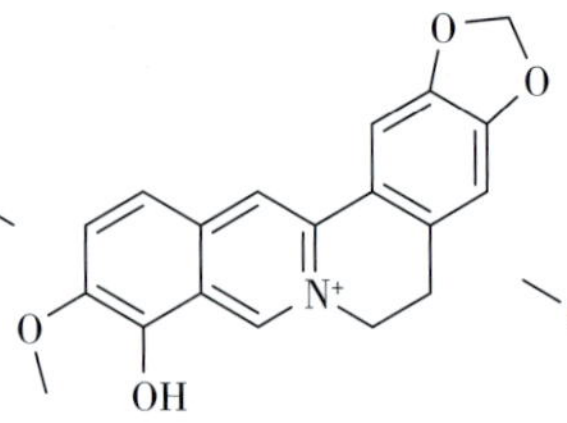

唐松草酚定
Thalifendine

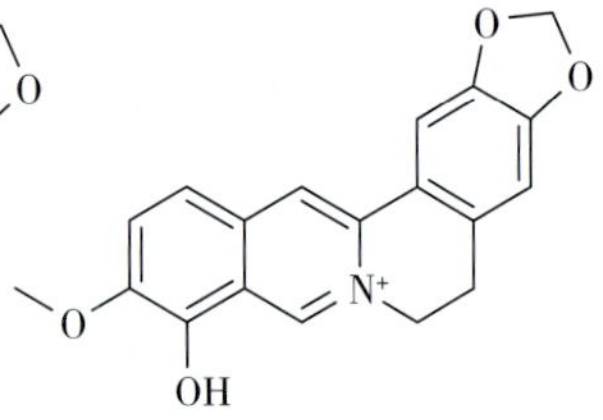

小檗红碱
Berberrubine

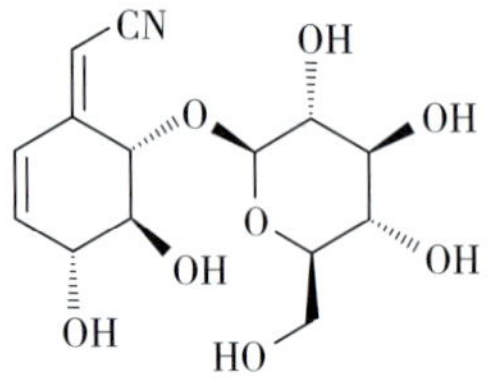

紫草氰苷
（2E）-2-[(4R,5S,6S)-4,5-Dihydroxy-6-
[（2R,3R,4S,5S,6R）-3,4,5-trihydroxy-6-
（hydroxymethyl）oxan-2-yl]oxycyclohex-
2-en-1-ylidene]acetonitrile

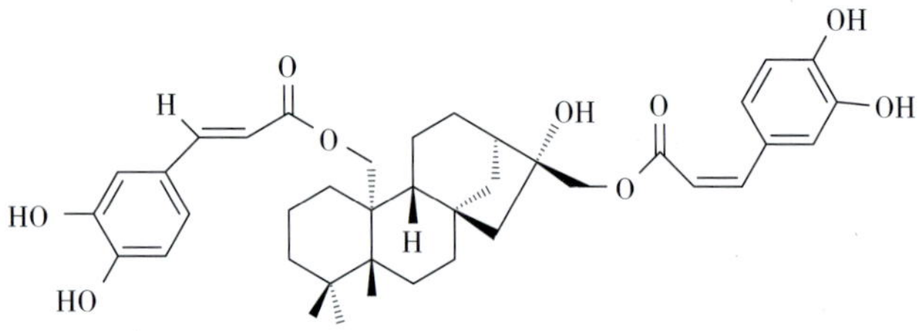

E-半喹啉素
E-Semiaquilegin

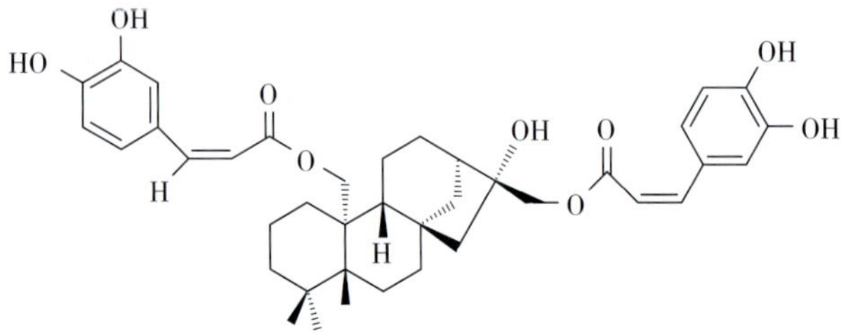

Z-半喹嗪
Z-Semiaquilegin

天葵代表性化学成分结构

🌱 鉴别要点

1.性状　干燥块根多数为椭圆形、纺锤形，或呈圆柱形扭曲，长1～2cm，宽0.5～0.6cm，外面暗褐色，表面粗糙，具不规则纵槽纹及横向线纹。块根顶端常有叶柄残基，外被数层黄褐色鞘状鳞片，有须根或须根痕。质较脆，断面较平坦，皮部类白色，木部黄色。气微，味甘、微苦辛。根以干燥、形大、外黑内白、无须根杂质者为佳。

2.鉴别

（1）横切面：木栓层为多列细胞，含棕色物。栓内层较窄。韧皮部宽广。形成层成环。

木质部射线宽至20余列细胞，导管放射状排列。有的可见细小髓部。

（2）取本品粉末1g，加70%乙醇10ml，加热回流30分钟，滤过，滤液蒸干，残渣加盐酸溶液（1→100）5ml使溶解，滤过，滤液分置两支试管中，一管中加碘化铋钾试液1~2滴，生成橘红色沉淀；另一管中加硅钨酸试液1~2滴，生成黄色沉淀。

（3）取本品粉末2g，加甲醇20ml，加热回流30分钟，放冷，滤过，滤液浓缩至5ml，作为供试品溶液。另取格列风内酯对照品、紫草氰苷对照品，加甲醇制成每1ml各含2mg的混合溶液，作为对照品溶液。参照《中国药典》（现行版）薄层色谱法（通则0502）试验，吸取上述两种溶液各1~2μl，分别点于同一硅胶GF$_{254}$薄层板上，以三氯甲烷–甲醇–水（6·4·1）为展开剂，展开，取出，晾干，置紫外光灯（254nm）下检视。供试品色谱中，在与对照品色谱相应的位置上，显相同颜色的斑点。

炮制工艺

清水洗净，切片，晒干。

性味归经

味甘、微苦、微辛，性寒，有小毒。归肝经、脾经、膀胱经。

主治功效

1.中药　清热，解毒，消肿，散结，利尿。治痈肿，瘰疬，疔疮，淋浊，带下，肺虚咳嗽，疝气，癫痫，小儿惊风，痔疮，跌打损伤。毒蛇咬伤。

（1）《滇南本草》"散诸疮肿，攻痈疽，排脓定痛，治瘰疬，消散结核，治妇人奶结，乳汁不通，红肿疼痛，乳痈，乳岩坚硬如石，服之或散或溃。"

（2）《百草镜》"清热，治痈疽肿毒，疔疮，跌扑，疯犬伤，疝气，痔疮，劳伤。"

（3）《本草求原》"主内伤痰火，消瘰疬恶疮，浸酒佳。"

（4）《贵州民间方药集》"消炎，明目，去眼翳；又可驱风，表寒，治小儿惊风及母猪疯。"

（5）《贵阳民间药草》"清热解毒。治癫痫、蛇咬伤。"

（6）《四川中药志》"利水通淋，解毒。治尿酸结石，小便淋沥不清。"

（7）《贵州草药》"定惊，镇痛，平喘，解毒。"

（8）《陕西中草药》"治蛇、虫咬伤，跌打损伤，尿路结石，皮肤干燥。"

2.苗药　活血散瘀，散结消肿，解毒，利水。主治瘰疬，疝气，小便不利，各种痈疽肿痛，疔疮，跌打损伤，小儿高热。

临床应用

（1）治疗小儿上呼吸道感染　用100%天葵注射液2~4ml肌内注射，每日1~2次。

（2）治疗痈肿　天葵适量，洗净捣烂，加入适量蜂蜜调成糊膏，先用温水冲洗患处，拭干后再敷上药膏，一般经过2～3次后，局部疼痛大减，炎症局限化，再经过2～3天后患者全身症状减轻或消失。

（3）治各种疮疡　天葵适量，捣烂敷患处。

（4）治乳痈　天葵10g、蒲公英15g、银花15g，水煎服。

（5）治带下　天葵15g、土茯苓30g，水煎服。

（6）治九子疡　天葵15g、三颗针10g、桔梗10g，水煎服。（苗族）

（7）治跌打损伤　天葵10g、铁筷子15g、铁冬青15g，水煎服。（布依族）

（8）治小儿惊风　天葵适量研末，每日3次，每次1.5g，开水吞服。（惠水毛南族）

❧ 用法用量

内服：煎汤，3～9g；或研末，1.5～3g；或浸酒。外用：适量，捣烂敷；或捣烂取汁点眼。

❧ 成分控制

特征图谱

（1）色谱条件与系统适用性试验　色谱柱为TSKgel ODS–100V（250mm×4.6mm，5μm）色谱柱；流动相为乙腈（A）–0.2%磷酸溶液（B）；检测波长为258nm，梯度洗脱；流速为每分钟0.4ml；柱温为25℃；进样量为5μl。

梯度洗脱表		
	流动相A（%）	流动相B（%）
0	0	100
5	0	100
30	50	50
40	0	100

（2）参照物溶液的制备　取天葵子药材粉末（过三号筛）0.2g，精密称定，置锥形瓶中，精密加50%的乙醇20ml，称定质量，超声处理30分钟，放冷，再称定质量，以50%的乙醇补足减失的质量，摇匀，滤过，取滤液，即得。

（3）供试品溶液的制备　取本品粉末（过三号筛）0.2g，照对照药材参照物溶液制备方法同法制成供试品溶液。

（4）测定法　分别精密吸取参照物溶液与供试品溶液各5μl，注入液相色谱仪，测定，记录色谱图，即得。

供试品色谱中应呈现8个特征峰，并应与对照药材参照物色谱中的8个特征峰相对应，其中峰1、峰2应与天葵对照品参照物峰保留时间相一致。

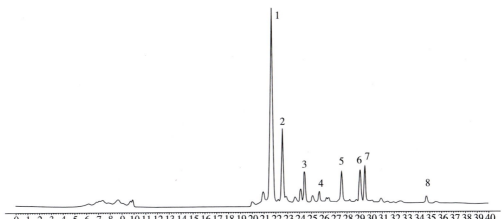

天葵子特征图谱

（峰1.紫草氰苷；峰2.格列风内酯）

🌱 药理毒理

1.药理作用

（1）抑菌　天葵提取物对金黄色葡萄球菌（*Staphyloccocus aureus*）、白念珠菌（*Candida albicans*）有较强的抑菌作用；对大肠埃希菌（*Escherichia coli*）有一定抑菌作用。

（2）抗炎　天葵格列风内酯和紫草氰苷对二甲苯致小鼠耳肿胀的抑制率分别为64%和20%。天葵4-羟基苯甲酸和3,4-二羟基苯甲酸能选择性抑制弹性蛋白酶的释放和超氧化物阴离子的生成，IC_{50}值分别为3.20和6.21μg/ml，4-羟基苯甲酸诱导人嗜中性粒细胞释放弹性蛋白酶的活性比阳性对照强7倍。

（3）抗氧化　天葵能明显抑制D-半乳糖所致白内障大鼠晶状体浑浊的发生与发展，提高D-半乳糖所致白内障大鼠晶状体及血清中SOD的活性，降低MDA的含量。

2.毒理作用
采用浸渍叶碟法研究天葵块根提取物对菜青虫、小菜蛾生长发育的影响。结果表明，天葵块根提取物对菜青虫、小菜蛾具有明显的生长发育抑制作用。800mg/L对菜青虫、小菜蛾的生长发育抑制率分别为67.18%、68.31%。该提取物对菜青虫、小菜蛾生长发育抑制IC_{50}分别为389、251mg/L，对试虫的体重增加也有显著影响，处理组的平均体重增加值显著低于对照。

🌱 成方制剂

1.楼莲胶囊
由白花蛇舌草、天葵子、水红花子、重楼、鳖甲、莪术、半边莲、土鳖虫、水蛭、红参、制何首乌、龙葵、鸡内金、半枝莲、乌梅、水牛角浓缩粉、砂仁、没药、白英、乳香组成。具有行气化瘀、清热解毒的功效。临床用于原发性肝癌、肝硬化、肝腹腔积液、胃癌、肺癌、妇科肿瘤、血管瘤。对乙肝有一定的疗效。

2.皮肤病血毒丸 由茜草、桃仁、荆芥穗（炭）、蛇蜕（酒炙）、赤芍、当归、白茅根、地肤子、苍耳子（炒）、地黄、连翘、金银花、苦地丁、土茯苓、黄柏、皂角刺、桔梗、益母草、苦杏仁（去皮炒）、防风、赤茯苓、白芍、蝉蜕、牛蒡子（炒）、牡丹皮、白鲜皮、熟地黄、大黄（酒炒）、忍冬藤、紫草、土贝母、川芎（酒炙）、甘草、白芷、天葵子、紫荆皮、鸡血藤、浮萍、红花组成。具有清血解毒、消肿止痒的功效。临床用于经络不和，湿热血燥引起的风疹、湿疹、皮肤刺痒、雀斑粉刺、面赤鼻齄、疮疡肿毒、脚气疥癣、头目眩晕、大便燥结。

3.通脉宝膏 由金银花、天花粉、野菊花、当归、蒲公英、赤芍、天葵子、石斛、鸡血藤、玄参、甘草、牛膝、苦地丁、延胡索（醋炙）、黄芩、黄芪、白术（麸炒）组成。具有清热解毒、益气滋阴、活血通络的功效。临床用于血栓闭塞性脉管炎症属热毒炽盛、热盛伤阴者、及血栓性静脉炎等。

参考文献

天　麻 | Tianma
GASTRODIAE RHIZOMA

水药名： ja⁵nam⁵雅娜（三都水族）。

苗药名： yangfwit vied 洋芋有（黔南），ghok wouf hind 高立日（毕节）。

本品为兰科植物天麻*Gastrodia elata* Bl.的干燥块茎。立冬后至次年清明前采挖，立即洗净，蒸透，敞开低温干燥。

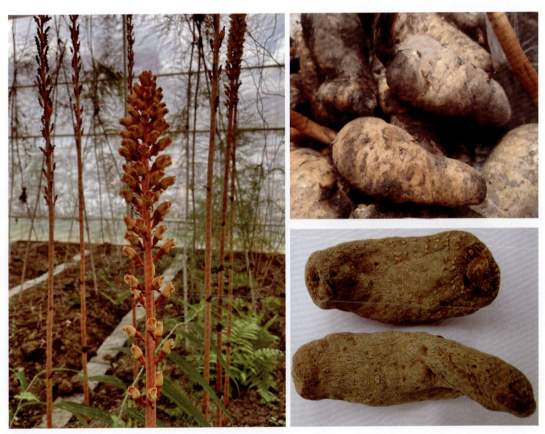

天麻 *Gastrodia elata* Bl.

种质资源

1.原植物形态 植株高30～100cm，有时可达2m。根状茎肥厚，块茎状，椭圆形至近哑铃形，肉质，具较密的节，节上被许多三角状宽卵形的鞘；茎直立，橙黄色、黄色、灰棕色或蓝绿色，无绿叶，下部被数枚膜质鞘；总状花序通常具30～50朵花；萼片和花瓣合生成的花被筒长约1cm，直径5～7mm，近斜卵状圆筒形，顶端具5枚裂片，外轮裂片（萼片离生部分）卵状三角形，先端钝；内轮裂片（花瓣离生部分）近长圆形，较小；唇瓣长圆状卵圆形，基部贴生于蕊柱足末端与花被筒内壁上并有一对肉质胼胝体，上部离生，上面具乳突，边缘有不规则短流苏；蕊柱长5～7mm，有短的蕊柱足。蒴果倒卵状椭圆形。种子多数，细小，呈粉状。花果期5～7月。

2.分布 主要分布于贵州省毕节、赫章、纳雍、黔西等地。贵州被称为"天麻之乡"；全省9个地、州、市均有天麻种植生产，目前大方、德江、印江、普安、施秉、遵义等地为主要产区。

化学成分

天麻素（对羟甲基苯-β-D-吡喃葡萄糖苷）、天麻醚苷、香荚兰醇、对羟基苯甲醇、对羟基苯甲醛、β-谷甾醇、胡萝卜苷、蔗糖、D-葡萄糖苷、枸橼酸、枸橼酸甲酯、棕榈酸、琥珀酸、天麻多糖、香荚兰醛、柠檬酸、维生素A类物质以及生物碱、黏液质、巴利森苷等。

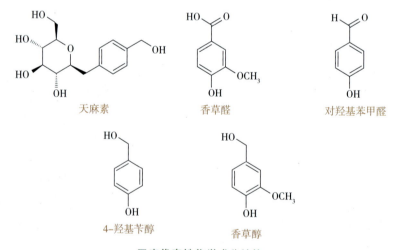

天麻素　　　　香草醛　　　　对羟基苯甲醛

4-羟基苄醇　　　香草醇

天麻代表性化学成分结构

鉴别要点

1.性状 本品呈椭圆形或长条形，略扁，皱缩而稍弯曲，长3～15cm，宽1.5～6cm，厚0.5～2cm。表面黄白色至黄棕色，有纵皱纹及由潜伏芽排列而成的横环纹多轮，有时可见棕褐色菌索。顶端有红棕色至深棕色鹦嘴状的芽或残留茎基；另端有圆脐形疤痕。质坚硬，不易折断，断面较平坦，黄白色至淡棕色，角质样。气微，味甘。

2.鉴别

（1）横切面：表皮有残留，下皮由2～3列切向延长的栓化细胞组成。皮层为10数列多角形细胞，有的含草酸钙针晶束。较老块茎皮层与下皮相接处有2～3列椭圆形厚壁细胞，木化，纹孔明显。中柱占绝大部分，有小型周韧维管束散在；薄壁细胞亦含草酸钙针晶束。

粉末黄白色至黄棕色。厚壁细胞椭圆形或类多角形，直径70～180μm，壁厚3～8μm，木化，纹孔明显。草酸钙针晶成束或散在，长25～75（93）μm。用甘油醋酸试液装片观察含糊化多糖类物的薄壁细胞无色，有的细胞可见长卵形、长椭圆形或类圆形颗粒，遇碘液显棕色或淡棕紫色。螺纹导管、网纹导管及环纹导管直径8～30μm。

（2）取本品粉末1g，加甲醇10ml，超声处理30分钟，滤过，滤液浓缩至干，残渣加甲醇1ml使溶解，作为供试品溶液。另取天麻对照药材1g，同法制成对照药材溶液。再取天麻素对照品，加甲醇制成每1ml含1mg的溶液，作为对照品溶液。参照《中国药典》（现行版）薄层色谱法（通则0502）试验，吸取供试品溶液和对照药材溶液各10μl，对照品溶液5μl，分别点于同一硅胶G薄层板上，以二氯甲烷-乙酸乙酯-甲醇-水（2：4：2.5：1）为展开剂，展开，取出，晾干，喷以对羟基苯甲醛溶液（取对羟基苯甲醛0.2g，溶于乙醇10ml中，加50%硫酸溶液1ml，混匀），在120℃加热至斑点显色清晰，置日光下检视。供试品色谱中，在与对照药材色谱和对照品色谱相应的位置上，显相同颜色的斑点。

🌿 炮制工艺

洗净，润透或蒸软，切薄片，干燥。

🌿 性味归经

味甘，性平。归肝经。

🌿 主治功效

1.中药　息风止痉，平抑肝阳，祛风通络。用于小儿惊风，癫痫抽搐，破伤风，头痛眩晕，手足不遂，肢体麻木，风湿痹痛。

2.苗药　急慢惊风、抽搐拘挛、破伤风、眩晕、头痛、半身不遂、肢麻、风湿痹痛。

🌿 临床应用

（1）头痛晕眩、神经衰弱　主要针对急性头痛、神经痛、偏头痛。

（2）脑损伤及中风后遗症　临床上多用于脑卒中恢复后遗症、脑卒中吞咽障碍等。

（3）小儿高热、癫痫抽搐　临床作用于小儿高热所诱发的抽搐不安、惊厥。

用法用量

内服：煎汤，3～10g；或入丸、散；研末吞服，每次1～1.5g。

成分控制

1.特征图谱

（1）色谱条件与系统适用性试验　以十八烷基硅烷键合硅胶为填充剂；流动相为乙腈（A）–0.1%磷酸溶液（B），梯度洗脱；流速为每分钟0.8ml；柱温为30℃；检测波长为220nm。理论塔板数按天麻素峰计≥5000。

梯度洗脱表

时间（min）	流动相A（%）	流动相B（%）
0	3	97
10	10	90
15	12	88
25	18	82
40	18	82
42	95	5

（2）参照物溶液的制备　取天麻对照药材约0.5g，置具塞锥形瓶中，加入50%甲醇25ml，超声处理（功率500W，频率40kHz）30分钟，放冷，摇匀，滤过，取续滤液，作为对照药材参照物溶液。另取［天麻素、对羟基苯甲醇含量测定］项下的对照品溶液，作为对照品参照物溶液。

（3）供试品溶液的制备　取本品粉末（过四号筛）约0.5g，照对照药材参照物溶液制备方法同法制成供试品溶液。

（4）测定法　分别精密吸取参照物溶液与供试品溶液各3μl，注入液相色谱仪，测定，记录色谱图，即得。

供试品色谱中应呈现6个特征峰，并应与对照药材参照物色谱中的6个特征峰相对应，其中峰1、峰2应与天麻素对照品和对羟基苯甲醇对照品参照物峰保留时间相一致。

2.天麻素、对羟基苯甲醇含量测定

（1）色谱条件与系统适用性试验　以十八烷基硅烷键合硅胶为填充剂；以乙腈–0.05%磷酸溶液（3∶97）为流动相；检测波长为220nm。理论塔板数按天麻素峰计≥5000。

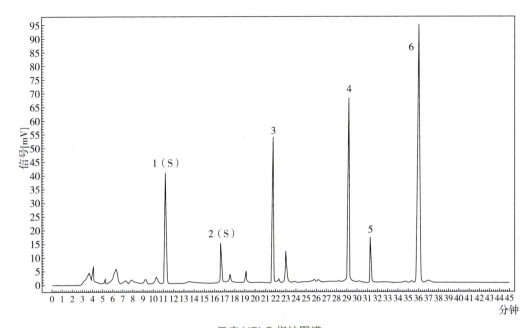

天麻 HPLC 指纹图谱

峰1（S）.天麻素；峰2（S）.对羟基苯甲醇；峰3.巴利森苷E；

峰4.巴利森苷B；峰5.巴利森苷C；峰6.巴利森苷

（2）对照品溶液的制备　取天麻素对照品、对羟基苯甲醇对照品适量，精密称定，加乙腈-水（3∶97）混合溶液制成每1ml含天麻素50μg、对羟基苯甲醇25μg的混合溶液，即得。

（3）供试品溶液的制备　取本品粉末（过三号筛）约2g，精密称定，置具塞锥形瓶中，精密加入稀乙醇50ml，称定重量，超声处理（功率120W，频率40kHz）30分钟，放冷，再称定重量，用稀乙醇补足减失的重量，滤过，精密量取续滤液10ml，浓缩至近干无醇味，残渣加乙腈-水（3∶97）混合溶液溶解，转移至25ml量瓶中，用乙腈-水（3∶97）混合溶液稀释至刻度，摇匀，滤过，取续滤液，即得。

（4）测定法　分别精密吸取对照品溶液与供试品溶液各5μl，注入液相色谱仪，测定，即得。

本品按干燥品计算，含天麻素（$C_{13}H_{18}O_7$）和对羟基苯甲醇（$C_7H_8O_2$）的总量不得少于0.25%。

3.天麻多糖含量测定

（1）苯酚-硫酸法

1）葡萄糖对照品溶液的制备　精密称取D-无水葡萄糖对照品加纯水溶解，摇匀，得到1mg/ml的对照品溶液，备用。分别吸取该贮备液0.1、0.2、0.5、1、2ml于10ml量瓶中，加纯水定容至刻度，摇匀。再分别吸取1.0ml不同浓度梯度的葡萄糖溶于具塞试管中，加5%苯酚溶液1.0ml，摇匀；加5.0ml浓硫酸，摇匀静置10分钟后，沸水浴15分钟，冷却至室温，空白溶液调零，在490nm波长下测定吸光度。

2）供试品溶液的制备 分别精密称取不同处理方法的天麻饮片粉末0.5g，置于烧瓶中加80%乙醇50ml，回流2次，每次60分钟，趁热过滤，弃去滤液，残渣挥去乙醇，残渣加纯水100ml提取2次，每次60分钟，趁热过滤，放冷后移入500ml容量瓶，加纯水至刻度作为天麻多糖提取液，备用。

3）天麻多糖的含量测定 分别精密吸取上述天麻多糖的提取液0.2ml，置具塞试管中加蒸馏水至1.0ml，摇匀，分别加入5%苯酚溶液1.0ml，摇匀后迅速滴加浓硫酸5.0ml，摇匀后放置10分钟，置沸水浴中加热15分钟，取出冷却至室温，每种方法提取液3次平行显色，采用分光光度法490nm处测定。

（2）蒽酮–硫酸比色法

1）对照品溶液的制备 精密称取葡萄糖标准品适量，加水溶解，配制成约1mg/ml的葡萄糖溶液，分别取0、1、2、3、4、5、6ml，定容至50ml。

2）供试品溶液的制备 取天麻多糖提取物，加倍量水溶解，按体积1:1加入三氯甲烷–正丁醇（3:1）剧烈振摇，离心（3000r/min，15分钟）。

3）测定法 精密吸取上清液，同法在620nm处测定吸光度，计算糖的含量，即得。

🌿 药理毒理

1.药理作用

（1）对中枢神经系统的作用

1）抗抑郁 天麻及有效成分调节下丘脑–垂体–肾上腺轴，恢复单胺类神经递质正常水平，发挥抗抑郁作用。

2）神经元保护 天麻素抑制异常自噬导致的海马神经元功能紊乱；还可通过抑制p38MAPK信号通路，减少神经炎症和神经元突触重塑。在神经元发生氧化损伤时，天麻素激活PI3K/Akt信号通路，保护神经元。天麻素对小胶质细胞的炎症有一定的抑制作用，这可能是天麻素保护神经元的间接机制。

3）镇痛 天麻提取物通过调节三叉神经和5–HT、DA等神经递质，维持血管正常的舒缩功能，防治偏头痛。

4）改善记忆与认知 天麻素显著促进阿尔兹海默症大鼠脑组织中β–catenin和p–GSK–3β的表达，抑制GSK–3β活性，纠正大鼠的认知能力和记忆能力。

5）抗癫痫作用 天麻素升高脑组织中GABA$_A$受体的表达水平，下调负责分解GABA的氨基丁酸氨基转移酶的水平，抑制神经元的过度兴奋，防止诱发癫痫。天麻提取物还可促进抗癫痫药丙戊酸钠通过血–脑屏障，进而升高脑内GABA的水平。天麻素通过降低炎症因子TNF–α、IL–1β的表达，提高抗炎因子IL–10的表达，抑制癫痫发作时对神经元的影响。

6）治疗帕金森病 天麻通过调节凋亡信号通路，抑制炎症及氧化应激对神经元的损伤，维持神经元的正常功能。

7）防治阿尔茨海默病 天麻素显著降低阿尔茨海默病模型小鼠脑中Aβ沉积和tau蛋白

的磷酸化过程，减少Aβ老年斑沉积，对阿尔茨海默病的改善有良好的效果，可作为防治阿尔茨海默病的药物继续进行开发。

8）镇静催眠　以天麻为主的复方显著延长小鼠的睡眠时间，提高脑组织中GABA、5-HT、DA等神经递质的水平。

（2）对心血管系统的作用

1）对心脏的作用　天麻素可辅助降低心绞痛发作的频率和时长。天麻素还通过调节STIM1和Orail蛋白表达，抑制钙离子内流，减轻心肌肥厚程度。此外天麻素通过多种途径保护缺血缺氧状态下的心肌细胞，具体机制涉及调节能量代谢、降低心肌细胞凋亡、抑制氧化应激、抑制炎症因子、抑制心肌细胞自噬等。

2）对血管的作用　天麻素抑制血管结构重构和内皮功能障碍，改善动脉弹性、动脉扩张性等指标。研究显示，天麻素注射辅助西药在治疗急性脑梗死方面有一定优势。

3）对血压的作用　临床使用天麻素有一定的降压作用，可与其他降压药协同作用，缓解头痛、耳鸣、心悸、失眠等症状。

2.毒理作用

（1）用5.0%天麻素溶液尾静脉注射和灌胃给药小白鼠，剂量分别由2500～5000mg/kg及1250～5000mg/kg，给药后观察3天均未见中毒或死亡。

（2）用75mg/g天麻素连续14天给予犬口服，于给药前后作血象（红细胞、白细胞及血小板计数）及血液化学（丙氨酸氨基转移酶，非蛋白氮及胆固醇）检查，结果无显著变化。

（3）在小白鼠中，连续60天灌胃给药，剂量分别为250mg/kg和375mg/kg，结果小白鼠的食欲、活动、大便及用药前后血象检查（红细胞、白细胞及血小板计数）均无影响。观察期间，雌鼠均受孕繁殖后代，未见畸胎和畸形。实验完毕后对小鼠心、肝、胃、脾、肺、肾作组织切片镜检，未见明显细胞变性，说明天麻素长期用药无毒性。

（4）天麻含片对小鼠急性毒性最大耐受量＞32.0g/kg，未观察到任何中毒表现；小鼠骨髓微核试验和精子畸形试验结果均为阴性；大鼠30天喂养试验未发现任何毒性表现，最大无作用剂量＞12.0g/kg。

（5）天麻粉大鼠90天经口毒性试验NOAEL为8.0g/kg。

🌱 成方制剂

1.天麻丸　由天麻、羌活、独活、杜仲（盐炒）、牛膝、粉萆薢、附子（黑顺片）、当归、地黄、玄参组成。具有祛风除湿、通络止痛、补益肝肾的作用。临床用于风湿瘀阻、肝肾不足所致的痹病，症见肢体拘挛、手足麻木、腰腿酸痛。

2.天麻钩藤颗粒　由天麻、钩藤、石决明、栀子、黄芩、牛膝、盐杜仲、益母草、桑寄生、首乌藤、茯苓组成。具有平肝息风、清热安神的功效。临床用于肝阳上亢所引起的头痛、眩晕、耳鸣、眼花、震颤、失眠；高血压见上述证候者。

3.天麻首乌片　由天麻、白芷、何首乌、熟地黄、丹参、川芎、当归、蒺藜（炒）、桑叶、墨旱莲、女贞子、白芍、黄精、甘草组成。具有滋阴补肾、养血息风的作用。临床用于肝肾阴虚所致的头晕目眩、头痛耳鸣、口苦咽干、腰膝酸软、脱发、白发；血管神经性头痛、脂溢性脱发见上述证候者。

4.天麻祛风补片 由地黄、当归、羌活、独活、附片（黑顺片）（砂炒）、肉桂、天麻（姜汁制）、杜仲（盐炙）、川牛膝（酒炙）、玄参、茯苓组成。具有温肾养肝、祛风止痛的功效。临床用于肝肾亏损、风湿入络所致的痹病，症见头晕耳鸣、关节疼痛、腰膝酸软、畏寒肢冷、手足麻木。

5.天麻醒脑胶囊 由天麻、地龙、石菖蒲、远志、熟地黄、肉苁蓉组成。具有滋补肝肾、通络止痛的功效。临床用于肝肾不足所致头痛头晕、记忆力减退、失眠、反应迟钝、耳鸣、腰酸。

6.半夏天麻丸 由法半夏、天麻、黄芪（蜜炙）、人参、苍术（米泔炙）、白术（麸炒）等组成。具有健脾祛湿、化痰息风的功效。临床用于脾虚湿盛，痰浊内阻所致的眩晕、头痛、如蒙如裹、胸脘满闷。

7.全天麻胶囊 由天麻组成。具有平肝息风的功效。临床用于肝风上扰所致的眩晕、头痛、肢体麻木。

8.强力天麻杜仲丸 由天麻、杜仲（盐制）、独活、藁本、制草乌、附子（制）、当归、地黄、川牛膝、羌活、槲寄生、玄参组成。具有散风活血、舒筋止痛的功效。临床用于中风引起的筋脉挛痛、肢体麻木、行走不便、腰腿酸痛、头痛头晕等。

参考文献

天南星 | Tiannanxing
ARISAEMATIS RHIZOMA

苗药名：kuad bedvud 垮败有（黔南），dab hot doub ghunb 达好豆棍（松桃），kod tud vud 科抖欧（黔东南）。

本品为天南星科植物天南星 *Arisaema erubescens*（Wall.）Schott.、异叶天南星 *Arisaema heterophyllum* Blume 或东北天南星 *Arisaema amurense* Maxim. 的干燥块茎。秋、冬二季茎叶枯萎时采挖，除去须根及外皮，干燥。

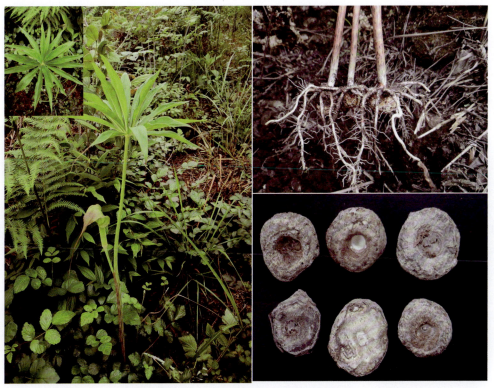

天南星 *Arisaema erubescens* （Wall.） Schott.

形态与分布

1.原植物形态 多年生草本，块茎扁球形，直径达6cm。鳞叶下部管状，包围营养叶叶柄基部，上部披针形，有紫褐色斑块。叶片1，稀2，叶柄长达70cm，绿色，有时具斑纹；叶片放射状分裂，裂片7~20，无柄，披针形，花单性，雌雄异株，无花被，肉穗花序由叶柄鞘部抽出，花序梗短于叶柄，长达40cm，多少肉质，具褐色斑纹；佛焰苞绿色、绿紫色或深紫色，背面有白条纹，肉质花序先端有棒状附属器，长3~4cm，雄花序长2~2.5cm，花密，上部常有少数中性花，雄蕊2~4，雌花序下部常具钻形中性花雌花子房圆形，无花柱，柱头小；浆果红色，多数组成长圆柱形果序。种子1~2，球形，淡褐色。花期4~6月，果期8~9月。

2.分布 生于海拔900~2500m的林下、沟谷、灌丛或草地。贵州各地均有分布。此外，四川、河南、贵云南、广西等地亦产。

化学成分

1.生物碱类 葫芦巴碱和秋水仙碱等。

2.黄酮类 夏佛托苷、异夏佛托苷和芹菜素6-C-半乳糖-8-C-阿拉伯糖苷、芹菜素6-C-β-D-半乳糖-8-C-α-L-阿拉伯糖苷、芹菜素6-C-β-D-葡萄糖-8-C-β-D-木糖苷、芹菜素6,8-二-C-吡喃葡萄糖苷、芹菜素6,8-二-C半乳糖苷、芹菜素6-C-阿拉伯糖-8-C-半乳糖苷等。

3.有机酸类 柠檬酸、丁二酸、阿魏酸和咖啡酸等。

4.甾醇类 β-谷甾醇、胡萝卜苷等。

5.其他化合物 苯丙素类、萜类、糖类、酚类、胺类木脂素类、脑苷脂类、凝集素类、挥发油类和其他脂溶性成分等。

6.氨基酸类 磷酸丝氨酸、牛磺酸、磷酸乙醇胺、天门冬氨酸、苏氨酸、丝氨酸、谷氨酸、谷氨酰胺、肌氨酸、α-氨基己二酸、甘氨酸、瓜氨酸、丙氨酸、α-氨基正丁酸、缬氨酸、胱氨酸、甲硫氨酸、胱硫酸、异亮氨酸、亮氨酸、酪氨酸、苯丙氨酸、β-丙氨酸、β-氨基异丁酸、γ-氨基丁酸、羟基赖氨酸、异羟基赖氨酸、鸟氨酸、色氨酸、赖氨酸、1-甲基组氨酸、组氨酸、8-甲基组氨酸、鹅肌肽、肌肽、精氨酸、脯氨酸、天冬酰胺和羟脯氨酸。

7.微量元素 Ca、P、Mg、Fe、Al、Si、Zn、Cu、Na、Mn、Sr、Cr、Pb、Sn、Ni、Se、B、V、Mo、Co、Cd。

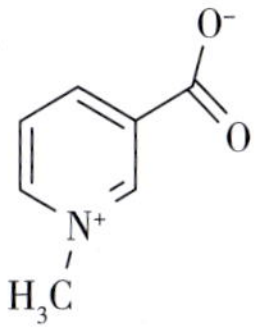

葫芦巴碱
Trigonelline

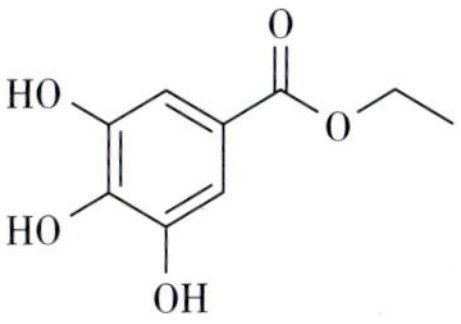

没食子酸乙酯
Ethyl gallate

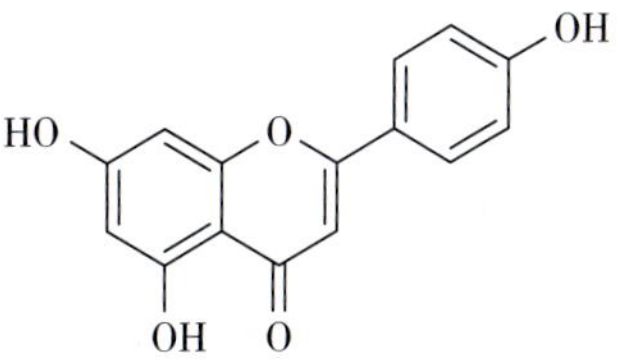

芹菜素
Apigenin

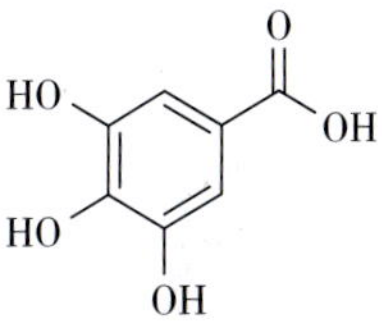

没食子酸
Gallic acid

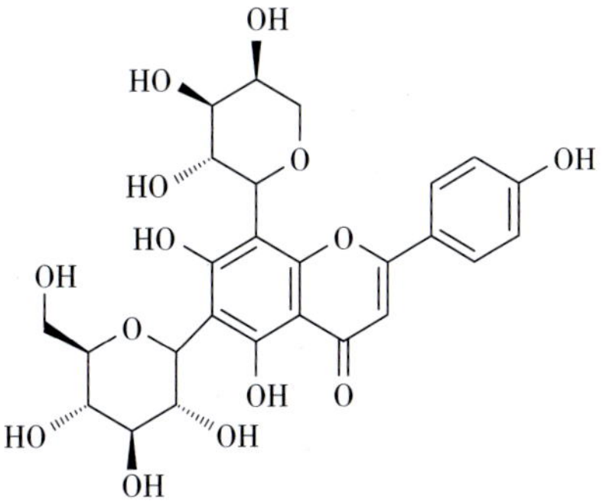

夏佛托苷
Schaftoside

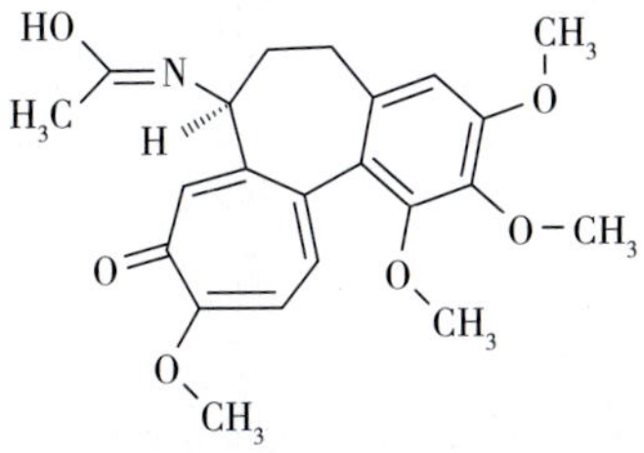

秋水仙碱
Colchicine

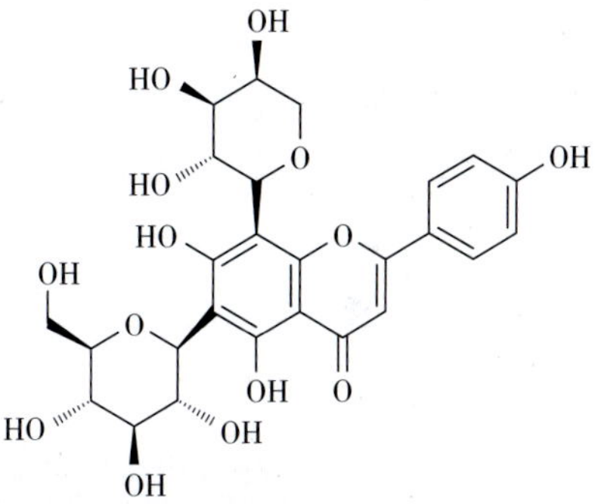

异夏佛托苷
Isoschaftoside

天南星代表性化学成分结构

🌿 鉴别要点

1.性状　呈扁球形，高1～2cm，直径1.5～6.5cm。表面乳白色或棕色，皱缩或较光滑，茎基处有凹入痕迹，周围有麻点状须根痕；块茎的周围具球状侧芽的，习称"虎掌南星"，亦有不带侧芽的。质坚硬，不易破碎，断面不平坦，色白，粉性。微有辛气，味辣而麻。以体大、色白、粉性足、有侧芽者为佳。未去外皮者不宜入药。

2.鉴别

（1）粉末类白色。淀粉粒以单粒为主，圆球形或长圆形，直径2～17μm，脐点点状、裂缝状，大粒层纹隐约可见；复粒少数，由2～12分粒组成。草酸钙针晶散在或成束存在于黏液细胞中，长63~131μm。草酸钙方晶多见于导管旁的薄壁细胞中，直径3~20μm。

（2）取本品粉末2g，以温水20ml浸泡4小时后，滤过。滤液浓缩点样，按纸层析法，以甲醇展开，喷以0.2%茚三酮醇溶液，80℃烘干10分钟，显蓝紫色斑点。

（3）取本品粉末1g，以乙醇10ml浸泡24小时离心后吸取上清液，挥去乙醇，加0.5ml盐酸水解，用乙醚提取，取乙醚液浓缩点样，以3,4-二羟基苯甲醛为对照品，分别点样于硅胶G薄板上，用三氯甲烷-甲醇-甲酸（9.2：0.6：0.2）展开，2%间苯三酚乙醇液-浓硫酸（1：1）显色。供试液色谱中在与对照品色谱相应位置，显相同的红色斑点。

（4）取本品粉末5g，加60%乙醇50ml，超声处理45分钟，滤过，滤液置水浴上挥尽乙醇，加于AB-8型大孔吸附树脂柱（内径为1cm，柱高为10cm）上，以水50ml洗脱，弃去水液，再用30%乙醇50ml洗脱，收集洗脱液，蒸干，残渣加乙醇1ml使溶解，离心，取上清液作为供试品溶液。另取天南星对照药材5g，同法制成对照药材溶液。参照《中国药典》（现行版）薄层色谱法（通则0502）试验，吸取上述两种溶液各6μl，分别点于同一硅胶G薄层板上，以乙醇-吡啶-浓氨试液-水（8：3：3：2）为展开剂，展开，取出，晾干，喷以5%氢氧化钾甲醇溶液，分别置日光和紫外光灯（365nm）下检视。供试品色谱中，在与对照药材色谱相应的位置上，显相同颜色的斑点。

🌱 炮制工艺

1.生天南星　除去杂质，洗净，干燥。

2.制天南星（姜南星）　取净天南星，按大小分别用水浸泡，每日换水2~3次，如起白沫时，换水后加白矾（每100kg天南星，加白矾2kg），泡一日后，再进行换水，至切开口尝微有麻舌感时取出。将生姜片、白矾置锅内加适量水煮沸后，倒入天南星共煮至无干心时取出，除去姜片，晾至四至六成干，切薄片，干燥。（每100kg天南星，用生姜、白矾各12.5kg）

3.胆南星　取制天南星细粉，加入净胆汁（或胆膏粉及适量清水）拌匀，蒸60分钟至透，取出放凉，制成小块，干燥。或连续蒸或隔水炖9昼夜，每隔2小时搅拌一次，除去腥臭气，至呈黑色浸膏状，口尝无麻味为度，取出，晾干。再蒸软，趁热制成小块。每100kg制天南星细粉，用牛（或羊、猪）胆汁400kg（胆膏粉40kg）。

🌱 性味归经

味苦、辛，性温，有毒。归肺经、肝经、脾经。

🌱 主治功效

1.中药　散结消肿。外用治痈肿，蛇虫咬伤。

2.苗药　祛风止痉，化痰散结。主治跌打损伤，毒蛇咬伤。

临床应用

（1）治疗子宫颈癌　采取阴道局部用药与口服相结合的治疗方法，对于Ⅲ期及少数晚Ⅱ期的病人加用宫旁四野的体外放射治疗。内服药：生天南星煎汤代茶，剂量由每日5钱逐渐增加到1.5两，另根据病情、体质，辨证用药。

（2）治疗腮腺炎　取生天南星研粉浸于食醋中，5天后外涂患处，每天3～4次。

（3）治疗癫痫，破伤风，口噤抽搐，咳痰胸满等症。

（4）治各种疮疡肿毒　生天南星磨醋擦患处；或研粉敷患处。（各族均用）

（5）天南星、独角莲、穿山虎各适量，捣烂敷患处，治乳房有包块。（布依族）

（6）有消肿，化痰的作用（松桃）；治无名肿毒，毒蛇咬伤，风湿疼痛（黔东南）。制天南星，桑枝，苔叶细辛，土牛膝，骨碎补，威灵仙，钩藤，血三七，泡酒1500g，每日三次，每次10～15g，连服20日，治膝关节疼痛。（黔东南苗族）

（7）治腮腺炎　天南星磨醋擦患处。（三都水族）

用法用量

1.**内服**　煎汤，3～9g，一般制后用；或入丸散。

2.**外用**　生品适量，研末以醋或酒调敷。

成分控制

含量测定　照《中国药典》（现行版）天南星项下测定。

（1）对照品溶液的制备　取芹菜素对照品适量，精密称定，加60%乙醇制成每1ml含12μg的溶液，即得。

（2）标准曲线的制备　精密量取对照品溶液1、2、3、4、5ml，分别置10ml量瓶中，各加60%乙醇至5ml，加1%三乙胺溶液至刻度，摇匀，以相应的试剂为空白，照紫外－可见分光光度法（通则0401），在400nm的波长处测定吸光度，以吸光度为纵坐标，浓度为横坐标，绘制标准曲线。

（3）测定法　取本品粉末（过四号筛）约0.6g，精密称定，置具塞锥形瓶中，精密加入60%乙醇50ml，密塞，称定重量，超声处理（功率250W，频率40kHz）45分钟，放冷，再称定重量，用60%乙醇补足减失的重量，摇匀，滤过。精密量取续滤液5ml，置10ml量瓶中，照标准曲线的制备项下的方法，自"加1%三乙胺溶液"起，依法测定吸光度，从标准曲线上读出供试品溶液中含芹菜素的重量，计算，即得。

本品按干燥品计算，含总黄酮以芹菜素（$C_{15}H_{10}O_5$）计，不得少于0.050%。

药理毒理

1.**药理作用**

（1）抗惊厥　腹腔注射天南星水煎剂3g/kg，可明显对抗士的宁、五甲烯四氮唑及咖啡因引起的惊厥，但不能对抗电休克的发作，且品种不同其抗惊强度有所差异，但也有报告指出，天南星不能对抗士的宁所致的惊厥和死亡，但能对抗烟碱所致的惊厥死亡，尚能消除其肌肉震颤症状；对小鼠肌内注射破伤风毒素所致的惊厥，天南星能延长动物死亡时间。

（2）镇静、镇痛　兔及大鼠腹腔注射天南星煎剂后，均呈活动减少、安静、翻正反射迟钝。并能延长小鼠对戊巴比妥钠的睡眠时间，且有明显的镇痛作用。

（3）祛痰　采用小鼠酚红排泄法进行实验，表明天南星水剂有祛痰作用，给药组自呼吸道排出酚红量分别为对照组的150%及170%。

（4）抗肿瘤　鲜天南星（未鉴定品种）的水提取液经醇处理的制剂，体外对HeLa细胞有抑制作用，对小鼠实验性肿瘤如肉瘤S180，HCA实体型及U14等均有一定抑制作用，并证实D-甘露醇可能是抗癌有效成分。

（5）抗氧化　天南星所含两种生物碱可不同程度地清除超氧阴离子自由基，抑制肝线粒体脂质过氧化反应等活性。

（6）促炎　凝集素是中药天南星的主要促炎成分。采用大鼠爪水肿和中性粒细胞迁移模型来研究一把伞南星凝集素的促炎活性，结果表明，一把伞南星凝集素（Arisaema erubescens lectin，AEL）可引起明显的大鼠爪水肿，并在大鼠腹膜腔中以剂量依赖性显著诱导中性粒细胞迁移，100 ~ 300μg/ml的AEL可显著增加腹膜液中一氧化氮（nitric oxide，NO）、前列腺素 E_2（prostaglandin E_2，PGE_2）、肿瘤坏死因子 - α（tumor necrosis factor- alpha，TNF-α）的浓度。研究表明，东北天南星凝集素刺激小鼠单核巨噬细胞白血病细胞RAW264.7可诱导氧化应激，生成过量活性氧类（reactive oxygen species，ROS），进而激活核因子-κB（nuclear factor kappa-B，NF-κB）炎性信号通路，并导致TNF-α、白细胞介素-1β（interleukin-1β，IL-1β）等炎性因子的大量释放。进一步研究表明，AEL可能与RAW264.7细胞膜表面的主要分子靶点肿瘤坏死因子受体1（tumor necrosis factor receptor 1，TNR1）发生结合而发挥促炎作用。

（7）抗黑色素活性　研究表明天南星中的黄酮类化合物夏佛塔苷可抑制α-黑素细胞刺激素刺激的B16F1细胞色素生成增加，下调酪氨酸酶（tyrosinase，TYR）和酪氨酸酶相关蛋白1（tyrosinase-related protein 1，TRP1）的表达，并通过激活黑素细胞的自噬抑制黑色素生成。

（8）抗凝血　观察不同来源的天南星外用对大鼠外伤性血瘀状况的影响，结果表明，异叶天南星、东北天南星对外伤性模型大鼠血瘀有很好的治疗作用，可明显降低大鼠血瘀模型症状积分。研究报道，东北天南星重组凝激素蛋白能以不依赖二价阳离子的方式凝集兔红细胞。从一把伞南星种纯化的凝集素亦能凝集兔红细胞。研究揭示，一把伞南星凝集素蛋白能凝集兔、鼠、狗的红细胞，但不能凝集鸡及人的红细胞。

（9）抗炎　一把伞南星块茎醇提取物、乙酸乙酯提取物和天南星果实石油醚提取物均能明显抑制二甲苯致小鼠耳廓的肿胀度、减轻小鼠的棉球肉芽肿，且能明显降低小鼠毛细血管的通透性，具有明显的抗炎作用。天南星可能通过纠正其抗氧化机制失衡、改善大鼠气道功能、减轻炎症反应等方式在一定程度上抑制间质性肺病的形成。

（10）杀虫活性　乙醇浸提液对菜蚜具有较高的触杀作用，水蒸气蒸馏液对菜蚜具有较强的拒食作用，二者联合使用对菜蚜的触杀死亡率达100%。天南星生物碱处理菜青虫48小时后拒食率在90%以上，东北天南星茎部乙醇提取液可促进菜青虫快速变态。研究表明，天南星乙醇提取物对美国白蛾有较强的产卵忌避作用。东北天南星生物总碱能以剂量和时间依赖性的方式抑制草地贪夜蛾Sf21细胞增殖并诱导细胞凋亡。

天南星中的凝集素也对多种害虫尤其是同翅目类害虫有较强的抗性。利用快速扩增cDNA末端序列（rapid amplification of cDNA ends，RACE）-聚合酶链式反应（polymerase chain reaction，PCR）技术克隆异叶天南星凝集素基因并构建入pQE-30转化大肠埃希菌M15进行原核表达，结果表明，天南星凝集素蛋白有抗虫活性，能抑制蚜虫的生存和繁殖，利用基因工程技术培育的具有凝集素基因的转基因烟草也具有抗虫活性。采用RACE-PCR技术从东北天南星克隆到凝集素基因并构建入原核表达载体pET-28a（+）转化大肠埃希菌BL21（DE3）进行原核表达，结果表明，纯化后的重组凝集素蛋白具有很好的抗蚜虫活性和抗褐飞虱活性。

（11）内生菌的抑菌活性　天南星的抑菌活性不仅体现在提取物的效果，从不同部位分离的内生菌也表现出明显的抑菌活性。从一把伞南星块茎中分离出茎点霉属内生真菌ZJWCF006，其发酵产物中的活性成分对4种植物病原真菌（镰刀菌、丝核菌、炭疽病菌、稻瘟病菌）和2种植物病原菌（野油菜黄单胞菌和稻黄单胞菌）都具有一定的抗菌活性。通过对一把伞南星根、茎、叶和花中分离的19种内生菌及耐甲氧西林金黄色葡萄球菌、大肠埃希菌和金黄色葡萄球菌3种靶标菌进行初筛和牛津杯法复筛发现，4株内生真菌对3种靶标菌的相对抑菌率均为100%。从一把伞南星和异叶天南星中分离得到的内生细菌对大肠埃希菌有较强抑菌活性。采用牛津杯法皿内测试23株从一把伞南星、异叶天南星中分离得到的内生细菌对魔芋软腐病菌的拮抗作用，结果表明，所有供试内生细菌对魔芋软腐病菌均有不同程度的拮抗活性，8株抑菌效果非常显著，两株内生细菌抑菌能力极强，其发酵产物对魔芋软腐菌也有极强的抑菌能力。

2.毒理作用

（1）天南星根茎生食有强烈的刺激作用，口腔黏膜轻度糜烂，甚至部分坏死脱落，咽喉干燥，并有烧灼感，舌体肿大，口唇水肿，大量流涎，口舌麻木，味觉丧失，声音嘶哑，张口困难。小鼠腹腔注射鬼蒟蒻水浸液半数致死量为13.5g/kg。

（2）天南星不同炮制法对饮片毒性的影响。杨守业等对天南星生品、白矾浸制片、热压片和药典法炮制品对黏膜的刺激性，急性和亚急性毒性进行了比较研究。实验结果表明，炮制能够使其毒性降低或消除，不同南星制品分别灌胃小鼠50g/kg，不引起死亡，生片和药典法饮片汤剂150g/kg灌胃小鼠亦未见毒性反应，且对大鼠生长及肝功能无不利影响。在小鼠亚毒试验中热压片和药典法制品呈现一定的毒性反应，可能与炮制品中白矾存留量有关。

（3）天南星不同炮制品水煎剂150g/kg灌胃大小鼠急性和亚急性试验未见毒性反应。天南星醇浸膏给小鼠皮下注射后可使动物因惊厥而死亡。

（4）草酸钙针晶被认为是天南星科植物中的主要刺激性成分之一，其主要成分有草酸钙、蛋白质和糖类。采用豚鼠皮肤刺激性毒性实验表明草酸钙针晶蛋白具刺激性毒性。天南星毒针晶中带有的凝集素蛋白是主要的毒白，是天南星毒针晶引起炎症反应产生强烈刺激性毒性的共性化学刺激物。其机制为毒针晶刺进入组织后，产生机械刺激性，同时毒针晶上的凝集素蛋白随毒针晶进入组织诱导中性粒细胞向刺入部位迁移，促使巨噬细胞活化，并刺激巨噬细胞释放炎症介质TNF-α及IL-1β，导致严重的组织水肿和炎症反应。一把伞南星中的毒针晶及凝集素蛋白通过活化巨噬细胞激发NF-κB信号通路促使P65蛋白从胞质转入胞核内，并促使巨噬细胞从早期凋亡到坏死，从而导致炎症因子释放，最终诱导炎症产生。

🌿 成方制剂

鸿茅药酒　由何首乌、地黄、白芷、山药、五倍子、广藿香、人参、桑白皮、海桐皮、甘松、独活、苍术等组成。具有祛风除湿、补气通络、舒筋活血、健脾温肾的功效。临床用于风寒湿痹、筋骨疼痛、脾胃虚寒、肾亏腰酸以及妇女气虚血亏。

参考文献

头花蓼 Touhualiao
POLYGONI CAPITATI HERBA

水药名： ma¹ nda¹ van¹ 骂大万（三都水族）。

苗药名： dlob dongd xok 搜挡索（黔东南）。

侗药名： nugs bav bial yak 奴把拜亚（黔东南）。

本品为蓼科植物头花蓼 *Polygonum capitatum* Buch.–Ham.ex D.Don 的干燥全草或地上部分。

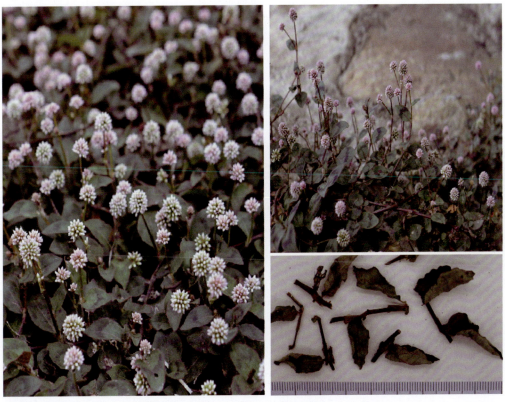

头花蓼 *Polygonum capitatum* Buch.–Ham. ex D. Don

形态与分布

1.原植物形态 多年生草本，长15~25cm。枝由根状茎丛出，匍匐或斜升，分枝紫红色，节上有柔毛或近于无毛。单叶互生；叶柄短或近无柄，柄基耳状抱茎；托叶膜质，鞘状，被长柔毛；叶片卵形或椭圆形，长1.5~3cm，宽1~2cm，先端急尖，基部形，全缘，有缘毛，边缘叶脉常带红色。花序头状，单生或2个着生于枝的顶端，花序梗具腺毛；花小，淡红色，花被5深裂，裂片椭圆形，先端略钝；雄蕊8，基部有黄绿色腺体；子房上位，花柱上部3深裂，柱头球形。瘦果卵形，黑色。花期6~9月，果期9~11月。

2.分布 生于山坡、沟边、田边阴湿处及岩石缝中。分布于贵州各地。此外，江西、湖北、湖南、广西、四川、云南、西藏等地也有分布。

化学成分

1.全草的主要化学成分

（1）黄酮类 山奈酚、槲皮素、槲皮苷、槲皮素-3-O-β-D葡萄糖苷。

（2）酚酸类 包括没食子酸、原儿茶酸、没食子酸乙酯、原儿茶酸乙酯、对羟基苯甲酸、没食子酸甲酯、儿茶素、鞣花酸、短叶苏木酚、短叶苏木酚酸乙酯、红景天苷等。

（3）木脂素类 包括五味子苷、异落叶松脂素、异飞蓟宾等。

（4）烷基糖苷类 1-O-丁基-α-D-呋喃葡萄糖苷、1-O-丁基-β-D-呋喃葡萄糖苷、2-O-丁基-β-D-吡喃果糖苷、3-O-丁基-β-D-吡喃果糖苷、2-O-丁基-α-D-呋喃果糖苷、2-O-丁基-β-D-呋喃果糖苷。

（5）挥发性成分 1-辛烯-3-醇、2-己烯醛、γ-古芸烯、2-庚烯醛、壬醛、长叶冰片、蓝桉醇。

（6）有机酸、醇、酯类 亚油酸、龙胆酸、十六烷酸、二十二烷酸、香草酸、二十四烷酸、琥珀酸、二十三烷醇、植醇、24-亚甲基环阿尔廷醇等。

（7）三萜类 齐墩果酸、熊果酸、乌苏酸。

2.地上部分的化学成分 黄酮类：山奈酚、5,7-二羟基色原酮、3-甲氧基槲皮素、槲皮苷、山奈酚-3-O-α-L-吡喃鼠李糖苷、山奈酚-3-O-β-D-吡喃葡萄糖苷、2″-O-没食子酰基槲皮苷、槲皮素、2″-O-没食子酰基陆地棉苷、槲皮素-3-O-（6″-O-反式阿魏酰基）-β-D-吡喃。

槲皮素 Quercetin　山奈酚 Kaempferol　儿茶素（+）-Catechin

254

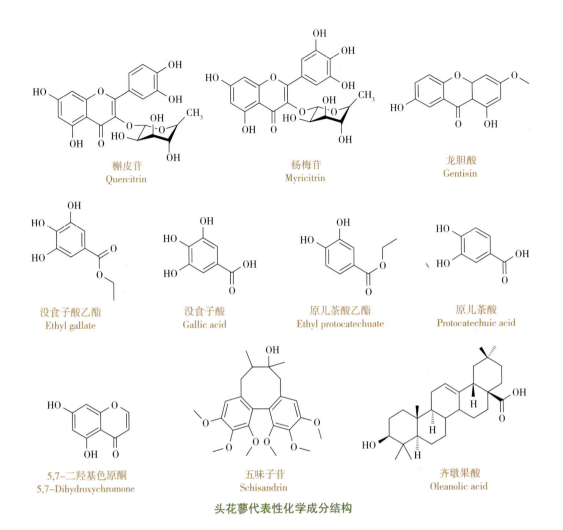

槲皮苷 Quercitrin	杨梅苷 Myricitrin	龙胆酸 Gentisin
没食子酸乙酯 Ethyl gallate	没食子酸 Gallic acid	原儿茶酸乙酯 Ethyl protocatechuate
原儿茶酸 Protocatechuic acid		
5,7-二羟基色原酮 5,7-Dihydroxychromone	五味子苷 Schisandrin	齐墩果酸 Oleanolic acid

头花蓼代表性化学成分结构

🌿 鉴别要点

1.性状 茎圆柱形，红褐色，节处略膨大并有柔毛，断面中空。叶互生，多皱缩，展平后呈椭圆形，长1.5～3cm，宽1～2cm，先端钝尖，基部形，全缘，具红色缘毛，上面绿色，常有"人"字形红晕，下面绿色带紫红色，两面均被褐色疏柔毛；叶柄短或近无柄；托叶鞘筒状，膜质，基部有草质耳状片。花序头状，顶生或腋生；花被5裂；雄蕊8。瘦果卵形，具3棱，黑色。气微，味微苦、涩。

2.鉴别 取本品2g，加水30ml，加热煮沸30分钟，趁热滤过，滤液蒸干，残渣加丙酮20ml，回流1小时，滤过，滤液挥干，残渣加甲醇1ml使溶解，作为供试品溶液。另取头花蓼对照药材2g，同法制成对照药材溶液。参照《中国药典》（现行版）薄层色谱法（通则0502）试验，吸取上述两种溶液各5μl，分别点于同一硅胶G薄层板上，以石油醚（60～90℃）-醋酸乙酯-甲酸（30：40：1）为展开剂，展开，取出，晾干，喷以三氯化铁试液。供试品色谱中，在与对照药材色谱相应的位置上，显相同颜色的斑点。

🌱 炮制工艺

春、夏、秋三季采收，鲜用或晾干。

🌱 性味归经

味苦、辛，性凉。归肺经、肾经、膀胱经。

🌱 主治功效

清热利湿，活血止痛。主治痢疾，热淋，血淋，石淋，风湿痹痛，跌打损伤，痄腮，疮疡，湿疹。

🌱 临床应用

（1）治热淋　头花蓼30g，水煎服。（各族均用）

（2）治血淋　头花蓼15g、石韦10g、过路黄10g，水煎服。（雷山苗族）

（3）治石淋　头花蓼30g、海金沙10g、石韦10g，水煎服。（剑河侗族）

（4）治痢疾　头花蓼30g、地榆10g、苦参6g，水煎服。（盘州市彝族）

（5）治皮肤疮毒　头花蓼30g、银花10g、蒲公英10g，水煎服。（罗甸布依族）

🌱 用法用量

内服：煎汤，15～30g。外用，适量，捣烂敷，煎水洗，熬膏涂。

🌱 成分控制

槲皮素含量测定

参照《中国药典》（现行版）高效液相色谱法（通则0512）测定。

（1）色谱条件与系统适用性试验　用十八烷基硅烷键合硅胶为填充剂；甲醇–0.4%磷酸溶液（50∶50）为流动相；检测波长为360nm。理论塔板数按槲皮素峰计≥1200。

（2）对照品溶液的制备　精密称取经五氧化二磷干燥过夜的槲皮素对照品适量，加甲醇制成每1ml含0.01mg的溶液，即得。

（3）供试品溶液的制备　取本品细粉约0.5g（同时另取本品粉末测定水分），精密称定，置50ml具塞锥形瓶中，精密加入甲醇–25%盐酸溶液（4∶1）混合液25ml，称定重量（精确至0.01g），置水浴中加热回流1小时，放冷，称重，用提取液补足减失的重量，摇匀，滤过，精密吸取续滤液5ml至25ml容量瓶中，加甲醇稀释至刻度，摇匀，用0.45μm微孔滤膜滤过，取续滤液，即得。

（4）测定法　分别吸取对照品溶液和供试品溶液各10μl，注入液相色谱仪，测定，即得。

本品按干燥品计算，含槲皮素（$C_{15}H_{10}O_7$）不得少于0.10%。

🌿 药理毒理

1.药理作用

（1）抗氧化　头花蓼提取物具有较好的抗氧化活性，且黄酮类、酚酸类是头花蓼的主要抗氧化活性成分。刘志军等研究发现，头花蓼水提物醇沉后分离得的黄酮类及酚酸类有良好的清除·O_2^-、·OH、H_2O_2活性氧自由基的能力，且槲皮素清除·O_2^-的作用最强，而槲皮苷和山奈酚清除H_2O_2的能力较强。龚金炎等考察了醇沉法对头花蓼水提物抗氧化活性的影响，发现与头花蓼水提物、乙醇溶解物、乙醇沉淀物相比，乙醇溶解物对1,1-二苯基-2-三硝基苯肼自由基的清除能力较强，且醇沉后清除DPPH自由基的能力明显增强，提示醇沉法能大幅提高头花蓼水提物的抗氧化能力。

（2）抗炎　头花蓼黄酮苷对胃炎模型小鼠损伤的胃黏膜有修复作用。进行头花蓼水提取物及醇提物对二甲苯致小鼠耳肿胀模型的影响试验后，结果显示，药材中蛋白质和多糖组分对模型小鼠耳水肿抑制作用较弱，而水提物、70%醇提物和没食子酸及其类似物、黄酮、鞣质及三萜和类固醇组分都表现出不同程度的抑制作用，且黄酮、三萜和类固醇成分的抑制作用最强；给药量为0.6g/kg时，黄酮类成分对模型小鼠耳水肿的抑制率为86.15%，明显高于阳性对照（地塞米松4.5mg/kg）的76.93%（$P<0.05$）。

（3）抗菌　头花蓼的黄酮类成分是头花蓼抗菌的有效成分，且没食子酸为抗菌的主要成分。刘瑜新等发现，头花蓼不同提取物对各多重耐药金黄色葡萄球菌有不同程度的抑制作用，且60%醇提物的抑菌圈大于水提物，也大于阳性对照药没食子酸；上述2种提取物对耐药菌株的最低抑菌浓度为0.78~3.12mg/ml，半数抑菌浓度为0.46~1.81mg/ml，均低于没食子酸；60%醇提物最低杀菌浓度为1.56~6.25mg/ml，低于水提物和没食子酸，提示头花蓼醇提取物中还存在其他抗菌活性成分。张丽艳等研究发现，头花蓼提取物的35%甲醇洗脱物具有较强的抗淋菌作用，主要成分为水解鞣质（三没食子酰基葡萄糖），推测其可能为头花蓼抗淋球菌的物质基础。头花蓼中鞣质和黄酮类成分对金黄色葡萄球菌、大肠埃希菌、淋球菌、肺炎克雷伯菌和奇异变形杆菌有抑制和杀灭作用，提示鞣质和黄酮类成分可能是影响头花蓼抑菌和杀菌性能的主要组分。

（4）降糖　叶全知等研究发现，（+）异落叶松脂醇、（-）-南烛木树脂酚-2α-O-[6-O-（4-羟基-3,5-二甲氧基）-苯甲酰基]-β-D-葡萄糖苷、（+）-5'-甲氧基异落叶松脂素-9-O-β-D-木吡喃糖苷有较好的体外α-淀粉酶抑制活性，且（-）-南烛木树脂酚-2α-O-[6-O-（4-羟基-3,5-二甲氧基）-苯甲酰基]-β-D-葡萄糖苷对α-淀粉酶有显著抑制作用。童南森等研究结果显示，头花蓼提取物能显著促进人源肝癌HepG2细胞对上清液中葡萄糖的吸收，且可显著上调过氧化物酶体增殖物激活受体-α（PPAR-α）、葡萄糖转运蛋白4（GLUT4）表达，并推测高剂量下头花蓼提取物与α-葡萄糖苷酶形成的竞争抑制效应可能是其发挥降血糖作用的途径之一。刘伯宇等研究发现，头花蓼可显著改善2

型糖尿病肥胖模型小鼠的体重、血糖水平和耐糖量，并可减少模型小鼠血清中的胰岛素含量，提示头花蓼可改善胰岛素抵抗状态。

（5）解热镇痛　任光友等研究发现，头花蓼水提物（0.45g/kg）不能降低正常家兔的体温，但能明显降低静脉注射伤寒、副伤寒杆菌所致发热模型家兔的体温。刘明等研究发现，头花蓼水提物和醇提物均有一定镇痛作用。

（6）调血脂　王智谦发现，头花蓼提取物中黄酮类化合物可改善高脂模型和动脉粥样硬化（AS）模型大鼠的血脂水平，并对模型大鼠的肝脏有一定保护作用；且能降低AS型大鼠的血脂及炎性因子水平，降低血液黏度、红细胞比容及血管活性因子水平；改善模型大鼠主动脉舒张功能；降低主动脉内中膜厚度，改善模型大鼠动脉粥样硬化病变程度；能降低模型大鼠主动脉中PI3K-p110、PI3K-p85、Akt、NF-κB-p65水平，提示对PI3K/Akt/NF-κB信号通道有调节作用。

2.毒理作用

（1）据相关报道，苗药"头花蓼"的纯单方制剂热淋清颗粒对泌尿系感染有独特疗效，有明显的抗菌消炎、利尿、镇痛作用。用于湿热蕴结、小便黄赤、淋漓涩痛之症，尿路感染、肾盂肾炎见上述证候者。其说明书上不良反应、禁忌及注意事项均为不明确。

（2）苗药"头花蓼"的重金属及有毒元素、农药残留量等安全性项目的考察研究，认为苗药"头花蓼"是一种非常安全的药品；药典上也未有相关注意事项的描述；目前国内未见有该药的不良反应报道。然而，通过查阅文献发现苗药"头花蓼"的全草又叫石莽草，始载于1963年《广西中药志》（第二册），孕妇及无实热者忌用。经有关部门组织专家鉴定讨论，根据国家药品不良反应监测中心采用的因果关系评价方法，考虑热淋清颗粒和该流产事件的关联性为很可能。从本例不良反应事件的分析可以明确一点，热淋清颗粒含有"头花蓼"，其说明书上不良反应及禁忌证均为尚不明确，其引发流产的病例少见报道，可能与患者机体的特异性有关，应引起临床使用的重视，谨慎使用。

🌿 成方制剂

1.热淋清颗粒　由头花蓼组成。具有清热解毒、利尿通淋的功效。用于下焦湿热所致的热淋，症见尿频、尿急、尿痛；尿路感染、肾盂肾炎见上述证候者。

2.热淋清胶囊　由头花蓼组成。具有清热泻火、利水通淋的功效。临床用于热淋。

3.热淋清片　由头花蓼组成。具有清热解毒、利尿通淋的功效。临床用于湿热蕴结、小便黄赤、淋漓涩痛之症，尿路感染、肾盂肾炎见上述证候者。

参考文献

透骨香 | Touguxiang
GAULTHERIAE HERBA ET RADIX

水药名: sa:i¹ nok⁸ 晒诺(三都水族)。

苗药名: ndut toub songd 都透松(松桃), detznt kongt 斗整空(黔南)。

本品为杜鹃花科植物滇白珠 *Gaultheria leucocarpa* Bl.var.crenulata (Kurz)T.Z.Hsu 的全株或根。全年均可采,根切片,全株切碎,晒干。

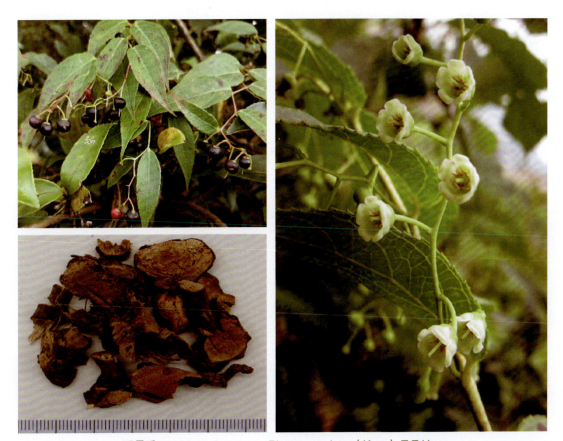

透骨香 *Gaultheria leucocarpa* Bl.var.crenulata (Kurz) T.Z.Hsu

🍃 形态与分布

1.原植物形态 灌木，高约3m。枝细长，带红色或红绿色；单叶互生，革质，卵状矩圆形，或阔卵形，长7~8cm，宽2.5~3cm，先端尖尾状，基部心形或圆形，叶缘具钝齿，略向外卷，上面深绿色，无毛，下面青白色，有细小柔毛；总状花序或圆锥花序腋生，长5~7cm；花青白色，萼片5，边缘有纤毛；花冠壶形，裂片5；雄蕊10；子房上位，平滑无毛；蒴果球状，直径约6mm，5瓣纵裂，上有宿存花柱，外面包有增大的肉质萼，成熟时紫红色，似浆果。种子淡黄色，细小。花期7~11月。

2.分布 贵州各地均有分布，广西、四川、云南、湖北、湖南等地亦有分布。

🍃 化学成分

1.水杨酸甲酯糖苷类 水杨酸甲酯、白珠树苷、Methyl salicylate 2-O-β-D-glucopyranoside、Methyl salicylate 2-O-β-D-lactoside、Methyl benzoate-2-O-β-D-xylopyranosyl（1-2）[O-β-D-xylopyranosyl（1-6）]-O-β-D-glucopyranoside、Methyl benzoate-2-O-β-D-xylopyranosyl（1-2）[[O-β-D-xylopyranosyl（1-6）]-O-β-D-glucopyranoside等。

2.苯丙素类 木脂素苷D_1、木脂素苷D_2、木脂素苷D_4、木脂素D_3、滇白珠素A、滇白珠素B、滇白珠素C、滇白珠素D等。

3.黄酮类 槲皮素、桉树素、杨梅素、芦丁、银杏双黄酮、（+）-儿茶素、原花色素A_2、广寄生苷等。

Methyl salicylate 2-O-β-D-glucopyranoside

Methyl salicylate 2-O-β-D-lactoside

白珠树苷
Gaultherin

Methyl benzoate-2-O-β-D-xylopyranosyl(1-2)[O-β-D-xylopyranosyl(1-6)]-O-β-D-glucopyranoside

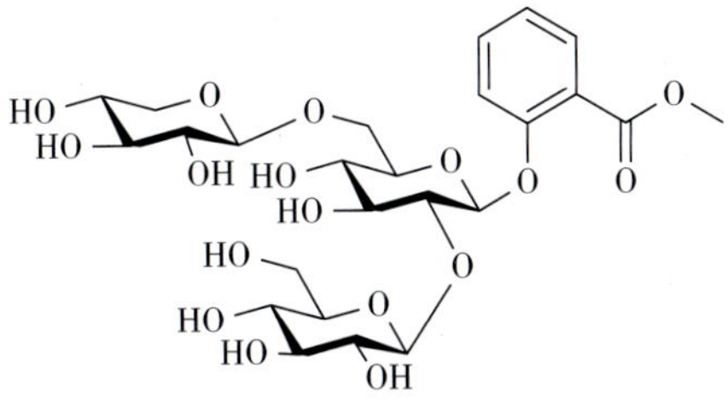

Methyl benzoate–2–*O*–β–D–glucopyranosyl（1–2）[*O*–β–
D–xylopyranosyl（1–6）]–*O*–β–D–glucopyranoside

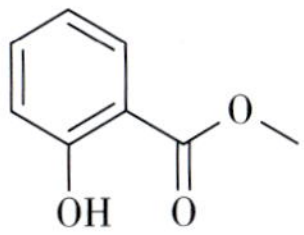

水杨酸甲酯
Methy salicylate

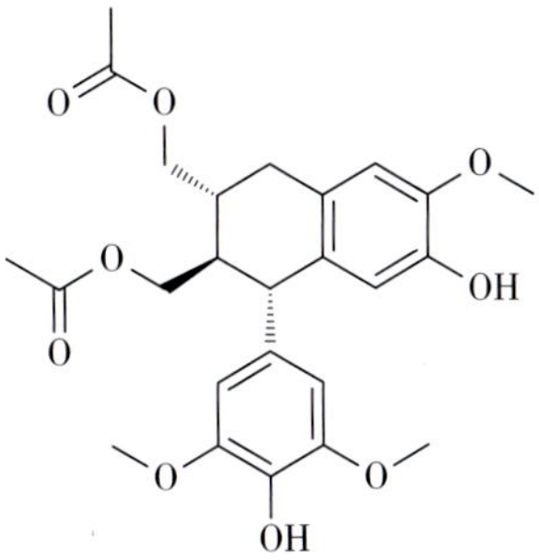

滇白珠素A
Gaultherin A

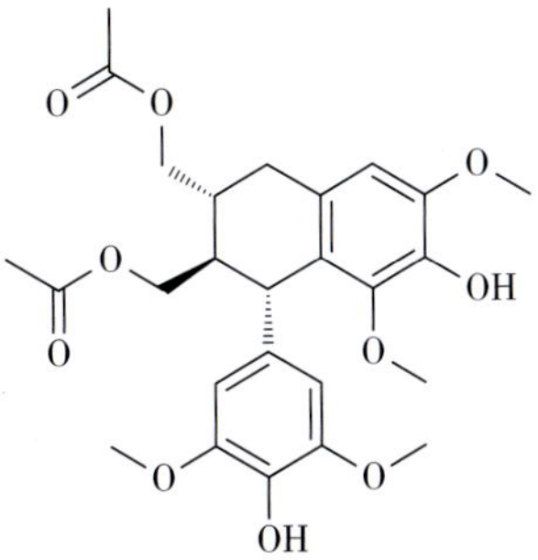

滇白珠素B
Gaultherin B

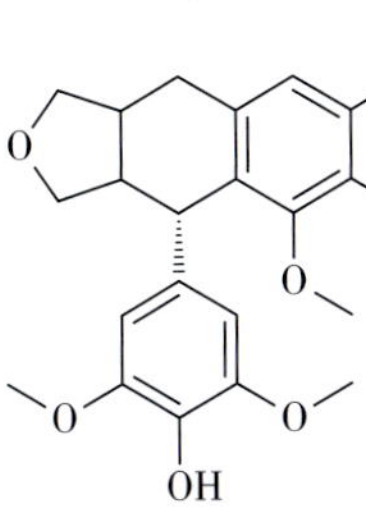

滇白珠素C
Gaultherin C

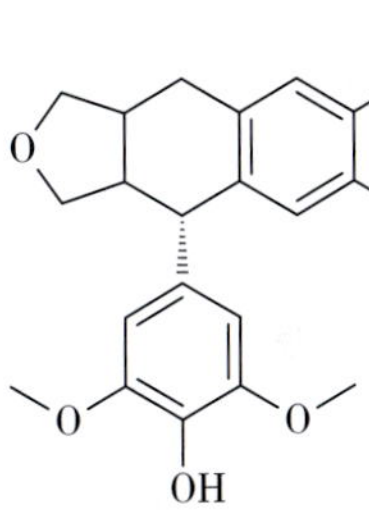

滇白珠素D
Gaultherin D

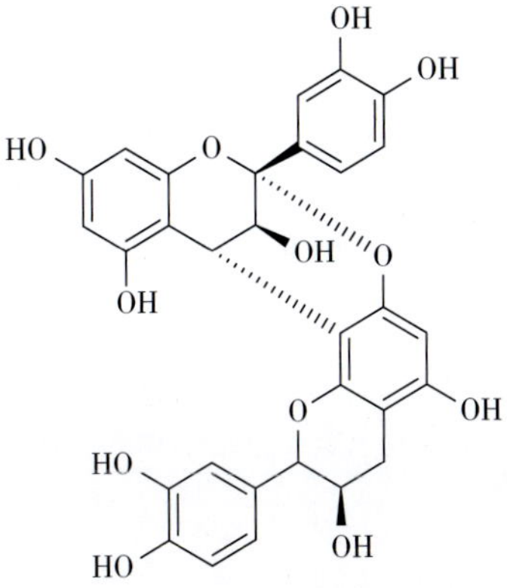

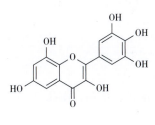

木脂素苷D₂（滇白珠苷A）
（+）–Lyoniresinol–2α–O–β–
L–arabinopyranoside

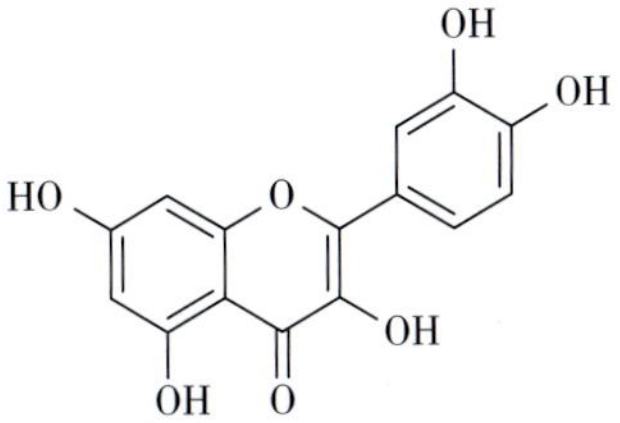

槲皮素
Quercetin

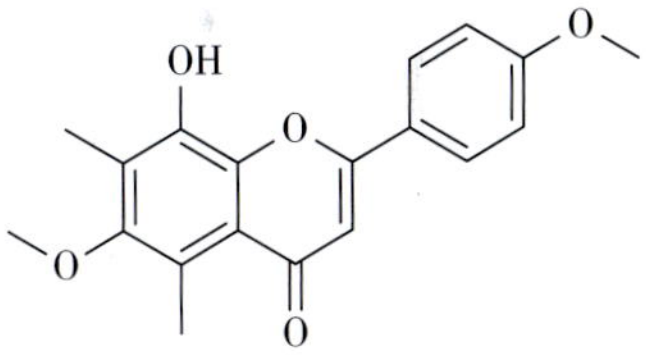

桉树素
Eucalyptin

杨梅素
Myricetin

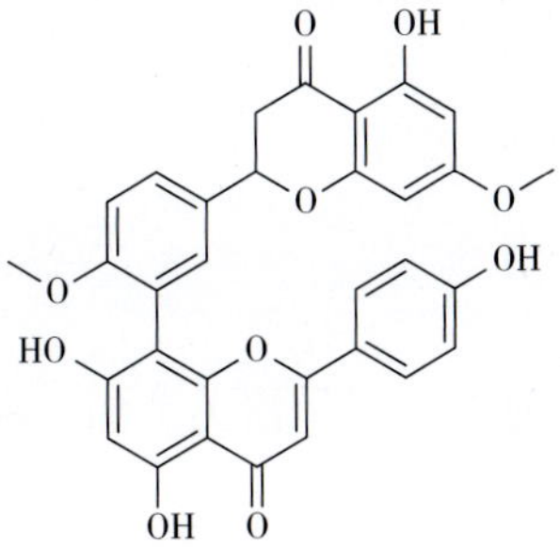

银杏双黄酮
Ginkgetin

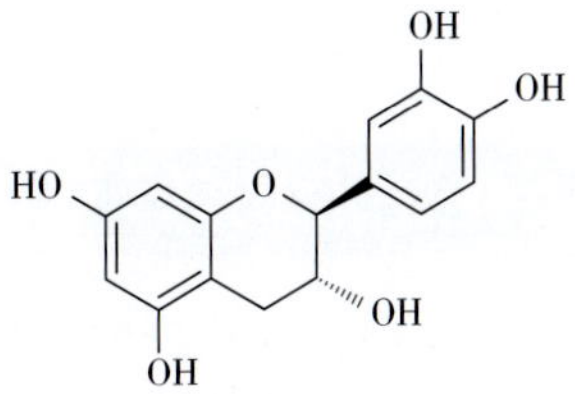

（+）–儿茶素
（+）–Catechin

261

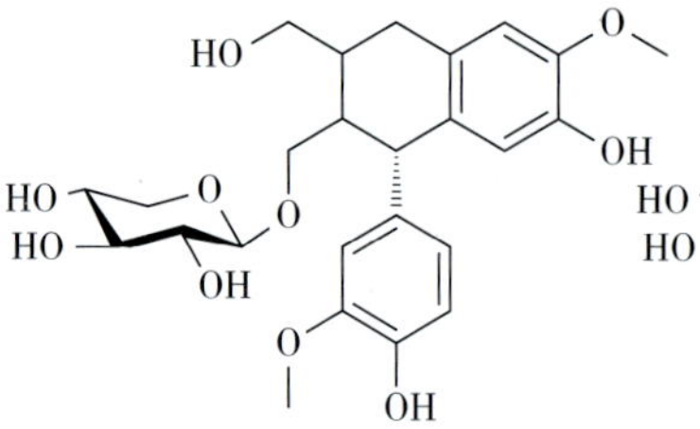

木脂素苷D$_1$
（－）-Isolariciresinol-2α-
O-β-D-xylopyranoside

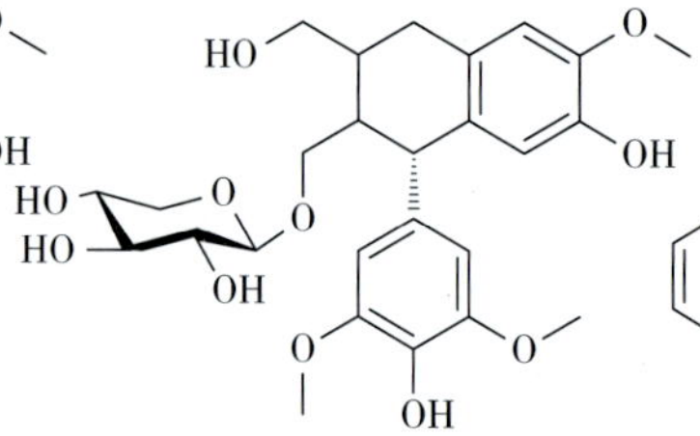

木脂素苷D$_3$
（－）-Isolariciresinol-2α-
O-β-D-xylopyranoside

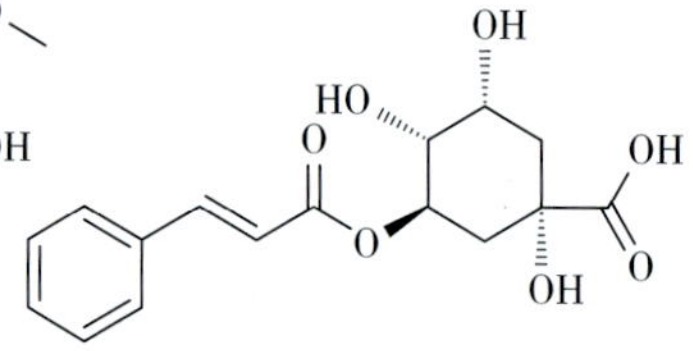

绿原酸
Chlorogenic acid

透骨香代表性学成分结构

鉴别要点

1.性状　根弯曲有分枝，颇长，粗者直径可达2cm，外表赤褐色，深色之栓皮极易剥落，内部色较淡；散生细根，粗约1mm，质硬而脆，易折断；断面灰黄色，射线明显，木质致密。茎圆柱形、多分枝，表面淡红棕色至棕红色，有明显的纵纹，皮孔横生，突起。叶痕类圆形或类三角形，质硬脆，易折断，断面不整齐。木质部淡棕色至类白色，髓淡黄棕色。叶革质，多脱落，完整者椭圆形或狭卵形，长1.5～9cm，宽1.3～4.5cm，表面淡绿色至棕红色，先端尖尾状，基部心形，叶缘有细锯齿。有的可见花序或果序，总状，腋生，小花白色，蒴果球形，其外有紫黑色萼片，种子多而小，淡黄色。气香，味甘、辛。

2.鉴别

（1）茎横切面　表皮细胞1列，外被角质层。皮层常有裂隙。韧皮部外侧纤维及石细胞群排列成环，纤维壁厚，石细胞壁呈"U"字形增厚，木化。韧皮部较窄。形成层明显。木质部发达，连成环状。髓部细胞类圆形，壁木化。

（2）叶表面　上表皮细胞多边形，壁较厚，角质层纹理明显。下表皮细胞壁波状，有平轴式气孔，角质层纹理较明显。

炮制工艺

除去杂质，根切片，全株切碎，晒干。

性味归经

味辛，性温。归肺经、肝经、胃经。

主治功效

1.中药　祛风除湿，活血通络。治风湿关节痛，水肿，跌打损伤，牙痛，湿疹。

2.苗药　活血止痛，祛风除湿。

🌿 临床应用

（1）临床主要用于咳嗽、祛疾、肺痈、咽痛、疮闭、水肿、便秘、痢疾、郁证、癖血等病证。

（2）治骨质增生　透骨香10g、红孩儿15g、七匹麻15g、水木通10g、告绕10g，捣碎，加甜酒适量，外包患处。（布依族）

（3）祛风、活络止痛　透骨香根20g、小血藤10g、竹根七6g、铁筷子根，共泡白酒服治风湿，跌打疼痛（毕节）透骨香，车前草，共煎水服，治水臌病；透骨香，冰片共研，外敷无名肿毒。（松桃苗族）

（4）风湿关节痛、水臌病、跌打损伤、牙痛、湿疹。（水族）

🌿 用法用量

内服：煎汤，9～15g，鲜品30g；或浸酒。外用：适量，煎水洗；或捣敷。

🌿 成分控制

特征图谱

（1）色谱条件　采用Kromasil® 100-5 C_{18}（250mm×4.6mm，5μm）色谱柱；流动相为乙腈（A）–0.15%三氟乙酸溶液（B），梯度洗脱（0～18分钟，3%A～12%A；18～40分钟，12%A～17%A；40～55分钟，17%A～23%A；55～65分钟，23%A～30%A，65～67分钟，30%A～50%A；67～68分钟，50%A～100%A）；流速为0.8ml/min；检测波长为280nm；柱温为20℃；进样量为20μl。

（2）对照品溶液的制备　取绿原酸、儿茶素、木脂素苷D_2、木脂素苷D_3、木脂素苷D_1对照品适量，精密称定，加甲醇超声溶解，制成浓度依次为0.100、1.004、0.994、1.006、1.002mg/ml的对照品溶液。

（3）供试品溶液的制备　精密称取透骨香粉末（过40目筛）约1.0g，置于100ml三角烧瓶中，加水25ml，煎煮2次，每次30分钟；离心，取上清液，残渣用10ml水洗涤，过滤，合并滤液及上清液，减压浓缩后转移至10ml量瓶中，加水定容，过0.45μm微孔滤膜，即得。

通过对17批不同来源透骨香药材进行测定，建立了透骨香药材的共有模式色谱图，确定了19个共有色谱峰。对照对照品色谱峰可知，峰6为绿原酸、峰10为儿茶素、峰17为木脂素苷D_2、峰18为木脂素苷D_3、峰19为木脂素苷D_1。

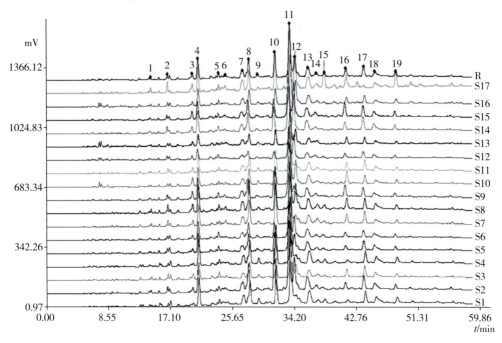

17 批透骨香 HPLC 叠加图谱（S1–S17）及对照图谱（R）

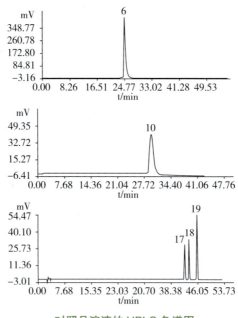

对照品溶液的 HPLC 色谱图

药理毒理

1.药理作用

（1）抗炎、镇痛　透骨香水提物可以降低大鼠肺组织和血清中的C反应蛋白及IL-8，减轻肺组织及气道炎症，降低肺组织中NF-κB、TNF-α的表达，诱导 Nrf2 的表达，升高 HO-1，从而抑制慢性阻塞性肺疾病大鼠氧化应激；高剂量透骨香提取物（16g/kg）能降低急性痛风性关节炎模型大鼠踝关节关节液 K^+、DA、NE、5-HT 及血清 PGE_2、LTB_4水平；透骨香中水杨酸甲酯糖苷通过降低胸膜炎大鼠胸腔炎性渗出液的体积、白细胞数量和蛋白质含有量，抑制NO、TNF-α、IL-1β和PGE_2而发挥抗角叉菜胶诱导的大鼠急性胸膜炎作用。该类成分还具有降低狼疮小鼠体内自身抗体和炎症因子的表达水平、改善免疫功能的药理作用，可作为新型的治疗系统性红斑狼疮及其免疫功能失调、狼疮关节炎、狼疮性肾炎、狼疮性脾脏损伤等并发症的活性单体。

（2）抗氧化 透骨香中水杨酸甲酯糖苷能明显抑制大鼠胸膜炎模型血浆中丙二醛（MDA）水平，并且明显增强超氧化物歧化酶（SOD）的活力。此外，透骨香地上部分具有较为显著的抗氧化能力，其中乙酸乙酯部位的抗氧化能力较为显著。

（3）抗菌 透骨香根部的挥发油具有良好的抗菌能力，其挥发油中水杨酸甲酯含有量达到93.36%，可能是抑制金黄色葡萄球菌（*Staphyloccocus aureus*）、铜绿假单胞菌（*Pseudomonas aeruginosa*）、大肠埃希菌（*Escherichia coli*）和变形杆菌（*Proteus vulgaris* Hauser）的主要药效成分。

（4）治疗呼吸道疾病 透骨香可通过下调相关因子的表达，使SOD活性升高，减少炎性细胞因子的激活、释放及浸润，减轻和控制气道的慢性炎症反应、氧化应激反应。

2. 毒理作用 透骨香对人体的毒副作用尚未见报道。在动物实验中，小鼠急性毒性实验的透骨香最大耐受剂量>140g/（kg·d），相当于推荐的成人临床日剂量（15g/50 kg体质量）的467倍，表明其安全性较高；长期毒性实验给予大鼠透骨香糖浆高剂量［生药28g/（kg·d），相当于临床推荐剂量的93倍］、中剂量［生药14g/（kg·d）］、低剂量［生药8g/（kg·d）］连续40天（相当于临床推荐疗程的4倍）后，大鼠的外观、行动、生理状态均良好，仅低剂量组在20天和高剂量组的40天时的体质量较空白组减轻（$P<0.05$）；各项血常规、血液生化和组织病理学指标均未见异常改变，仅高剂量组的嗜碱性细胞、中剂量组嗜碱性和嗜酸性细胞呈下降趋势，高剂量组血清总蛋白、白蛋白和中剂量组白蛋白、白蛋白/球蛋白较空白组升高，中剂量组球蛋白下降（$P<0.05$）。给予生药30g/（kg·d）的透骨香喂饲大鼠3个月后，对大鼠肝、脑、肾组织形态及功能、Ⅱ导联心电图、血红蛋白含量等均无明显影响。不过，透骨香的有效成分之一水杨酸甲酯糖苷具有与阿司匹林相同的母核，长期服用其对凝血功能的影响以及胃肠道的不良反应是否和阿司匹林类似，尚不明确，还有待进一步的研究讨论。

🌱 成方制剂

1. 复方伤复宁膏 由透骨香、红禾麻、飞龙掌血、吉祥草、酢浆草、白龙须、虎杖、三七、水杨酸甲酯、樟脑、冰片、薄荷脑组成。具有活血化瘀、消肿止痛的功效。临床用于治疗跌打损伤引起的肢体疼痛。

2.六味伤复酊　由透骨香、红禾麻、见血飞、吉祥草、酢浆草、白龙须组成。具有活血化瘀、消肿止痛的功效。临床用于跌打损伤引起的肢体疼痛。

3.复方透骨香乳膏　由透骨香、蓍草、黄柏、红花、天然冰片、川芎、生葱、辣椒、没药、乳香、当归组成。具有活血祛瘀、消肿止痛的功效。临床用于跌打损伤所致的局部软组织损伤及疼痛。

4.枫荷除痹酊　由半枫荷、五香血藤、薯茛、海金沙叶、钩藤、透骨香、箭杆风、肿节风、黑骨藤、四块瓦、追风伞、淫羊藿组成。具有祛风除湿、舒筋活血、通络止痛的功效。临床用于寒湿阻络引起的手足麻木、关节肿痛、腰腿疼痛症。

参考文献

乌 头
Wutou
ACONITI RADIX

水药名： ʔma¹ku³no³ 骂故落（三都水族）

苗药名： baod jab nail nieb 包家利幼（黔东南），baob jiox sangx 苞脚桑，jat ghuxb naol 加昆朗，jat giang qiub liaol 加岗才略（黔东南），vuab kaob nerl 弯考喽（黔南），fut nangs 夫郎（毕节），ghob gind 嘎金（松桃）

本品为毛茛科植物乌头 *Aconitum carmichaeli* Debx. 的母根。

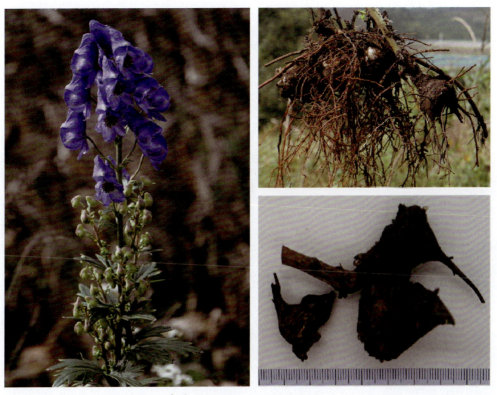

乌头 *Aconitum carmichaeli* Debx.

🌿 形态与分布

1.**原植物形态**　多年生草本，高60～120cm。块根通常2个连生，纺锤形至倒卵形，外皮黑褐色；栽培品的侧根（子根）甚肥大，直径达5cm；茎直立或稍倾斜，下部光滑无毛，上部散生贴伏柔毛；叶互生，革质，有柄；叶片卵圆形，宽5～12cm，3裂几达基部，两侧裂片再2裂，中央裂片菱状楔形，先端再3浅裂，各裂片边缘有粗齿或缺刻；总状圆锥花序，花序轴有贴伏的柔毛；萼片5，蓝紫色，外被微柔毛，上萼片高盔形，侧萼片近圆形；花瓣2，无毛；雄蕊多数。蓇葖果花期8～9月，果期9～10月。

2.**分布**　分布于贵州的普安、黔西、大方、清镇、修文、开阳等地。此外，辽宁、河南、山东、陕西、甘肃、江苏、安徽、浙江、江西、福建、湖南、湖北、四川、广西、云南等地也有分布。

🌿 化学成分

1.**生物碱类**　乌头碱（Aconite）、新乌头碱（Mesaconitine）、高乌甲素（Lappaconitine）等。

2.**黄酮类**　甘草苷（Liquiritin）、甘草素（Liquiritigen）、异甘草素（Isoliquiritin）等。

3.**其他类**　尿嘧啶（Uracil）、腺苷（Adenosine）等。

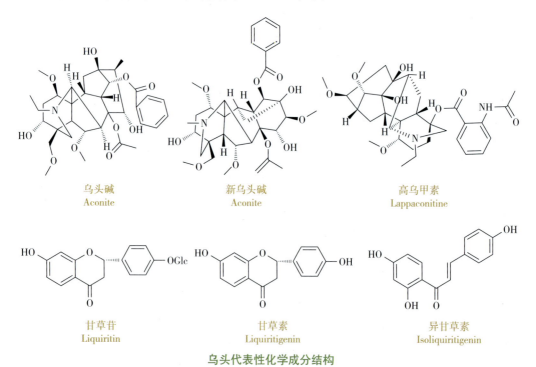

乌头碱 Aconite	新乌头碱 Aconite	高乌甲素 Lappaconitine
甘草苷 Liquiritin	甘草素 Liquiritigenin	异甘草素 Isoliquiritigenin

乌头代表性化学成分结构

🌿 鉴别要点

1.**性状**　呈不规则的圆锥形，稍弯曲，顶端常有残茎，中部多向一侧膨大，长2～7.5cm，直径1.2~2.5cm。表面棕褐色，皱缩不平，或有锥形的小瘤状侧根，并具割去附子后遗留的痕迹。质坚实，断面类白色或浅灰黄色，横切面可见多角形的环纹。无臭，味辛辣而麻舌。以个大、质坚实、断面灰白色、无空心者为佳。

2.鉴别

（1）根呈纺锤形至倒卵形，长2~5cm，直径10~25mm。表面灰褐色，有纵皱纹及突起的须根痕。上部有残留茎基。质坚硬，不易折断，断面灰白色，形成层成环。

（2）取本品粉末0.5g，加乙醚10ml与氨试液0.5ml，振摇10分钟，滤过。滤液置分液漏斗中，加硫酸液（0.25mol/L）20ml，振摇提取，分取酸液适量，用水稀释后用分光光度计测定，在231nm与273nm的波长处有最大吸收。

（3）取本品粗粉1g，加乙醚15ml与氨试液1ml，浸渍1小时，时时振摇，滤过。取滤液5ml，蒸干，残渣加7%盐酸羟胺甲醇溶液5滴与0.1%麝香草酚酞甲醇溶液1滴，滴加氢氧化钾饱和的甲醇溶液至显蓝色后，再多加2滴，置60℃水浴上加热1~2分钟，用冷水冷却，滴加稀盐酸调节pH至2~3，加三氯化铁和三氯甲烷各1滴，振摇，下层液显紫色。

炮制工艺

秋、冬季采收，将地下部分挖出，剪去根、头部洗净，晒干。

性味归经

味辛、苦，性热，有大毒。归心经、肝经、脾经、肾经。

主治功效

1.中药 行气止痛，温肾散寒，凉血止血，保肝利胆。

2.苗药 祛风除湿，温经，散寒止痛。主治风寒湿痹，关节疼痛，半身不遂，肢体麻木，头风头痛，中风不遂，心腹冷痛，寒疝作痛，跌打损伤，瘀血肿痛，阴疽肿毒。

3.水药 母根：祛风除湿，温经散寒，止痛。子根：回阳救逆，补火救阳，散寒除湿。

临床应用

（1）治风湿痹痛 制乌头6g，水煎服。（各族均用）
（2）治跌打损伤 制乌头6g、铁筷子10g、铁包金10g，水煎服。（榕江苗族）
（3）治脘腹冷痛 制乌头6g、金荞麦10g、胖血藤10g、朱砂莲10g，水煎服。（都匀布依族）
（4）治疮疡肿痛 生乌头、五花血藤、天花份各等量，研粉，取适量调蜂蜜敷患处。（黎平侗族）

用法用量

内服：煎汤，3~6g；或入丸、散。外用：适量，研末调敷；或醋、酒磨汁搽。

🌿 成分控制

特征图谱　参照《中国药典》（现行版）高效液相色谱法（通则0512）测定。

（1）色谱条件与系统适用性试验　以十八烷基硅烷键合硅胶为填充剂；流动相为乙腈（A）–2%冰醋酸溶液（三乙胺调节pH至6.20）（B），梯度洗脱；检测波长为235nm。理论塔板数按新乌头碱峰计≥2000。

梯度洗脱表

时间（min）	流动相A（%）	流动相B（%）
0	21	79
44	31	69
65	35	65
70	35	65

（2）对照提取物溶液的制备　取乌头双酯型生物碱对照提取物（已标示新乌头碱、次乌头碱和乌头碱的含量）20mg，精密称定，置10ml量瓶中，加0.01%盐酸乙醇溶液使溶解并稀释至刻度，摇匀，即得。

（3）标准曲线的制备　精密量取上述对照提取物溶液各1ml，分别置2、5、10、25ml量瓶中，加0.01%盐酸乙醇溶液稀释至刻度，摇匀。分别精密量取对照提取物溶液及上述系列浓度对照提取物溶液各10μl，注入液相色谱仪，测定，以对照提取物中相当于新乌头碱、次乌头碱和乌头碱的浓度为横坐标，相应色谱峰的峰面积值为纵坐标，绘制标准曲线。

（4）测定法　取本品粉末（过三号筛）约2g，精密称定，置具塞锥形瓶中，加氨试液3ml，精密加入异丙醇–乙酸乙酯（1∶1）混合溶液50ml，称定重量，超声处理（功率300W，频率40kHz；水温25℃以下）30分钟，放冷，再称定重量，用异丙醇–乙酸乙酯（1∶1）混合溶液补足减失的重量，摇匀，滤过。精密量取续滤液25ml，40℃以下减压回收溶剂至干，残渣加0.01%盐酸乙醇溶液使溶解，转移至5ml量瓶中，并稀释至刻度，摇匀，滤过，精密吸取10μl，注入液相色谱仪，测定，按标准曲线计算，即得。

本品按干燥品计算，含乌头碱（$C_{34}H_{47}NO_{11}$）、次乌头碱（$C_{33}H_{45}NO_{10}$）和新乌头碱（$C_{33}H_{45}NO_{11}$）的总量应为0.15%~0.75%。

🌿 药理毒理

1.药理作用

（1）对心血管的作用　乌头类药材的强心成分包含脂溶性成分和水溶性成分。脂溶性成分有次乌头碱、新乌头原碱、次乌头原碱等。一定剂量的乌头类生物碱经过调控心肌细胞的基本生理代谢和信号传导，从而保护缺血心肌。

（2）抗炎　乌头碱、次乌头碱等均具有良好的抗炎活性，可明显抑制二甲苯导致的小鼠耳廓肿胀及毛细血管通透性的增加，具抗炎作用。

（3）镇痛　乌头生物碱类具有一定程度的镇痛活性，可以缓解各种疼痛，例如心痛、腹痛、癌痛。

（4）抗肿瘤　乌头类药材对各种肿瘤细胞具有良好的抑制作用，以C_{19}-二萜生物碱为主的双酯型生物碱是抗肿瘤的主要活性成分。其还具有抗宫颈癌、皮肤癌及逆转肿瘤耐药等作用。

（5）局部麻醉　乌头碱成分对皮肤黏膜的感觉器能够发生一定的刺激作用，使皮肤瘙痒发热，然后抑制感觉神经末梢从而达到麻醉作用。有实验表明，乌头碱对小鼠坐骨神经干的抑制作用远胜于可卡因。

（6）其他作用　免疫功能作用、抗衰老、抗寒冷、提高耐缺氧能力、心肌保护及镇静等。

2.毒理作用

（1）乌头类主要生物碱的半数致死量（LD_{50}）大致如下。乌头碱对小白鼠皮下注射的LD_{50}为0.295mg/kg、中乌头碱为0.259mg/kg、异乌头碱为0.26mg/kg，紫草乌头碱为106～112mg/kg，而雪上一枝蒿甲碱为754mg/kg。若是应用熟附煎剂（煮沸1小时），则对小白鼠口服与腹腔注射的LD_{50}分别为17.42g/kg和3.516g/kg。

（2）化学结构对乌头毒性的影响　研究表明在萜类生物碱的二类毒性中，以心脏毒性的致命性为严重，临床应用中应该得到广泛重视。

（3）乌头毒性对人体的影响　乌头碱能通过消化道或破损皮肤吸收，主要经肾脏及唾液排出。因吸收快，故中毒极为迅速，可于数分钟内出现中毒症状。乌头碱主要作用于神经系统，使之先兴奋后抑制，甚至麻痹。乌头碱还可直接作用于心肌，并兴奋迷走神经中枢，致使心律失常及心动过缓等。口服中毒者，首先表现口腔及咽部黏膜刺痛及烧灼感，舌及口腔周围有麻木感，言语笨拙。当药物被吸收后约半小时即可出现四肢麻木、肌肉强直、意识不清甚至昏迷等神经系统症状，或心悸、心动过缓、心房或心室颤动或阿斯综合征等循环系统症状，或呼吸急促、咳嗽、血痰，甚至发生呼吸衰竭等呼吸系统症状，恶心、腹泻等消化系统症状，临床上要引起高度重视。

🌿 成方制剂

赤石脂丸　由蜀椒、乌头（炮）、附子（炮）、干姜、赤石脂组成。具有逐寒止痛之功效。主治心痛彻背、背痛彻心。临床上用于治疗阴寒腹痛和胃脘疼痛。余用其治疗十二指肠溃疡之心背痛；也可用于心绞痛、阴寒下利、腹髋疼痛者。

参考文献

吴茱萸

Wuzhuyu
EUODIAE FRUCTUS

苗药名： det gaf ved 豆卡欧（黔东南），mis lox zit 米辣子（铜仁），det hviak vied 豆哈有（毕节）。

本品为芸香科植物吴茱萸 *Euodia rutaecarpa*（Juss.）Benth.、石虎 *Euodia rutaecarpa*（Juss.）Benth. var. *officinalis*（Dode）Huang 或疏毛吴茱萸 *Euodia rutaecarpa*（Juss.）Benth. var. *bodinieri*（Dode）Huang 的干燥近成熟果实。8～11月果实尚未开裂时，剪下果枝，晒干或低温干燥，除去枝、叶、果梗等杂质。

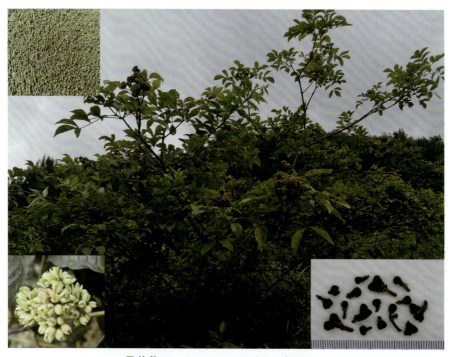

吴茱萸 *Euodia rutaecarpa*（Juss.）Benth.

🌱 种质基源

1.原植物形态 常绿灌木或小乔木，高3～10m。树皮青灰褐色，幼枝紫褐色，有细小圆形的皮孔；幼枝、叶轴及花轴均被锈色茸毛；奇数羽状复叶对生，连叶柄长20～40cm；叶柄长4～8cm，小叶柄长2～5mm；小叶5～9，椭圆形至卵形，长5.5～15cm，宽3～7cm，先端骤狭成短尖，基部楔形至广楔形或圆形，全缘或有不明显的钝锯齿，侧脉不明显，两面均被淡黄褐色长柔毛，脉上尤多，有明显的油点，厚纸质或纸质；雌雄异株，聚伞圆锥花序顶生；花轴粗壮，密被黄褐色长柔毛，花轴基部有小叶片状的狭小对生苞片2；萼片5，广卵形，被短柔毛；花瓣5，白色，长圆形；雄花具雄蕊5，退化子房先端4～5裂；雌花的花瓣较雄花瓣大，退化雄蕊鳞片状，子房上位，长圆形，心皮5，花后增宽成扁圆形，有粗大的腺点，花柱粗短，柱头先端4～5浅裂；果实扁球形，成熟时裂开成5果瓣，呈蓇葖果状，紫红色，表面有粗大油腺点；每分果有种子1，黑色，有光泽。花期6～8月，果期9～10月。

2.分布 生于海拔500～1000m的向阳山坡、土坎或灌木林中，或栽培。分布于贵州大部分地区。此外，陕西、甘肃、安徽、浙江、福建、台湾、湖北、湖南、广东、广西、四川、云南等地也有分布。

🌱 化学成分

1.挥发油类 吴茱萸烯、罗勒烯、吴茱萸内酯、吴茱萸内酯醇等。（吴茱萸果实）

2.生物碱类 吴茱萸碱、吴茱萸次碱、吴茱萸因碱、羟基吴茱萸碱、吴茱萸卡品碱。吴茱萸碱用盐酸乙醇处理即转化为异吴茱萸碱。

3.苯丙素类 绿原酸等。

4.黄酮类 槲皮素等。

5.其他 吴茱萸酸、吴茱萸苦素等。

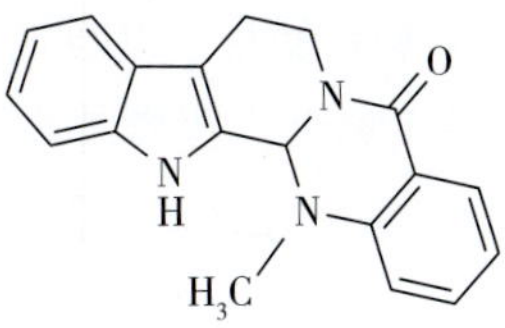

吴茱萸碱
Evodiamine

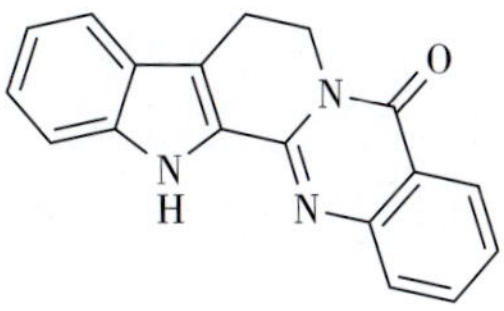

吴茱萸次碱
Rutecarpine

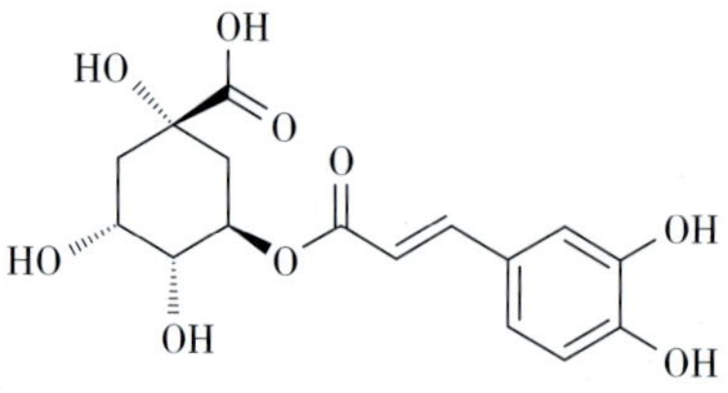

绿原酸
Chlorogenic acid

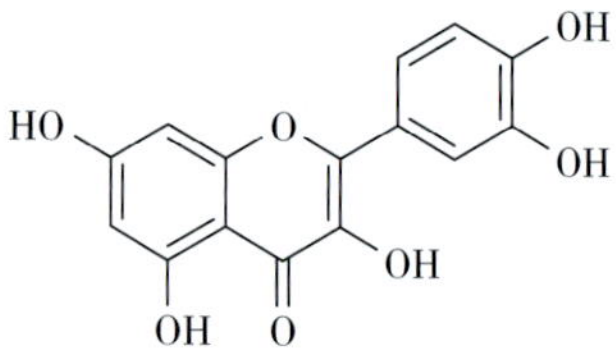

槲皮素
Quercetin

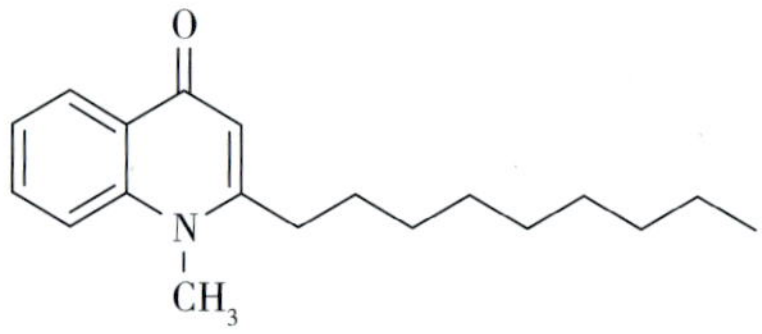

1-甲基-2-正壬基-4-（1H）-喹诺酮
1-methyl-2-nonyl-4（1H）-quinnolone

吴茱萸代表性化学成分结构

鉴别要点

1. 性状　果实类球形或略呈五角状扁球形，直径2～5mm。表面暗绿黄色至褐色，粗糙，有多数点状突起或凹下油点。顶端有五角星状的裂隙，基部有花萼及果柄，被有黄色茸毛。质硬而脆。气芳香浓郁，味辛辣而苦。以饱满、色绿、香气浓郁者为佳。

2. 鉴别

（1）本品粉末为褐色。非腺毛2～6细胞，长140～350μm，壁疣明显，有的胞腔内含棕黄色至棕红色物。腺毛头部7～14细胞，椭圆形，常含黄棕色内含物；柄2～5细胞。草酸钙簇晶较多，直径10～25μm；偶有方晶。石细胞类圆形或长方形，直径35～70μm，胞腔大。油室碎片有时可见，淡黄色。

（2）取本品粉末0.4g，加乙醇10ml，静置30分钟，超声处理30分钟，滤过，取滤液作为供试品溶液。另取吴茱萸次碱对照品、吴茱萸碱对照品，加乙醇分别制成每1ml含0.2mg和1.5mg的溶液，作为对照品溶液。照《中国药典》（现行版）薄层色谱法（通则0502）试验，吸取上述三种溶液各2μl，分别点于同一硅胶G薄层板上，以石油醚（60～90℃）-乙酸乙酯-三乙胺（7：3：0.1）为展开剂，展开，取出，晾干，置紫外光灯（365nm）下检视。供试品色谱中，在与对照品色谱相应的位置上，显相同颜色的荧光斑点。

炮制工艺

1. 吴茱萸　取原药材，除去杂质。

2. 制吴茱萸　取甘草捣碎，加适量水，煎汤，去渣，加入净吴茱萸，闷润吸尽后，炒至微干，取出，晒干。（每100kg吴茱萸，用甘草6kg）

3. 盐吴茱萸　取净吴茱萸，置于适宜容器内，加入盐水拌匀，置锅内用文火加热，炒

至裂开，稍鼓起时，取出放凉。（每100kg吴茱萸，用食盐3kg）

🌱 性味归经

味辛、苦，性热，有小毒。归肝经、脾经、胃经、肾经。

🌱 主治功效

1.中药 散寒止痛，降逆止呕，助阳止泻。主治脘腹冷痛，厥阴头痛，疝痛，痛经，寒凝胃痛，胃寒呕吐，虚寒泄泻。

2.民族药 散寒止痛，疏肝下气，温中燥湿。主治寒凝胃痛，胃寒呕吐（苗族），痛经（水族）。

🌱 临床应用

（1）治疗高血压病。
（2）治疗消化不良。
（3）治疗湿疹、神经性皮炎。
（4）治疗黄水疮。
（5）治疗口腔溃疡。
（6）治胃痛（各族均用）。
（7）治呕吐（龙里苗族）。
（8）治痛经（三都水族）。

🌱 用法用量

内服：煎汤，2.5～10g；或入丸、散。
外用：蒸热熨，研末调敷或煎水洗。

🌱 成分控制

1.特征图谱

（1）色谱条件与系统适用性试验 用十八烷基硅烷键合硅胶为填充剂；流动相为乙腈（A）–0.1%甲酸（B）；梯度洗脱（0～3分钟，6%A；3～4分钟，6%A～10%A；4～7分钟，10%A～12%A；7～8分钟，12%A～14%A；8～13分钟，14%A～15%A；13～15分钟，15%A～20%A；15～18分钟，20%A～30%A；18～21分钟，30%A～49%A；21～25分钟，49%A～51%A；25～27分钟，51%A～73%A；27～30分钟，73%A～80%A；30～31分钟，80%A～100%A；31～32分钟，100%A）；流速为0.4ml/min，柱温为35℃，检测波长为300，215nm，进样量为1μl。

（2）对照品溶液的制备 分别精密称取各对照品适量，加甲醇制成每1ml分别含吴茱萸碱50μg，吴茱萸次碱30μg的混合对照品溶液。

（3）供试品溶液的制备　精密称取吴茱萸药材粉末（过60目筛）约0.3g，置于具塞锥形瓶中，加入70%甲醇50ml，称定质量，超声30分钟放冷后再称定质量，用70%甲醇补足减失的质量，摇匀，经0.22μm微孔滤膜滤过，取续滤液，即得。

供试品色谱中应呈现34个特征峰，并应与对照药材参照物色谱中的34个特征峰相对应，其中峰25和峰26应与吴茱萸碱和吴茱萸次碱对照品参照物峰保留时间相一致。

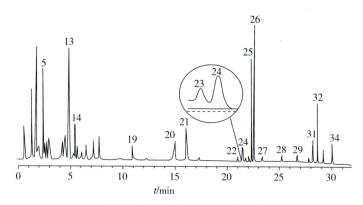

吴茱萸对照药材 HPLC 指纹图谱

2.吴茱萸碱、吴茱萸次碱、柠檬苦素含量测定

（1）色谱条件与系统适用性试验　以十八烷基硅烷键合硅胶为填充剂；以［乙腈－四氢呋喃（25∶15）1－0.02%磷酸溶液（35∶65）为流动相；检测波长为215nm。理论板数按柠檬苦素峰计算应≥3000。

（2）对照品溶液的制备　取吴茱萸碱对照品、吴茱萸次碱对照品、柠檬苦素对照品适量，精密称定，加甲醇制成每1ml含吴茱萸碱80μg和吴茱萸次碱50μg、柠檬苦素0.1mg的混合溶液，即得。

（3）供试品溶液的制备　取本品粉末（过三号筛）约0.3g，精密称定，置具塞锥形瓶中，精密加入70%乙醇25ml，称定重量，浸泡1小时，超声处理（功率300W，频率40kHz）40分钟，放冷，再称定重量，用70%乙醇补足减失的重量，摇匀，滤过，取续滤液，即得。

（4）测定法　分别精密吸取对照品溶液与供试品溶液各10μl，注入液相色谱仪，测定，即得。

本品按干燥品计算，含吴茱萸碱（$C_{19}H_{17}N_3O$）和吴茱萸次碱（$C_{18}H_{13}N_3O$）的总量不得少于0.15%，柠檬苦素（$C_{26}H_{30}O_8$）不得少于0 20%。

🌿 药理毒理

1.药理作用

（1）对心血管系统的作用

1）强心　水提醇沉液可兴奋β受体，使心脏收缩幅度明显增大。

2）升压　兴奋 α 受体，从而具有一定的升压作用。

（2）对消化系统的作用

1）抗胃溃疡　通过调节血清中肾上腺素含量发挥抗胃溃疡作用。

2）抗胃液过量分泌。

3）止呕　可能与拮抗 ACh（乙酰胆碱）、5-HT（5-羟色胺）、组胺受体有关。

4）止泻　通过调节肠道炎症，修复肠道黏膜损伤，并通过影响机体整体代谢能力发挥止泻作用。

（3）对血栓形成及凝血功能的作用　吴茱萸次碱可明显延长出血时间，机制与抑制磷脂酶C活性，减少磷酸肌醇破坏，抑制TXA2形成和血小板聚集激动剂引起的钙内流有关；吴茱萸次碱还能有效延长血栓形成时间，作用强于阿司匹林。

（4）保肝　吴茱萸次碱对小鼠肝脏缺血再灌注损伤具有明显的保护作用，其机制可能与抑制TLR4/NF-κB通路有关。

（5）驱蛔　吴茱萸可与大黄配伍，用于驱蛔虫。

（6）抗菌　吴茱萸中的多种喹诺酮生物碱能选择性抑制幽门螺杆菌，作用与阿莫西林相似。吴茱萸煎剂对霍乱弧菌、毛癣菌等11种皮肤真菌也均有不同程度的抑制作用。

（7）其他作用　如子宫收缩作用、松弛小肠平滑肌等。

2.毒理作用

（1）吴茱萸碱 LD_{50} 为77.7938mg/kg。长期毒性试验中吴茱萸具有显著的肝毒性，可使MnSOD（manganese superoxide dismutase, superoxide dismutase）水平显著降低，其通过诱导肝线粒体氧化应激导致线粒体空泡化、ATP耗竭和Cyt C释放，从而诱导细胞死亡。随着对吴茱萸主要生物碱研究的逐渐深入，吴茱萸碱多靶点多机制的药理活性逐渐显现，但对其毒性研究却较少，其临床使用存在潜在风险。

（2）在谷胱甘肽存在时，吴茱萸碱能够与NAPDH在微粒体中结合形成亲电子中间体产生毒性，同时呈浓度和时间依赖性导致CYP3A4失活，失活反应速率常数kinact为0.029/min，失活参数KI为29μmol/L。

（3）此外吴茱萸碱还具有潜在的心脏毒性。在心肌细胞试验模型中，发现吴茱萸碱处理24小时细胞 IC_{50} 为28.44μg/ml，处理后的心肌细胞LDH释放和MDA水平显著升高，SOD活性降低。在体内试验中，采用斑马鱼心脏模型，发现吴茱萸碱的 LC_{50} 为354 ng/ml，处理后斑马鱼心率和血液循环出现显著变化，心包出现畸形，同时诱发心脏功能衰竭。

🌿 成方制剂

1.复方胃痛胶囊　由五香血藤、九月生、徐长卿、吴茱萸、金果榄、拳参组成。具有行气活血、散寒止痛的功效。临床用于寒凝气滞血瘀所致的胃脘刺痛、暖气吞酸、食欲不振；浅表性胃炎以及胃、十二指肠溃疡。

2.痛经软膏　由吴茱萸、延胡索、干姜、姜黄组成。具有活血散寒、调经止痛的功效。临床用于痛经、下腹坠胀、腰背疼痛。

3.妇科再造丸 具有养血调经、补益肝肾、暖宫止痛的功效。临床用于月经先后不定期、带经日久、痛经、带下。

4.血压安巴布膏 由吴茱萸、栀子、桃仁、苦杏仁、白胡椒组成。具有平肝泻火的功效。临床用于肝阳上亢引起的眩晕，证见头晕目眩、耳鸣失眠、心悸不宁等；高血压属上述证候者。

参考文献

五倍子 | Wubeizi
GALLA CHINENSIS

　　苗药名： zend ghob pad dlib 正哥爬细（黔东南），bid pab 比怕（松桃），zand det pab 正叶爬（黔南），zid laot cib 枳道痴（毕节）。

　　本品为漆树科植物盐肤木 *Rhus chinensis* Mill.、青麸杨 *Rhus potaninii* Maxim.或红麸杨 *Rhus punjabensis* Stew.var.*sinica*（Diels）Rehd. et Wils.叶上的虫瘿，主要由五倍子蚜 *Melaphis chinensis*（Bell）Baker寄生而形成。秋季采摘，置沸水中略煮或蒸至表面呈灰色，杀死蚜虫，取出，干燥。按外形不同，分为"肚倍"和"角倍"。

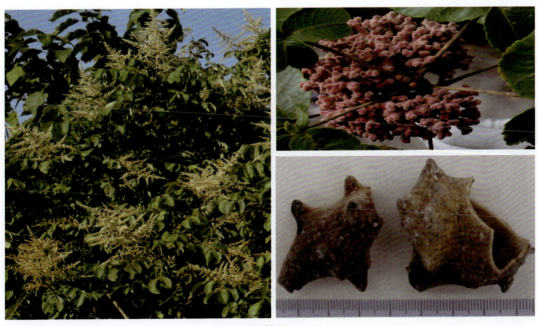

五倍子

形态与分布

1.原植物形态

（1）盐肤木　为落叶灌木或小乔木，高3~8m。小枝、叶柄及花序均密生褐色柔毛；奇数羽状复叶，互生，小叶7~13片；叶轴及叶柄常有翅；小叶片无柄，卵状椭圆形或长卵形，长5~14cm，宽2.5~9cm，边缘具粗锯齿，下面密生灰褐色柔毛；圆锥花序顶生；花小，杂性，黄白色；雄花较两性花为小，萼片和花瓣均5~6；果序直立，核果近扁圆形、成熟时红色。花期8~9月，果期10月。

（2）青麸杨　与盐肤木的主要区别是小枝平滑或有微柔毛；叶轴无翅或仅上部有狭翅；小叶7~9片、具短柄，背面仅脉上被短柔毛或几无毛；果序下垂。

（3）红麸杨　极似青麸杨。但小枝被短柔毛，小叶7~13片，近无柄，叶背面脉上有短柔毛。

2.分布　

分布于贵州各地。此外，山西、陕西、甘肃、浙江、安徽、江西、福建、湖北、湖南、河南、广东、广西、四川、云南等地也有分布。

化学成分

五倍子鞣质、没食子酸、银杏酚、淀粉和脂肪等。

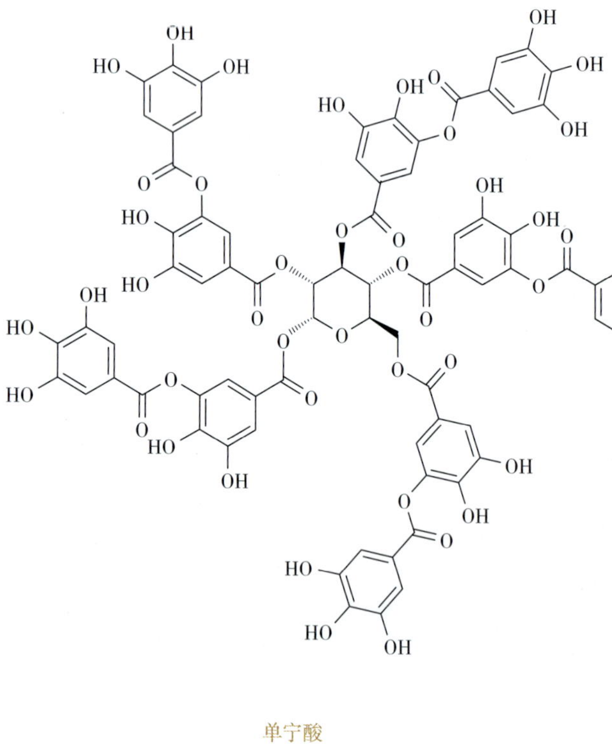

单宁酸
Tannic acid

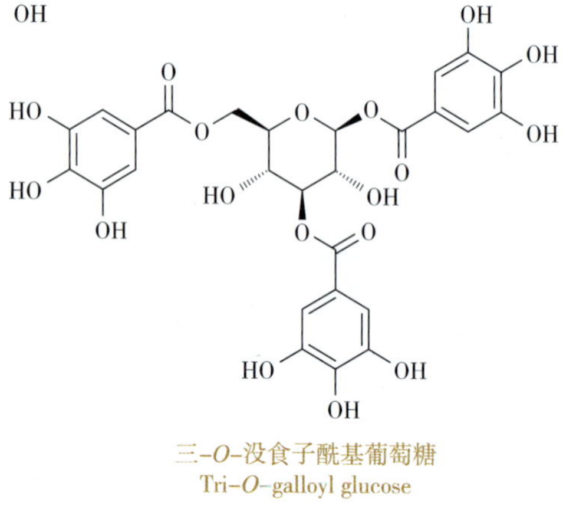

三-O-没食子酰基葡萄糖
Tri-O-galloyl glucose

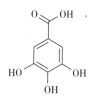

2-羟基-6-十五烷基苯甲酸
2-Hydroxy-6-pentaalkylbenzoic acid

双没食子酸
Digallic acid

没食子酸
Gallic acid

五倍子代表性化学成分结构

鉴别要点

1.性状

（1）肚倍　呈长圆形或纺锤形囊状，长2.5~9cm，直径1.5~4cm。表面灰褐色或灰棕色，微有柔毛。质硬而脆，易破碎，断面角质样，有光泽，壁厚0.2~0.3cm，内壁平滑，有黑褐色死蚜虫及灰色粉状排泄物。气特异，味涩。

（2）角倍　呈菱形，具不规则的角状分枝，柔毛较明显，壁较薄。

2.鉴别

取本品粉末0.5g，加甲醇5ml，超声处理15分钟，滤过，滤液作为供试品溶液。另取五倍子对照药材0.5g，同法制成对照药材溶液。再取没食子酸对照品，加甲醇制成每1ml含1mg的溶液，作为对照品溶液。根据薄层色谱法试验，吸取上述三种溶液各2μl，分别点于同一硅胶GF$_{254}$薄层板上，以三氯甲烷-甲酸乙酯-甲酸（5：5：1）为展开剂，展开，取出，晾干，置紫外光灯（254nm）下检视。供试品色谱中，在与对照药材和对照品色谱相应的位置上，分别显相同颜色的斑点。

炮制工艺

敲开，除去杂质。

性味归经

味酸、涩，性寒。归肺经、大肠经、肾经。

主治功效

1.中药

敛肺降火，涩肠止泻，敛汗，止血，收湿敛疮。用于肺虚久咳，肺热痰嗽，久泻久痢，自汗盗汗，消渴，便血痔血，外伤出血，痈肿疮毒，皮肤湿烂。

2.民族药

敛肺、止汗涩肠、固精、止血、止血解毒之功效。主治泄泻（三都水族），肺虚久咳（松桃苗族），自汗（雷山苗族），盗汗（黔东南侗族），遗精（惠水布依族），各种出血（印江土家族），阴痒（惠水毛南族）。

🌿 临床应用

（1）治疗水田皮炎。

（2）治疗盗汗。

（3）治疗宫颈糜烂。

（4）治疗枕部疖肿。

（5）治疗睫毛倒卷。

（6）用于拔牙创伤止血。

（7）用于治疗久咳痰中带血、治出血、治便血、治尿血、治热毒型暗疮肿、治先兆流产、治胃痛。（苗族、侗族、布依族、水族、毛南族）

🌿 用法用量

3~6g；外用适量。

🌿 成分控制

1.特征图谱

（1）色谱条件与系统适用性试验　以十八烷基硅烷键合硅胶为填充剂；流动相为甲醇（A）-0.1%磷酸溶液（B），梯度洗脱；检测波长为273nm。理论塔板数按没食子酸峰计≥3000。

梯度洗脱表

时间（min）	流动相A（%）	流动相B（%）
0	98	2
15	97	3
40	88	12
40	87	13
60	80	20
60	80	20
120	78	22
120	73	27

（2）供试品溶液的制备　精密称取五倍子药材粉末约1.0g，用80ml甲醇超声处理30分钟，放至室温后滤过，滤液置100ml量瓶中，用甲醇定容，使成每1ml含10mg（生药）的溶液，摇匀滤过，取续滤液，即得。

（3）对照品溶液的制备　精密称取没食子酸对照品适量，用甲醇溶解后滤过，制成每1ml含0.1mg的溶液，即得。

供试品色谱中应呈现14个特征峰，其中峰2应与没食子酸对照品参照物峰保留时间相一致。

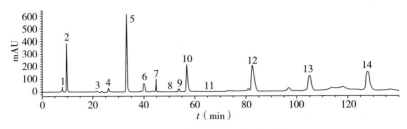

五倍子对照药材 HPLC 指纹图谱

2.鞣质含量测定 精密称取本品粉末（过四号筛）约0.2g，照《中国药典》（现行版）鞣质含量测定法（通则2202）测定，即得。本品按干燥品计算，含鞣质不得少于50.0%。

（1）对照品溶液的制备 精密称取没食子酸对照品适量，加50%甲醇制成每1ml含40g的溶液，即得。没食子酸参照《中国药典》（现行版）高效液相色谱法（通则0512）测定。

（2）供试品溶液的制备 精密称取本品粉末（过四号筛）约0.5g，精密加入4mol/L盐酸溶液50ml，水浴中加热水解3.5小时后放冷，滤过取续滤液1ml，置100ml量瓶中，加50%甲醇定容，摇匀，滤过取续滤液，即得。

（3）测定法 分别精密吸取对照溶液与供试品溶液各10μl，注入液相色谱仪，测定，即得。

本品按干燥品计算，含鞣质以没食子酸（$C_7H_6O_5$）计，不得少于50.0%。

🌿 药理毒理

1.药理作用

（1）局部麻醉 可呈微弱的局部麻醉作用。

（2）解毒 所含鞣酸能和很多重金属离子、生物碱及苷类形成不溶性的复合物，故可用作化学解毒剂。

（3）止腹泻 鞣酸对正常小肠运动无影响，由于其收敛作用而减轻肠道炎症，故可止腹泻。

（4）抗菌。

（5）其他作用 抑制缓激肽对回肠的收缩作用。

2.毒理作用

（1）小鼠腹腔注射100%五倍子煎剂0.25ml，均于12小时内死亡，减少为1/10量时则未见异常。豚鼠口服煎剂20g/kg，未见异常，皮下注射后，局部发生腐烂、坏死、动物表现不安，行动迟钝，萎靡，食欲差，呼吸急促，24小时后死亡。鞣酸进入机体后几乎全被分解为棓酸与焦棓酸，极大量则可引起灶性肝细胞坏死。

（2）小鼠腹腔注射100%五倍子0.25ml，均于12小时内死亡，减少1/10量时则未见异常。五倍子鞣质按1.875mg/kg剂量给94只小鼠皮下注射，3天内死亡72只。豚鼠口服煎剂20g/kg未见异常，而改用皮下注射后，局部发生腐烂、坏死，动物表现不安并于24小时后死亡。鞣酸进入机体后几乎全部被分解，但极大量亦可引起灶性肝细胞坏死。

🌿 成方制剂

1.助消膏　由大果木姜子、木香、五倍子组成。具有散寒止痛、收敛止泻的功效。临床用于脾胃虚寒所致的小儿腹泻、腹痛、腹胀。

2.痔疾洗液　由忍冬藤、苦参、黄柏、五倍子、蛇床子、地瓜藤组成。旭嘎帜沓痂，苣敛挡象；肛干洒，嘎蒙沟抢（苗医）；具有清热解毒、燥湿敛疮、消肿止痛（中医）的功效。临床用于湿热蕴结所致的外痔肿痛。

3.痔疾栓　由忍冬藤、苦参、黄柏、五倍子、地瓜藤、蛇床子组成。具有解毒燥湿、收敛止血的功效。临床用于湿热内蕴所致的内痔出血。

4.日舒安洗液　由苦参、马鞭草、蒲公英、蛇床子、五倍子、百部、花椒、白矾、苯甲酸、羟苯乙酯组成。具有清热解毒、利湿止痒的功效。临床用于女子外阴瘙痒、男子阴囊湿疹。

参考文献

夏枯草 | Xiakucao
PRUNELLAE SPICA

水药名： ʔma¹ tin¹ ma⁴ 骂定麻（三都水族）。

苗药名： uab dlaid fod 弯歹虎（黔南）, vob bad niangx 莴坝仰（黔东南），reib dend longx 锐灯笼（松桃）, laif naod 奶闹（毕节）。

本品为唇形科植物夏枯草 *Prunella vulgaris* L.的果穗或全草。在每年5～6月，当花穗变成棕褐色时，选晴天，割起全草，捆成小把，或剪下花穗，晒干或鲜用。

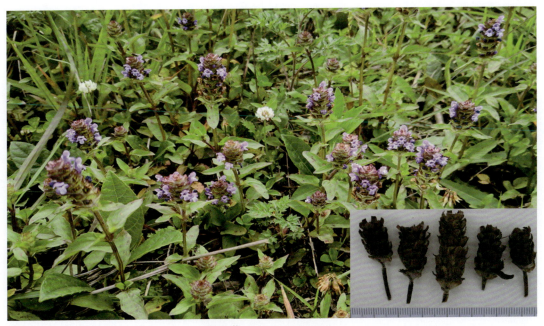

夏枯草 *Prunella vulgaris* L.

形态与分布

1.原植物形态 多年生草本。茎高15~30cm，有匍匐地上的根状茎，在节上生须根；茎上升，下部伏地，自基部多分枝，钝四棱形，具浅槽，紫红色，被稀疏的糙毛或近无毛。叶对生，具柄；叶柄长0.7~2.5cm，自下部向上渐变短；叶片卵状长圆形或圆形，大小不等，长1.5~6cm，宽0.7~2.5cm，先端钝，基部圆形、截形至宽楔形，下延至叶柄成狭隘翅，边缘具不明显的波状齿或几近全缘；轮伞花序密集排列成顶生长2~4cm的假穗状花序；花萼钟状，2唇形，上唇扁平，先端几截平，有3个不明显的短齿，中齿宽大，下唇2裂，裂片披针形，果时花萼由于下唇2齿斜伸而闭合；花冠紫色、蓝紫色或红紫色，略超出于萼，下唇中裂片宽大，边缘具流苏状小裂片；雄蕊4枚，花丝先端2裂，1裂片能育具花药，花药2室，室极叉开；子房无毛。小坚果黄褐色，花期4~6月，果期6~8月。

2.分布 贵州各地有分布。此外，我国大部分地区亦有分布。

化学成分

1.三萜类 齐墩果酸、熊果酸等。

2.黄酮类 木犀草素、木犀草苷、槲皮素、芦丁等。

3.甾体类 β-谷甾醇、豆甾醇等。

4.酚酸类 迷迭香酸等。

5.挥发油 1,8-桉油精、β-蒎烯酸、月桂烯等。

6.糖类 葡萄糖、蔗糖、半乳糖、果糖、木糖、甘露糖、鼠李糖、阿拉伯糖等。

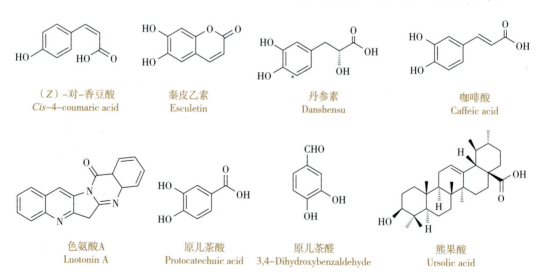

（Z）-对-香豆酸
Cis-4-coumaric acid

秦皮乙素
Esculetin

丹参素
Danshensu

咖啡酸
Caffeic acid

色氨酸A
Luotonin A

原儿茶酸
Protocatechuic acid

原儿茶醛
3,4-Dihydroxybenzaldehyde

熊果酸
Ursolic acid

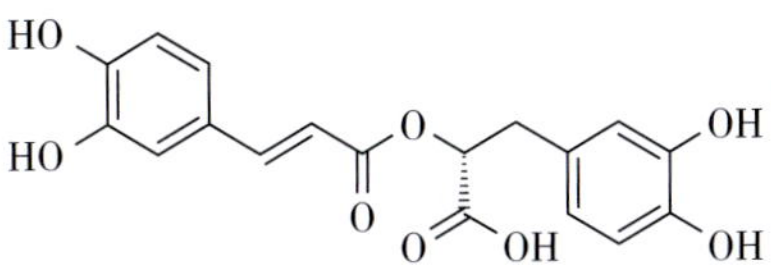

迷迭香酸
Rosmarrinic acid

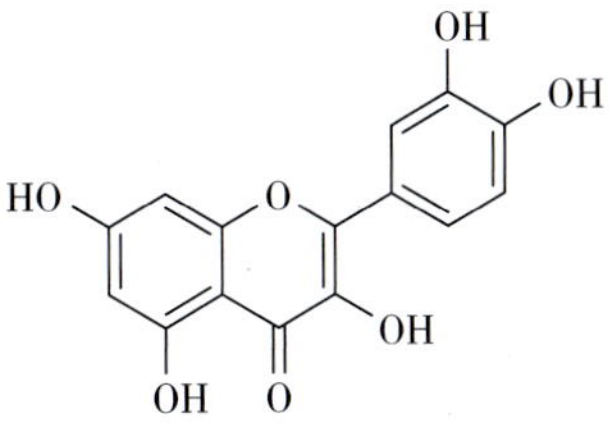

槲皮素
Quercetin

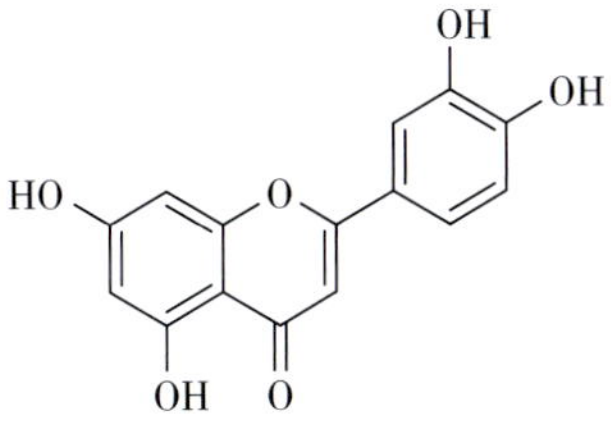

木犀草素
Luteolin

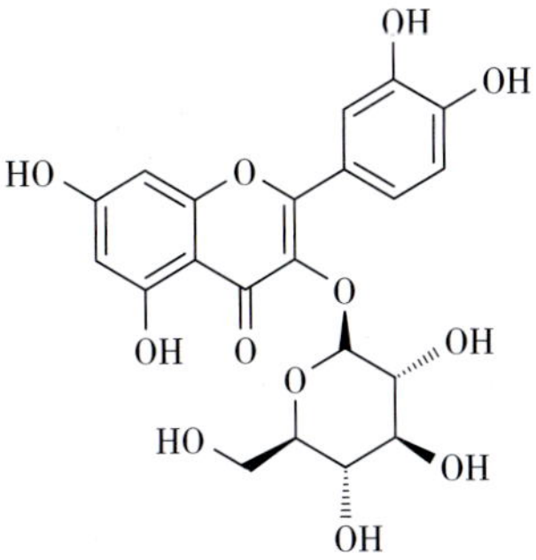

异槲皮素
Isoquercitrin

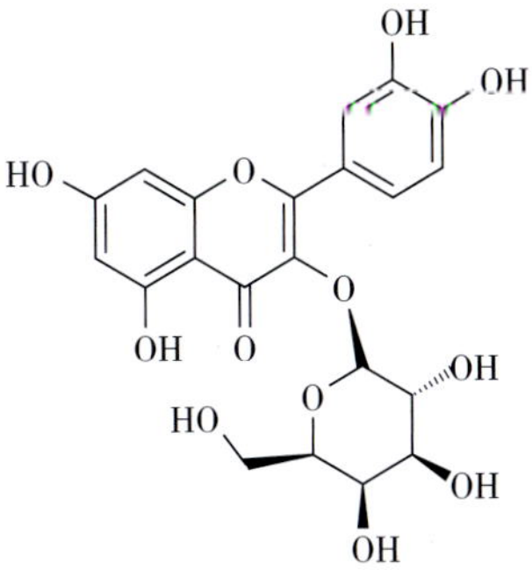

金丝桃苷
Hyperoside

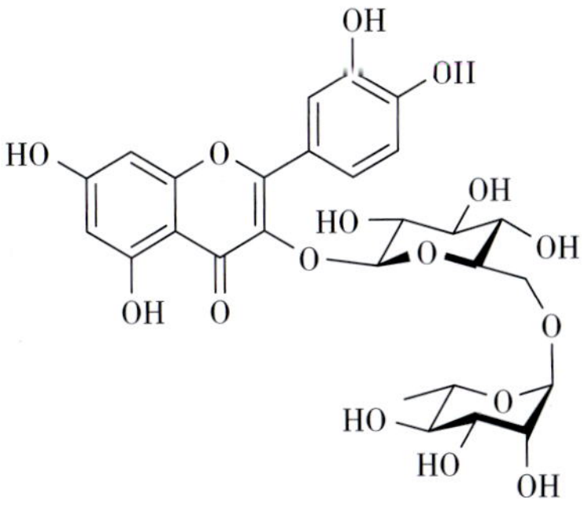

芦丁
Rutin

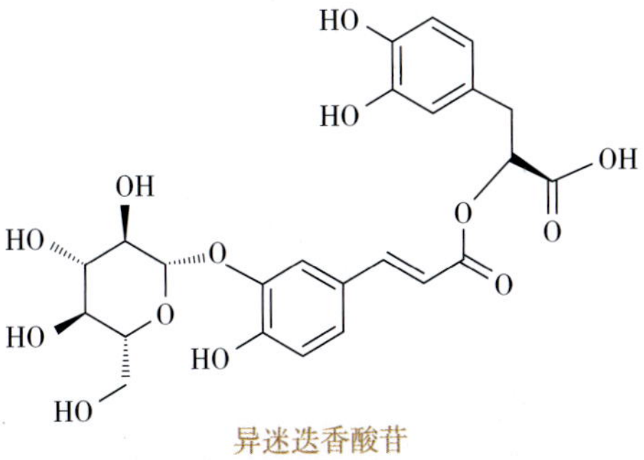

异迷迭香酸苷
Salviaflaside

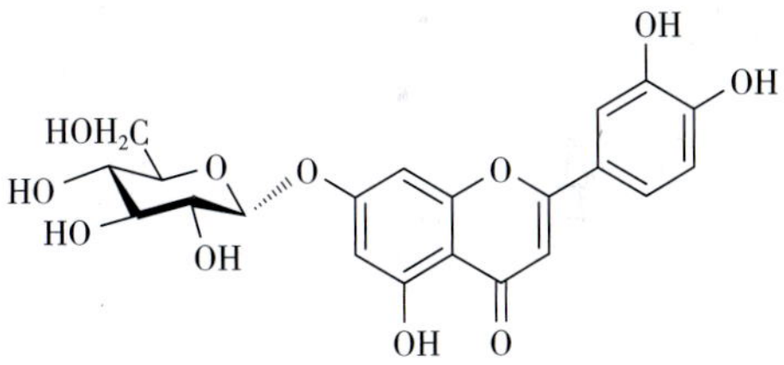

木犀草苷
Asiatica

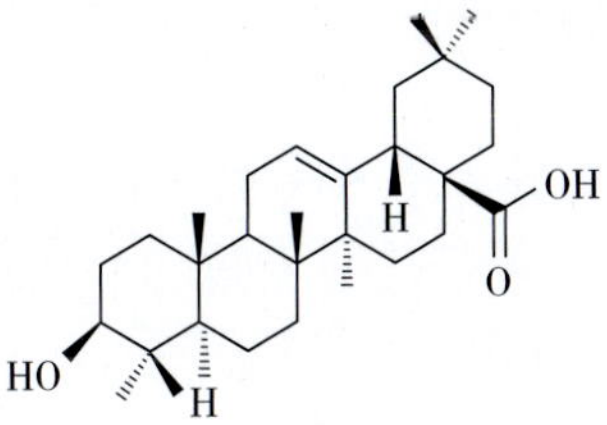

齐墩果酸
Oleanolic acid

夏枯草代表性化学成分结构

🌿 鉴别要点

1.性状 果穗呈圆棒状，略压扁，长1.5～8cm，淡棕色或棕红色，少数基部带有短茎。全穗由4～13轮宿存苞片和花萼组成，每轮有对生苞片2，呈横肾形，长约8mm，宽约1.2cm，膜质，先端尖尾状，脉纹明显，外有白色粗毛。每一苞片内有花2～3，花冠多脱落，残留花冠长约13mm，宿萼2唇形，上唇3齿裂，下唇2裂，闭合，内有小坚果4。果实卵圆形，尖端有白色突起，坚果遇水后，表面能形成白色黏液层。质轻柔，不易破裂。气微清香，味淡。均以穗大、色棕红、摇之作响者为佳。

2.鉴别

（1）粉末灰棕色。非腺毛单细胞多见，呈三角形；多细胞者有时可见中间几个细胞镒缩，表面具细小疣状突起。腺毛有两种：一种单细胞头，双细胞柄；另一种双细胞头，单细胞柄，后者有的胞腔内充满黄色分泌物。腺鳞顶面观头部类圆形，4细胞，直径39～60μm，有的内含黄色分泌物。宿存花萼异形细胞表面观垂周壁深波状弯曲，直径19～63μm，胞腔内有时含淡黄色或黄棕色物。

（2）取本品粉末2.5g，加70%乙醇30ml，超声处理30分钟，滤过，滤液蒸干，残渣加乙醇5ml使溶解，作为供试品溶液。另取迷迭香酸对照品，加乙醇制成每1ml含0.1mg的溶液，作为对照品溶液。参照《中国药典》（现行版）薄层色谱法（通则0502）试验，吸取供试品溶液2μl、对照品溶液5μl，分别点于同一硅胶G薄层板上，以环己烷-乙酸乙酯-异丙醇-甲酸（15：3：3.5：0.5）为展开剂，展开，取出，晾干，置紫外光灯（365nm）下检视。供试品色谱中，在与对照品色谱相应的位置上，显相同颜色的荧光斑点。

🌱 炮制工艺

除去杂质，晒干。

🌱 性味归经

味苦辛，性寒。归肝经、胆经。

🌱 主治功效

1.中药 清肝泻火，明目，散结消肿。用于目赤肿痛，目珠夜痛，头痛眩晕，瘰疬，瘿瘤，乳痈，乳癖，乳房胀痛。

2.苗药 入热经。退虚热，散结，补虚。

🌱 临床应用

（1）治疗肺结核　对浸润型、慢性纤维空洞型、血型播散型肺结核，均有一定疗效。

（2）治疗渗出性胸膜炎。

（3）治疗细菌性痢疾。

（4）治疗急性黄疸型传染性肝炎。

（5）退虚热，散结，补虚　夏枯草15g，水煎内服，治虚热头晕（黔东南）；夏枯草20g，

水煎内服，退高热（松桃）；治跌打损伤（毕节）。（苗族）

（6）瘰疬，瘿瘤，乳痈，眼痛，头目眩晕，口眼歪斜，筋骨疼痛，肺结核，肝炎，血崩，带下。（水族）

🌿 用法用量

内服：煎汤，6～15g，大剂量可用至30g；熬膏；或入丸、散。外用：适量，煎水洗或捣烂敷。

🌿 成分控制

1.指纹图谱

（1）对照品溶液的制备　分别精密称取对照品丹参素、原儿茶酸、色氨酸、原儿茶醛、秦皮乙素、绿原酸、咖啡酸、对香豆酸、异迷迭香酸苷、芦丁、金丝桃苷、异槲皮苷、迷迭香酸、木犀草素适量，加甲醇溶解定容，分别配置成1mg/ml的单个对照溶液，并置于-20℃冰箱保存，备用。

（2）供试品溶液的制备　夏枯草药材粉碎，过60目筛，于4℃条件下保存。精密称取夏枯草粉末1g，以80%甲醇提取，料液比为1g∶40ml，超声提取30分钟后，过0.22μm微孔滤膜后进样分析。

（3）色谱条件与系统适用性试验　色谱柱为XBridge BEH shield RP$_{18}$色谱柱（3.0mm×150mm，2.5μm），流动相为乙腈（A）–50mmol/L柠檬酸缓冲溶液（B），梯度洗脱；检测池的通道电压为600mV，体积流量为0.6ml/min，柱温为40℃，自动进样器样品盘温度为10℃，进样量为2μl。

梯度洗脱表

时间（min）	流动相A（%）	流动相B（%）
0	5	95
7	10	90
12	18	88
27	25	75
40	35	65
43	80	20

21批夏枯草药材得到19个共有峰；比对指认其中14个共有峰，分别为1号峰（丹参素）、2号峰（原儿茶酸）、3号峰（色氨酸）、4号峰（原儿茶醛）、5号峰（秦皮乙素）、6号峰（绿原酸）、7号峰（咖啡酸）、9号峰（对香豆酸）、10号峰（异迷迭香酸苷）、11号峰（芦丁）、12号峰（金丝桃苷）、13号峰（异槲皮苷）、15号峰（迷迭香酸）、19号峰（木犀草素）。

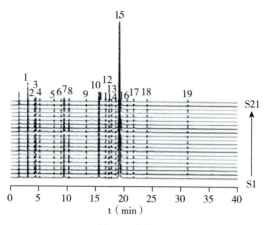

21 批夏枯草指纹图谱

（1.丹参素；2.原儿茶酸；3.色氨酸；4.原儿茶醛；5.秦皮乙素；6.绿原酸；7.咖啡酸；
9.对香豆酸；10.异迷迭香酸苷；11.芦丁；12.金丝桃苷；13.异槲皮苷；15.迷迭香酸；19.木犀草素）

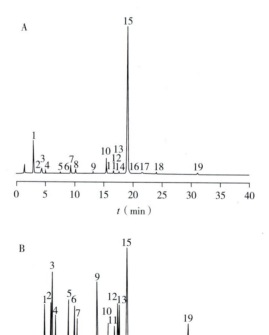

21 批夏枯草对照指纹图谱和混合对照品色谱图

A.对照指纹图谱；B.混合对照品色谱图

2.迷迭香酸含量测定 照《中国药典》（现行版）高效液相色谱法（通则0512）测定。

（1）色谱条件与系统适用性试验 以十八烷基硅烷键合硅胶为填充剂；以甲醇–0.1%三氟醋酸溶液（42∶58）为流动相；检测波长为330nm。理论塔板数按迷迭香酸峰计≥6000。

（2）对照品溶液的制备　取迷迭香酸对照品适量，精密称定，加稀乙醇制成每1ml含0.5mg的溶液，即得。

（3）供试品溶液的制备　取本品粉末（过二号筛）约0.5g，精密称定，置具塞锥形瓶中，精密加入稀乙醇50ml，超声处理（功率90W，频率59kHz）30分钟，放冷，再称定重量，用稀乙醇补足减失的重量，摇匀，滤过，取续滤液，即得。

（4）测定法　分别精密吸取对照溶液与供试品溶液各5μl，注入液相色谱仪，测定，即得。

本品按干燥品计算，含迷迭香酸（$C_{18}H_{16}O_8$）不得少于0.20%。

🌿 药理毒理

1.药理作用

（1）调节血压　夏枯草醇提物能降低血清中血管紧张素Ⅱ、去甲肾上腺素、内皮素、血栓素B2含量，增加血清中降钙素基因相关肽含量，从而抑制血管收缩。

（2）抗氧化和抗纤维化　夏枯草水提取物能降低血清中炎症因子（TNF-α、IL-6、IL-1β）和肝功能标志酶丙氨酸氨基转移酶、天冬氨酸氨基转移酶、碱性磷酸酶的含量，能改善乙醇诱导的抗氧化酶超氧化物歧化酶、谷胱甘肽过氧化物酶、过氧化氢酶含量的减少和丙二醛含量的升高。夏枯草水提物能改善乙醇诱导的肝损伤引起的氧化应激，可通过提高肝组织的总抗氧化能力、减轻肝细胞炎症或坏死，防止肝组织纤维化，从而保护生物膜的结构和功能完整性。

（3）抗菌及抗病毒　将夏枯草多糖PSP-2B与单纯疱疹病毒（HSV-1和HSV-2）共培养，采用分光光度法，测吸光度值，来检测夏枯草多糖的抗病毒黏附活性。结果表明，PSP-2B最大抑制浓度（IC_{50}）约为69μg/ml（HSV-1）和49μg/ml（HSV-2），且PSP-2B在浓度增加到1600μg/ml时无细胞毒性，提示其有可能成为抗HSV的候选药物。

（4）调节代谢　夏枯草多糖能明显降低高脂血症大鼠的体质量和血清总胆固醇、低密度脂蛋白胆固醇和非高密度脂蛋白胆固醇的水平；同时还可明显提高血清GSH-Px活性，降低MDA和TNF-α含量，降低大鼠腹部脂肪体积，改善大鼠脂质代谢紊乱。

（5）抗炎　从夏枯草种子中提取出挥发油（特有活性成分β-香树脂醇），将不同浓度的挥发油与体外培养的具有炎症反应的小鼠RAW264.7巨噬细胞（通过脂多糖刺激炎症反应）共同培养24小时，之后提取细胞培养的上清液，采用ELISA法检测到RAW264.7细胞所分泌NO和TNF-α、IL-6等炎症因子的表达水平有所下降，表明夏枯草挥发油具有抗炎作用。此外，夏枯草乙酸乙酯提取物也具有抗神经炎的作用，用夏枯草乙酸乙酯提取物灌胃由东莨菪碱所致的衰老大鼠，3周后，取大鼠的大脑组织固定处理后，采用免疫组化法观察组织中核转录因子NF-κB和胶质纤维酸性蛋白GFAP的表达水平，发现夏枯草乙酸乙酯提取物能降低组织中GFAP和NF-κB的表达水平，对脑组织发挥保护作用。

（6）抑制肿瘤　夏枯草水煎、醇提等不同的夏枯草提取物对多种肿瘤细胞株有显著的抑制肿瘤作用。

2.毒理作用　体外研究显示夏枯草对多种肿瘤细胞具有细胞毒性作用，夏枯草水煎醇沉粗提物对人淋巴瘤白血病Raji和Jurkat细胞增殖的半数抑制浓度（IC_{50}）分别为（18.01±0.92）μg/ml、（20.23±0.31）μg/ml，因此通过细胞毒作用直接杀伤肿瘤细胞可能是夏枯草防治肿瘤的重要机制之一。体内研究提示小剂量夏枯草醇提物能够明显增加顺铂的抗肿瘤活性。此外夏枯草对某些正常细胞、细菌和病毒亦有抑制作用。有研究指出浓度为10、20、40mg/ml的夏枯草溶液分别与$CoCl_2$共同作用于人脐静脉血管内皮细胞24小时后，显示出明显抑制细胞增殖的作用，并呈剂量依赖关系。

🌱 成方制剂

夏枯草口服液　由夏枯草提取制得。具有清火、明目、散结、消肿的功效。临床用于疼痛眩晕、瘰疬、乳痈肿痛、乳腺增生、甲状腺肿大、淋巴结肿大、淋巴结结核、高血压。

参考文献

仙鹤草 | Xianhecao
AGRIMONIAE HERBA

水药名： ʔma¹ paːt⁷ pjaːk⁸ 骂枞別（三都水族）。

苗药名： reib npad 锐巴（松桃）。

仡佬族： pie³¹ lo³¹ kaŋ⁵⁵ 比洛岗（黔中方言）。

本品为蔷薇科植物龙芽草 *Agrimonia pilosa* Ledeb.的干燥地上部分。

夏、秋二季茎叶茂盛时采割，除去杂质，晒干。

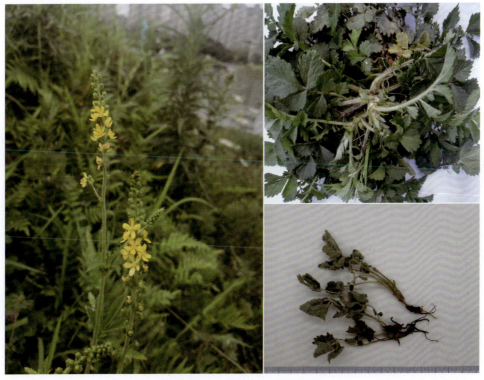

仙鹤草 *Agrimonia pilosa* Ledeb.

🍃 形态与分布

1.原植物形态　多年生草本，高30～120cm。根茎短，基部常有1个或数个地下芽；茎被疏柔毛及短柔毛，稀下部被疏长硬毛。奇数羽状复叶互生；托叶镰形，稀卵形，先端急尖或渐尖，边缘有锐锯齿或裂片，稀全缘；小叶几无柄，倒卵形至倒卵状披针形，先端急尖至圆钝，稀渐尖，基部楔形，边缘有急尖到圆钝锯齿，上面绿色，被疏柔毛，下面淡绿色，脉上伏生疏柔毛，稀脱落无毛，有明显腺点。总状花序单一或2～3个生于茎顶，花序轴被柔毛，花梗长1～5mm，被柔毛；苞片通常3深裂，裂片带形，小苞片对生，卵形，全缘或边缘分裂；花直径6～9mm，萼片5，三角状卵形；花瓣5，长圆形，黄色；雄蕊5～15；花柱，丝状，柱头头状。瘦果倒卵状圆锥形。花期、果期5～12月。

2.分布　生于山坡草丛、路旁或溪边等地。分布于贵州各地。此外，全国各地均有分布。

🍃 化学成分

1.黄酮类　花旗松素、芦丁、香豆素、山奈酚、木犀草素、芹菜素、山奈酚、二氢山奈酚3-O-β-D-葡萄糖苷、槲皮苷、原花青素、（+）-儿茶素、山奈酚-3-O-［（S）-3-羟基-3-甲基戊二酰（1→6）］-β-D-葡萄糖苷。

2.酚类　仙鹤草酚A、仙鹤草酚B、仙鹤草酚C、仙鹤草酚D、仙鹤草酚E、芳香烃苷、阿格列单内酯-6-O-β-D-葡萄糖苷、黑麦草内酯。

3.异香豆素类　仙鹤草内酯、去甲仙鹤草内酯、仙鹤草内酯-6-O-β-D-葡萄糖吡喃糖苷。

4.三萜类　27-羟基-α-香树脂醇、坡模酸、表委陵菜酸、（1S,3R,17R,18R,19R,20R,22R）-1,3,19,22-四羟基-28-norurs-12-en-2-one。

5.有机酸类　异香草酸、原儿茶酸、新绿原酸。

6.挥发油类　6,10,14-三甲基-2-十五烷酮、α-没药醇。

7.其他　仙鹤草素、原儿茶醛、β-谷甾醇（24R）-乙基-3β,6β-三羟基胆甾醇等。

仙鹤草内酯
Agrimonolide

去甲仙鹤草内酯
desmethylagrimonolide

仙鹤草酚B
Agrimol B

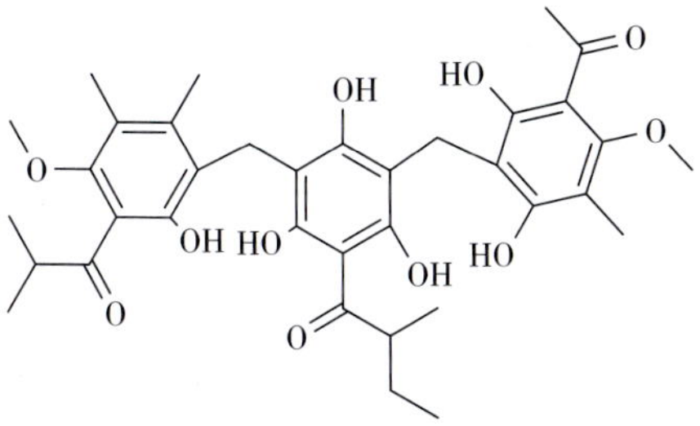

仙鹤草酚D
Agrimol D

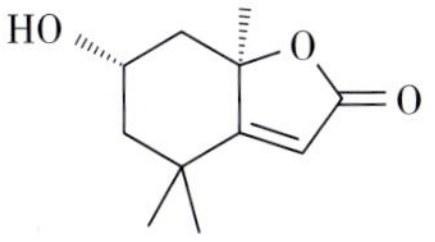

黑麦草内酯
Loliolide

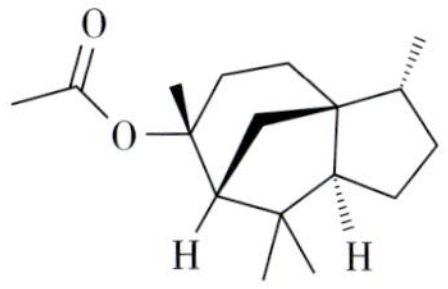

乙酸柏木酯
Cedryl acetate

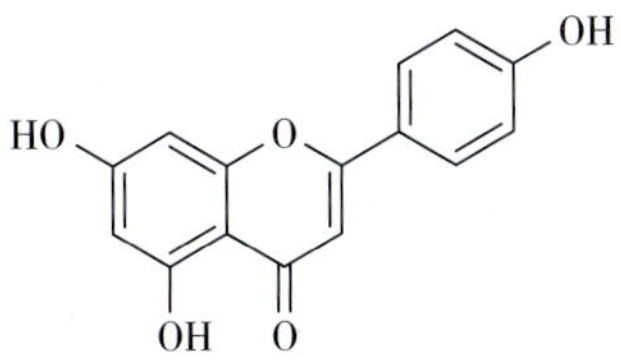

芹菜素
Apigenin

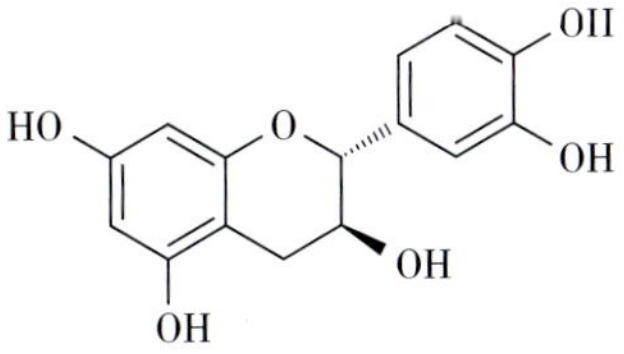

（＋）-儿茶素
（＋）-Catechin

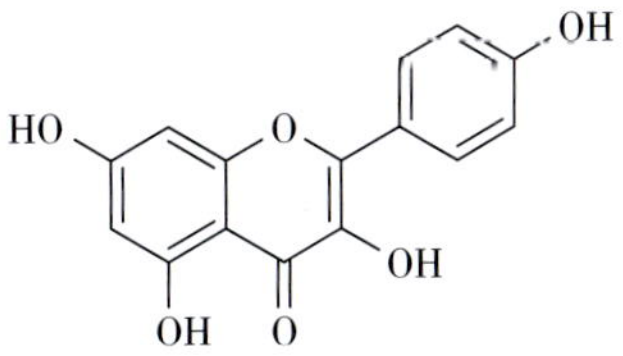

山奈酚
Kaempferol

仙鹤草代表性化学成分结构

🌿 鉴别要点

1. 性状　植株长50～100cm，全体被白色柔毛。茎下部圆柱形，直径4～6mm，红棕色，上部方柱形，四面略凹陷，绿褐色，有纵沟和棱线，有节；体轻，质硬，易折断，断面中空。单数羽状复叶互生，暗绿色，皱缩卷曲；质脆，易碎；叶片有大小2种，相间生于叶轴上，顶端小叶较大，完整小叶片展平后呈卵形或长椭圆形，先端尖，基部楔形，边缘有锯齿；托叶2，抱茎，斜卵形。总状花序细长，花萼下部呈筒状，萼筒上部有钩刺，先端5裂，花瓣黄色。气微，味微苦。

2. 鉴别

（1）叶粉末暗绿色。上表皮细胞多角形；下表皮细胞壁波状弯曲，气孔不定式或不等式。非腺毛单细胞，长短不一，壁厚，木化，具疣状突起，少数有螺旋纹理。小腺毛头部1～4细胞，卵圆形，柄1～2细胞；另有少数腺鳞，头部单细胞，直径约至68μm，含油滴，柄单细胞。草酸钙簇晶甚多，直径9～50μm。

（2）取本品粉末2g，加石油醚（60～90℃）40ml，超声处理30分钟，滤过，滤液蒸干。残渣加三氯甲烷10ml溶解，用5%氢氧化钠溶液10ml振摇提取，弃去三氯甲烷液，氢氧化钠液用稀盐酸调节pH至1～2，用三氯甲烷振摇提取2次，每次10ml，合并三氯甲烷液，加水10ml洗涤，弃去水液，三氯甲烷液浓缩至1ml，作为供试品溶液。另取仙鹤草对照药材2g，同法制成对照药材溶液。再取仙鹤草酚B对照品，加三氯甲烷制成每1ml含0.5mg的溶液，作为对照品溶液。参照《中国药典》（现行版）薄层色谱法（通则0502）试验，吸取上述三种溶液各10µl，分别点于同一硅胶G薄层板上，以石油醚（60～90℃）–乙酸乙酯–醋酸（100∶9∶5）的上层溶液为展开剂，展开，取出，晾干，喷以10%硫酸乙醇溶液，在105℃加热至斑点显色清晰。供试品色谱中，在与对照药材色谱和对照品色谱相应的位置上，显相同颜色的斑点。

炮制工艺

除去残根和杂质，洗净，稍润，切段，晒干。

性味归经

味苦、涩，性平。归心经、肝经。

主治功效

1.中药　收敛止血，截疟，止痢，解毒，补虚，用于咯血，吐血，崩漏下血，疟疾，血痢，痈肿疮毒，阴痒带下，脱力劳伤。

2.苗药　入热经；收敛止泻，消食，止血。

临床应用

（1）用于治疗慢性胃炎、幽门螺杆菌感染、胃下垂、消化系统肿瘤、噎嗝反胃、久痢、溃疡性结肠炎等症。

（2）治疗美尼尔综合征及其他眩晕疾病。

（3）治疗2型糖尿病。

（4）用于治疗咳嗽、泄泻、胃脘痛、小儿疳积、血小板减少性紫癜、过敏性紫癜肾炎、小儿重症肌无力等症。

（5）治疗因各种原因如消化系统疾病、呼吸系统疾病、泌尿系统疾病、循环系统疾病等引起的全身乏力。

（6）治疗前列腺炎、盆腔炎、口腔溃疡、肾病综合征、窦性心动过缓、咳嗽、产后少乳及联合化疗药治疗肿瘤等。

（7）治疗各种出血　仙鹤草30g，水煎服。（各族均用）

（8）治疗咯血、吐血　仙鹤草30g、仙桃草30g、委陵菜根25g，水煎服。（苗族）

（9）治疗疟疾　仙鹤草9g，研成细末，于疟发前烧酒吞服，连用3剂。（仡佬族）

（10）治疗腹泻　仙鹤草15g，水煎服。（侗族）

用法用量

内服：煎汤，6～12g；或入散剂；外用：适量。

🌿 药理毒理

1.药理作用

（1）抗炎　仙鹤草对BV2小胶质细胞无细胞毒性作用，且能够抑制LPS诱导产生的NO，同时抑制TNF-α、IL-6、IL-1β等促炎因子的表达。仙鹤草提取物能显著下调LPS诱导的RAW264.7细胞中诱导型一氧化氮合酶（iNOS）和环氧化酶（COX2）的表达水平，p-JNK和p-38蛋白的表达也显著被抑制。仙鹤草甲醇提取物可以通过调节TRIF依赖的Syk-PLCγ/AKT信号，改善卵清蛋白诱导的小鼠体内气道炎症反应和LPS诱导RAW264.7巨噬细胞体外炎症反应，表明仙鹤草可能对炎症引起的哮喘疾病有治疗效果。综上所述，仙鹤草提取物可通过多种信号通路调控炎症反应发展，抑制炎症因子和相关受体的表达，维持机体稳定。

（2）抗肿瘤　仙鹤草总黄酮提取物对人肝癌细胞HepG2有抑制作用。仙鹤草提取物对HGC-27和Caco-2细胞的增殖有不同程度的影响。仙鹤草水提取物对4种肺癌细胞（HCC827、H1650、H1299、H358）的增殖有抑制作用，仙鹤草水提取物（3.2mg/ml）对HCC827、H358、H1650的增殖抑制率和顺铂（5μmol/L）无显著性差异，对H1299的抑制效果优于顺铂；当顺铂（0.5μmol/L）和仙鹤草水提液合用时对肺癌细胞的抑制率可达92.49%，组合用药的抑制作用均高于单用仙鹤草水提取物或顺铂。因此，仙鹤草水提取物与顺铂联合用药，可提高药效。仙鹤草水提取物可促进胰腺癌细胞BXPC-3和PANC-1的凋亡。仙鹤草水提物对体外培养的S_{180}细胞的增殖有抑制作用；通过建立体内移植S_{180}肿瘤小鼠模型，观察仙鹤草水提物对肿瘤生长的抑制作用，结果证明仙鹤草水提物对S_{180}肿瘤细胞在体内外均有抑制作用。仙鹤草提取物在体内外水平对多种肿瘤细胞具有抑制作用，可为开发仙鹤草抗肿瘤治疗方法提供理论依据。

（3）降糖　仙鹤草内酯和去甲基仙鹤草内酯通过降低葡萄糖-6-磷酸酶和磷酸烯醇丙酮酸羧激酶的活性，抑制胰岛素抵抗的HepG2细胞的糖异生作用，减少内源性葡萄糖的生成，从而提高糖原水平，使胰岛素抵抗情况得到缓解。

（4）抗氧化　仙鹤草内酯和去甲基仙鹤草内酯可通过Nrf2相关信号通路促进Ⅱ期解毒酶的表达，并且对DNA氧化损伤有明显的保护作用。仙鹤草内酯和去甲基仙鹤草内酯通过清除自由基的活性，激活Nrf2通路，抑制p38磷酸化，激活ERK、JNK、MAPK蛋白磷酸化，提高SOD抗氧化酶活性，有效地减轻了H_2O_2诱导的细胞损伤。

（5）其他作用　仙鹤草还具有抗脑缺血再灌注损伤作用、免疫调节作用、抗心律失常作用、降血压作用、抗疟作用、杀虫作用、增加化疗后的血小板水平作用等。

2.毒理作用

（1）仙鹤草酚灌胃对小鼠的LD_{50}为（435 ± 88）mg/kg。

（2）仙鹤草酚与食油同服可增加毒性。用小鼠50只均分5组、各组1次注射不同剂量的鹤草酚注射液，注后观察3天内死亡情况，小鼠腹腔注射的LD_{50}为（90.7 ± 4.9）mg/kg。将每组10只共6组小鼠，每天各组腹腔注射不同剂量仙鹤草酚1次，连续10天（每天均按实际体重给药）观察12天内死亡情况，求得连续腹腔注射10天的LD_{50}为（67.7±4.1）mg/kg。

（3）取体重18～27g健康小鼠210只，雄雌各半，均分Ⅰ～Ⅳ批，每批50～60只，每批动物按常规进行急性毒性实验。仙鹤草酚均用灌胃。第Ⅰ～Ⅲ批各鼠于灌药后，再分别灌胃生理氯化钠溶液（对照）、食用豆油和50%乙醇各5ml/kg体重。第Ⅳ批在鹤草酚溶液中掺入30%的聚乙二醇（相当于3ml/kg）。观察3天，按改进Karber法求出半数致死量、标准误差和显著性。仙鹤草酚小鼠口服给药LD_{50}为599.3mg/kg；给药后再服用酒和食用豆油则LD_{50}分别为540mg/kg和453.3mg/kg，与对照组比较服用食用豆油组动物死亡较快，LD_{50}显著减少（$P<0.01$）。服用聚乙二醇则LD_{50}显著增大（$P<0.01$）。小鼠服用大剂量鹤草酚后约10分钟，动物活动有所增加，随后大部分鼠腹卧、闭眼，低头或活动减少，死前部分动物有挣扎，多数动物肌肉僵直死亡。服药后1小时即有死亡、多数在24小时内死亡。

（4）仙鹤草酚的毒性症状主要表现在胃肠道及神经系统反应，应用较大剂量时可使家犬双目失明，但猕猴口服大剂量仙鹤草酚，除产生肠胃道反应并未发现视力障碍。

🌱 成方制剂

1.伤科灵喷雾剂 由抓地虎、见血飞、铁筷子、白及、马鞭草、草乌、仙鹤草、山豆根、莪术、三棱组成。具有清热凉血、活血化瘀、消肿止痛的功效。临床用于软组织损伤、骨伤、Ⅱ度烧烫伤、湿疹、疱疹。

2.双金胃疡胶囊 由雪胆、金荞麦、大血藤、紫珠、麻布袋、延胡索、仙鹤草、白及、凤凰衣、青木香、核桃仁组成。旭嘎怡沓痂，替笨挡孟，苣敛挡象；江苟给赖拿，精嘎瑶粘拿（苗医）；具有疏肝理气、健胃止痛、收敛止血（中医）的功效。临床用于肝胃气滞血瘀所致的胃脘刺痛、呕吐吞酸、脘腹胀痛、胃及十二指肠溃疡见上述证候者。

3.百仙妇炎清栓 由苦参、百部、蛇床子、仙鹤草、紫珠叶、白矾、冰片、樟脑组成。布发讲港、嘎几昂代窝奴、嘎溜纳络（苗医）；具有清热解毒、杀虫止痒、去瘀收敛（中医）的功效。临床用于霉菌性、细菌性、滴虫性阴道炎和宫颈糜烂。

4.宁泌泰胶囊 由四季红、白茅根、大风藤、三颗针、仙鹤草、芙蓉叶、连翘组成。旭嘎帜沓痂，洼内通诘：休洼凯纳，殃矢迪，久溜阿洼，底抢（苗医）；具有清热解毒、利湿通淋（中医）的功效。临床用于湿热蕴结所致淋证、证见小便不利、淋漓涩痛、尿血以及下尿路感染、慢性前列腺炎见上述证候者。

5.泌淋清胶囊 由四季红、黄柏、酢浆草、仙鹤草、白茅根、车前草组成。旭嘎帜沓痂，洼内通诘。休洼凯纳，殃矢迪（苗医）；具有清热解毒、利尿通淋（中医）的功效。临床用于湿热蕴结所致的小便不利、淋漓涩痛、尿血、急性非特异性尿路感染、前列腺炎见上述证候者。

参考文献

续　断 Xuduan DIPSACI RADIX

水药名：Ɂma¹ tsai² 骂在（三都水族）

苗药名：ghob reib god yab 阿锐嘎亚（松桃），vob qangd niul 窝强牛（黔东南），roubaib bubdent 茹解（毕节）

本品为川续断科植物川续断 *Dipsacus asper* Wall. ex Henry 的干燥根。秋季采挖，除去根头和须根，用微火烘至半干，堆置"发汗"至内部变绿色时，再烘干。

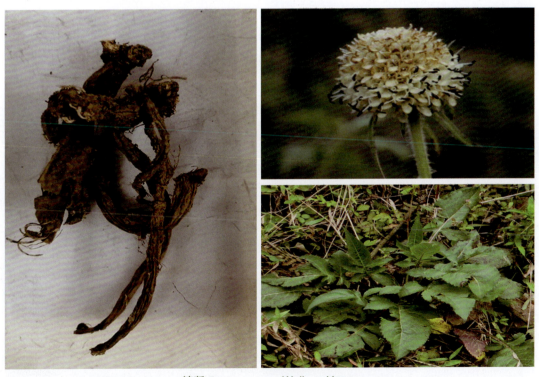

续断 *Dipsacus asper* Wall. ex Henry

🍃 形态与分布

1.原植物形态 多年生草本，高60~200cm。根黄褐色，稍肉质，侧根细长疏生；茎直立，具6~8棱，棱上有刺毛；基生叶稀疏丛生，具长柄，叶片琴状羽裂，两侧裂片3~4对，靠近中央一对裂片较大，向下渐小，侧裂片倒卵形或匙形，上面被短毛，下面脉上被刺毛；茎生叶在茎中下部的羽状深裂，中央裂片特长，披针形，长可达1cm，宽达5cm，先端渐尖，有疏粗锯齿，两侧裂片2~4对，披针形或长圆形，较小，具长柄，向上叶柄渐短；上部叶披针形，不裂或基部3裂；花序头状球形，被硬毛；小苞片倒卵状楔形，小总苞片每侧有两条浅纵沟，顶端4裂，裂片先端急尖，裂片间有一规则细裂；花萼外被短毛，先端毛较长；花冠淡黄白色，花冠管狭漏斗状，雄蕊着生于花冠管的上部，明显超出花冠，花丝扁平，花药紫色，椭圆形；瘦果长倒卵柱状。花期8~9月，果期9~10月。

2.分布 分布于贵州梵净山、凯里、威宁、兴义、都匀、遵义、湄潭、清镇、息烽、修文、开阳等地。此外，江西、湖北、湖南、广西、四川、云南、西藏也有分布。

🍃 化学成分

1.三萜皂苷和环烯醚萜苷类 Giganteaside D、川续断皂苷X、刺楸皂苷A、日本续断皂苷E1、川续断皂苷B、威岩仙皂苷A、灰毡毛忍冬皂苷A、灰毡毛忍冬皂苷B、Dipsacobioside、川续断皂苷V、川续断皂苷IV、川续断皂苷IX、齐墩果酸、川续断皂苷VI等。

2.环烯醚萜苷类 续断苷A、续断苷B、林生续断苷I。

3.生物碱类 喜树碱、坎特莱因碱、龙胆碱。

4.多糖类 续断多糖。

5.挥发油类 5-羟甲基糠醛、2,6-二甲基吡嗪、5-甲基糠醛、2-乙基-6甲基-吡嗪等。

6.其他化合物 脂肪酸、维生素E、蔗糖及其他化合物。

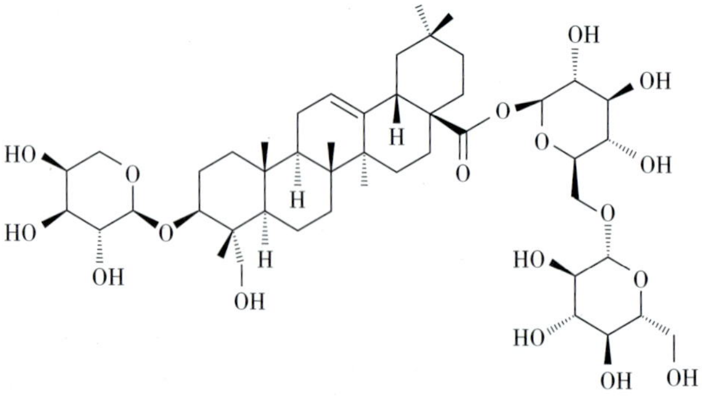

川续断皂苷VI（木通皂苷D）
Asperosaponin VI（Akebia saponin D）

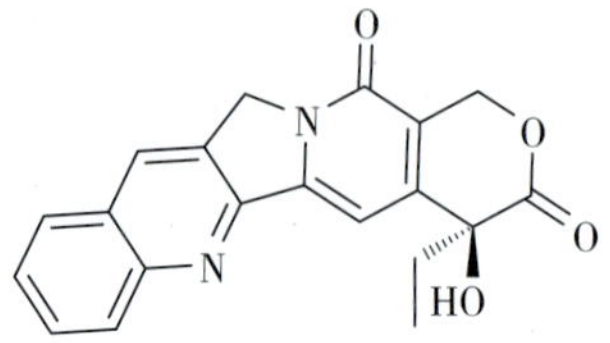

喜树碱
Camptothecin

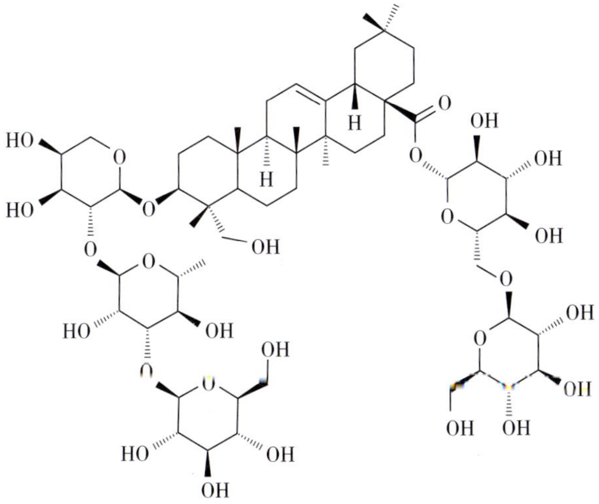

灰毡毛忍冬皂苷A
Macranthoidin A

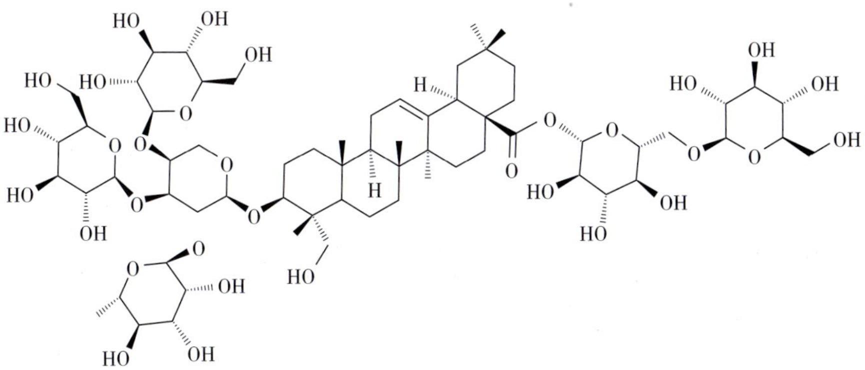

灰毡毛忍冬皂苷B
Macranthoidin B

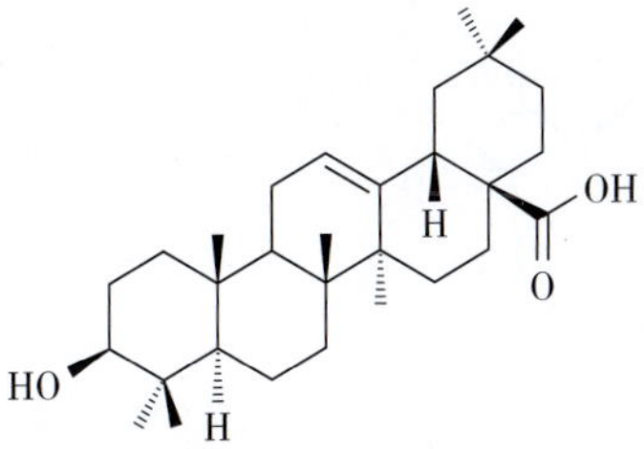

齐墩果酸
Oleanolic acid

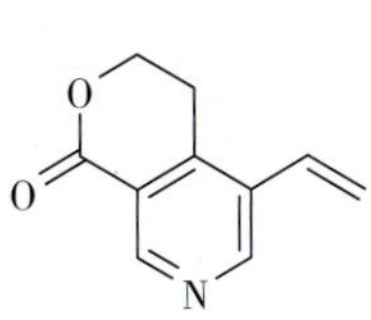

龙胆碱
Gentianine

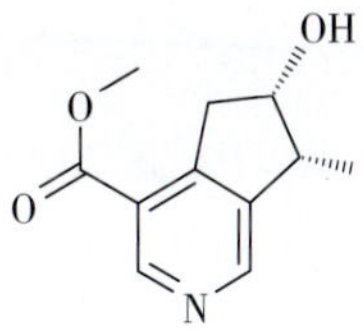

坎特莱因碱
Cantleyine

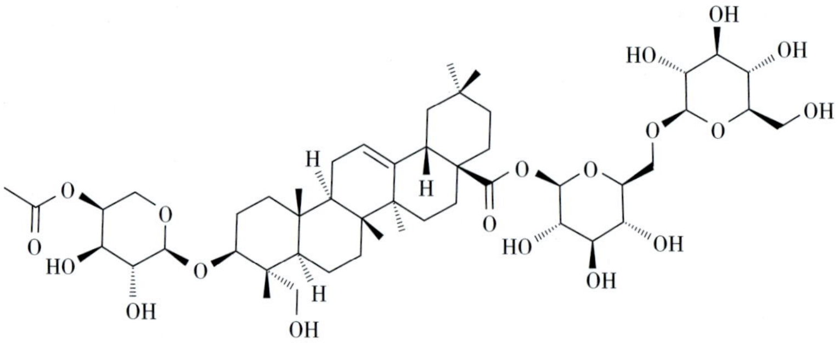

川续断皂苷Ⅳ
Asperosaponin Ⅳ

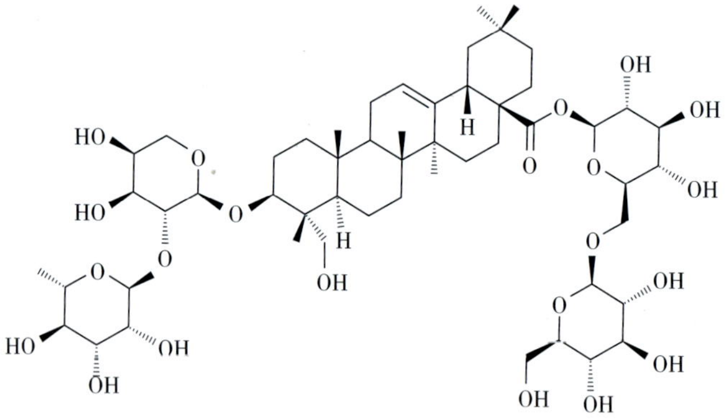

川续断皂苷B
Dipsacoside B

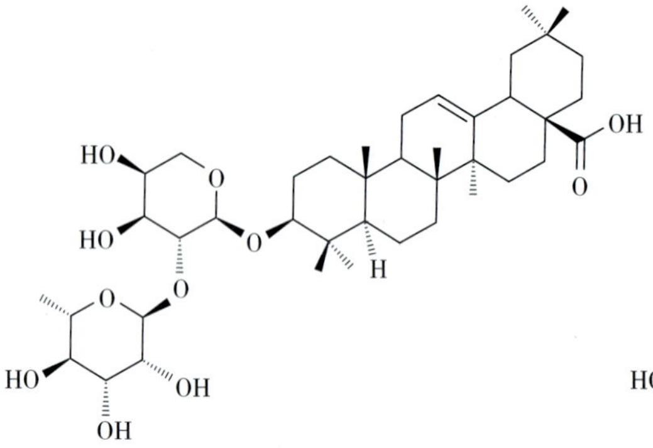

巨头刺草皂苷D
Giganteaside D

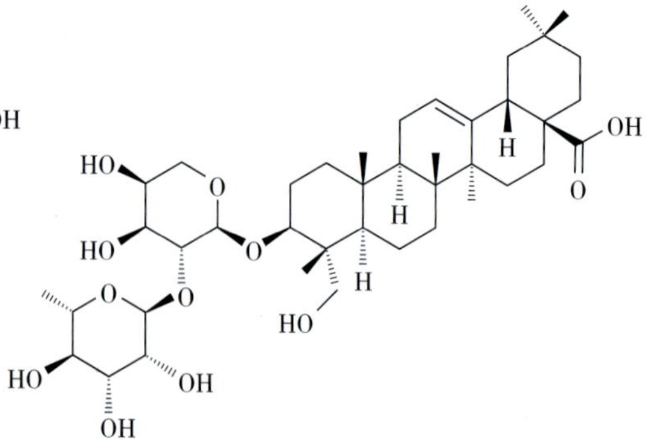

刺楸皂苷A
Kalopanax saponin A

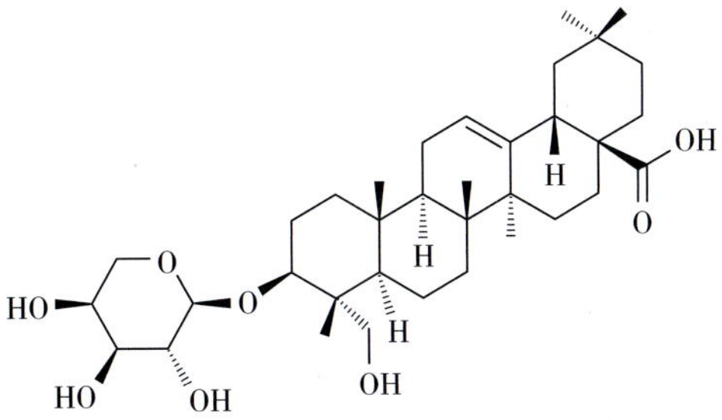

葳岩仙皂苷A
Cauloside A

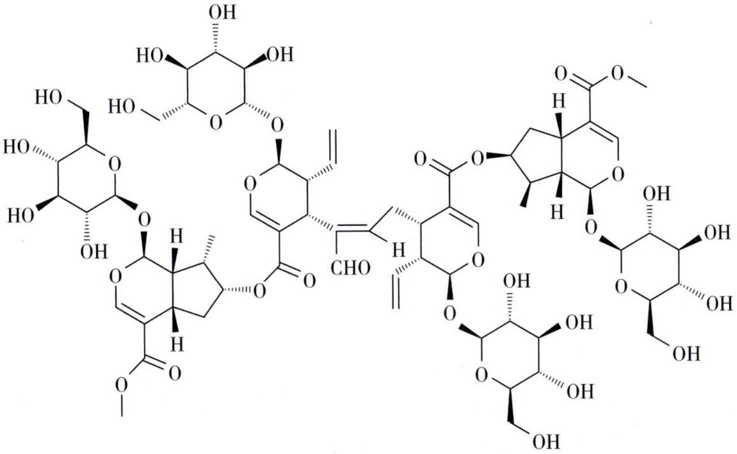

续断苷A
Dipsanoside A

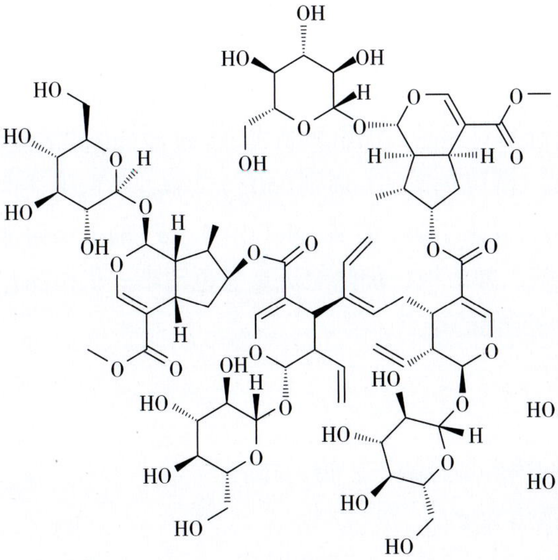

续断苷B
Dipsanoside B

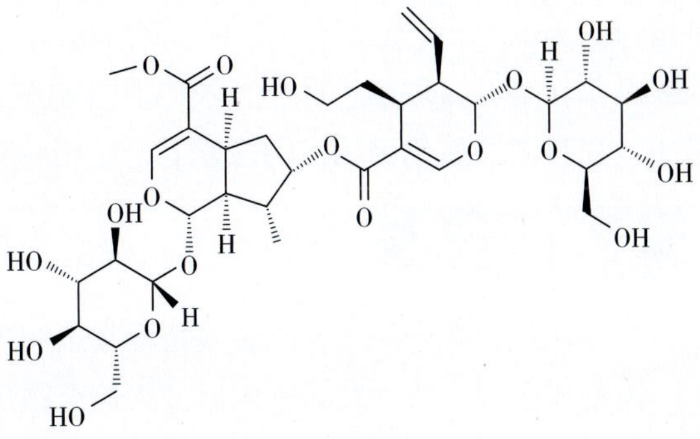

林生续断苷I
Sylvestroside I

续断代表性化学成分结构式

🌱 鉴别要点

1.性状 本品呈圆柱形，略扁，有的微弯曲，长5～15cm，直径0.5～2cm。表面灰褐色或黄褐色，有稍扭曲或明显扭曲的纵皱及沟纹，可见横列的皮孔样斑痕和少数须根痕。质软，久置后变硬，易折断，断面不平坦，皮部墨绿色或棕色，外缘褐色或淡褐色，木部黄褐色，导管束呈放射状排列。气微香，味苦、微甜而后涩。以条粗质软、皮部绿褐色者为佳。

2.鉴别

（1）横切面：木栓细胞数列。栓内层较窄。韧皮部筛管群稀疏散在。形成层环明显或不甚明显。木质部射线宽广，导管近形成层处分布较密，向内渐稀少，常单个散在或2～4个相聚。髓部小，细根多无髓。薄壁细胞含草酸钙簇晶。

粉末黄棕色。草酸钙簇晶甚多，直径15～50μm，散在或存在于皱缩的薄壁细胞中，有时数个排列成紧密的条状。纺锤形薄壁细胞壁稍厚，有斜向交错的细纹理。具缘纹孔导管和网纹导管直径至72～90μm。木栓细胞淡棕色，表面观类长方形、类方形、多角形或长多角形，壁薄。

（2）取本品粉末3g，加浓氨试液4ml，拌匀，放置1小时，加三氯甲烷30ml，超声处理30分钟，滤过，滤液用盐酸溶液（4→100）30ml分次振摇提取，提取液用浓氨试液调节pH至10，再用三氯甲烷20ml分次振摇提取，合并三氯甲烷液，浓缩至0.5ml，作为供试品溶液。另取续断对照药材3g，同法制成对照药材溶液。参照《中国药典》（现行版）薄层色谱法（通则0502）试验，吸取上述两种溶液各5μl，分别点于同一硅胶G薄层板上，以乙醚–丙酮（1：1）为展开剂，展开，取出，晾干，喷以改良碘化铋钾试液。供试品色谱中，在与对照药材色谱相应的位置上，显相同颜色的斑点。

（3）取本品粉末0.2g，加甲醇15ml，超声处理30分钟，滤过，滤液蒸干，残渣加甲醇2ml使溶解，作为供试品溶液。另取川续断皂苷Ⅵ对照品，加甲醇制成每1ml含1mg的溶液，作为对照品溶液。参照《中国药典》（现行版）薄层色谱法（通则0502）试验，吸取上述两种溶液各5μl，分别点于同一硅胶G薄层板上，以正丁醇–醋酸–水（4：1：5）的上层溶液为展开剂，展开，取出，晾干，喷以10%硫酸乙醇溶液，加热至斑点显色清晰。供试品色谱中，在与对照品色谱相应的位置上，显相同颜色的斑点。

🌱 炮制工艺

1.续断片 洗净泥沙，除去残留根头，润透后切片晒干，筛去碎屑。

2.炒续断 取续断片入锅内以文火炒至微焦为度。

3.盐续断 取续断片入锅内，加入盐水拌炒至干透为度。（续断片每100kg。用食盐2kg，加开水适量化水）

4.酒续断 取续断片用酒拌匀吸干，入锅内以文火炒干为度。（续断片每100kg，用

黄酒20kg）

🌱 性味归经

味苦、甘、辛，性微温。归肝经、肾经。

🌱 主治功效

1.中药　补肝肾，强筋骨，续折伤，止崩漏。用于肝肾不足，腰膝酸软，风湿痹痛，跌扑损伤，筋伤骨折，崩漏，胎漏，金疮，痔漏，带下，遗精，痈疽疮肿。酒续断多用于风湿痹痛，跌扑损伤，筋伤骨折；盐续断多用于腰膝酸软。

2.苗药　入热经。补虚止痛，通利血脉，接骨。治骨折，肾阳不足，胎动不安。

3.水族药　腰背酸痛，足膝无力，胎漏，崩漏，带下，遗精，跌打损伤，金疮，痔漏，痈疽疮肿。

🌱 临床应用

（1）用于肝肾不足，腰膝疼痛，脚软乏力等症。具有补肝肾、强筋骨的功效，与杜仲相近，故在临床上用于肝肾不足、腰膝酸痛、乏力等症时，两药往往同用。

（2）用于筋骨折伤等症。本品能通利血脉，有接骨疗伤作用，为伤科要药，常配伍地鳖虫、自然铜等同用。

（3）用于妇女经水过多，妊娠胎动漏血等症。本品能补肝肾而治崩漏，在临床上常与杜仲、阿胶、当归、地黄、艾叶炭等药配伍同用。

（4）续断、杜仲、淫羊藿、黑根、酥油、大艾、蜘蛛香、观音草适量，用150g瘦肉共蒸熟，治肾炎。续断20g、桑寄生20g、铁筷子10g、伸筋草15g，水煎服，治风湿痹痛、关节屈伸；续断15g、杜仲15g、淫羊藿15g，水煎服，治肾虚腰痛。（布依族）

（5）入热经。补虚止痛，通利血脉，接骨。续断15g、九节茶20g、四块瓦20g，鲜品捣烂，加适量白酒泡，治骨折；续断15g、杜仲15g、夏枯草10g、野油菜10g，水煎内服，治扭伤。续断30g、淫羊藿20g，水煎服，治肾阳不足；续断15g、菟丝子10g、桑寄生10g，水煎服，治胎动不安；续断15g、杜仲15g、淫羊藿15g，水煎服，治肾虚腰痛。（苗族）

（6）续断15g、杜仲15g、淫羊藿15g，水煎服，治肾虚腰痛。（水族）

🌱 用法用量

内服：煎汤，6~15g；或入丸、散。外用：鲜品适量，捣烂敷。

🌱 成分控制

川续断皂苷Ⅵ含量测定

（1）色谱条件与系统适用性试验　以十八烷基硅烷键合硅胶为填充剂；流动相为乙腈-

水（30∶70）；检测波长为212nm。理论塔板数按川续断皂苷Ⅵ峰计≥3000。

（2）对照品溶液的制备 取川续断皂苷Ⅵ对照品适量，精密称定，加甲醇制成每1ml含1.5mg的溶液。精密量取1ml，置10ml量瓶中，加流动相稀释至刻度，摇匀，即得。

（3）供试品溶液的制备 取本品细粉约0.5g，精密称定，置具塞锥形瓶中，精密加入甲醇25ml，密塞，称定重量，超声处理（功率100W，频率40kHz）30分钟，放冷，再称定重量，用甲醇补足减失的重量，摇匀，滤过，精密量取续滤液5ml，置50ml容量瓶中，加流动相稀释至刻度，摇匀，即得。

（4）测定法 分别精密吸取对照品溶液与供试品溶液各20μl，注入液相色谱仪，测定，即得。

本品按干燥品计算，含川续断皂苷Ⅵ（$C_{47}H_{76}O_{18}$）不得少于2.0%。

🌱 药理毒理

1.药理作用

（1）抗骨质疏松 续断通过促进成骨细胞增殖和分化，调控OPG/RANKL水平，调控OPG、OPGL等基因的表达及血清中Ca、P、ALP的含量等作用，促进骨骼修复，对骨骼具有保护作用。

（2）抗炎 复方续断总皂苷对二甲苯致小鼠耳廓肿胀有显著的抑制作用。

（3）抗衰老 续断低、中、高剂量和阳性对照组皮肤组织脯氨酸（HYP）含量明显增多，脂褐质（LF）含量明显减少，血清和皮肤组织过氧化氢酶（CAT）、谷胱甘肽过氧化物酶（GSH-Px）、超氧化物歧化酶（SOD）活性显著增强，丙二醛（MDA）含量明显减少；与低剂量组比，高剂量和阳性对照组皮肤组织HYP含量明显增多，LF含量明显减少，血清和皮肤组织CAT、GSH-Px、SOD活性显著增强，MDA含量明显减少；血清和皮肤组织SOD活性与皮肤组织HYP呈显著正相关，与LF呈显著负相关。续断总皂苷具有明显的抗皮肤衰老作用，其作用机制与抗氧化损伤密切相关。

（4）降脂 续断粗提物（含主要成分木通皂苷D），对非酒精性脂肪肝小鼠血清天冬氨酸氨基转移酶（AST）、丙氨酸氨基转移酶（ALT）、丙二醛（MDA）、游离脂肪酸（FFA）水平以及体脂和肝脏指数均显著降低，对SOD水平显著升高；此外，血清总胆固醇（TC）、低密度脂蛋白（LDL）显著下降，高密度脂蛋白（HDL）显著升高，肝细胞脂肪变性得到修复。

（5）神经保护 川续断总皂苷能通过降解和转运Aβ，以降低脑内Aβ的含量以降低其毒性，帮助神经元减少Aβ毒性损害；中、高剂量的续断提取物能提高血清中GSH-Px的水平和SOD的活性，降低MDA含量，提示续断提取物具有抗氧化活性，对改善记忆有一定作用，同时能提升海马中抗凋亡蛋白Bcl-2的表达，抑制凋亡蛋白Bax的表达，抑制血管性痴呆所造成的细胞凋亡，对神经元具有一定的保护作用。

（6）预防复发性自然流产（RAS） 川续断皂苷Ⅵ可通过激活原代蜕膜细胞、海拉细胞的孕激素受体（PR）启动子，使PR表达增加，激活Notch通路，诱导蜕膜化，促使受精卵更好地植入，从而预防RAS。

2.毒理作用

（1）续断提取液高剂量［32g/（kg·d）］可降低小鼠母体体重，并引起胚胎骨骼发育异常，而导致流产或胚胎死亡。

（2）高剂量续断水煎液［28g/（kg·d）］虽未见明显的致畸作用，但胎仔鼠出现头背部瘀血的情况。

（3）小鼠给药总剂量达80g/kg，连续观察14天，小鼠均活泼好动，反应灵敏，毛色光亮，饮水进食等均正常，无小鼠死亡，未观察到明显的中毒症状和体征。处死小鼠解剖后肉眼观察发现各组小鼠的心、肝、脾、肾色泽艳丽，质地鲜嫩，外观无异常变化。高、中、低剂量续断用药组（32、16、8g/kg，分别相当于临床用药剂量的18、9、4.5倍）小鼠灌服续断水煎液，每天1次，连续5天，结果显示中、低剂量续断水煎液对嗜多染红细胞染色体无损伤作用，未体现出遗传毒性，而高剂量续断对小鼠嗜多染红细胞中染色体有较为明显的损伤。此外，各剂量续断水煎液对小鼠胸腺、肝脏、脾脏细胞DNA均无明显损伤，对小鼠无明显的遗传毒性。

🌱 成方制剂

1.骨康胶囊　由芭蕉根、酢浆草、补骨脂、续断、三七组成。具有滋补肝肾、强筋壮骨、通络止痛的功效。临床用于骨折、骨性关节炎、骨质疏松症等症。

2.仙灵骨葆胶囊/片　由淫羊藿、续断、丹参、知母、补骨脂、地黄组成。具有滋补肝肾、活血通络、强筋壮骨的功效。临床用于骨质疏松和骨质疏松症、骨折、骨关节炎、骨无菌性坏死等症。

3.妇科再造丸　由当归、香附、白芍、熟地黄、阿胶、茯苓、党参、黄芪、山药、白术、女贞子、龟板、山茱萸、续断、杜仲、肉苁蓉、覆盆子、鹿角霜、川芎、丹参、牛膝、益母草、延胡索、三七、艾叶、小茴香、藁本、海螵蛸、地榆、益智、泽泻、荷叶、秦艽、地骨皮、白薇、椿皮、琥珀、黄芩、酸枣仁、远志、陈皮、甘草组成。具有养血调经、补益肝肾、暖宫止痛的功效。临床用于月经先后不定期、带经日久、痛经、带下等症。

4.伤筋正骨酊　由细辛、独活、泽兰、莪术、草乌、乌药、威灵仙、续断、过江龙、天南星、当归、两面针、半夏、川乌、石菖蒲、良姜、买麻藤、丢了棒、穿破石、大皂角、小驳骨、十八症、小罗伞、大驳骨、木香、桂枝、徐长卿、白芷、薄荷脑、冰片、樟脑组成。具有消肿镇痛的功效。临床用于跌打损伤及骨折、脱臼等症。

参考文献

艳山姜
Yanshanjiang
ALPINIAE ZERUMBET FRUCTUS

　　本品为姜科植物艳山姜*Alpinia zerumbet*（Pers.）Burtt. et Smith的根茎和果实。根茎全年均可采，鲜用或切片晒干。果实将熟时采收，烘干。

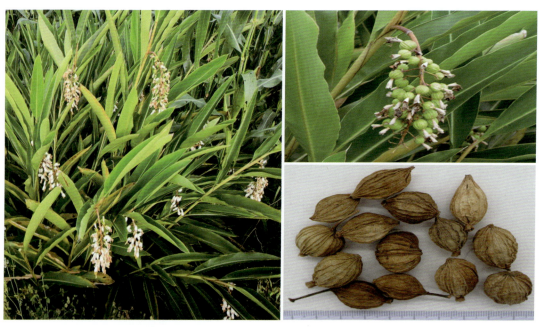

艳山姜 *Alpinia zerumbet* （Pers.） Burtt. et Smith

形态与分布

1.原植物形态 多年生常绿草本，高1.5~3m。叶大，互生；叶柄长1~1.5cm；叶舌长5~10mm，外被毛；叶片披针形，长30~60cm，宽5~15cm，先端渐尖而有一旋卷的小尖头，基部渐狭，边缘具短柔毛，两面均无毛；圆锥花序呈总状花序式，下垂，长达30cm，花序轴紫红色，被绒毛，分枝极短，每一分枝上有花1~2朵；小苞片椭圆形，白色，先端粉红色，蕾时包裹住花，无毛；花萼近钟形，白色，先端粉红色，一侧开裂，先端2齿裂；花冠管较花萼为短，裂片长圆形，长约3cm，后方的1枚较大，乳白色，先端粉红色；侧生退化雄蕊钻状；唇瓣匙状宽卵形，先端皱波状，黄色而有紫红色纹彩；蒴果卵圆形，具显露的纵向条纹，先端常冠以宿萼，熟时朱红色；种子有棱角。花期4~6月，果期7~10月。

2.分布 生于田头、地边、路旁及沟边草丛中，常栽培于房前屋后及庭园供观赏。贵州各地均有分布。此外，我国东南部至西南部各地均有分布。

化学成分

1.胡椒内酯类 Aniba dimer A，rel-1,*trans*-3-Bis-（4-methoxy-2-oxopyran-6-yl）-*cis*-2,*trans*-4-Diphenyl cyclobutene，Aniba dimer C，4′-Hydroxyl dihydro-5,6-dehydrokavain，6,6′-（3,4-Diphenylcyclobutane-1,2-diyl）bis（4-methoxy-2H-pyran-2-one.）

2.黄酮类 芦丁、山奈酚-3-*O*-芸香苷等。

3.二萜类 艳山姜醇、Labdane型二萜烯紫嘌呤、Zerumin A和Zerumin B等。

4.有机酸类 对羟基苯甲酸、丁香酸、对香豆酸、阿魏酸和肉桂酸等。

5.挥发油类 肉桂酸甲酯、1,8-桉叶素等。

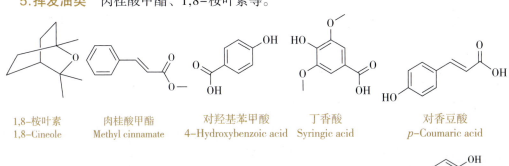

| 1,8-桉叶素 | 肉桂酸甲酯 | 对羟基苯甲酸 | 丁香酸 | 对香豆酸 |
| 1,8-Cineole | Methyl cinnamate | 4-Hydroxybenzoic acid | Syringic acid | *p*-Coumaric acid |

肉桂酸
Cinnamic acid

芦丁
Rutin

山奈酚-3-*O*-芸香苷
Kaempferol-3-*O*-rutinoside

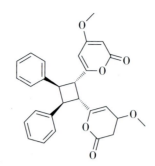

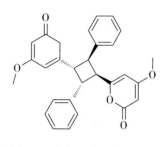

| 4'-Hydroxyl dihydro-5,6-dehydrokavain | 6,6'-（3,4-Diphenylcyclobutane-1,2-diyl）bis（4-methoxy-2H-pyran-2-one | *Rel*-1,*trans*-3-bis-(4-methoxy-2-oxopyran-6-yl)-*cis*-2, *trans*-4-diphenyl cyclobutene |

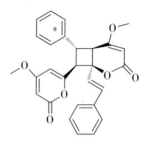

Aniba dimer A　　　　　　Aniba dimer C

艳山姜代表性化学成分结构

🌿 鉴别要点

1.性状　果实呈球形，两端略尖，长约2cm，直径1.5cm，黄棕色，略有光泽，有数十条隆起的纵棱，顶端具一突起，为花被残基，基部有的具果柄断痕。种子团瓣，排列疏松，易散落，假种皮膜质，白色。种子为多面体，长4~5mm，直径3~4mm。味淡，略辛。

2.鉴别　种皮表皮细胞类方形。下皮为2~3列细胞，长方形或类方形，切向排列，内含黄褐色物，色素层为数列棕色细胞，其中散有类圆形油滴；内种皮为1列栅状石细胞，棕黄色，内壁及侧壁极厚，胞腔小，内含硅质块。外胚乳细胞含草酸钙方晶。

粉末为灰棕色。假种皮细胞较大，常成团；单个细胞呈纺锤形，有的呈椭圆形，末端多修大，腔胞中含颗粒状物种；种皮表皮细胞呈多角形，常见下皮细胞与之重叠；下表皮细胞壁薄；石细胞多用状或类圆形；油细胞较大，卵圆形，含棕色物。

🌿 炮制工艺

根茎全年均可采，鲜用或切片晒干。果实将熟时采收，阴干。

性味归经

味辛、涩，性温。归肺经、大肠经、脾经、胃经。

主治功效

1.中医 温中燥湿，行气止痛，截疟。主治心腹冷痛，胸腹胀满，消化不良，呕吐腹泻，疟疾。

2.壮医 调谷道、解瘴毒、散寒毒、消食积。主治哑闷（胸腹胀闷）、胴尹（腹痛）、鹿（呕吐）、白冻（泄泻）、东郎（食积）、瘴病（疟疾）、埃病（咳嗽）等。

临床应用

（1）治疗胃痛。

（2）治疗体质虚弱久咳。

（3）治疗急性胃肠炎。

（4）治疗痈疽。

用法用量

内服：煎汤，3~5钱；或入丸、散。外用：研末调敷。

药理毒理

1.药理作用

（1）抗心肌缺血 艳山姜能增强心脏功能，对缺血再灌注引起的心肌组织生物化学变化（ATP和肌酐磷酸减少以及无机磷酸、MDA增加）具有改善作用。

（2）降血压 艳山姜叶挥发油及其主要成分松油烯-4-醇具有明显的降血压作用，其中挥发油成分松油烯-4-醇具有直接的血管松弛作用，且不依赖于交感神经系统。

（3）抗炎、镇痛 艳山姜挥发油对化学刺激和热刺激引起的疼痛模型能显著降低扭体次数和延长痛阈值，提示艳山姜挥发油具有显著的抗炎镇痛作用。

（4）降血脂、抗动脉粥样硬化 艳山姜具有明显的调节血脂作用，能明显降低血清TC、TGs及LDL-C的含量，增加肝脏系数，尤其对HDL-C的含量明显增加。

（5）抗氧化 艳山姜能够减少丙二醛（MDA）含量，提高超氧化物歧化酶（SOD）、过氧化氢酶（CAT）和谷胱甘肽过氧化物酶（GSH-Px）的活性，同时还能够通过增加还原型谷胱甘肽（GSH）水平来改善氧化应激。

（6）抗溃疡 艳山姜拮抗实验性胃及十二指肠溃疡。山奈酚具有明显的抗溃疡作用，与抑制白三烯C4和前列腺素E（PGE）产生密切相关。

（7）其他作用 艳山姜挥发油对大鼠坐骨神经的复合动作电位具有明显的抑制作用，

且呈剂量依赖性。

2.毒理作用 使用艳山姜挥发油［180mg（kg·d）］喂养C57BL/6小鼠三个月，未见明显毒副作用。经解剖，小鼠灌胃艳山姜挥发油后心脏、肝脏、肾脏、胰腺、肺部等主要器官无病理变化。

参考文献

薏苡仁 Yiyiren COICIS SEMEN

水药名：Ɂau⁴ pek⁸熬杯（三都水族）。

本品为禾本科植物薏米 *Coix lachryma-jobi* L.var *ma-yuan*（Roman.）Stapf的干燥成熟种仁。秋季果实成熟时采割植株，晒干，打下果实，再晒干，除去外壳、黄褐色种皮和杂质，收集种仁。

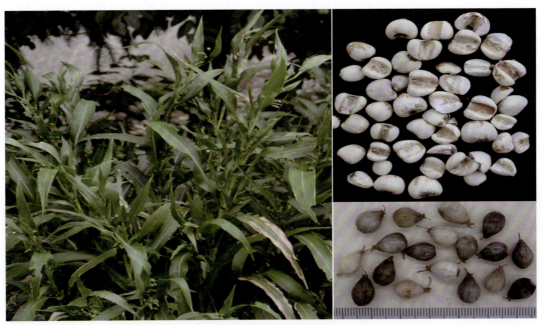

薏苡仁 *Coix lachryma-jobi* L. var. *ma-yuan*（Roman.）Stapf

形态与分布

1.原植物形态 一年或多年生草本。须根较粗，直径可达3mm；秆直立，高1~1.5m，约10节；叶片线状披针形，长达30cm，宽1.5~3cm，边缘粗糙，中脉粗厚，于背面凸起；叶鞘光滑，上部者短于节间；叶舌质硬，长约1mm；总状花序腋生成束；雌小穗位于花序下部，外面包以骨质念珠状的总苞，总苞约与小穗等长；雌蕊具长花柱；不育小穗退化成长圆筒状的颖。雄小穗常2~3枚生于一节；无柄雄小穗第一颖扁平，两侧内折成脊而具不等宽之翼，先端钝，具多数脉；雄蕊3；颖果外包坚硬的总苞，卵形或卵状球形。花期7~9月。果期9~10月。

2.分布 分布于贵州的贵阳织金、安龙、晴隆等地。此外，福建、四川等地亦有分布。

化学成分

1.酰胺类 薏苡仁螺内酰胺A、薏苡仁螺内酰胺B、薏苡仁螺内酰胺C、薏苡仁内酰胺等。

2.黄酮类 高北美圣草素、柚皮素、橙皮素、槲皮素、山柰酚、芦丁等。

3.甾醇类 α-谷甾醇、β-谷甾醇、γ-谷甾醇、菜油甾醇、麦角甾醇、胆甾醇、钝叶大戟甾醇、阿魏酰豆甾醇、阿魏酰菜籽甾醇、芸苔甾醇、豆甾醇等。

4.酚酸类 对羟基苯甲酸、香草酸、丁香酸、阿魏酸、对香豆酸、咖啡酸、香兰素酸、2-羟基苯乙酸、薏苡醇、4-酮松醇酯、丁香树脂醇、儿茶酸、芥子酸等。

5.脂肪酸及酯类 油脂类成分主要为甘油三酯、甘油单酯、甘油二酯、脂肪酰烷酯；游离脂肪酸主要为肉豆蔻酸、棕榈酸、壬二酸、硬脂酸、油酸、亚油酸等。

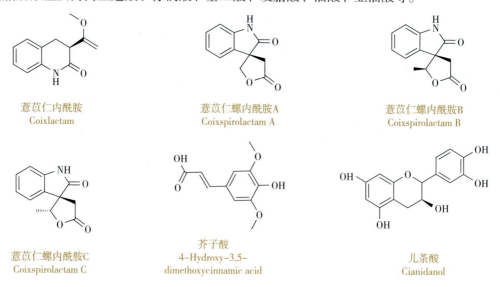

薏苡仁内酰胺
Coixlactam

薏苡仁螺内酰胺A
Coixspirolactam A

薏苡仁螺内酰胺B
Coixspirolactam B

薏苡仁螺内酰胺C
Coixspirolactam C

芥子酸
4-Hydroxy-3,5-
dimethoxycinnamic acid

儿茶酸
Cianidanol

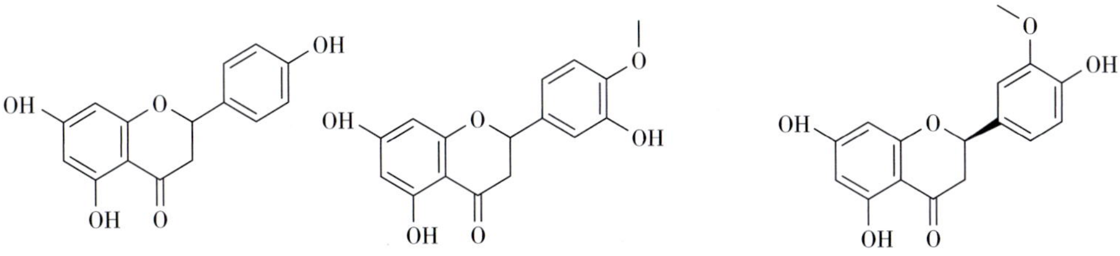

柚皮素
Naringenin

橙皮素
Hesperetin

高北美圣草素
Homoeriodictyol

薏苡仁代表性化学成分结构

🌿 鉴别要点

1.性状 本品呈宽卵形或长椭圆形，长4～8mm，宽3～6mm。表面乳白色，光滑，偶有残存的黄褐色种皮；一端钝圆，另端较宽而微凹，有一淡棕色点状种脐；背面圆凸，腹面有一条较宽而深的纵沟。质坚实，断面白色，粉性。气微，味微甜。

2.鉴别

（1）本品粉末淡类白色。多为淀粉粒，单粒类圆形或多面形，直径2～20μm，脐点星状；复粒少见，一般由2～3分粒组成。

（2）取本品粉末1g，加石油醚（60～90℃）30ml，超声处理30分钟，滤过，取滤液，作为供试品溶液。另取薏苡仁油对照提取物，加石油醚（60～90℃）制成每1ml含2mg的溶液，作为对照提取物溶液。参照《中国药典》（现行版）薄层色谱法（通则0502）试验，吸取上述两种溶液各2μl，分别点于同一硅胶G薄层板上，以石油醚（60～90℃）-乙醚-冰醋酸（83：17：1）为展开剂，展开，取出，晾干，喷以5%香草醛硫酸溶液，在105℃加热至斑点显色清晰。供试品在与对照提取物色谱相应的位置上，显相同颜色的斑点。

🌿 炮制工艺

1.薏苡仁 除去杂质。

2.炒薏苡仁 取净薏苡仁，置炒制容器内，用中火加热，炒至表面黄色，略鼓起，表面有突起，取出。

3.麸炒薏苡仁 先将锅烧热，撒入麦麸即刻烟起，再投入薏苡仁迅速拌炒至微黄色，微鼓起，取出，筛去麦麸即得。（每100 kg薏苡仁用麦麸15 kg）

🌿 性味归经

味甘、淡、性凉。归脾经、胃经、肺经。

🌿 主治功效

1.中药 利水渗湿、健脾止泻、除痹、排脓、解毒散结。用于水肿、脚气、小便不利、脾虚泄泻、湿痹拘挛、肺痈、肠痈、赘疣、癌肿。

2.水药 健脾、补肺、清热、利湿。

🌱 临床应用

（1）用于小便不利、水肿、脚气、湿温等症。

（2）用于泄泻、带下。

（3）用于湿滞痹痛、筋脉拘挛等症。

（4）用于肺痈、肠痈　薏苡仁根30g、生姜30g，水煎服，治小儿蛔虫。（布依族）

（5）健脾、补肺、清热、利湿、泄泻、湿痹、筋脉拘挛、屈伸不利、水肿、脚气、淋浊、白带。（水族）

🌱 用法用量

内服：煎汤，10～30g；或入丸、散，浸酒，煮粥，做羹。

🌱 成分控制

1.特征图谱

（1）色谱条件　色谱柱为Merck Purospher® STAR RP–18e（250mm×4.6mm，5μm）色谱柱，流动相为乙腈–二氯甲烷（65∶35），等度洗脱，流速为1.2ml/min，柱温为30℃，进样量为20μl；蒸发光散射检测器检测，载气流量为1.5L/min，漂移管温度为45℃，增溢为4，分流进样。

（2）对照品溶液制备　取甘油三油酸酯对照品适量，精密称定，加乙腈–二氯甲烷（65∶35）溶液使溶解，制成每1ml含甘油三油酸酯132.70μg的对照品溶液。

（3）供试品溶液制备　取本品粉末（过四号筛）约0.6g，精密称定，置具塞锥形瓶中，分别精密加入乙腈–二氯甲烷（65∶35）溶液50ml，称定重量，浸泡2小时，超声处理（功率300 W，频率40 kHz）30分钟，放冷，再称定重量，用乙腈–二氯甲烷（65∶35）补足减失的重量，摇匀，滤过，取续滤液，即得。

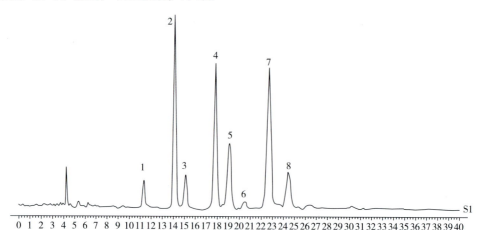

薏苡仁特征图谱

（峰1.三亚油酸甘油酯；峰2.1,2–亚油酸–3–油酸甘油酯峰；3.棕榈酸二亚油酸甘油酯；峰4.1,2–油酸–3–亚油酸甘油酯；峰5.棕榈酸亚油酸油酸甘油酯；峰7.三油酸甘油酯；峰8.棕榈酸二油酸甘油酯）

2.甘油三油酸酯含量测定

（1）色谱条件与系统适用性试验　以十八烷基硅烷键合硅胶为填充剂；以乙腈－二氯甲烷（65∶35）为流动相；蒸发光散射检测器检测。理论塔板数按甘油三油酸酯峰计≥5000。

（2）对照品溶液的制备　取甘油三油酸酯对照品适量，精密称定，加流动相制成每1ml含0.14mg的溶液，即得。

（3）供试品溶液的制备　取本品粉末（过三号筛）约0.6g，精密称定，置具塞锥形瓶中，精密加入流动相50ml，称定重量，浸泡2小时，超声处理（功率300 W，频率50 kHz）30分钟，放冷，再称定重量，用流动相补足减失的重量，摇匀，滤过，取续滤液，即得。

（4）测定法　分别精密吸取对照品溶液5μl、10μl，供试品溶液5~10μl，注入液相色谱仪，测定，用外标两点法对数方程计算，即得。

本品按干燥品计算，含甘油三油酸酯（$C_{57}H_{104}O_6$），不得少于0.50%。

🌿 药理毒理

1.药理作用

（1）抗肿瘤　薏苡仁的乙醇提取部位能够减轻小鼠Ehrlich腹水癌引起的腹腔积液潴留，薏苡仁丙酮提取液经过乙醚萃取脱脂后，对小鼠Ehrlich腹水癌有抑制作用，具有抗肿瘤活性的主要化学成分是薏苡仁中不饱和脂肪酸（亚油酸）等成分。薏苡仁油能够有效抑制人宫颈癌HeLa细胞的增殖；抑制人卵巢癌细胞和移植人乳腺癌Bcap-37细胞生长；对移植于裸鼠的PC-3M前列腺肿瘤也有抑制作用。

（2）增强机体免疫功能　薏苡仁多糖的不同组分，对脾虚水湿不化大鼠模型的免疫功能降低具有拮抗的作用，薏苡仁多糖及其拆分的组分在一定程度上能够提高机体的免疫防御作用和恢复机体的自我免疫功能。

（3）降血糖　薏苡仁多糖对正常小鼠、四氧嘧啶导致的糖尿病模型小鼠和肾上腺素导致的高血糖小鼠等体内血糖含量的影响，薏苡仁多糖可以明显降低小鼠体内血糖含量，不同给药方式效果有差异。

（4）抗炎　薏苡仁水提取物给药后的二甲苯诱发炎症的小鼠的耳廓肿胀程度较对照组轻，薏苡仁水提取物对小鼠有镇痛和镇静作用，且作用效果与剂量成正比；此外，薏苡仁酯能够提升模型小鼠外周血调节性T细胞水平。

2.毒理作用　以薏苡仁水提物及醇提物对孕鼠生殖毒性进行研究，结果发现薏苡仁水提物高剂量组（1.0g/kg·BW）小鼠胎数增多，且子宫自发性收缩增强，提示薏苡仁水提物在怀孕期间能产生胚胎毒性并增强子宫收缩力。

🌿 成方制剂

1.日晒防治膏　由金银花、杠板归、垂盆草、鸭跖草、玉竹、紫草、芦荟、天冬、灵芝、薏苡仁、蜂花粉组成。具有清热解毒、凉血消斑的功效。临床用于防治热毒灼肤所致的日晒疮。

2.儿脾醒颗粒　由山楂、麦芽、鸡内金、山药、薏苡仁、白扁豆、陈皮、茯苓组成。具有健脾和胃、消食化积的功效。临床用于脾虚食滞引起的小儿厌食、大便稀溏、消瘦体弱。

参考文献

银 杏 | Yinxing
GINKGO SEMEN

水药名：mai4 tin¹ ʔep⁷ 梅定啊。

苗药名：det yinf xend 豆银杏（雷山），zend baf ghed det 珍芭沟豆（黔东南），ndut mlangd 都麻（松桃）。

本品为银杏科植物银杏 *Ginkgo biloba* L. 的干燥成熟种子。秋季种子成熟时采收，除去肉质外种皮，洗净，稍蒸或略煮后，烘干。

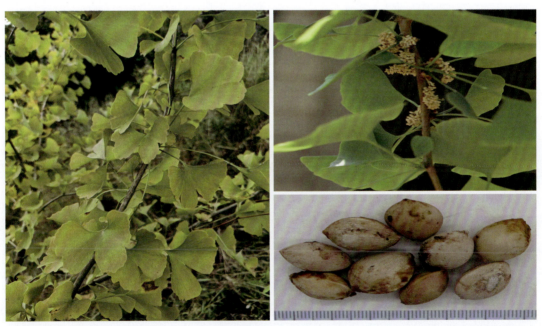

银杏 *Ginkgo biloba* L.

形态与分布

1.**原植物形态** 落叶乔木。枝有长枝与短枝，幼树树皮淡灰褐色，浅纵裂，老则灰褐色，深纵裂；叶在长枝上螺旋状散生，在短枝上3~5（8）片簇生；柄长3~10cm；叶片扇形，淡绿色，无毛，有多数2叉状并列的细脉，上缘宽5~8cm，浅波状，有时中央浅裂或深裂。雌雄异株，花单性，稀同株；球花生于短枝顶端的鳞片状叶的腋内；雄球花成柔荑花序状，下垂；雌球花有长梗，梗端常分2叉，每叉顶生一盘状珠座，每珠座生1胚珠，仅1个发育成种子；种子核果状，椭圆形至近球形，长2.5~3.5cm，直径约2cm；外种皮肉质，有白粉，熟时淡黄色或橙黄色；中种皮骨质，白色，具2~3棱；内种皮膜质，胚乳丰富。花期3~4月，种子成熟期9~10月。

2.**分布** 生于海拔500~1000m的酸性土壤、排水良好地带的天然林中。北自沈阳，南达广州，东起华东，西南至贵州、云南等地均有分布。

化学成分

1.**黄酮类** 槲皮素、芦丁、白果素、银杏素、穗花杉双黄酮等。
2.**银杏内酯类** 银杏内酯A、银杏内酯C等。
3.**酚酸类** 银杏酸、银杏酚、氢化白果酸、氢化白果亚酸、白果醇等。
4.**银杏多糖。**

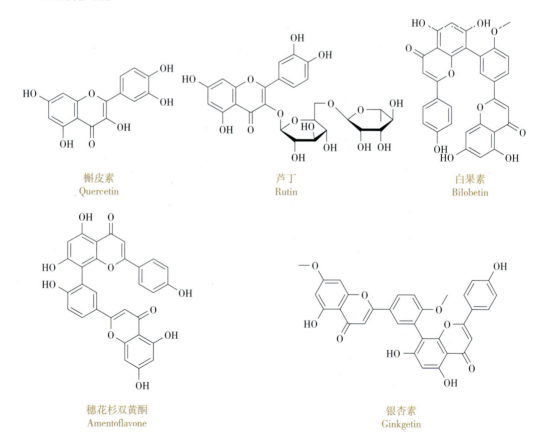

槲皮素
Quercetin

芦丁
Rutin

白果素
Bilobetin

穗花杉双黄酮
Amentoflavone

银杏素
Ginkgetin

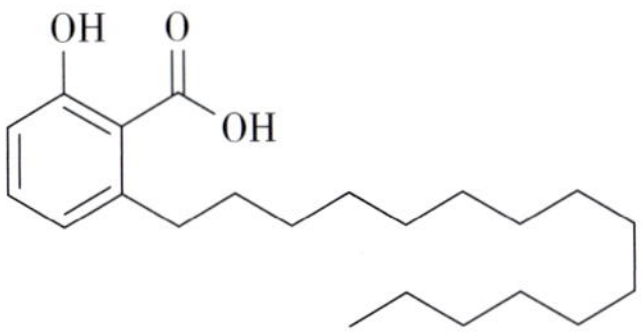

氢化白果酸
Anacardic acid

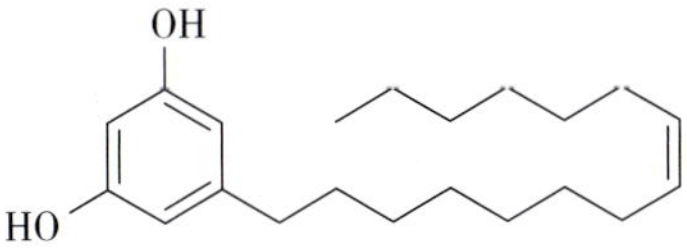

银杏酚
Bilobol

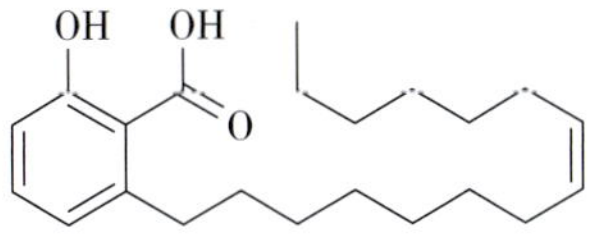

银杏酸
Ginkgolic acid

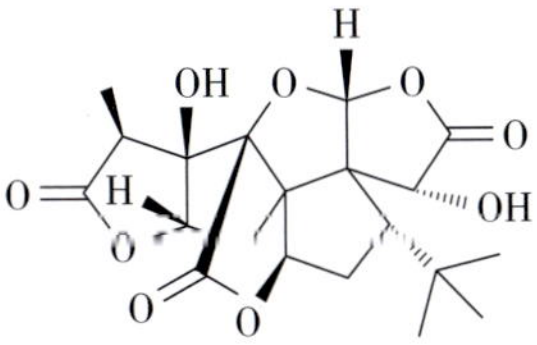

银杏内酯A
Ginkgolide A

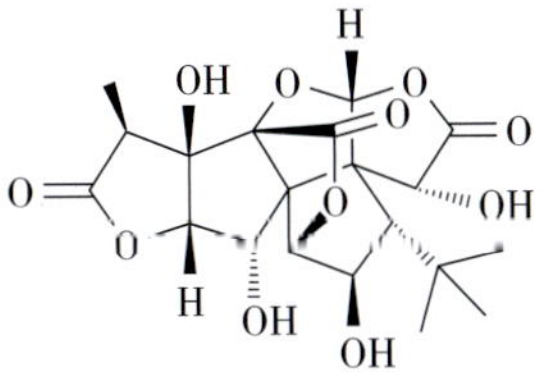

银杏内酯C
Ginkgolide C

银杏代表性化学成分结构

🌿 鉴别要点

1.性状　除去外种皮的种子卵形或椭圆形，长1.5～3cm，宽1～2.2cm。外壳（中种皮）骨质，光滑，表面黄白色或淡棕黄色，基部有一圆点状突起，边缘各有1棱线，偶见3棱线。内种皮膜质，红褐色或淡黄棕色。种仁扁球形，淡黄色，胚乳肥厚，粉质，中间有空隙，胚极小。气无，味微甘、苦。以壳色黄白、种仁饱满、断面色淡黄者为佳。

2.鉴别

（1）粉末浅黄棕色。石细胞单个散在或数个成群，类圆形、长圆形、类长方形或不规则形，有的具突起，长60～322μm，直径27～125μm，壁厚，孔沟较细密。内种皮薄壁细胞浅黄棕色至红棕色，类方形、长方形或类多角形。胚乳薄壁细胞多类长方形，内充满糊化淀粉粒。具缘纹孔管胞多破碎，直径33～72μm。

（2）取本品粉末10g，加甲醇40ml，加热回流1小时，放冷，滤过，滤液回收溶剂至干，残渣加水15ml使溶解，通过少量棉花滤过，滤液通过聚酰胺柱（80～100目，3g，内径为10～15mm），用水70ml洗脱，收集洗脱液，用乙酸乙酯振摇提取2次，每次40ml，合并乙酸乙酯液，回收溶剂至干，残渣加甲醇1ml使溶解，作为供试品溶液。另取银杏内酯A对照品、银杏内酯C对照品，加甲醇制成每1ml各含0.5mg的混合溶液，作为对照品溶液。参照《中国药典》（现行版）薄层色谱法（通则0502）试验，吸取上述两种溶液各10μl，分别点于同一以含4%醋酸钠的羧甲基纤维素钠溶液为黏合剂的硅胶G薄层板上，以甲苯-乙酸乙酯-丙酮-甲醇（10∶5∶5∶0.6）为展开剂，展开，取出，晾干，喷以醋酐，在140～160℃加热30分钟，置紫外光灯（365nm）下检视。供试品色谱中，在与对照品色谱相应的位置上，显相同颜色的荧光斑点。

🌿 炮制工艺

银杏仁取银杏，除去杂质及硬壳，用时捣碎。

🌿 性味归经

性平，味甘、苦、涩。有毒。归肺经、肾经。

🌿 主治功效

1. **中药** 敛肺定喘，止带缩尿。用于痰多喘咳，带下白浊，遗尿尿频。

2. **苗药** 寒嗽痰喘，哮喘痰嗽。

🌿 临床应用

（1）治疗哮喘，白带，小便频数等。

1）敛肺平喘，减少痰量 适用于咳喘气逆，痰多之症，消痰定喘。无论偏寒，偏热均可。

2）收涩止带，除湿 用治白浊带下。无论下元虚衰，白带清稀，或湿热下注、带下黄浊者，随症配伍，均可使用。

3）收敛除湿 可治疗赫白带下，小便白浊，小便频数、遗尿。

（2）治疗肺结核。

（3）抑菌杀菌 治疗呼吸道感染性疾病，此外可止痒疗癣。

（4）治头昏目眩 银杏（去壳及心）10个捣烂，加猪油15g，开水调服，每日1次。（布依族）

（5）治肺痨咳嗽 银杏（去壳）、油菜适量，浸泡1个月后，早晚各吃5粒。（苗族）

（6）治咳嗽 银杏10g、旋覆花10g，水煎服。（仡佬族）

🌿 用法用量

内服：煎汤，3～10g。本品有小毒，内服应注意用量。

🌿 成分控制

1. 总银杏酸含量测定

（1）色谱条件与系统适用性试验 以十八烷基硅烷键合硅胶为填充剂；流动相为甲醇−3%冰醋酸（91：9）；检测波长为310nm，柱温为30℃；流速为1.0ml/min；色谱柱的理论塔板数按白果酸C15峰计≥3000。

（2）对照品溶液的制备 精密称取总银杏酸对照品20.73mg，置100ml量瓶中，加甲醇溶解并稀释至刻度，摇匀，得对照品贮备液（0.2073mg/ml）。再精密量取5ml此贮备液，置10ml量瓶中，加甲醇溶解并稀释至刻度，即得对照品溶液（0.10365mg/ml）。

（3）供试品溶液的制备　取银杏细粉（过三号筛）约2.5g，置具塞锥形瓶中，精密加入无水甲醇25ml，称定，80℃水浴中回流3小时，放冷，用无水甲醇补足减失的重量，摇匀，滤过，精密量取续滤液15ml，80℃水浴挥至近干，用75％甲醇2ml溶解转移至已处理好的C$_{18}$固相萃取小柱（先用无水甲醇10ml冲洗，再用75％的甲醇溶液10ml冲洗，小柱上加脱脂棉少许）上，继续用75％甲醇5ml洗脱，洗脱液弃去。再用无水甲醇约4.5ml洗脱，洗脱液收集于5ml量瓶中，加无水甲醇稀释至刻度，摇匀，用0.45μm微孔滤膜滤过，即得。

（4）测定法　分别精密吸取对照品溶液10μl与供试品溶液10～20μl，注入液相色谱仪，测定，即得。

2.银杏多糖含量测定（萘酚–硫酸法）

（1）葡萄糖对照品溶液的制备　称取干燥恒重的葡萄糖114.9mg，加适量蒸馏水溶解、定容至100ml，作为标准葡萄糖溶液备用。

（2）供试品溶液的制备　称取银杏白果多糖粗产品100.5mg，加适量蒸馏水溶解、定容至100ml。

（3）银杏多糖的含量测定　精密吸取一定量样品溶液，置于10ml比色管中，加0.5％萘酚溶液3.0ml、浓硫酸6ml，摇匀、放置12分钟，加蒸馏水定容至10.0ml。15分钟时，在最大吸收波长569nm处，以不加样品的试剂空白为对照，测定吸光度值。

🌿 药理毒理

1.药理作用

（1）对呼吸系统的作用　银杏乙醇提取物给小鼠腹腔注射，有一定的祛痰作用；灌胃给药，镇咳作用不明显。对组胺引起的离体豚鼠气管平滑肌收缩无明显作用。

（2）对循环系统的作用　银杏外种皮水提物20mg/kg静脉注射。能显著降低麻醉犬血压及左室压力。降压前有轻微、短暂的升压效应，然后迅速下降，维持约2分钟。去甲肾上腺素和普萘洛尔均不影响其降压效应。重复给药易产生耐受性，对心率有影响。大鼠离体心脏灌流，银杏外种皮水提取物使主动脉输出量逐渐减少，冠脉流量则增加。离体兔耳血管灌流量亦增加。0.25g/kg腹腔注射，能显著提高小白鼠常压耐缺氧能力，降低异丙肾上腺素引起的心肌耗氧量增加，对氰化钾和亚硝酸钠所致的组织缺氧有良好的缓解作用。

（3）免疫抑制　银杏外种皮水溶性成分对非特异性免疫、体液免疫和细胞免疫功能均有抑制作用。银杏外种皮水溶性成分100mg/kg或200mg/kg，给小白鼠灌胃，每日2次，连续7天，能明显降低碳粒廓清速度、腹腔巨噬细胞的吞噬功能及免疫器官重量，对溶血素形成及迟发型超敏反应亦有显著的抑制作用，且呈良好的剂量效应关系，其作用性质与环磷酰胺及地塞米松相似。

（4）抗过敏　分别灌服银杏外种皮水溶性成分100mg/kg、200mg/kg均能明显抑制小鼠被动性皮肤过敏反应（PCA）及大鼠颅骨骨膜肥大细胞脱颗粒作用，并能直接对抗由卵蛋白诱发的致敏豚鼠回肠平滑肌的收缩作用及抑制致敏豚鼠肺组织释放组胺和SRS-A的作用。从水溶性成分中提取的一种成分白果甲素（纯度为90%粗提物）有相似的作用，可能为其有效成分。

（5）延缓衰老 外种皮水溶性成分给小鼠灌胃12天，能抑制脾脏组织老年色素颗粒形成。并使已形成的色素颗粒变得分散。数量减少，有一定的延缓衰老作用，对青年、老年小鼠的游泳时间均无明显影响。

（6）抗微生物 银杏肉、银杏汁、银杏酚，尤其是银杏酸体外试验时对人型结核杆菌和牛型结核杆菌有抑制作用。银杏提取物每天以150~200mg/kg灌胃对感染人型结核杆菌的豚鼠有明显的治疗作用。亦有研究显示银杏汁、银杏肉、银杏酚、银杏酸，在体内试验（小鼠及豚鼠的实验治疗）无显著疗效或毒性太大。油浸银杏之果浆含有的抗菌成分对若干种革兰阳性及阴性细菌均有作用（如葡萄球菌、链球菌、白喉杆菌、炭疽杆菌、枯草杆菌、大肠埃希菌、伤寒杆菌等），对结核杆菌作用极显著。此菌成分经加热85℃则对大肠埃希菌失去作用，而经100℃加热30分钟后对结核杆菌仍有抑制性的作用。银杏的水浸液（1:2）在体外对堇色毛癣菌、奥杜益氏小芽孢癣菌、星形奴卡氏菌等7种皮肤真菌表现为抑菌作用。银杏果肉的抗菌力较果皮强。

（7）其他作用 新鲜银杏中提出的银杏酚甲，对离体兔肠有麻痹作用，使离体子宫收缩，对蛙心无影响。银杏种仁含无氮的中性成分，给小鼠皮下注射6mg/13g，30分钟后可致惊厥，延髓麻痹，随即呼吸、心跳停止而死。银杏肉还具有收敛作用。

2.毒理作用

（1）银杏银杏有毒，多食可出现呕吐、腹痛、腹泻、抽搐、烦躁不安等症状。亦可引起末梢感觉障碍，下肢弛缓性瘫痪。给豚鼠服油浸银杏3g/kg，共95~113天，或银杏肉粗取物酸性成分150~200mg/kg，共60天；或给小鼠大量饲以银杏酚，均可出现食欲不振，体重减轻、程度不等的肝损害、肾小球肾炎，甚至死亡。

（2）银杏外种皮浆液可引起接触性皮炎，服后产生强烈胃肠刺激症状。腰果酸为皮肤接触性致敏剂，对皮肤有较强的致敏性，可能是银杏的主要致敏原。银杏二酚对皮肤有强烈刺激性，可引起皮肤发红、表皮增厚、炎性浸润，但与二甲基苯并蒽同用，不促进皮肤肿瘤发生。说明银杏二酚不是皮肤肿瘤发生的促进剂。

（3）银杏酸和银杏毒素有溶血作用。银杏毒素经皮肤吸收，通过肠与肾脏排泄，可引起肠炎、肾炎。

🌿 成方制剂

1.复方蛤青片 由干蟾、黄芪、银杏、紫菀、苦杏仁、前胡、附片、南五味子、黑胡椒9味药组成。具有补气敛肺、止咳平喘、温化痰饮之功效。临床用于肺虚咳嗽、气喘痰多；老年慢性支气管炎、肺气肿、喘息性支气管炎。

2.青果止漱丸 由西青果、款冬花、麦冬、桑白皮、姜半夏、石膏、苦杏仁、银杏仁、麻黄、川贝母、百合、甘草、马兜铃、黄芩组成。具有清肺化痰、止咳平喘的功效。临床用于肺经有热、咳嗽痰喘。

3.复方蛤青注射液 由蟾蜍、黄芪、银杏、苦杏仁、紫苑、前胡、五味子、附子、黑胡椒组成。具有补气敛肺、止咳平喘、温化痰饮的功效。临床用于肺虚咳嗽，气喘痰多，老年慢性气管炎、肺气肿。喘息性支气管炎更宜。对反复感冒者有预防作用。

4.止嗽扫痰丸 由法半夏、款冬花、银杏、川贝母、陈皮、枳壳、甘草、桑白皮、瓜蒌子、紫苏子、百合、麻黄组成。具有宣肺定喘、止咳祛痰的功效。临床用于咳嗽气喘、痰多胸闷。

5.咳喘舒片 由麻黄、蒲公英、紫苏子（去油）、浮海石、白前、麦冬、紫莞、百合、甘草、银杏（去壳）、罂粟壳、化橘红组成。具有宣肺平喘、化痰止咳、养阴敛肺的功效。临床用于咳嗽气喘、阴虚痰阻；慢性支气管炎及哮喘见以上证候者。

参考文献

淫羊藿（仙灵脾）

Yinyanghuo
EPIMEDII FOLIUM

水药名： ja:u¹ va⁵ tu⁵ 要娃久（三都水族）。

苗药名： jab ngol xid 佳莪浠（黔东南），reib jib ndud 锐鸡都（松桃），vuab ebvol 弯欧（黔南），nbaox gongb nduk 毛公堵（毕节）。

本品为小檗科植物淫羊藿 *Epimedium brevicornu* Maxim.、箭叶淫羊藿 *Epimedium sagittatum*（Sieb. et Zucc.）Maxim.、柔毛淫羊藿 *Epimedium pubescens* Maxim. 或朝鲜淫羊藿 *E pimedium koreanum* Nakai 的干燥叶。夏、秋季茎叶茂盛时采收，晒干或阴干。

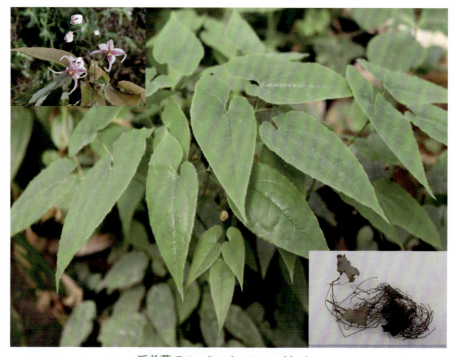

淫羊藿 *Epimedium brevicornu* Maxim.

形态与分布

1.**原植物形态**　多年生草本，高30~40cm。叶为二回三出复叶，叶柄长3~4cm，小叶柄长1.5~4cm，小叶片卵圆形或近圆形，长2.5~3cm，宽2~6cm，基部深心形，顶生小叶片心形，两侧小叶片偏心形，表面无毛，有光泽，背面疏生直立短毛，主脉上尤为明显，边缘有锯齿；聚伞花序排成圆锥形，花序轴及花梗上有明显腺毛，花通常白色，内轮萼片卵状长圆形，外轮萼片卵形，花瓣的矩通常比萼片长二倍；果为蒴果，具有1~2枚褐色种子。花期6~7月，果期8月。

2.**分布**　生于海拔270~2400 m的草丛、石灰岩山陡坡、林下、灌木丛或竹林下。分布于贵州各地。四川、云南、湖北、广西等地也有分布。

化学成分

1.**黄酮类**　淫羊藿苷、淫羊藿素、淫羊藿苷C、淫羊藿次苷Ⅰ、淫羊藿次苷Ⅱ、柔藿苷、去甲基脱水淫羊藿素、朝藿定A、朝藿定B、朝藿定C等。

2.**苯丙素类**　绿原酸、（+）-环橄榄树脂素、柏木苷C、柏木苷A等。

3.**糖类**　甘露糖、鼠李糖、半乳糖醛酸、葡萄糖、半乳糖等。

4.**其他类**　脂肪酸、萜类化合物、植物甾醇、十六烷醇、鞣质酸、维生素等。

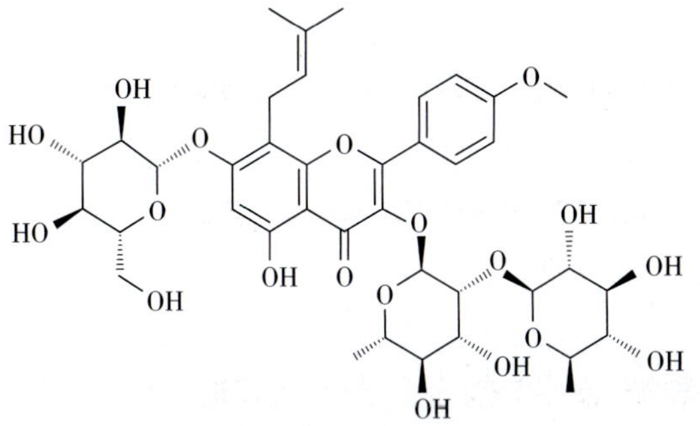

朝藿定A
Epimedin A

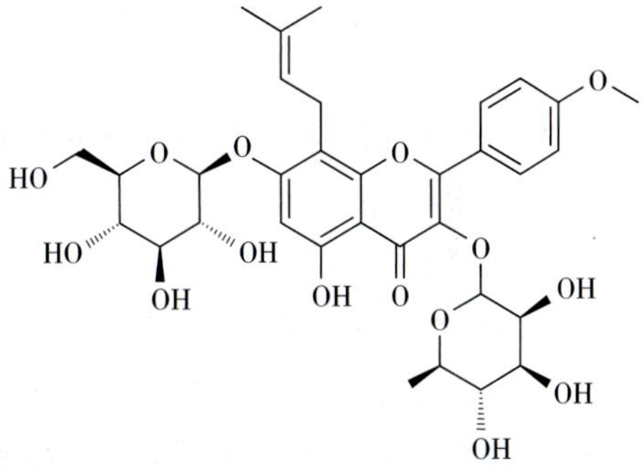

淫羊藿苷
Icariin

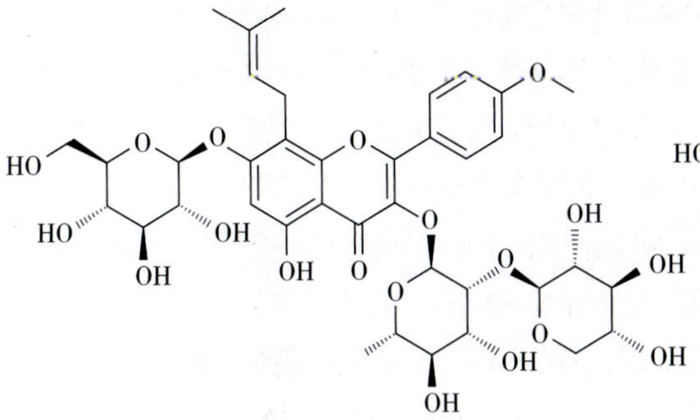

朝藿定B
Epimedin B

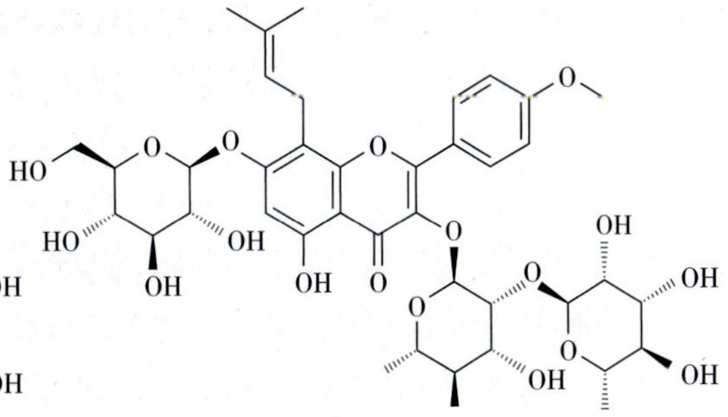

朝藿定C
Epimedin C

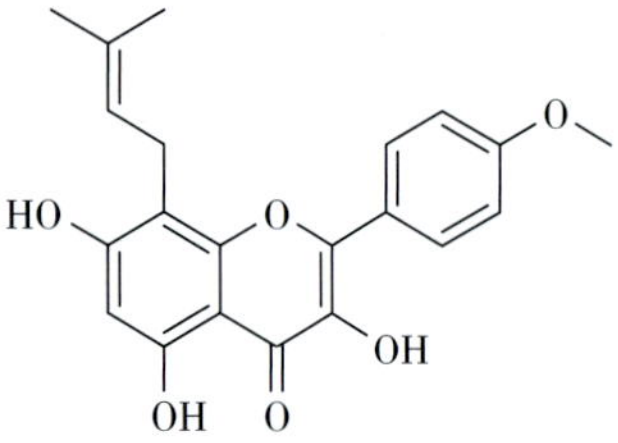

淫羊藿素	淫羊藿次苷Ⅱ	木兰碱
Icaritin	Icarisid Ⅱ	Magnoflorine

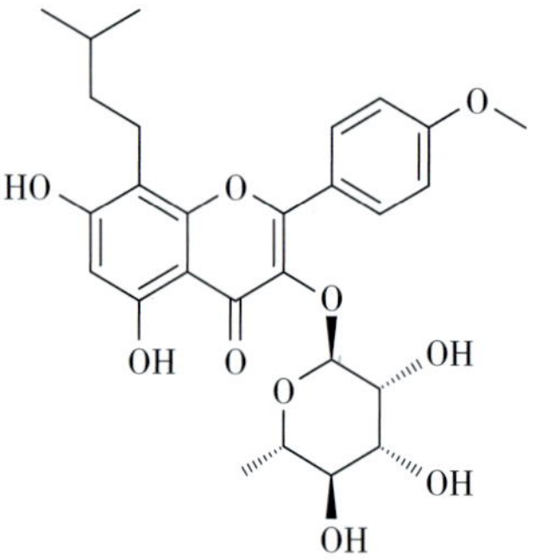

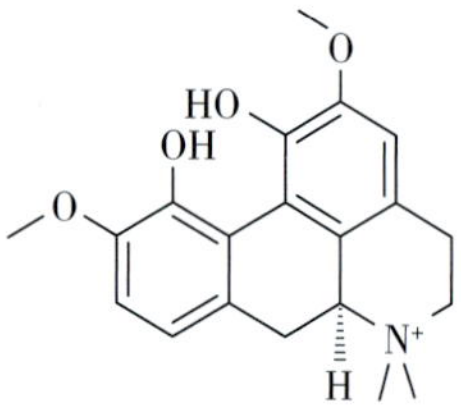

淫羊藿代表性化学成分结构

🌱 鉴别要点

1.性状

（1）淫羊藿 二回三出复叶；小叶片卵圆形，长3~8cm，宽2~6cm；先端微尖，顶生小叶基部心形，两侧小叶较小，偏心形，外侧较大，呈耳状，边缘具黄色刺毛状细锯齿；上表面黄绿色，下表面灰绿色，主脉7~9条，基部有稀疏细长毛，细脉两面突起，网脉明显；小叶柄长1~5cm。叶片近革质。气微，味微苦。

（2）箭叶淫羊藿 一回三出复叶，小叶片长卵形至卵状披针形，长4~12cm，宽2.5~5cm；先端渐尖，两侧小叶基部明显偏斜，外侧多呈箭形。下表面疏被粗短伏毛或近无毛。叶片革质。

（3）柔毛淫羊藿 一回三出复叶；叶下表面及叶柄密被绒毛状柔毛。

（4）朝鲜淫羊藿 二回三出复叶；小叶较大，长4~10cm，宽3.5~7cm，先端长尖。叶片较薄。

2.鉴别

（1）叶表面观：淫羊藿 叶表面观淫羊藿上、下表皮细胞垂周壁深波状弯曲，沿叶脉均有异细胞纵向排列，内含多个草酸钙柱晶；下表皮气孔众多，不定式，有时可见非腺毛。

箭叶淫羊藿 上、下表皮细胞较小；下表皮气孔较密，具有多数非腺毛脱落形成的疣状突起，有时可见非腺毛。

柔毛淫羊藿 下表皮气孔较稀疏，具有多数细长的非腺毛。

朝鲜淫羊藿 下表皮气孔和非腺毛均易见。

（2）取本品粉末0.5g，加乙醇10ml，温浸30分钟，滤过，滤液蒸干，残渣加乙醇1ml使溶解，作为供试品溶液。另取淫羊藿苷对照品，加甲醇制成每1ml含0.1mg的溶液，作为对照品溶液。参照《中国药典》（现行版）薄层色谱法（通则0502）试验，吸取上述两种溶液各10μl，分别点于同一硅胶H薄层板上，以乙酸乙酯-丁酮-甲酸水（10:1:1:1）为展开剂，展开，取出，晾干。置紫外光灯（365nm）下检视，供试品色谱中，在与对照品色谱相应的位置上，显相同的暗红色斑点；喷以三氯化铝试液，再置紫外光灯（365nm）下检视，显相同的橙红色荧光斑点。

❧ 炮制工艺

1.**淫羊藿** 除去杂质，摘取叶片，喷淋清水，稍润，切丝，干燥。

2.**炙淫羊藿** 取羊脂油置锅内加热熔化、加入淫羊藿丝，用文火加热，炒至油脂吸尽，表面呈油亮光泽时，取出，晾凉。

❧ 性味归经

味辛、甘，性温。归肝经、肾经。

❧ 主治功效

1.**中药** 补肾阳，强筋骨，祛风湿。用于肾阳虚衰，阳痿遗精，筋骨痿软，风湿痹痛，麻木拘挛。

2.**苗药** 肾阳虚衰，风湿痹痛。

❧ 临床应用

（1）治肾阳虚衰 淫羊藿30g，水煎服；或泡酒服。（各族均用）

（2）治风湿痹痛 淫羊藿15g、透骨香10g、桂枝10g，水煎服。（施秉苗族）

（3）治风湿腰痛 淫羊藿30g、五花血藤15g、大血藤15g、吊干麻15g，水煎服。（三都水族）

❧ 用法用量

内服：煎汤，6~10g；或研末为散。

❧ 成分控制

1.特征图谱

（1）色谱条件与系统适用性试验 以十八烷基硅烷键合硅胶为填充剂；以乙腈-水（30：70）为流动相；检测波长为270nm；流速为1ml/min；柱温为25℃；进样量为10μl；理论板数按照藿定C峰计算应≥6 000。

（2）对照品溶液的制备 取朝藿定C对照品及淫羊藿苷对照品适量，精密称定，加甲醇，制成分别含朝藿定C 0.20mg/ml、淫羊藿苷0.02mg/ml的混合溶液，作为对照品溶液。

（3）供试品溶液的制备 取本品粉末（过3号筛）约0.2g，精密称定，置于具塞锥形瓶中，精密加入稀乙醇50ml，称定质量，超声处理（功率250 W，频率40 Hz）1小时，放冷。再称定质量，用稀乙醇补足减失的质量，摇匀，取上清液，滤过，取续滤液，作为供试品溶液。

空白对照溶液的制备：取稀乙醇作为阴性样品溶液。

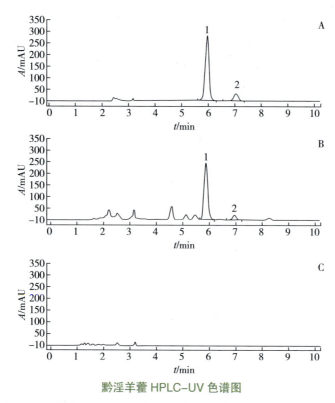

黔淫羊藿 HPLC-UV 色谱图

（A.混合对照品溶液；B.供试品溶液；C.阴性对照溶液；1.朝藿定C；2.淫羊藿苷）

2.总黄酮含量测定　精密量取总黄酮醇苷项下的供试品溶液0.5ml，置50ml容量瓶中，加甲醇至刻度，摇匀，作为供试品溶液。另取淫羊藿苷对照品适量，精密称定，加甲醇制成每1ml含10μg的溶液，作为对照品溶液。分别取供试品溶液和对照品溶液，以相应试剂为空白，参照《中国药典》（现行版）紫外-可见分光光度法（通则0401），在270nm波长处测定吸光度，计算，即得。

本品按干燥品计算，叶片含总黄酮以淫羊藿苷（$C_{33}H_{40}O_{15}$）计，不得少于5.0%。

3.总黄酮醇苷含量测定　参照《中国药典》（现行版）高效液相色谱法（通则0512）测定。

（1）色谱条件与系统适用性试验　以十八烷基硅烷键合硅胶为填充剂（4.6mm×250mm）；流动相为乙腈（A）-水（B），梯度洗脱柱温为30℃；检测波长为270nm。理论板数按淫羊藿苷峰计≥8000。

梯度洗脱表

时间（分钟）	流动相A（%）	流动相B（%）
0	24	76
30	26	74
31	45	55
45	47	53

（2）对照品溶液的制备　取淫羊藿苷对照品适量，精密称定，加甲醇制成每1ml含40μg的溶液，即得。供试品溶液的制备取本品叶片，粉碎过三号筛，取约0.2g，精密称定，置具塞锥形瓶中，精密加入稀乙醇20ml，称定重量，超声处理（功率400 W，频率50 kHz）1小时，放冷，再称定重量，用稀乙醇补足减失的重量，摇匀，滤过，取续滤液，即得。测定法分别精密吸取对照品溶液与供试品溶液各10μl，注入液相色谱仪，测定。以淫羊藿苷对照品为参照，以其相应的峰为S峰，计算朝藿定A、朝藿定B、朝藿定C峰的相对保留时间，其相对保留时间应在规定值的±5%范围之内。相对保留时间及校正因子见下表。

淫羊藿有关成分相对保留时间和校正因子表

待测成分（峰）	相对保留时间	校正因子
朝藿定A	0.73	1.35
朝藿定B	0.81	1.28
朝藿定C	0.90	1.22
淫羊藿苷（S）	1.00	1.00

以淫羊藿苷对照品为对照，分别乘以校正因子，计算朝藿定A、朝藿定B、朝藿定C和淫羊藿苷的含量。

本品按干燥品计算，叶片含朝藿定A（$C_{39}H_{50}O_{20}$）、朝藿定B（$C_{38}H_{48}O_{19}$）、朝藿定C（$C_{39}H_{50}O_{19}$）和淫羊藿苷（$C_{33}H_{40}O_{15}$）的总量，朝鲜淫羊藿不得少于0.50%；淫羊藿、柔毛淫羊藿、箭叶淫羊藿均不得少于1.5%。

药理毒理

1.药理作用

（1）对心血管系统作用　能增加冠状动脉流量、减慢心率和提高心肌的耐缺氧能力，并且有一定的中枢抑制和较弱的抗心律失常作用。

（2）对免疫系统作用　有重要的免疫调节和对造血系统的调节作用。

（3）对骨代谢的影响　促进骨细胞的功能，使钙化骨形成增加，有显著促进骨形成的作用。

（4）对生殖系统的作用　促进性激素分泌及有性激素样作用。

（5）对内分泌系统的作用　能拮抗甲状腺的部分抑制作用，预防"肾阳虚证"的出现，促进甲状腺功能减退症（简称甲减）"肾阳虚"小鼠体内甲状腺激素水平的升高。

（6）抗肿瘤　一定程度上抑制肿瘤的生长。

（7）其他作用　抗菌抗病毒、中枢抑制镇咳祛痰、平喘、降脂、保护肝细胞、降血糖、降血压、抗血小板聚集作用。

2.毒理作用（淫羊藿素）　比格犬口服淫羊藿素20、60、180mg/kg，给药2~3小时后达峰，峰浓度C_{max}及曲线下面积AUC随给药剂量增大而增大，且与剂量相关。口服90天、270天后分别于第一天比较，随给药时间延长，曲线下面积AUC和峰浓度C_{max}明显升高，

90 天后基本达到稳态，各剂量组的蓄积因子在2左右。结合蓄积因子结果，说明口服给药淫羊藿素后在比格犬体内没有蓄积，但连续给药会提高比格犬对阿可拉定的吸收，增加药物在比格犬体内的暴露量。

🌿 成方制剂

1.肤舒止痒膏　由苦参、土茯苓、淫羊藿、人参、玉竹、天冬、麦冬、黑芝麻、冰片组成。具有清热燥湿、养血止痒的功效。临床用于血热风燥所致的皮肤瘙痒。

2.筋骨伤喷雾剂　由赤胫散、赤芍、淫羊藿、地龙、制草乌、薄荷脑组成。具有活血化瘀、消肿止痛的功效。临床上用于软组织损伤。

3.仙灵骨葆胶囊　由淫羊藿、续断、丹参、知母、补骨脂、地黄组成。具有滋补肝肾、活血通络、强筋壮骨的功效。临床用于骨质疏松和骨质疏松症、骨折、骨关节炎、骨无菌性坏死等。

4.康艾扶正胶囊　由灵芝、黄芪、淫羊藿、女贞子、刺梨、熟地黄、姜半夏组成。具有益气解毒、散结消肿、和胃安神的功效。临床用于肿瘤放化疗引起的白细胞下降，血小板减少，免疫功能降低所致的体虚乏力、食欲不振、呕吐、失眠等症的辅助治疗。

5.艾愈胶囊　由山慈菇、白英、苦参、淫羊藿、人参、当归、白术组成。具有解毒散结、补气养血的功效。临床用于中晚期癌症的辅助治疗以及癌症放化疗引起的白细胞减少症属气血两虚者。

6.生精胶囊　由鹿茸、枸杞子、人参、冬虫夏草、菟丝子、沙苑子、淫羊藿、黄精、何首乌、桑葚、补骨脂、骨碎补、仙茅、金樱子、覆盆子、杜仲、大血藤、马鞭草、银杏叶组成。具有补肾益精、滋阴壮阳的功效。临床上用于肾阳不足所致腰膝酸软，头晕耳鸣，神疲乏力，男子无精、少精、弱精、精液不液化等症。

7.复方仙灵风湿酒　由乌梢蛇、菜花蛇、淫羊藿、黑骨藤、铁筷子组成。具有祛风除湿、舒筋活络的功效。临床用于风湿痹阻所致的肢体关节、肌肉疼痛，肿胀，麻木，屈伸不利。

8.芪胶升白胶囊　由大枣、阿胶、血人参、淫羊藿、苦参、黄芪、当归组成。具有补血益气的功效。临床用于气血亏损所引起的头昏眼花、气短乏力、自汗盗汗、以及白细胞减少症见上述症候者。

参考文献

蜘蛛香

Zhizhuxiang
VALERIANAE JATAMANSI RHIZOMA ET RADIX

水药名： ha⁷fa:k⁷哈发（三都水族）。

苗药名： reib bad goub锐八够（松桃），vob gangb vas穷岗牙（黔东南），uab ghongs蛙共（黔南），ngox ghenb shik ndraol薄街单（毕节）。

本品为败酱科植物蜘蛛香*Valeriana jatamansi* Jones的干燥根茎和根。秋季采挖，除去泥沙，晒干。

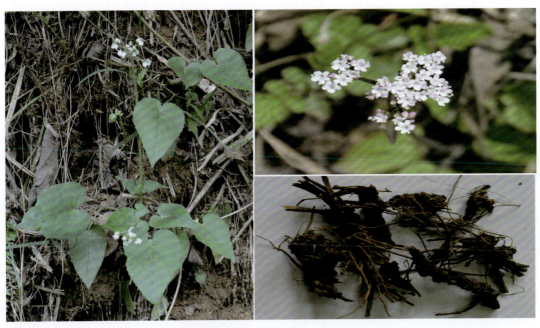

蜘蛛香 *Valeriana jatamansi* Jones

形态与分布

1.原植物形态 多年生草本，高30～70cm。茎通常数枝丛生，密被短柔毛；根状茎横走，肥厚，粗大，块状，节间紧密，有叶柄残基，黄褐色，有特异香气；基生叶发达，叶片心状圆形至卵状心形，长2～10cm，宽1.5～8cm，先端短尖或钝圆，基部心形，边缘微波状或具稀疏小齿，具短毛，上面暗深绿色，下面淡绿色，均被短柔毛，基出脉5～9条；茎生叶不发达，每茎2对，有时3对，下部的心状圆形，近无柄，上部的常羽裂，无柄；顶生伞房状聚伞花序；苞片和小苞片钻形，中肋明显；花小，白色或微带红色，杂性；花萼内卷，于开花后裂为10余条线形裂片，后形成瘦果先端的多条羽状毛；花冠筒状，先端5裂；雄蕊3，着生于花冠筒中部，伸出花冠外；雌蕊伸出花冠，柱状3裂，子房下位；两性花较大，雌雄蕊与花冠等长。瘦果长柱状，顶端有多条羽状毛。花期5～7月，果期6～9月。

2.分布 分布于贵州的松桃、印江、黔东南、黔南、湄潭、贵阳、兴义、毕节等地。此外河南、湖南、四川、云南和西藏等地也有分布。

化学成分

1.挥发油类 龙脑、醋酸酯、异戊酸酯、乙酸龙脑酯、新植二烯、广藿香醇等。

2.萜类 缬草酸A、缬草酸B、缬草酸C、缬草醛、去酰基缬草醛、蜘蛛香素E、去酰基缬草素、异缬草素、缬草醚F、Rupesin E、Jatamanin H、Jatamanins I、缬草三酯、乙酰缬草三酯等。

3.木脂素类 Prinsepiol、8–Hydroxypinoresinol、（＋）–9′–isovaleryllariciresinol、8–hydroxypinoresinol–4′–*O*–*β*–D–glucoside、Prinsepiol–4–*O*–*β*–D–glucopyranoside。

4.酚酸类 原儿茶酸、乌苏酸、咖啡酸、绿原酸等。

5.黄酮类 2–甲基丁酸酯、蒙花苷、Acacetin–7–*O*–（6″–*O*–*α*–Lrhamnopyranosyl）–*β*–sophoroside、Acacetin–7–*O*–*β*–sophoroside等。

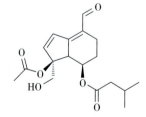

缬草醛
Baldrinal

去酰基缬草醛
Deacybadrinal

蜘蛛香素E
Valjatrate E

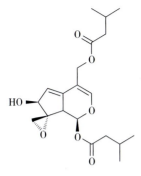

去酰基缬草素
Deacetylisovaltrate

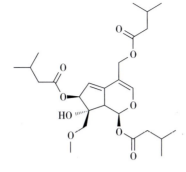

缬草醚 F
Valeriandoid F

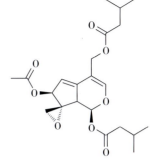

异缬草素
Isovaltrate

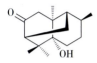

缬草酸A
Valeriananoid A

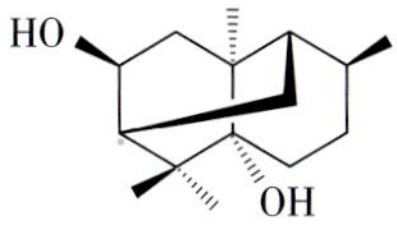

缬草酸B
Valeriananoid B

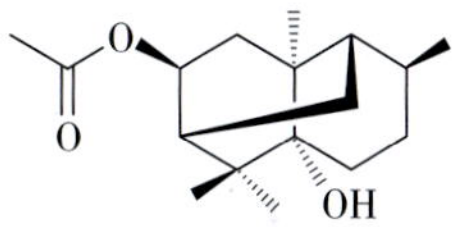

缬草酸C
Valeriananoid C

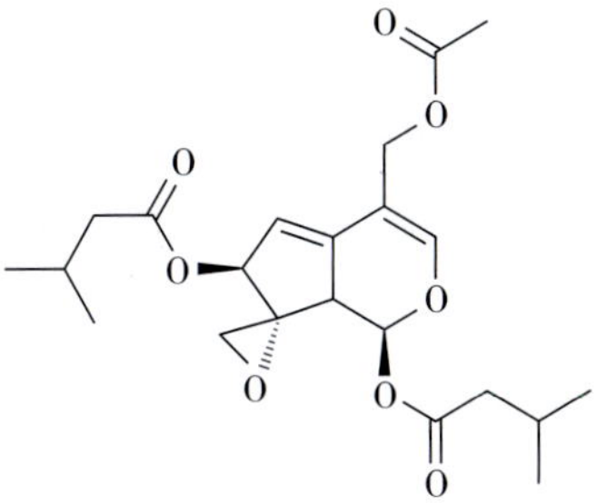

缬草三酯
Valepotriate

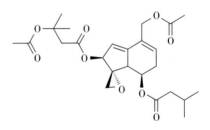

乙酰缬草三酯
Acevaltrata

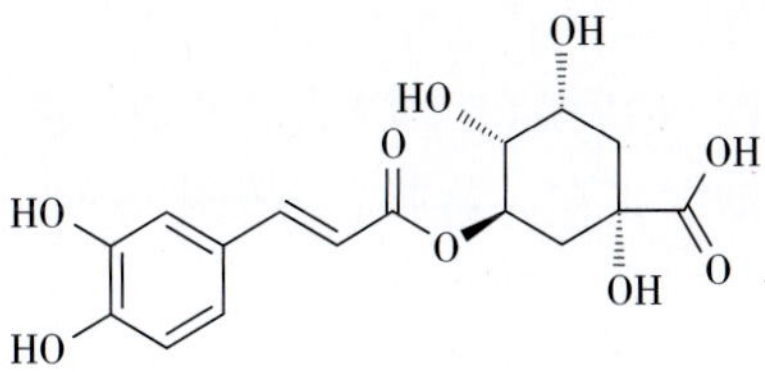

绿原酸
Chlorogenic acid

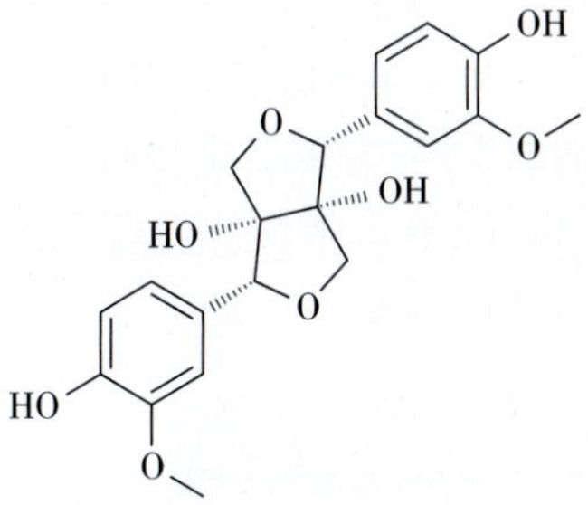

Prinsepiol

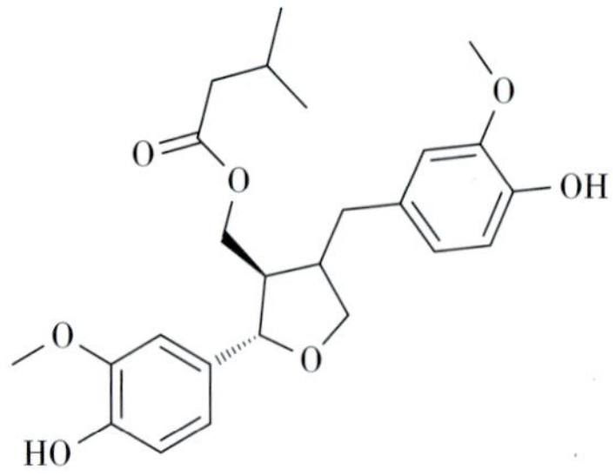

（+）–9'–Isovaleryllariciresinol 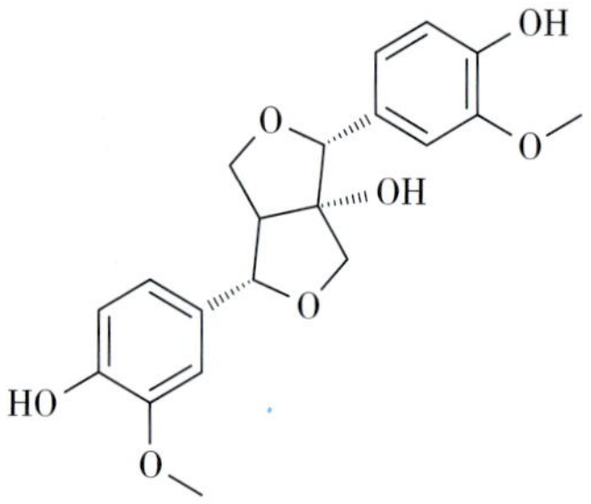　　　　　　8–Hydroxypinoresinol

蜘蛛香代表性化学成分结构

🌱 鉴别要点

1.性状　根茎呈圆柱形，略扁，稍弯曲，少分枝，长1.5～8cm，直径0.5～2cm；表面暗棕色或灰褐色，有紧密隆起的环节和突起的点状根痕，有的顶端略膨大，具茎、叶残基；质坚实，不易折断，折断面略平坦，黄棕色或灰棕色，可见筋脉点（维管束）断续排列成环。根细长，稍弯曲，长3～15cm，直径约0.2cm，有浅纵皱纹，质脆。气特异，味微苦、辛。

2.鉴别

（1）横切面：表皮细胞1列，方形或类长方形，淡棕色，外壁增厚，木栓化，有时可见非腺毛或腺毛，有的木栓层外无表皮细胞存在。皮层宽广，常见根迹或叶迹维管束；内皮层明显。外韧型维管束多个，断续排列成环。髓部宽广。薄壁细胞内有众多淡黄棕色针簇状或扇形橙皮苷结晶。

本品粉末灰棕色。淀粉粒甚多，单粒类圆形、长圆形或卵形，有的一端尖突，直径5～39μm，脐点裂缝状、三叉状或点状，有的可见层纹；复粒由2～4粒组成。导管主为网纹导管和单纹孔导管。薄壁细胞内含有淡棕褐色物和橙皮苷结晶。

（2）取本品粉末0.2g，加乙醚5ml，振摇，放置5分钟，滤过，滤液挥去乙醚，残渣加甲醇0.5ml使溶解，作为供试品溶液。另取缬草三酯对照品、乙酰缬草三酯对照品，加甲醇制成每1ml各含1mg的混合溶液，作为对照品溶液。吸取上述供试品溶液5μl、对照品溶液2μl，分别点于同一硅胶GF254薄层板上，以石油醚（30～60℃）–丙酮（5∶1）为展开剂，展开，取出，晾干，置紫外光灯（254nm）下检视。供试品色谱中，在与对照品色谱相应的位置上，显相同颜色的斑点。

🌱 炮制工艺

除去杂质，洗净，润透，切片，晒干。

🌱 性味归经

味微苦、辛，性温。归心经、脾经、胃经。

主治功效

1.中药 理气止痛、消食止泻、祛风除湿、镇惊安神；用于脘腹胀痛、食积不化、腹泻痢疾、风湿痹痛、腰膝酸软、失眠。

2.苗药 治风湿，治溃疡。

临床应用

（1）缓解失眠。

（2）辅助治疗神经紊乱、癫痫以及改善患者的精神状态等。

（3）治疗神经衰弱症。

（4）蜘蛛香适量，兑菜油用布包擦患处，治男女痔疮。（布依族）

（5）蜘蛛香30g，煎水服治风湿；蜘蛛香15g，打粉以开水调和，涂在溃疡面上，治口腔炎。（苗族）

（6）发痧脘腹胀痛，呕吐泄泻、肺气水肿、风寒感冒、月经不调，痨伤咳嗽。（水族）

用法用量

内服：煎汤，3~9g。外用：适量，磨汁外涂。

成分控制

特征图谱

（1）色谱条件　色谱柱为DiamonsiL C$_{18}$色谱柱（4.6mm×250mm，5μm）；流动相为乙腈（A）–0.1%甲酸水溶液（B），梯度洗脱（0~18分钟，88%B~70%B；18~20分钟，70%B~68%B；20~23分钟，68%B~60%B；23~25分钟，60%B；25~33分钟，60%B~47%B；33~90分钟，47%B~15%B）；流速为1ml/min；检测波长：0~33分钟为327nm，33~90分钟为256nm；柱温为30℃；进样量为20μl。

（2）对照品溶液的制备　精密称取各对照品适量，加甲醇溶解并稀释成每1ml含新绿原酸0.006mg、绿原酸0.418mg、咖啡酸0.044mg、异绿原酸B 0.021mg、橙皮苷0.022mg、异绿原酸A 0.165mg、异绿原酸C 0.015mg、乙酰缬草三酯0.020mg、缬草三酯0.080mg的混合对照品溶液。

（3）供试品溶液的制备　取本品粉末（过三号筛）0.2g置棕色EP管中，加入70%甲醇10ml称定重量，于37℃超声（功率150W，频率40kHz）处理40分钟，放置至室温，称定重量，用70%甲醇补足减失的重量，经0.45μm微孔滤膜滤过，即得。

根据各共有峰的紫外光谱特征，可将蜘蛛香不同部位指纹图谱分为两个区：Ⅰ区（保留时间0~33分钟）25个共有峰的最大吸收波长在327nm左右，主要为酚酸类和黄酮类成分；Ⅱ区（保留时间33~90分钟）7个共有峰的最大吸收波长在256nm左右，主要为缬草三酯类成分。以归一化法分别计算各样品色谱图Ⅰ区和Ⅱ区共有峰峰面积占总共有峰峰面积的比例，结果蜘蛛香叶Ⅰ区共有峰峰面积占比均>74%，蜘蛛香根茎及根Ⅱ区共有峰峰面积占比均>59%，表明蜘蛛香不同部位的共有成分含量差异较大。通过对照品保留时间和紫外光谱比对确认了9个共有峰，即5号峰为新绿原酸、6号峰为绿原酸、10号峰咖啡酸、17号峰为异绿原酸B、18号峰为橙皮苷、19号峰为异绿原酸A、20号峰为异绿原酸C、28号峰为乙酰缬草三酯、30号峰为缬草三酯。

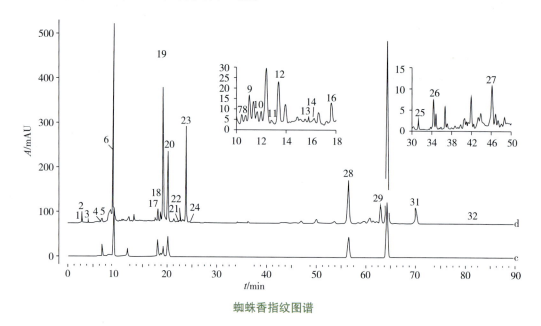

蜘蛛香指纹图谱

🌱 药理毒理

1.药理作用

（1）抗肿瘤　Didrovaltrate（二氢缬草素）、Valtrate（缬草醚酯）及其代谢降解产物Baldrinal对肝癌细胞有较强细胞毒性，Valtrate的毒性是Didrovaltrate的两倍，是Baldrinal的8倍。

（2）镇静、催眠及镇痛　蜘蛛香的水提取物能明显减少小鼠的自发活动，能显著增加阈下剂量戊巴比妥钠催眠作用（$P<0.01$），显著延长戊巴比妥钠的催眠时间（$P<0.05$），并能显著减弱吗啡引起小鼠的竖尾反应。缬草二醇和缬草素为镇静的主要有效成分，缬草素能提高服用者精神注意力。在镇痛实验中，蜘蛛香水提取物液不能对抗醋酸所致的扭体反应，但均能明显减少小鼠的扭体反应次数。缬草素和二氢缬草素对组胺引起的离体豚鼠回肠痉挛的解痉活性是盐酸罂粟碱的25%～33%，如将乙酰缬草素、二氢缬草素和缬草素按5∶80∶15配成制剂，其解痉作用为盐酸罂粟碱的1.5倍。蜘蛛香水提液具有非常显著的镇痛、镇静、增加小肠炭末推进率，对家兔离体肠肌亦有非常显著的兴奋作用，研究还表明药效成分主要分布在蜘蛛香大极性段，尤其是水煎液和水层的效果最好。

2.**毒理作用** 蜘蛛香环烯醚萜提取物，每日单次最大剂量（1200mg/kg）灌胃小鼠，未见小鼠死亡，LD$_{50}$为2000mg/kg以上。

✿ 成方制剂

1.**醒脾养儿颗粒** 由一点红、毛人丁草、山栀茶、蜘蛛香组成。具有醒脾开胃、养血安神、固肠止泻的功效。临床用于脾气虚所致的儿童厌食、腹泻便溏、烦躁盗汗、遗尿夜啼。

2.**仙人掌胃康胶囊** 由仙人掌、木香、蜘蛛香、陈皮、刺梨、枯萝卜组成。具有清热养胃、行气止痛的功效。临床用于胃热气滞所致的脘腹热痛、胸胁胀满、食欲不振、嗳气吞酸以及慢性浅表性胃炎见上述证候。

参考文献

朱砂根 | *Zhushagen*
ARDISIAE CRENATAE RADIX

苗药名：jiab bik lik jib 加比利吉（黔东南），reib hleat hlot 锐拉老（松桃）。

本品为紫金牛科植物朱砂根 *Ardisia crenata* Sims 的根。秋、冬二季采挖，洗净，晒干。

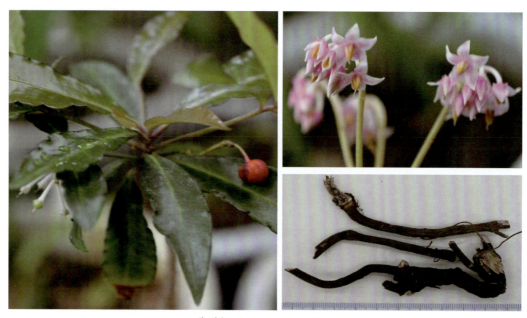

朱砂根 *Ardisia crenata* Sims

形态与分布

1.原植物形态 灌木，除侧生特殊花枝外，无分枝；叶互生；叶柄长约1cm；叶片革质或坚质，椭圆形、椭圆状披针形至倒披针形，先端急尖或渐尖，基部楔形，长7～15cm，宽2～4cm，边缘具皱波状或波状齿，具明显的边缘腺点，有时背面具极小的鳞片；侧脉12～18对，构成不规则的边缘脉；伞形花序或聚伞花序，生于侧生特殊花枝顶端；花枝近顶端常具叶2～3；萼片长圆状卵形，长约1.5mm或略短，具腺点；花瓣白色，稀略带粉红色，盛开时反卷，卵形，先端急尖，具腺点，里面有时近基部具乳头状突起；雄蕊较花瓣短，花药三角状披针形，背面常具腺点；雌蕊与花瓣近等长或略长，子房具腺点；浆果球形，鲜红色，具腺点。花期5～6月，果期10～12月。

2.分布 生于海拔500～2000 m的林荫下或灌丛中。分布于贵州各地。此外，西藏东南部至台湾，以及湖北至海南也有分布。

化学成分

1.异香豆素类 岩白菜素、11-*O*-（3′,4′,5′-三羟基没食子酰基）-岩白菜素、11-*O*-丁香酰基岩白菜素、11-*O*-香草酰基岩白菜素、11-*O*-（3′,4′-二甲基没食子酰基岩白菜素）岩白菜素、11-*O*-3,5-二甲氧基苯甲酰基岩白菜素、去甲岩白菜素等。

2.三萜皂苷类 朱砂根皂苷、百两金皂苷A等。

3.醌类 紫金牛醌等。

4.三萜类 木栓酮等。

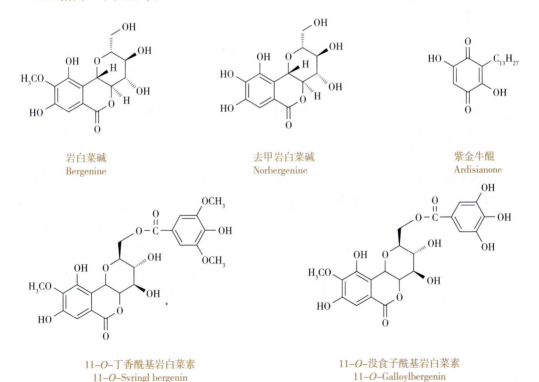

岩白菜碱
Bergenine

去甲岩白菜碱
Norbergenine

紫金牛醌
Ardisianone

11-*O*-丁香酰基岩白菜素
11-*O*-Syringl bergenin

11-*O*-没食子酰基岩白菜素
11-*O*-Galloylbergenin

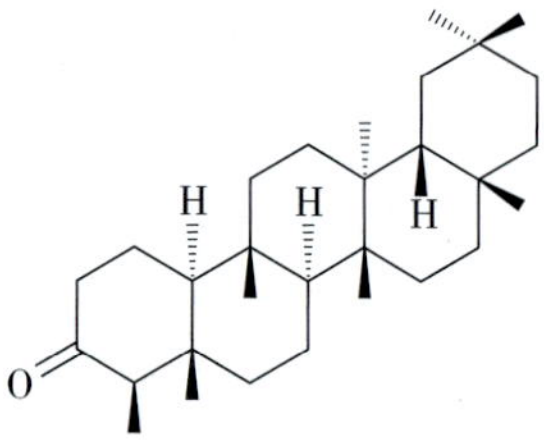

木栓酮
Friedelin

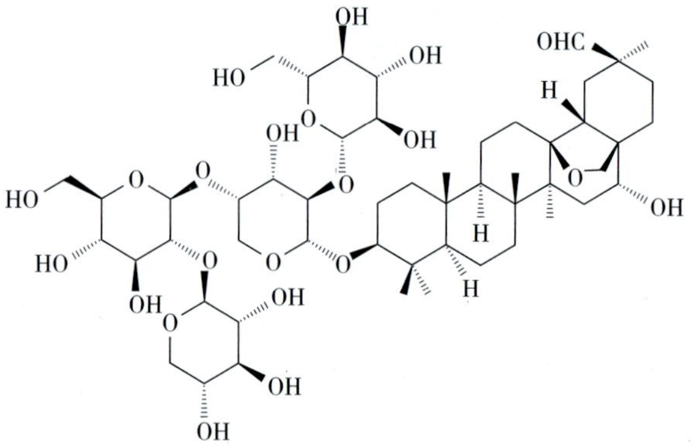

百两金皂苷A
Ardisiacrispin A

朱砂根代表性化学成分结构

鉴别要点

1.性状　根簇生于略膨大的根茎上，呈圆柱形，略弯曲，长5～25cm，直径2～10mm。表面棕褐色或灰棕色，具多数纵皱纹及横向或环状断裂痕，皮部与木部易分离。质硬而脆，易折断，断面不平坦，皮部厚，约占断面的1/2，类白色或浅紫红色，木部淡黄色。气微，味微苦、辛，有刺舌感。以条粗、皮厚者为佳。

2.鉴别

（1）横切面：木栓层由3～10列类方形细胞组成，排列整齐，内侧有石细胞散在。皮层宽广，由10余列类圆形的薄壁细胞组成，有的细胞内含红棕色块状物。内皮层明显，具凯氏点，细胞内含红棕色物。中柱鞘石细胞断续排列成环。韧皮部狭窄。束内形成层明显。木质部发达，导管多径向单列，有的含有黄棕色物；木射线宽2～4列细胞。薄壁细胞含淀粉粒。

粉末黄棕色。木栓细胞类方形，壁略厚，排列整齐。具缘纹孔导管较多见，直径为24～95μm。木纤维细长，直径约11μm。石细胞呈类方形或不规则长方形，长径为112～160μm，短径为44～110μm，孔沟明显，有的可见层纹，胞腔较大。可见大量红棕色块状物。淀粉粒众多，呈类圆形、盔帽形或不规则形，直径为4～36μm，脐点明显，呈点状、裂缝状或人字形，层纹不明显；复粒由2～4个分粒组成。

（2）取本品粉末0.2g，加甲醇20ml，超声处理30分钟，放冷，滤过，滤液蒸干，残渣加甲醇1ml使溶解，作为供试品溶液。另取岩白菜素对照品，加甲醇制成每1ml含0.5mg的溶液，作为对照品溶液。参照《中国药典》（现行版）薄层色谱法（通则0502）试验，吸取上述两种溶液各3μl，分别点于同一硅胶G薄层板上，以三氯甲烷-乙酸乙酯-甲醇（5∶4∶2）为展开剂，展开，取出，晾干，喷以1%三氯化铁溶液-1%铁氰化钾溶液（1∶1）的混合溶液。供试品色谱中，在与对照品色谱相应的位置上，显相同颜色的斑点。

炮制工艺

切碎，晒干或鲜用。

性味归经

味苦、辛，性凉。归肝经、肾经、大肠经。

主治功效

1.中药　清热解毒，活血止痛。主治咽喉肿痛，风湿热痹，黄疸，痢疾，跌打损伤，流火，乳腺炎，睾丸炎。

2.民族药　清热解毒、活血止痛之功效，以治咽喉肿痛见长。治咽喉肿痛（各族均用），牙龈肿痛（雷山苗族），口腔溃疡（剑河侗族），跌打损伤（黔南布依族），乳腺炎（三都水族），风湿痹痛，关节红肿，湿热黄疸。

临床应用

（1）治咽喉肿痛　①朱砂根9～15g，水煎服。②朱砂根全草6g、射干3g、甘草3g，水煎服。（《湖南药物志》）

（2）治牙痛　八爪龙、长春七、银柴胡各6g，细辛3g，水煎服。（《陕西中草药》）

（3）治丝虫病（丝虫病引起的淋巴管炎）　朱砂根干根30～60g，水煎，调酒服。（《福建中草药》）

（4）治肺病及劳伤吐血　朱砂根9～15g，同猪肺炖服，先喝汤后吃肺，连吃三肺为一疗程。（《浙江民间常用草药》）

（5）治跌打损伤，关节风痛　朱砂根9～15g，水煎或冲黄酒服。（《浙江民间常用草药》）

（6）治妇女白带，痛经　朱砂根9～15g，水煎或加白糖、黄酒冲服。（《浙江民间常用草药》）

（7）治毒蛇咬伤　朱砂根鲜者60g，水煎服；另用盐肤木叶或树皮，乌桕叶适量，煎汤清洗伤口，用朱砂根皮捣烂，敷创口周围。（《单方验方调查资料选编》）

（8）治睾丸炎　朱砂根30～60g，荔枝核14枚。酒水煎服。（《福建药物志》）

用法用量

内服：煎汤，15～30g。外用：适量，捣烂敷。

成分控制

1.特征图谱

（1）色谱条件与系统适用性试验　以十八烷基硅烷键合硅胶为填充剂；流动相为甲

醇（A）–水（B）；检测波长为220nm。梯度洗脱（0~5分钟，95%B→85%B；5~10分钟，85%B→80%B；10~30分钟，80%B→60%B；30~45分钟，60%B→40%B）。

（2）混合对照品溶液　分别称取待测成分对照品适量，加甲醇制成岩白菜素、11–O–（3′,4′,5′–三羟基没食子酰基）–岩白菜素质量浓度分别为0.4964、1.0610mg/ml的混合对照品溶液。

（3）供试品溶液　精密称取药材样品粉末（过40目筛）1g，精密加甲醇25ml，称定质量，加热回流提取2小时，放冷至室温，再次称定质量，用甲醇补足减失的质量，摇匀，经0.45μm微孔滤膜滤过，取续滤液，即得。

供试品色谱中应呈现6个特征峰，并应与对照药材参照物色谱中的6个特征峰相对应，其中峰4、峰5应与岩白菜素对照品和11–O–（3′,4′,5′–三羟基没食子酰基）–岩白菜素对照品参照物峰保留时间相一致。

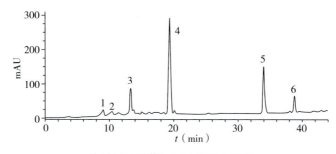

朱砂根对照药材 HPLC 指纹图谱

2.岩白菜素含量测定

（1）色谱条件与系统适用性试验　以十八烷基硅烷键合硅胶为填充剂；流动相为甲醇–水（25：75）；检测波长为275nm。理论塔板数按岩白菜素峰计≥1500。

（2）对照品溶液的制备　精密称取岩白菜素对照品适量，加甲醇制成每1ml含50μg的溶液，即得。

（3）供试品溶液的制备　精密称取本品细粉约0.2g，置于具塞锥形瓶中，加入甲醇20ml，称定重量，超声处理（功率200W，频率40kHz）40分钟后放冷，再称定重量，用甲醇补足减失的重量，摇匀滤过取续滤液5ml，置于10ml容量瓶中，加甲醇至刻度摇匀，即得。

（4）测定法　分别精密吸取对照品溶液与供试品溶液各5μl，注入液相色谱仪，测定，即得。

本品按干燥品计算，含岩白菜素（$C_{14}H_{16}O_9$）不得少于1.5%。

🌿 药理毒理

1.药理作用

（1）抗肿瘤　五环三萜皂苷类化合物对肝癌、结肠癌、鼻咽癌、白血病和宫颈癌等多种肿瘤细胞的增殖有明显抑制作用。

（2）对内脏系统的作用

1）降血压和抑制血小板凝聚　环苯缩酚酸肽具有降血压和抑制血小板凝聚的作用。

2）保护肝脏　岩白菜素通过抑制肝细胞坏死和肝脏弥漫性细胞外基质的沉积，激活PPAR-γ通路，清除活性氧，下调炎症因子如TNF-a、IL-6和IL-1β的释放，抑制细胞凋亡和自噬，从而起到保护肝脏的作用。

3）止咳　岩白菜素可抑制咳嗽中枢神经，从而具有止咳的作用。

（3）抗病原微生物

1）抗细菌　挥发油对革兰阳性菌（如芽孢杆菌）和革兰阴性菌（如大肠埃希菌）均有较好的抑菌活性，也对大部分真菌如黄青霉菌、黄萎病菌、球孢白僵菌等有抑制作用。

2）抗病毒　岩白菜素和异岩白菜素有良好的抗HIV病毒作用。

（4）镇痛抗炎　岩白菜素作为朱砂根中的主要活性成分，通过核因子-κB、丝裂原活化蛋白激酶等信号通路影响NO、TNF-α、TNF-β、IL-1、IL-6、IL-1β、IL-10、γ干扰素等炎症因子的表达来产生抗炎作用，从而具有治疗结肠炎、急性肺损伤、支气管炎、结核病、关节炎以及降低炎性疼痛的能力。

（5）抗氧化　香豆素类和黄酮类化合物可清除自由基、减少活性氧形成，故具有抗氧化的作用。

（6）抗生育　三萜总皂苷使子宫的收缩频率加快，振幅加大，张力明显升高，从而发挥一定的抗生育作用。

2.毒理作用

（1）朱砂根的有效成分百两金皂苷A分别以6.0、2.0、0.4g/kg体重剂量灌胃昆明种小鼠，结果死亡率分别为100%、33.33%、0%；再以5.0、1.5、0.5g/kg体重剂量灌胃昆明种小鼠，结果死亡率分别为100%、33.33%、0%。

（2）百两金皂苷A（朱砂根中主要三萜皂苷类活性成分）给药后，昆明小鼠均表现活动和进食减少，神情倦怠，个别叫声异常，步态蹒跚，鼻翼扇动，被毛蓬松，打喷嚏等现象。

（3）朱砂根服用至15～30g可出现恶心、呕吐、厌食等副作用，因此其用药剂量也不可过大，控制在3～9g。

（4）急性毒性试验测得小鼠口服百两金皂苷A的LD_{50}为1.44g/kg，按照《WHO急性毒性分级标准》，该天然三萜皂苷属于低毒化合物；亚急性毒性试验观察到在高剂量（200mg/kg）可引起大鼠体重、血常规、血液生化指标的明显变化以及轻微肝损伤，说明对大鼠脏器也能产生不同程度的毒性。

🌱 成方制剂

1.咽喉清喉片　由九头狮子草、朱砂根、水杨酸根、糯米藤根、桔梗、金果榄、薄荷脑组成。具有疏风解表、清热解毒、清利咽喉的功效。临床用于咽痛、咽干、声音嘶哑。

2.养阴口香合剂　由石斛（鲜）、朱砂根、茵陈、龙胆、黄芩、蓝布正、麦冬、天冬、枇杷叶、黄精、生地黄、枳壳组成。具有清胃泻火、滋阴生津、行气消积的功效。临床用于胃热津亏、阴虚郁热上蒸所致的口臭、口舌生疮、齿龈肿痛、咽干口苦、胃灼热痛、肠燥便秘。

3.肤痔清软膏　由金果榄、土大黄、苦参、黄柏、野菊花、紫花地丁、朱砂根、雪胆、重楼、黄药子、姜黄、地榆、冰片、苦丁茶、薄荷脑组成。具有清热解毒、化瘀消肿、除湿止痒的功效。临床用于湿热蕴结所致手足癣、体癣、股癣、浸淫疮、内痔、外痔、肿痛出血、带下。

参考文献

竹节参

Zhujieshen
PANACIS JAPONICI RHIZOMA

水药名: ʔma¹qau¹fan¹骂购奋(三都水族)。

本品为五加科植物竹节参*Panax japonicus* C. A. Mey.的干燥根茎。秋季采挖,除去主根和外皮,干燥。

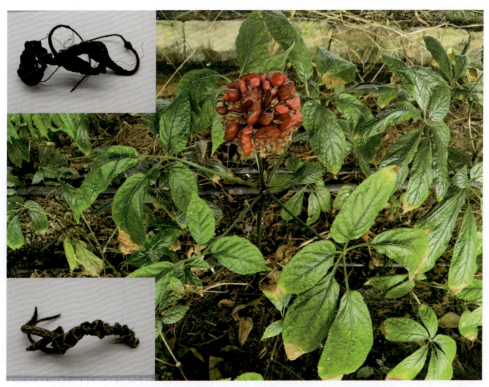

竹节参 *Panax japonicus*(T. Nees)C. A. Meyer

🌿 形态与分布

1.原植物形态 多年生草本，高约60cm。根茎横卧，呈竹鞭状或串珠状，肉质肥厚，黄白色，节间短；茎直立，圆柱形，表面无毛，有纵条纹；掌状复叶，3~5枚轮生于顶端，叶柄细柔，小叶通常5片，薄膜质，阔椭圆形、椭圆形、椭圆状卵形至倒卵状椭圆形，长7~11cm，宽2~3cm，先端渐尖，基部楔形、圆形或近心形，边缘锯齿细密或呈重锯齿状；伞形花序顶生，总花柄直立，小花多数，花萼绿色，花瓣淡黄绿色；核果浆果状，球形，熟时红色。

2.分布 生于海拔1200~1600m的高山林缘、沟边或林下。贵州都匀螺蛳壳、斗篷山，贵定云雾山，三都老王山、更顶山，黔东南雷公山等高海拔地区均有分布。

🌿 化学成分

1.三萜皂苷类

（1）齐墩果烷型三萜皂苷 齐墩果酸-28-O-β-D-吡喃葡萄糖苷、竹节参皂苷Ⅳ、竹节参皂苷Ⅳ$_a$、人参皂苷Ro、竹节参皂苷Ⅰ$_b$等。

（2）达玛烷型三萜皂苷 竹节参皂苷Ⅵ、竹节参皂苷Ⅶ、竹节参皂苷Ⅲ、人参皂苷Rb$_1$、人参皂苷Rb$_2$、人参皂苷Rb$_3$、人参皂苷Rg$_1$、人参皂苷Rg$_2$、人参皂苷Rg$_3$、人参皂苷Rh$_1$、三七皂苷R$_1$、三七皂苷R$_2$、三七皂苷Fe、人参皂苷Re、七叶胆皂苷ⅩⅦ、人参皂苷Rc、人参皂苷Rd、竹节参皂苷FK6、人参皂苷Rh$_2$、人参皂苷Rf等。

（3）奥寇梯隆型三萜皂苷 伪人参皂苷F$_{11}$。

2.多糖类 竹节参多糖A、竹节参多糖B等。

3.挥发油类 β-檀香烯、β-金合欢烯等。

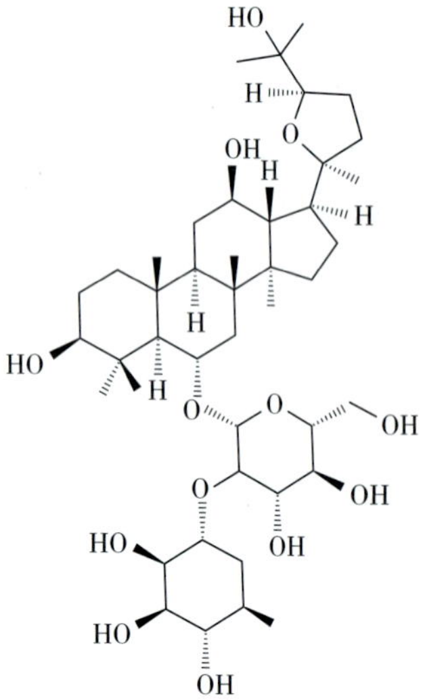

伪人参皂苷F$_{11}$
Pseudoginsenoside F$_{11}$

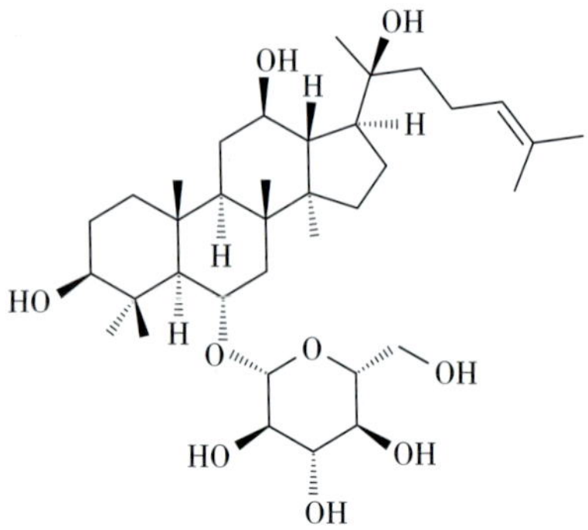

人参皂苷Rh$_1$
Ginsenoside Rh$_1$

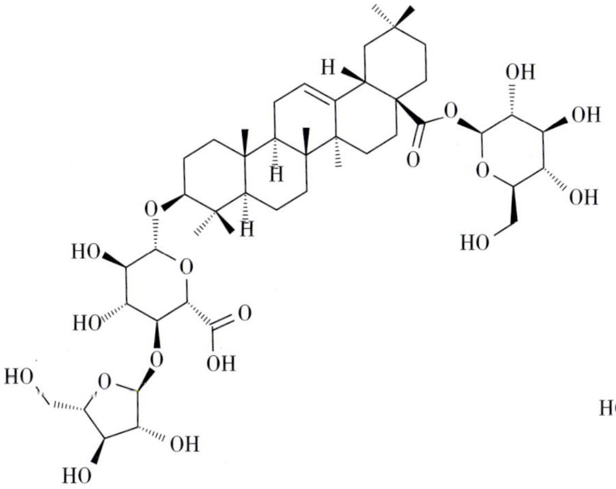

竹节参皂苷Ⅳ
Chikusetsusaponin Ⅳ

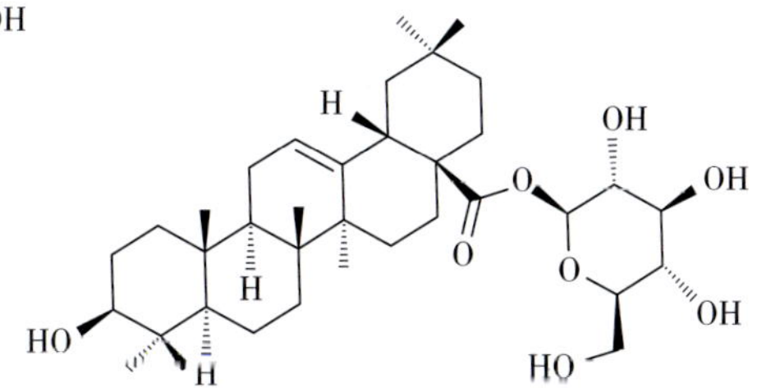

齐墩果酸-28-O-D-吡喃葡萄糖苷
Oleanolic acid 3-O-β-D-glucopyranoside

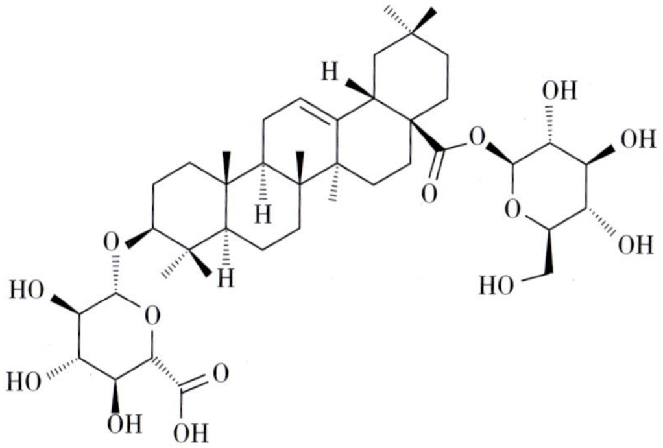

竹节参皂苷Ⅳ$_a$
Chikusetsusaponin Ⅳ$_a$

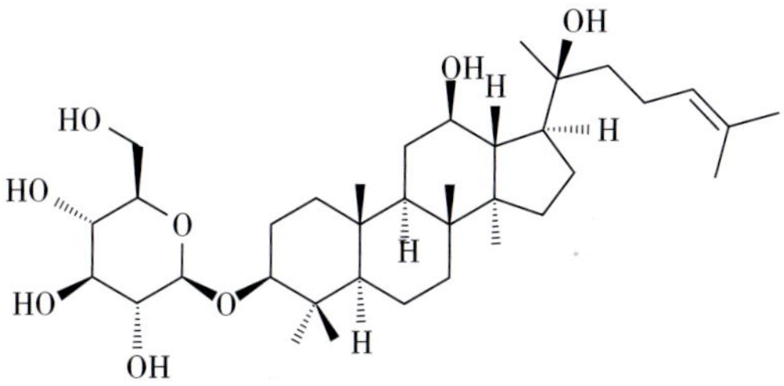

人参皂苷Rh$_2$
Ginsenoside Rh$_2$

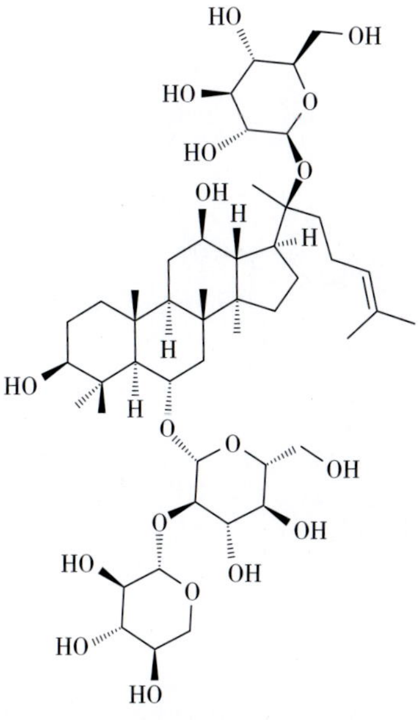

三七皂苷R$_1$
Notoginsenoside R$_1$

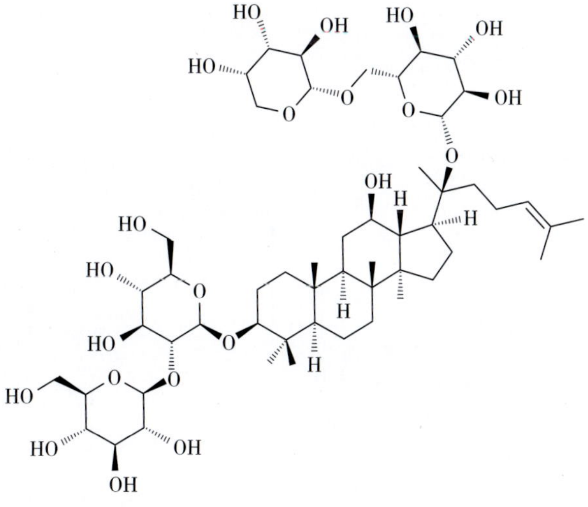

人参皂苷Rb$_2$
Ginsenoside Rb$_2$

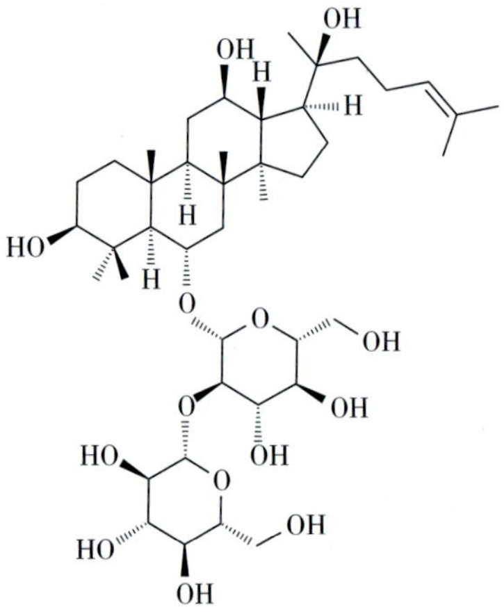

人参皂苷Rf
Ginsenoside Rf

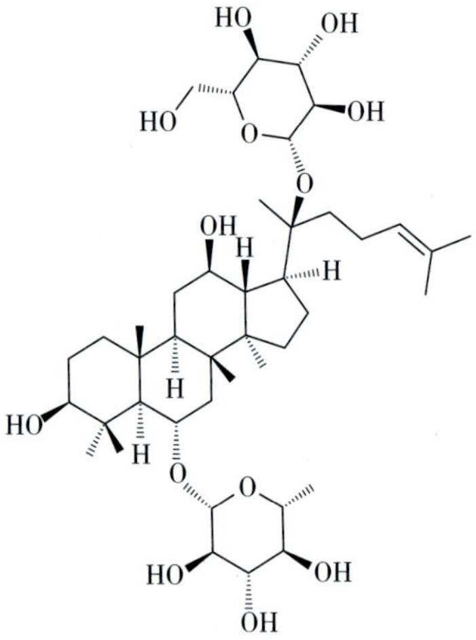

人参皂苷Re
Ginsenosides Re

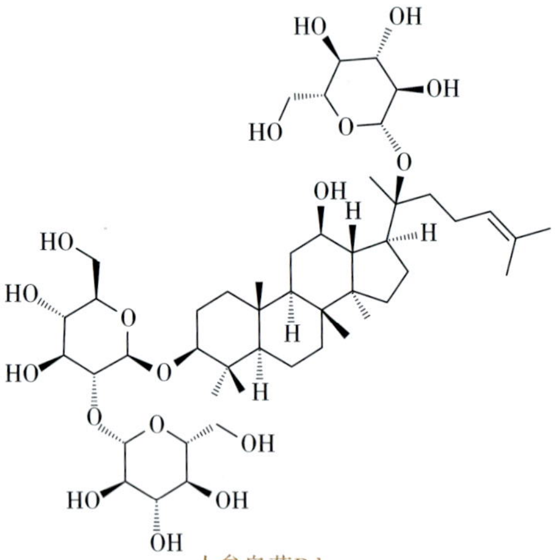

人参皂苷Rd
Ginsenosides Rd

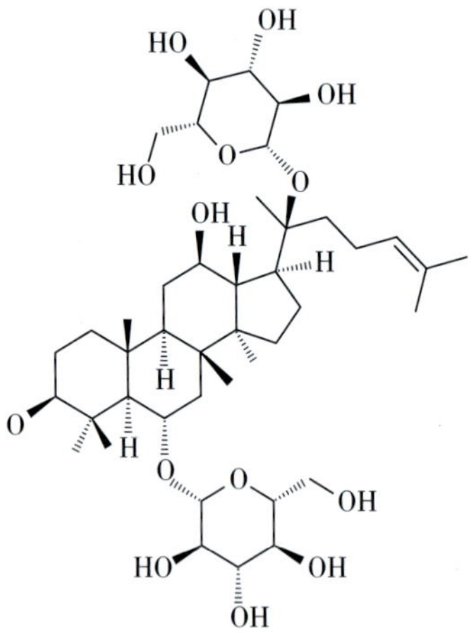

人参皂苷Rg₁
Ginsenoside Rg₁

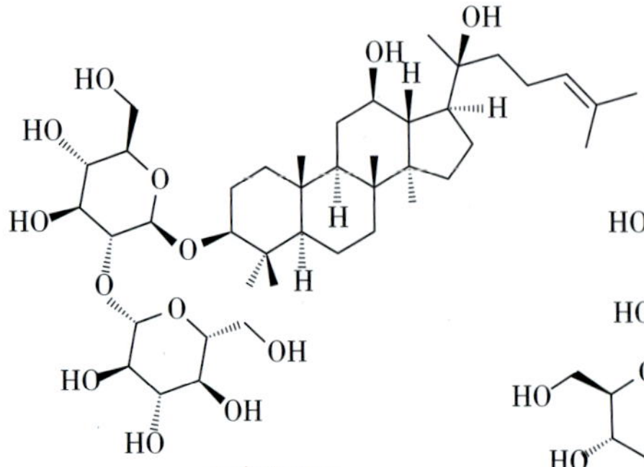

人参皂苷Rg₃
Ginsenoside Rg₃

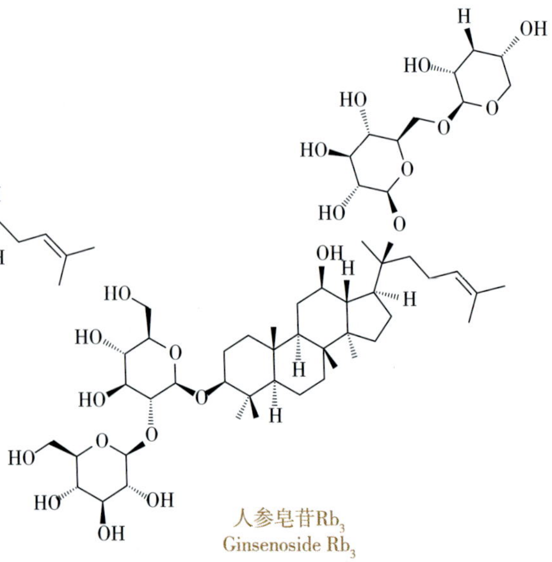

人参皂苷Rb₃
Ginsenoside Rb₃

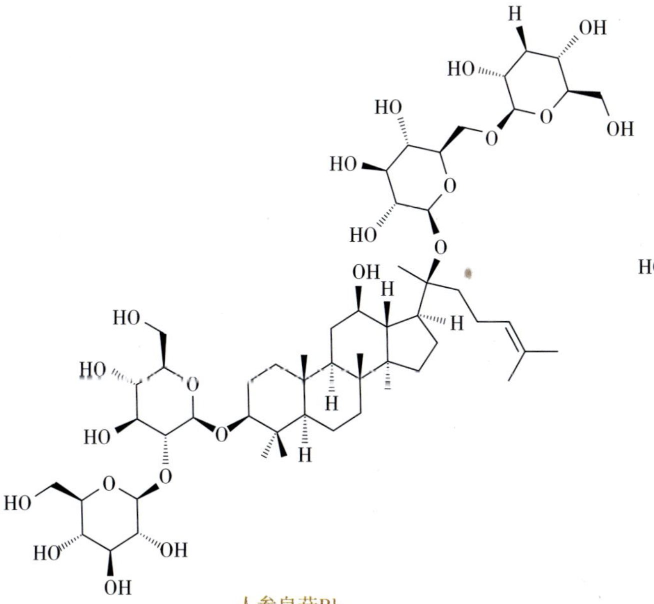

人参皂苷Rb₁
Ginsenoside Rb₁

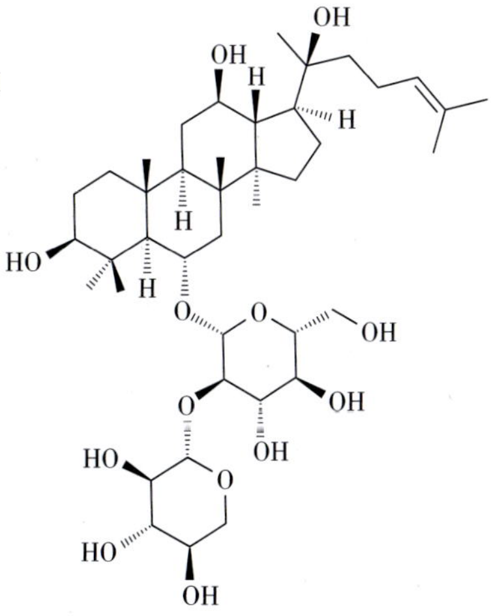

三七皂苷R₂
Notoginsenoside R₂

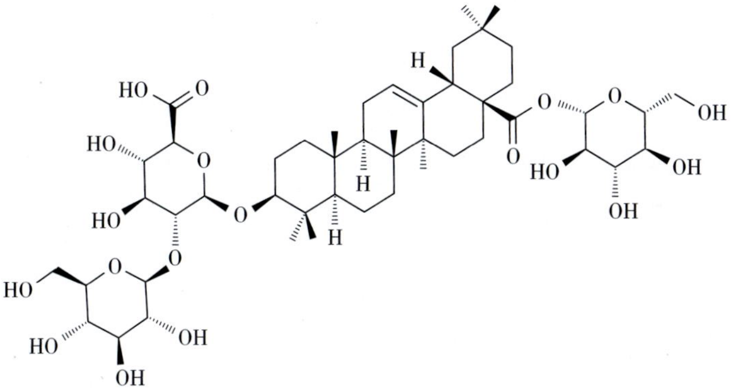

人参皂苷Ro
Ginsenoside Ro

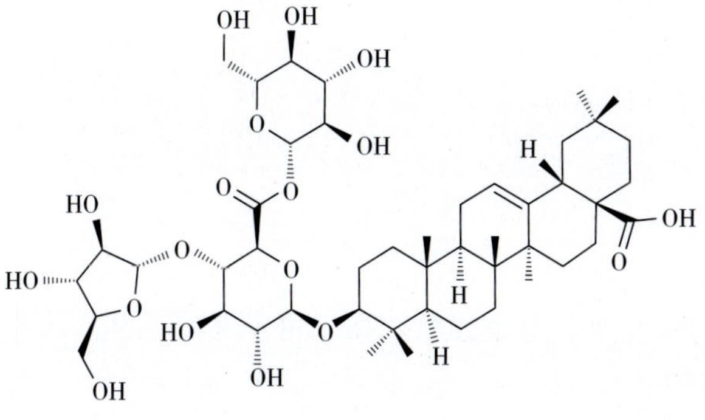

竹节参皂苷Ⅰᵦ
Chikusetsusaponin Ⅰᵦ

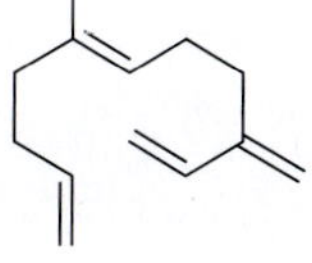

β-金合欢烯
β-farnesene

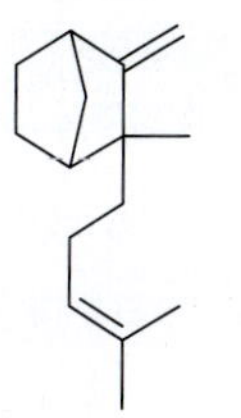

β-檀香烯
β-Santalene

竹节参代表性化学成分结构

🌿 鉴别要点

1. 性状 本品略呈圆柱形，稍弯曲，有的具肉质侧根。长 5 ~ 22cm，直径 0.8 ~ 2.5cm。表面黄色或黄褐色，粗糙，有致密的纵皱纹及根痕。节明显，节间长 0.82cm，每节有一凹陷的茎痕。质硬，断面黄白色至淡黄棕色，黄色点状维管束排列成环。气微，味苦、后微甜。

2. 鉴别

（1）横切面：木栓层为 2 ~ 10 列细胞。皮层稍宽，有少数分泌道。维管束外韧型，环状排列，形成层成环。韧皮部偶见分泌道。木质部束略作 2 ~ 4 列放射状排列，也有呈单行排列；木纤维常 1 ~ 4 束，有的纤维束旁有较大的木化厚壁细胞。中央有髓。薄壁细胞中含众多草酸钙簇晶，直径 17 ~ 70μm，并含淀粉粒。

粉末黄白色至黄棕色。木纤维成束，直径约 25μm，壁稍厚，纹孔斜裂缝状，有的交叉呈人字形。草酸钙簇晶多见，直径 15 ~ 70μm。梯纹导管、网纹导管或具缘纹孔导管直径 20 ~ 70μm。树脂道碎片偶见，内含黄色块状物。木栓组织碎片细胞呈多角形、长方形或不规则形，壁厚。淀粉粒众多，多单粒，呈类圆形，直径约 10μm，或已糊化。

（2）取本品粉末约 0.2g，加 60% 甲醇 25ml，超声处理 40 分钟，滤过，滤液作为供试品溶液。另取人参皂苷 Ro 对照品和竹节参皂苷 IVₐ 对照品，分别加 60% 甲醇制成每 1ml 含 1mg 的溶液，作为对照品溶液。参照《中国药典》（现行版）薄层色谱法（通则 0502）试验，吸取供试品溶液和对照品溶液各 10μl，分别点于同一硅胶 GF254 薄层板上，以三氯甲烷 – 甲醇 – 甲酸 – 水（4.5 : 1.5 : 0.1 : 0.3）的下层溶液为展开剂，展开，取出，晾干，喷以 10% 硫酸乙醇溶液，加热至斑点显色清晰，置紫外光灯（365nm）下检视。供试品色谱中与对照品色谱相应的位置上显相同颜色的斑点。

🌿 炮制工艺

取原药材，除去杂质，用时捣碎。或除去杂质，洗净润透，切厚片，干燥。

🌿 性味归经

味甘、辛，性微温。归肝经、脾经。

🌿 主治功效

1. 中药 散瘀止血，消肿止痛，祛痰止咳，补虚强壮。临床用于痨嗽咯血，跌扑损伤，咳嗽痰多，病后虚弱，外伤出血，痈肿。

2. 水族药 止咳，化痰，散瘀，活血。临床用于咳嗽多痰，劳伤吐血，跌打损伤，痈肿，外伤出血。

临床应用

（1）治疗类风湿性关节炎　鲜竹节参、土三七各适量，捣烂取汁外搽痛处。

（2）治疗肺结核咯血、功能性子宫出血。

（3）治疗病后体虚、外伤疼痛、腰痛和全身筋骨痛等。

（4）治骨折疼痛　竹节参、水冬瓜根、滚山珠各适量，捣烂外包。

（5）咳嗽多痰，劳伤吐血，跌打损伤，痈肿，外伤出血。（水族）

用法用量

内服煎剂：10~15g；或研末，作丸、散，每服3~6g。

成分控制

1.指纹图谱

（1）色谱条件与系统适用性试验　色谱柱为 Agilent ZORBAX Extent C$_{18}$ 色谱柱（250mm×4.6mm，5μm）；流动相为乙腈（A）–0.05%磷酸水溶液（B），梯度洗脱，流速为1.0ml/min，柱温为30℃，检测波长为203nm。

梯度洗脱表

时间（min）	流动相A（%）	流动相B（%）
0	10	90
5	10	90
10	15	85
15	20	80
28	25	75
33	30	70
68	35	65
81	75	25
91	90	10
96	90	10
106	10	90

（2）对照品溶液的制备　取人参皂苷 Rg$_1$、Re、Rf、Rb$_1$、Rb$_2$、Rb$_3$、Rd、Rg$_3$、Ro；竹节参皂苷Ⅳ$_a$、Ⅳ；三七皂苷R$_1$对照品适量，精密称定，用甲醇配制为各对照品浓度为0.200g/L的混合对照品溶液，4℃冷藏保存备用。

（3）供试品溶液的制备　精密称定样品粉末（过四号筛）0.5g，置于50ml具塞锥形瓶中，精密加入25ml甲醇，称定质量，浸泡2小时，再超声处理45分钟，冷却至室温，再称定质量，用甲醇补足缺失的质量，摇匀过滤，0.22μm微孔滤膜过滤，得到竹节参供试品溶液。

（4）测定法　分别精密吸取对照品溶液与供试品溶液各20μl，注入液相色谱仪，测定，记录色谱图，即得。

供试品色谱中应呈现19个共有峰，选取10个特征峰，并应与对照品色谱中的10个特征峰相对应，分别为人参皂苷Rg_1（1号峰）、人参皂苷Re（2号峰）、人参皂苷Rb_1（4号峰）、人参皂苷Rg_2（5号峰）、人参皂苷Ro（6号峰）、竹节参皂苷Ⅳ（8号峰）、竹节参皂苷I_b（9号峰）、竹节参皂苷$Ⅳ_a$（10号峰）、人参皂苷Rg_3（11号峰）、人参皂苷Rh_2（12号峰）。

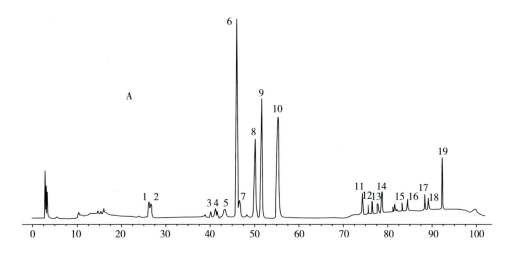

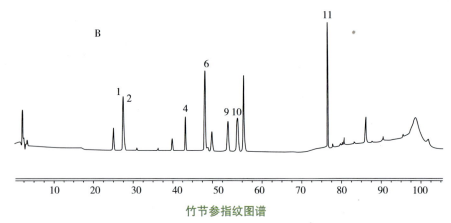

竹节参指纹图谱

A.竹节参HPLC指纹图谱；B.对照品色谱图

（峰1.人参皂苷Rg_1；2.人参皂苷Re；4.人参皂苷Rb_1；6.人参皂苷Ro；

8.竹节参皂苷Ⅳ；10.竹节参皂苷$Ⅳ_a$；11.人参皂苷Rg_3）

2. 人参皂苷Ro、竹节参皂苷$Ⅳ_a$含量测定

（1）色谱条件与系统适用性试验　以十八烷基硅烷键合硅胶为填充剂；流动相为乙腈（A）−0.15%磷酸溶液（B），梯度洗脱；柱温40℃，检测波长为203nm。理论塔板数按人

参皂苷Ro峰计≥10000。

<table>
<tr><td colspan="3" align="center">梯度洗脱表</td></tr>
<tr><th>时间（min）</th><th>流动相A（%）</th><th>流动相B（%）</th></tr>
<tr><td>0</td><td>25</td><td>75</td></tr>
<tr><td>3</td><td>25</td><td>75</td></tr>
<tr><td>11</td><td>33</td><td>67</td></tr>
<tr><td>35</td><td>33</td><td>67</td></tr>
<tr><td>40</td><td>37</td><td>63</td></tr>
<tr><td>50</td><td>37</td><td>63</td></tr>
</table>

（2）对照品溶液的制备　取人参皂苷Ro对照品和竹节参皂苷IV$_a$对照品适量，精密称定，分别加60%甲醇制成每1ml含1.0mg的溶液，即得。

（3）供试品溶液的制备　取本品粉末（过二号筛）约0.2g，精密称定，置具塞锥形瓶中，精密加60%甲醇25ml，称定重量，25℃超声处理（功率500W，频率28kHz）40分钟，放冷，再称定重量，用60%甲醇补足减失的重量，摇匀，滤过，取续滤液，即得。

（4）测定法　分别精密吸取对照品溶液与供试品溶液各20μl，注入液相色谱仪，测定，即得。

本品按干燥品计算，含竹节参皂苷IV$_a$（$C_{42}H_{66}O_{14}$）和人参皂苷Ro（$C_{48}H_{76}O_{19}$）分别不得少于1.5%。

🌿 药理毒理

1.药理作用

（1）抗炎镇痛　竹节参多糖能不同程度抑制NO释放量，并能减少炎症相关因子IL-1β、TNF-α、iNOS mRNA表达；25、50μg/ml竹节参多糖均能有效抑制小胶质细胞中NF-κB的核转移，提示竹节参多糖可减轻LPS诱导的小胶质细胞炎症反应。醋酸扭体实验和热板实验发现竹节参总皂苷对物理性、化学性致痛因子所致疼痛都有明显的镇痛作用，起效较快，作用时间较长，镇痛作用随给药剂量的增加而增强，显示竹节参总皂苷具有明显的镇痛作用。

（2）对消化系统的作用

1）修复溃疡及胃黏膜保护　竹节参总皂苷对葡聚糖硫酸钠诱导小鼠溃疡性结肠炎（ulcerative colitis, UC）有明显的改善作用，其作用机制可能是通过上调PPAR-γ的表达，抑制促炎因子IL-1β、IL-17、IFN-γ的释放，提升IL-10水平而产生对实验性溃疡性结肠炎的保护作用。

2）保肝　竹节参多糖提取物在脂多糖（lipopolysaccharide, LPS）/氨基半乳糖（D-galactosamine, D-GalN）诱导急性肝损伤小鼠实验中能剂量依赖性地降低LPS/D-GalN诱导的肝损伤并提高肝损伤型动物在24小时内的生存率，剂量依赖性缓解肝脏病变；竹节参含药血清以及皂苷Ⅳ_a、皂苷Ⅳ均能有效抑制肝癌细胞的增殖，显著提高肝癌细胞凋亡率并明显抑制肝癌细胞的侵袭和迁移能力。

（3）对中枢神经系统的作用

1）镇静、抗惊厥　通过活动计数法和活动描图法发现竹节参总皂苷在剂量为100mg/kg时，经过85～95分钟有显著的镇静作用，而剂量为200mg/kg时，经过20～30分钟，就有显著的镇静作用。

2）抗疲劳　竹节参多糖类成分能明显降低运动后小鼠血乳酸含量并提高肝糖原的储备值，具有抗疲劳的作用。

3）改善神经功能　竹节参总皂苷能明显上调内质网应激相关蛋白和Bcl-2/Bax的表达水平，下调促凋亡蛋白表达水平，从而维持衰老大鼠脑组织的内质网稳态，减少神经细胞凋亡。

4）改善学习记忆　人参皂苷Re、人参皂苷Rg_1、人参皂苷Rg_3可显著减少动物脑内Aβ-42（阿尔茨海默病的β淀粉样肽（Aβ），其异常积累是疾病过程中的关键因素）；竹节参总皂苷可明显改善血管性痴呆大鼠学习记忆功能，提高海马组织GABA含量，降低Glu/GABA的比值，并可增加海马组织抗氧化酶GSH-Px、SOD活性，降低MDA含量。

（4）对心脑血管系统作用

1）降血脂　竹节参总皂苷低剂量（100mg/kg）可降低小鼠血清总胆固醇（total cholesterol, TC）水平，显著降低小鼠血清甘油三酯（triglyceride,TG）水平；竹节参总皂苷中剂量（200mg/kg）可显著降低小鼠血清TC、TG水平，降低小鼠血清低密度脂蛋白胆固醇（low density lipoprotein cholesterol, LDL-C）水平；竹节参总皂苷高剂量（400mg/kg）可显著降低小鼠血清TC、TG、LDL-C水平，表明竹节参总皂苷具有一定的降血脂作用，且呈剂量依赖性。

2）心脏保护　竹节参对心肌缺血大鼠心肌梗死面积有较强的降低作用，对心肌炎性浸润和溶解坏死现象均有所减轻。竹节参总皂苷能够明显改善急性心肌梗死大鼠的心功能，能显著增加H_2O_2致氧化损伤心肌细胞存活率，降低细胞培养液中LDH和MDA的含量，升高SOD、CAT和GSH-Px的活性，下调Caspase-3的表达，升高Bcl-2/Bax的比值，表明竹节参总皂苷对冠脉结扎致大鼠急性心肌梗死具有保护作用，对H_2O_2致H9c2心肌细胞株的氧化应激损伤也具有明显的保护作用。

3）缺血再灌注损伤的保护　竹节参对大鼠的神经功能损伤明显改善，使脑梗死体积显著减小，自噬小体减少，LC3-Ⅱ/LC3-Ⅰ显著降低，p62的表达显著上调，表明竹节参总皂苷可能通过抑制自噬的过度激活，从而减轻脑缺血再灌注损伤的发生。

4）促纤维蛋白溶解生物活性　70%的竹节参甲醇提取物能促进纤维蛋白的溶解，但对由内毒素诱导的弥散性血管内凝血无效，提示竹节参对血栓的形成无抑制作用，它不能作为抗血栓剂。

（5）增强免疫　竹节参皂苷与竹节参多糖组合物可提高免疫低下小鼠的脾脏指数，提升体内CD4^+、B淋巴细胞及NK细胞比例，提高血清中IL-2、IFN-γ含量，表明竹节参皂苷与竹节参多糖组合物可增强免疫低下小鼠的免疫功能。竹节参醇提物能显著促进淋巴细胞的增殖，显著增强小鼠血清中抗HBs Ag的IgG、IgG1和IgG2b亚型抗体滴度，上调细胞因子IFN-γ、IL-4和IL-10的表达，增强TLR4受体的表达，表明竹节参醇提物中60%乙醇提取物具有较强的免疫佐剂作用。

（6）抗氧化　竹节参总皂苷能显著提高H_2O_2所导致的细胞活力降低，提高SOD活性，降低MDA含量，并能上调Nrf2、p-ERK蛋白及NQO1、GCLC mRNA表达，表明竹节参总皂苷对H_2O_2导致的SH-SY5Y细胞氧化应激损伤具有保护作用。

（7）抗疲劳　竹节参皂苷提取物能明显延长小鼠在水中负重游泳的存活时间，明显降低小鼠血尿素氮水平，显著提高小鼠负重游泳后肝糖原的含量；此外，明显延长小鼠在常压缺氧条件下的存活时间，表明竹节参皂苷提取物具有明显的抗疲劳和耐缺氧作用。

（8）抗肿瘤　将不同浓度的竹节参皂苷Ⅳ、竹节参皂苷Ⅳ$_a$和竹节参皂苷Ⅴ分别体外作用于胃癌SGC-7901细胞，发现竹节参齐墩果烷型皂苷能够明显诱导胃癌SGC-7901细胞的凋亡，并可显著抑制胃癌SGC-7901细胞的增殖、迁移和侵袭。

2.毒理作用

（1）竹节人参（生药）40g/kg给小鼠灌服，小鼠仅出现短时安静，活动减少，食欲略减现象，3天内无一例死亡。

（2）大鼠在180天给药期间内，生长状态良好，进食、排泄、毛色均正常，体重稳定增长；大剂量给予大鼠竹节参提取物可造成一定毒性，停药30天后可恢复正常，未见迟发性不良反应。

（3）急性毒性试验中，复方竹节参胶囊在给小鼠灌胃量达20g/kg时，未见明显中毒症状，根据分级标准规定，属无毒级。

参考文献

紫花地丁 | Zihuadiding
VIOLAE HERBA

水药名： ʔma¹ kwa¹ 骂挂（三都水族）

本品为堇菜科植物紫花地丁 *Viola yedoensis* Makino 的干燥全草。春、秋二季采收，除去杂质，晒干。

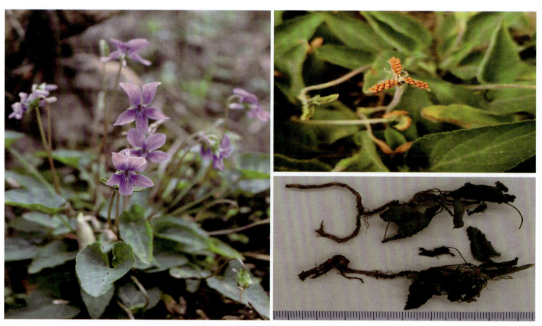

紫花地丁 *Viola yedoensis* Makino

🌿 种质资源

1. 原植物形态　多年生草本,高4～14cm,果期高可达20cm。无地上茎,根状茎短,淡褐色,垂直,长4～13mm,粗2～7mm;节密生,有数条细根;叶多数,基生,莲座状;花期叶柄长于叶片1～2倍,具狭翅,上部者较长,呈长圆形、狭卵状披针形或长圆状卵形,先端圆钝,基部截形或楔形,稀微心形,边缘有较平的圆齿,两面无毛或被细短毛,果期叶片增大;托叶膜质;花梗通常多数,细弱,等长或高出叶片;花呈紫堇色或淡紫色,稀呈白色,喉部色较淡并带有紫色条纹;萼片5,卵状披针形或披针形,花瓣5,倒卵形或长圆状倒卵形,距细管状,末端圆;雄蕊5;蒴果长圆形,无毛;种子卵球形,淡黄色。花、果期4月中旬至9月。

2. 分布　生于田间、荒地、山坡草丛、林缘或灌丛中。分布于全国大部分地区。

🌿 化学成分

1. 黄酮类　芹菜素、金圣草素、柚皮素、木犀草素、槲皮素等。

2. 苯丙素类　莨菪亭、秦皮甲素、千金子素、七叶内酯、反式对羟基桂皮酸等。

3. 三萜类　齐墩果酸等。

4. 甾醇　β-谷甾醇、胡萝卜苷。

5. 其他　挥发油及有机酸(棕榈酸、对羟基苯甲酸、琥珀酸)等。

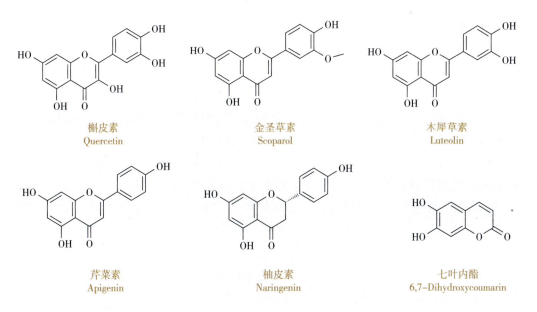

槲皮素	金圣草素	木犀草素
Quercetin	Scoparol	Luteolin

芹菜素	柚皮素	七叶内酯
Apigenin	Naringenin	6,7-Dihydroxycoumarin

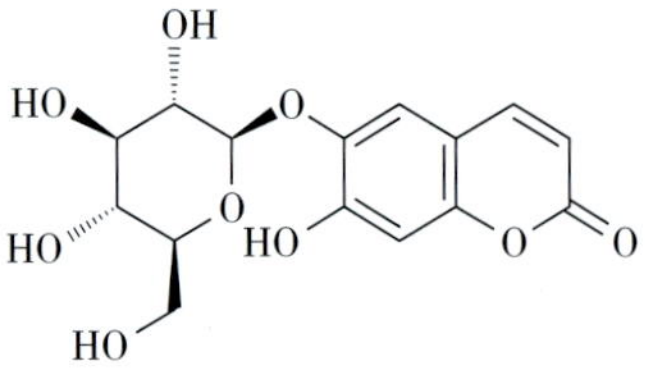

秦皮甲素
Aesculin

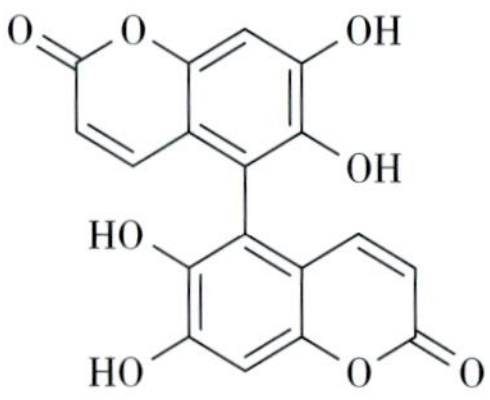

千金子素
Euphorbetin

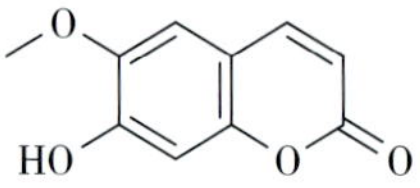

莨菪亭
Scopoletin

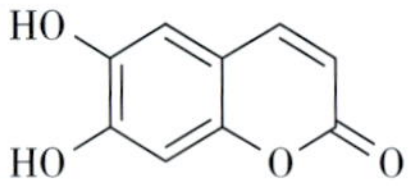

秦皮乙素
Esculetin

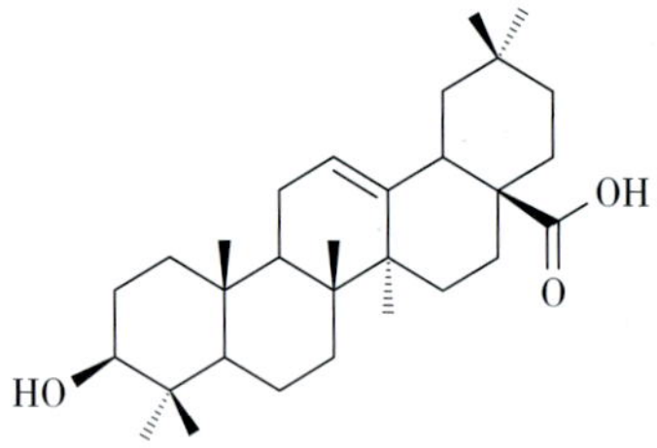

齐墩果酸
Oleanolic acid

紫花地丁代表性化学成分结构

🌿 鉴别要点

1.性状 本品多皱缩成团。主根长圆锥形，直径1～3mm；淡黄棕色，有细纵皱纹。叶基生，灰绿色，展平后叶片呈披针形或卵状披针形，长1.5～6cm，宽1～2cm；先端钝，基部截形或稍心形，边缘具钝锯齿，两面有毛；叶柄细，长2～6cm，上部具明显狭翅。花茎纤细；花瓣5，呈紫堇色或淡棕色；花距细管状。蒴果椭圆形或3裂，种子多数，淡棕色。气微，味微苦而稍黏。

2.鉴别

（1）叶横切面：上表皮细胞较大，切向延长，外壁较厚，内壁黏液化，常膨胀呈半圆形；下表皮细胞较小，偶有黏液细胞；上、下表皮有单细胞非腺毛，长32～240μm，直径24～32μm，具角质短线纹。栅栏细胞2～3列；海绵细胞类圆形，含草酸钙簇晶，直径11～40μm。主脉维管束外韧型，上、下表皮内方有厚角细胞1～2列。

（2）取本品粉末2g，加甲醇20ml，超声处理20分钟，滤过，滤液蒸干，残渣加热水10ml，搅拌使溶解，滤过，滤液回收溶剂至干，残渣加甲醇1ml使溶解，作为供试品溶液。另取紫花地丁对照药材2g，同法制成对照药材溶液。再取秦皮乙素对照品，加甲醇制成每1ml含0.1mg的溶液作为对照品溶液。参照《中国药典》（现行版）薄层色谱法（通则0502）试验，吸取供试品溶液5～10μl、对照药材溶液5μl、对照品溶液5μl，分别点于同一硅胶G薄层板上，以甲苯–乙酸乙酯–甲酸（5∶3∶1）的上层溶液为展开剂，展开，取出，晾干，置紫外光灯（365nm）下检视。供试品与对照品、对照药材在相应位置显示相同的斑点。

🌿 炮制工艺

除去杂质，洗净，切碎，干燥。

🌿 性味归经

味苦、辛，性寒。归心经、肝经。

🌿 主治功效

1.中药 清热解毒，凉血消肿。临床用于疔疮肿毒，痈疽发背，丹毒，毒蛇咬伤。

2.苗药 跌打损伤，淤血疼痛，骨折等。

🌿 临床应用

（1）治疗急性皮肤感染。

（2）治疗扁桃体炎。

（3）治疗疔疮肿毒，痈疽发背，丹毒，乳痈，肠痈。

（4）用于肝热目赤肿痛以及外感热病。

（5）紫花地丁适量，捣烂放伤口或嚼服，治蛇咬。（布依族）

🌿 用法用量

15～30g，外用鲜品适量，捣烂敷患处。

🌿 质量控制

1.特征图谱

（1）混合物对照品溶液的制备 取秦皮甲素、秦皮乙素对照品适量，加甲醇溶解并稀释制成浓度分别为0.8824、1.0589mg/ml的混合对照品溶液，置4℃下保存备用。

（2）供试品溶液的制备 取秦皮甲素、秦皮乙素对照品适量，加甲醇溶解并稀释，制成浓度分别为0.8824、1.0589mg/ml的混合对照品溶液，置4℃下保存备用。

（3）色谱条件与系统适用性试验 色谱柱为CAPCELL PAK C_{18}色谱柱（250mm×4.6mm，5μm）；流动相为甲醇（A）－0.5%磷酸溶液，梯度洗脱（0～25分钟，10%A～35%A；25～35分钟，35%A～42%A；35～60分钟，42%A～100%A；60～65分钟，100%A），流速为1.0ml/min；进样体积为10μl；波长为327nm；柱温为35℃。

（4）测定法 分别精密吸取对照物溶液与供试品溶液各10μl，测定，记录色谱图，即得。

供试品色谱中呈现9个特征峰，通过与对照品对比，其中峰1、峰2分别为秦皮甲素和秦皮乙素。

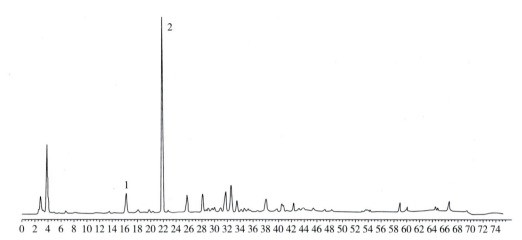

紫花地丁 HPLC 特征图谱

（峰 1.秦皮甲素；峰 2.秦皮乙素）

2.秦皮乙素含量测定

（1）色谱条件与系统适用性试验　以十八烷基硅烷键合硅胶为填充剂；流动相为乙腈–0.1%磷酸溶液（10∶90）；检测波长为344nm，理论塔板数按秦皮乙素峰计≥5000。

（2）对照品溶液的制备　取秦皮乙素对照品适量，精密称定，加甲醇制成每1ml含0.1mg的溶液，即得。

（3）供试品溶液的制备　取本品粉末（过三号筛）约0.5g，精密称定，精密加入甲醇50ml，称定重量，70℃加热回流30分钟，放冷，再称定重量，用甲醇补足减失的重量，摇匀，滤过，取续滤液，即得。

（4）测定法　分别精密吸取对照品溶液与供试品溶液各5μl，注入液相色谱仪，测定，即得。

本品按干燥品计算，含秦皮乙素（$C_9H_6O_4$）不得少于0.20%。

🌿 药理毒理

1.药理作用

（1）抗炎　紫花地丁对多种急性与慢性炎症模型具有显著的抑制作用，其作用于抑制炎症因子的表达密切相关。

（2）体外抑菌　现代药理学研究报道指出，紫花地丁对金黄色葡萄球菌、大肠埃希菌、沙门菌、表皮葡萄球菌都具有较强的抑菌杀菌效果。

（3）抗病毒　紫花地丁能够抑制乙型肝炎病毒的DNA复制，且抑制率较高。体外试验中发现，低于毒性剂量浓度的紫花地丁水浸出物即可对乙型肝炎病毒产生抑制作用。

（4）调节免疫　紫花地丁具有增强机体非特异性免疫功能的作用。

（5）抗氧化　紫花地丁中秦皮乙素能够有效清除DPPH自由基能力，具有较强的抗氧化作用。

（6）抗肿瘤　紫花地丁对以U14宫颈癌细胞造模的荷瘤鼠肿瘤组织的生长具有明显的抑制作用。紫花地丁能提高U14荷瘤鼠的胸腺和脾脏指数和体内IL-2及TNF-α水平，降低瘤组织中突变型抑癌基因P53和B细胞淋巴瘤/白血病-2（Bcl-2）蛋白的表达。

2.毒理作用　紫花地丁水提物对小鼠的灌胃给药最大耐受量（MTD）为480g/（kg·d）（以生药量计）。

🌱 成方制剂

1.妇平胶囊　由金荞麦、紫花地丁、莪术、败酱草、杠板归、大血藤、一枝黄花组成。具有清热解毒、化瘀消肿的功效。临床用于下焦湿热、瘀毒所致之白带量多，色黄质黏，或赤白相兼，或如脓样，有异臭，少腹坠胀疼痛，腰部酸痛，尿黄便干，舌红苔黄腻，脉数；盆腔炎、附件炎等见上述症候者。

2.肤痔清软膏　由金果榄、土大黄、黄柏、朱砂根、野菊花、紫花地丁、雪胆、苦参、冰片、重楼、黄药子、姜黄、地榆、南苦丁茶、薄荷脑组成。具有清热解毒、化瘀消肿、除湿止痒的功效。临床用于治疗小儿湿疹和痱子；亦用于手足癣、体癣、股癣、内痔和外痔等。

3.滋阴益胃胶囊　由硃砂七、紫花地丁、天花粉、老龙皮、飞天蜈蚣、蒲公英组成。具有清热解毒、活血止痛、滋阴益胃的功效。临床用于改善慢性浅表性胃炎、慢性萎缩性胃炎所致的胃脘隐痛，灼热、嘈杂不适，食欲减退、口干舌燥、大便干燥等症状。

4.二丁颗粒　由紫花地丁、蒲公英、板蓝根、半边莲组成。具有清热解毒的功效。临床用于火热毒盛所致的热疖痈毒、咽喉肿痛、风热火眼。

5.消炎退热颗粒　由大青叶、蒲公英、紫花地丁、甘草组成。具有清热解毒、凉血消肿的功效。临床用于外感热病、热毒壅盛证，症见发热头痛、口干口渴、咽喉肿痛；上呼吸道感染见上述证候者，亦用于疮疖肿痛。

6.蓝蒲解毒片　由板蓝根、蒲公英、紫花地丁组成。具有清热解毒的功效。临床用于肺胃蕴热引起的咽喉肿痛。

7.紫花地丁软膏　由紫花地丁稠膏组成。具有抗菌消炎的功效。临床用于疖肿、乳腺炎。

参考文献